U0325174

『十三五』国家重点图书出版规划项目

中国针灸大成

Zhongguo Zhenjiu Dacheng Jiufajuan

灸法卷

Compendium of Chinese Acupuncture and Moxibustion

总主编/石学敏
执行主编/王旭东 陈丽云 梁尚华

采艾编翼 清嘉庆十年刻本

神灸经纶 清咸丰三年刻本

太乙离火感应神针 清光绪刻本

湖南科学技术出版社

《中国针灸大成》编委会名单

主　　编： 石学敏（天津中医药大学第一附属医院）

执行主编： 王旭东（上海中医药大学）

陈丽云（上海中医药大学）

梁尚华（上海中医药大学）

（以下以姓氏笔画为序）

副 主 编： 卞金玲（天津中医药大学第一附属医院）

杜宇征（天津中医药大学第一附属医院）

张建斌（南京中医药大学）

张亭立（上海中医药大学）

尚　力（上海中医药大学）

倪光夏（南京中医药大学）

编　　委： 于莉英　马　泰　马曼华　王旭东　王秋琴　王慕然　卞金玲

卞雅莉　申鹏飞　史慧妍　朱石兵　朱思行　朱蕴菡　衣兰杰

衣兰娟　许军峰　孙增坤　杜宇征　李月玮　李　军　杨丽娜

杨艳卓　杨　涛　杨　杰　杨　萌　宋亚芳　张工彧　张建斌

张亭立　张卫茜　陈杞然　陈丽云　陈雨荟　陈昕悦　林怡冰

尚　力　周　围　周　敏　周文娟　赵晓峰　俞欣雨　施庆武

晁　敏　倪光夏　徐松元　奚飞飞　梁尚华　彭娟娟　戴晓矞

学术秘书： 马　泰　宋亚芳　张亭立

序

岁在庚子，瘟疫横行，年末将近，拙著初成。新冠疫情，日渐偃伏，国既昌泰，民亦心安。天晴日朗，朋辈相聚酒酣；笑逐颜开，握手道故纵谈。谈古论今，喜看中医盛况；数典读书，深爱针灸文献。针矣砭矣，历史班班可考；焫焉爇焉，成就历历在目。针灸之术，盖吾一生足迹之所跬步蹒跚；集成先贤，乃吾多年夙愿之所魂牵梦绕。湖南科学技术出版社，欲集历代针灸文献于一编，甚合我意，大快我心。吾素好书，老而弥笃，幸喜年将老而体未衰，又得旭东教授鼎力相助，陈丽云、梁尚华诸君共同协力，《大成》之作，蒐材博远，体例创新，备而不烦，详而有体。历代针灸著述，美不胜收；各种理论技法，宛在心目。吾深知翰墨之苦，寻书之难；珍本善本，岂能易得？尤其影校对峙，瑕疵不容，若无奉献精神，哪能至此？吾忝列榜首，只是出谋划策；出版社与诸同道，方为编书栋梁。夫万种医书，内外妇儿皆有；针灸虽小，亦医学宝库一脉。《针经》之《问难》，《甲乙》之《明堂》，皇甫谧、王惟一，《标幽赋》《玉龙经》，书集一百零九种，论、图、歌、文，连类而相继。文献详备，版亦珍奇，法国朝鲜，日本越南，宋版元刻，明清官坊，见善必求，虽远必访。虽专志我针灸，亦合之国策，活我古籍，壮我中华；弘扬国粹，继承发展。故见是书，已无憾。书适成，可以献国家而备采择，供专家而作查考，遗学子而为深耘。吾固知才疏学浅，难为针灸之不刊之梓，尚需方家润色斧削。盼师长悯我诚恳，实乃真心忱，非何求，赐我良教，点我迷津，开我愚钝，正我讹误，使是书趋善近美，助中医药学飞腾世界医学之巅，则善莫大矣！

中国工程院院士
国医大师 石学敏
《中国针灸大成》总主编

穷神极变出针砭　万壑春云一冰台

——代前言

重新认识针灸学

20世纪初，笔者于欧洲巡医，某大赛前一日，一体育明星腰伤，四壮汉抬一担架，逶迤辗转，访遍当地名医，毫无起色。万般无奈之下，求针灸一试，作死马活马之想。笔者银针一枚，刺入人中，原本动则锥心、嗷嗷呼痛之世界冠军，当即挺立行走，喜极而泣。随行记者瞠目结舌，医疗团队大惊失色——在西方医生的知识储备里，穷尽所有聪明才智，也想不出鼻唇沟和腰部有什么关系，“结构决定功能”的“真理”被人中沟上的一根银针击碎了！

这在中医行业内最平常的针灸技术，却被欧洲人看成“神操作”，恰恰展示了中国传统医学引以为豪的价值观：“立象尽意”。以人类的智慧发现外象与内象的联系，以功能（疗效）作为理论的本源。笔者以为，这是针灸学在诊治疾病之外，对于人类认知世界的重大贡献。亦即：针灸学远远不只是诊疗疾病，更是人类发现世界真理的另一个重要途径。

2018年3月28日，*Science Reports* 杂志发表一篇科学报告，证明了笔者上述观点。国内外媒体宣称美国科学家发现了人体内一个未知的器官，而且是人体中面积最大的一个器官。这一发现能够显著地提高现有医学对癌症以及其他诸多疾病的认知。而这一器官体内的密集结缔组织，实际上是充满流体的间质（interstitium）网络，并发挥着“减震器”的作用。科学家首次建议将该间质组织归为一个完整的器官。也就是说它拥有独立的生理作用和构成部分，并执行着特殊任务，如人体中的心脏、肝脏一样。

基于上述发现是对人体普遍联系方式的一种描述，所以研究中医的学者认为经络就是这样一种结构。人体的十四经脉主要是由组织间隙组成，上连神经和血管，下接局部细胞，直接关系着细胞的生死存亡。经络与间质组织一样无处不在，所有细胞都浸润在组织液中，整体的普遍联系就是通过连续在全身的“水”来实现的。事实上，中药就是疏通经络来治病的，这与西药用直接杀死病变细胞的药理有着根本的不同。可以这样说，证明了经络的存在，也就间接证明了中药药理的科学性，可以理解为什么癌症在侵袭某些人体部位后更容易蔓延。

笔者认为，中医学者对美国科学家的发现进行相似性印证，或许不那么贴切和完全对应，但是，从整体观念而言，这种发现无疑是西方医学的进步。这也佐证了针灸学知识领域内，古老而晦涩的语言文字里，隐含着朦胧而内涵深远的知识，有待我们深入挖掘研究。

应用现有的科学认知来评价针灸的科学性，我们已经吃尽苦头。“经络研究”进行了几十年，花费无数人力、物力、财力，最终却是一无所获。因为这些研究一直是以西方科学的知识结构、价值观和思维方式来检验古代的成果，犯了本质的错误。“人中”和腰椎、腰肌的关系，任何现代医学知识都是无法证实的，但是我们却硬要在实验室寻找物质基础和有形的联系，终究是没有结果的。古代针刺合谷催产，谁能找到合谷和子宫的关联？若是我们以针灸学的认知为线索，将会获得无数新启示，能找到人中与腰部的联系通道的人，获得诺贝尔生理学或医学奖将是一件很容易的事。因此，包括中医药学界的学者专家，并未能完全认识到针灸学术的深邃和伟大。我们欠针灸学术一个客观的评价。

不过，尽管科学在不断证实着针灸学的伟大和深奥，但是，在中国传统医学的版图上，无论是古代还是现代，针灸学术的地位，一直处于从属、次要的地位。笔者只有在外国才从事针灸工作，回到中国境内，便重归诊脉开方之途。其中种种隐曲不便展开，但业内视针灸为带有劳作性质的小科的潜意识，却是业内真实的存在。

再以现存古籍为例，现代中医古籍目录学著作如《中国中医古籍总目》《中医图书联合目录》，收录古籍都在万种以上，但1911年以前的针灸类著作数量却不到200种。郭霭春先生、黄龙祥先生等针灸文献学家都做过类似的统计，如郭先生《现存针灸医籍》129种，黄先生《针灸名著集成》180种（含日本所藏）。且大多是转抄、辑录、类编、汇编、节抄之类，学术含量较高的也就30多种。

如今，“中医走向世界”已成为业内的共识，但是，准确的说法应该是“针灸走向世界”，遍布欧美、东南亚，乃至非洲、大洋洲的“TCM”，其实都是针灸诊所。由于用药受到种种限制，中药方剂至今未被世界各国广泛接受。中医对世界人民的贡献，针灸至少占90%以上。因此，全方位审视针灸学的历史地位和医学价值，是中医界必须要做的工作。

此次湖南科学技术出版社策划，针灸学大师石学敏院士领衔，收集现存针灸古籍，编纂一套集成性的针灸文献丛书，为医学界提供相对系统的原生态古典针灸文献，虽然达不到集大成的要求，但至少能满足针灸学者们从事文献研究时看到古原貌的愿望，以历史真实的遗存来实现针灸文献的权威性。

历尽坎坷的针灸发展史

从针灸文献的数量和质量上，可以看出针灸学术的地位。其实轻慢针灸技术，这不是现代才有的问题，历史上也曾多次发生类似问题。有高潮也有低谷。

针灸学术最辉煌的时期，莫过于历史的两头：即中医学知识体系的形成阶段和20世纪美国总统尼克松访华至今。

一、高光时刻：春秋战国至两汉

春秋战国到西汉时期，是中医学初步成形的时期，药物和药剂的应用还没有成熟，对药物的不良反应的认识也不充分，因此，药物的使用受到极大的限制，即便是医学经典著作，《黄帝内经》中也只有13首方剂。而此时的针灸技术相对成熟得多，《灵枢》中针灸理论和技术的内容竟多达4/5，文献记载当时针灸主治的疾病几乎涉及人类的所有病种。从现有文献来看，这一时期应该是针灸技术最为辉煌的时期。

汉代，药物学知识日渐丰富，在《黄帝内经》理论指导下，药物配伍知识也得到长足的发展。东汉末年，医圣张仲景著成《伤寒杂病论》，完善了《黄帝内经》六经辨治理论，形成了外感热病诊疗体系。该书也是方剂药物运用比较纯熟的标志。仲景治疗疾病的主要方法是方药、针灸，属于针、药并重的态势。至于魏晋皇甫谧之《针灸甲乙经》，则是先秦两汉针灸学辉煌盛世的全面总结。

此后，方药的发展突飞猛进，势不可挡。诚如笔者在《中医方剂大辞典》第2版“感言”中所述：“《录验方》《范汪方》《删繁方》《小品方》，追随道家气质；《僧深方》《波罗门》《耆婆药》《经心录》，兼修佛学思想……《抱朴子》《肘后方》，为长寿学先导，传急救学仙方。《肘后备急》，成就诺奖；《巢氏病源》，医道大全。《食经》《产经》《素女经》，《崔公》《徐公》《廪丘公》，录诸医经验，载民间验方，百花齐放，蔚为大观……”方药学术，一片繁荣，逐渐成为治疗疾病的主流技术。到了唐代，孙思邈、王焘等人在强盛国力和社会文明的催促下，对方药治疗的盛况进行了总结，《千金要方》《外台秘要》等大型方书是方药技术成为医学主流的写照。

二、初受重创：中唐以降

方药兴起，一段时间内与针灸并驾齐驱，针灸技术在初唐时期还在学术界具有一定地位。杨上善整理《黄帝明堂经》，著《黄帝内经太素》，孙思邈推崇针灸，《千金要方》《外台秘要》中也载录了不少针灸学著作，但都是沿袭前人，未见新作。不仅没有创新，而且出现了对针灸非常不利的信号：王焘在《外台秘要》卷三十九中对针刺治病提出了质疑，贬低针刺的疗效，“汤药攻其内，以灸攻其外，则病无所逃。知火艾之功，过半于汤药矣。其针法，古来以为深奥，今人卒不可解。经云：针能杀生人，不能起死人。若欲录之，恐伤性命。今并不录《针经》，唯取灸法”。这里，王焘大肆鼓吹艾灸，严重质疑针刺，明确提出：我的《外台秘要》只收《黄帝明堂经》，不收《针经》，因为针刺会死人！《外台秘要》这样一部权威著作，竟然提出这样的观点，对社会的负面影响可想而知！以至于中唐之后很长一段时间内，社会上只见艾灸，少见针刺，针灸学文献只有灸学著作而无针灸之书。这种现象甚至波及日本，当时的唐朝，在日本人心目中可是神圣般的国度，唐风所及，日本的灸疗蔚然成风。

三、再度辉煌：两宋金元

宋代确是中国历史上文化最为繁荣的时代，人文科技在政府的高度重视下得到全面发展。笔者认为，北宋医学最醒目的成就，除了世人熟知的校正医书局对中医古籍的保存和整理之外，王惟一铸针灸铜人，宋徽宗撰《圣济经》，成为三项标志性的成果。

其一，宋代官方设立校正医书局，宋以前所有医学著作得到收集整理，其中包括《针灸甲乙经》等珍贵针灸著作。同时，政府组织纂修的大型综合性医学著作《太平圣惠方》《圣济总录》等，也保留了大量珍贵针灸典籍。

其二，北宋太医院医官王惟一在官方支持下，设计并主持铸造针灸铜人孔穴模型两具，撰《铜人腧穴针灸图经》与之呼应。该书与铜人模具完成了对宋以前针灸理论及临床技术的全面总结，对我国针灸学的发展具有深远而重大的影响。

其三，宋徽宗亲自撰述《圣济经》，将儒家思想、伦理秩序全面注入医学知识体系，促进整体思想和辨证论治法则在中医学理论和临床运用等全方位的贯彻运用。在中国五千年历史中，除了《黄帝内经》托黄帝之名外，这是唯一由帝王亲自撰稿的医学书籍。

宋代是中国历史上商品经济、文化教育、科学创新高度繁荣的时代。陈寅恪言："华夏民族之文化，历数千载之演进，造极于赵宋之世。"民间的富庶与社会经济的繁荣实远超盛唐。虽然重文轻武的治国方略导致外族侵略而亡国，但是这个历史时期为人类文明创造了无数辉煌而不朽的文化遗产，其中就包括针灸技术的中兴。

两宋时期，针灸学术的传承和发展是多方位的，不仅有针灸铜人之创新，更有《太平圣惠方》《圣济总录》之存古，更有《针灸资生经》之集大成。

时至金元，窦默（汉卿）在针灸领域独树一帜，成为针灸史上一位标志性人物。其所著《标幽赋》《通玄指要赋》等，完成了对针刺手法的系统总结，印证了《黄帝内经》对手法论述的正确性。并且采用歌赋的形式把幽冥隐晦、深奥难懂的针灸理论表达出来，文字精练，叙述准确，对后世医家影响很大。

由于金元时期针灸书散佚较多，虽然大多内容被明清针灸著作所引录，但终究不利于后世对这一历史时期针灸学成就的认知。就现有文献的学术水平来看，当时对针灸腧穴、刺灸法的研究程度，已经达到了历史最高水平，腧穴主治的内容都已定型，可以作为针灸临床的规范和标准，且高度成熟，一直影响到现在。

因此，可以毫不夸张地说，两宋金元时期是中国针灸从中兴走向成熟的时代，创造了针灸学术的又一个盛世景象。

四、惯性沿袭：明代

明代，开国皇帝朱元璋出身草莽，颇为亲民，对前朝文化兼收并蓄，故针灸术在窦汉卿的总结和普及下，成为解除战火之余灾病之得力手段，而在民间盛行。尤其在临床技艺、操作手法等方面越来越纯熟。

例如，明初泉石心在《金针赋》中提出了烧山火、透天凉等复式补泻手法，以及青龙摆尾、白虎摇头、苍龟探穴、赤凤迎源等飞经走气法。此后又有徐凤、高武等针灸名家闻名于世，并有著作传世。尤其是杨继洲、靳贤所撰《针灸大成》，是继《针灸甲乙经》《针灸资生经》以后又一集大成者，内容最为详尽，具有较高的学术价值和实用价值。该书被翻译成德文、日文等文字，在世界范围内受到推崇。

明代的针灸学术具有鲜明的特色，即临床较多，理论较少；文献辑录较多，理论创新较少。明代雕版印刷技术发达，书坊林立，针灸书得以广泛传播，但也因此造成了大量抄袭，或抄中有改，抄后改编，单项辑录，多项类编等以取巧、取利、窃名为目的的书籍。大部分存世针灸书都是抄来抄去。从文献的意义上来说，确实起到了存续及传播的作用，但是，就学术发展而言，却缺乏发皇古义之推演、融会新知之发挥。

五、惨遭废止：清代

时至清代，统治在政权稳固后，对中华传统文化的传承和践行，较之前朝有过之而无不及。针灸学术在清代前期尚可延续，乾隆年间的《医宗金鉴》集中医药学之大成，其间的《刺灸心法要诀》等内容，系统记录了古代针灸医学的主要内容，是对针灸学术的最后一次官方总结。道光二年（1882），皇帝发布禁令：废止针灸科。任锡庚《太医院志职掌》："针刺火灸，终非奉君之所宜，太医院针灸一科，着永远停止。"这一禁令，将针灸科、祝由科逐出医学门墙。此后，针灸的学术传承被拦腰斩断，伴随着"嘉道中衰"，针灸医生完全没有了社会地位，只是因为疗效和廉价，悄悄地转入民间。

从本书收录的文献来看，情况也确实如此，《医宗金鉴》之后，几乎没有像样的针灸类刻本传世，大多是手录之抄本、辑本、节本，再就是日本的各种传本。清晚期，针灸有再起之象，业界出现了公开出版物，但是，比起明代的普及，清代针灸学术几乎没有发展。针灸医生的社会地位彻底沦为下九流，难登大雅之堂，而正是这些民间针灸医生的存在，才使得传统针灸并没有完全失传。

六、现代复兴：近代以来

晚清至民国时期，针灸学开始复兴，民间的针灸医生崭露头角，医界的名家大力提倡，出版书籍，成立学校，开设专科，编写教材……各种针灸文献如雨后春笋，层出不穷。晚清以前数千年流传下来的针灸古籍只有100多种，而同治以后铅字排版、机器印刷迅速普及，仅几十年时间，到1949年新中国成立前的文献综述已达到400多种。

个人以为，晚清以后的针灸复兴，与西学东渐的时代潮流密切相关，当西方的解剖学、生理学理论，临床诊断、外科手术之类的技术成为社会常态时，针灸操作暴露身体就完全不值一提。加之针灸学术的历史积淀和现实疗效，更因为其简便实用和价格优势，自然成为中西医学家青睐的治疗技术。

综上所述，针灸学术发展并非一帆风顺，而是多灾多难。这与使用药物的中医其他分支有很大区别。金代阎明广注何若愚《流注指微赋》言："古之治疾，特论针石，《素问》先论刺，后论脉；《难经》先论脉，后论刺。刺之与脉，不可偏废。昔之越人起死，华佗愈躄，非有神哉，皆此法也。离圣久远，后学难精，所以针之玄妙，罕闻于世。今时有疾，多求医命药，用针者寡矣。"反复强调前代的针药并用，夸耀名医针技之神奇，而后世的针灸越来越不景气，以至于患者只能"求医命药"，以药为主。其实，金代的针灸学术氛围并不消沉，还是个不错的历史时期，阎明广尚且如此慨叹，可见其他朝代更加严重。究其原因，不外乎以下三个方面。

医生：针灸的操作性很强，需要工匠精神和手工劳作。在中国古代文化传统的“重文轻技”的观念下，凡是能开方治病的，当然不愿动手劳作。俗语“君子动口不动手”就是这种观念的世俗化表述。除了出自民间，且为了提高疗效的大医之外，大多数医生多少是有这样的想法。南宋王执中在《针灸资生经》卷二中言：“世所谓医者，则但知有药而已，针灸则未尝过而问焉。人或诘之，则曰是外科也，业贵精不贵杂也。否则曰富贵之家，未必肯针灸也。皆自文其过尔。”“自文其过”，正是这种心态的真实写照。

患者：畏惧针灸是老百姓的普遍心理。《扁鹊心书·进医书表》：“无如叔世衰离，只知耳食，性喜寒凉，畏恶针灸，稍一谈及，俱摇头咋舌，甘死不受。”说是社会上的人只知道道听途说，只要听说施用针灸，死都不肯。除了怕疼怕苦以外，不愿暴露身体，也是畏惧针灸的原因之一。

官府：道光皇帝废止针灸科，理由只有一个，“非奉君之所宜”。也就是中国传统文化中的“忠君”“奉亲”，儒家理学强调“身体发肤，受之父母，不敢毁伤”，针要穿肤，灸要烂肉，这都有违圣人之道，对自己尚且如此，更不用说用这种技术来治疗“君”“亲”之病。除了“不敢毁伤”外，“男不露脐，女不露皮”，暴露身体也是有违圣训的。所以，不惜用强制手段加以禁绝。

其实，无论是平民百姓，还是士者医官，乃至皇帝朝廷，轻视针灸的根本原因，都是根源于儒家伦理纲常。在“独尊儒术”之前，或者儒术不振之时，针灸术就会昌盛。春秋战国百花齐放，所以是针灸的高光时刻；北宋文化昌盛，包罗万象，儒学并未成为主宰，所以平等对待针灸学术；金元外族主政，儒学偃伏，刀兵之下，医学不继，自然推崇针灸。唯有南宋理学兴起，明代理学当道，孔孟之道统治社会，针灸学就会受到制约。这种情况在清代中期到了无以复加的地步，非禁绝不能平其意。

旧时代的伦理确实对针灸术的发展造成了一定的阻碍，但是正如本文标题所说，这是一门学问，是人类认识世界的丰硕成果，正如魏晋时期皇甫谧在《针灸甲乙经·序》中所总结的，“穷神极变，而针道生焉”。穷神极变并不是绞尽脑汁，而是在“内考五脏六腑，外综经络血气色候，参之天地，验之人物……”种种努力之后，方可达成。此类基于天地本质的生命活动，却不是人力所能阻挡。中国针灸，以其原生态的顽强，一直在延续中为人民服务。

200多年前，日本人平井庸信在《名家灸选大成》序言中，已经把药物、针刺、艾灸的适应范围说得很清楚了，对针灸在医学领域中的地位，也有中肯的评价：“夫医斡旋造化，燮理阴阳，以赞天地之化育也。盖人之有生，惟天是命，而所以不得尽其命者，疾病职之由。圣人体天地好生之心，阐明斯道，设立斯职，使人得保终平天年也，岂其医小道乎哉！其治病之法，则有导引、行气、膏摩、灸熨、刺焫、饮药之数者，而毒药攻其中，针、艾治其外，此三者乃其大者已。《内经》之所载，服饵仅一二，而灸者三四，针刺十居其七。盖上古之人，起居有常，寒暑知避，精神内守，虽有贼风虚邪，无能深入，是以惟治其外，病随已。自兹而降，风化愈薄，适情任欲，病多生于内，六淫亦易中也。故方剂盛行，而针灸若存若亡。然三者各有其用，针之所不宜，灸之所宜；灸之所不宜，药之所宜，岂可偏废乎？非针、艾宜于古，而不宜于今，抑不善用而不用也。在昔本邦针灸之传达备，然贵权豪富，或恶热，或恐疼，惟安甘药补汤，是以针灸之法，寖以陵迟。”而最后所述，是针灸之术在当时日本的态势。鉴于日本社会受伦理纲常的约束较少，所以针灸发展中除了患者畏痛外，实在要比中国简单得多，正因为如此，所以如今我们要跑到日本去寻访针灸古籍。

针灸文献概览

回望历史，中医药古籍琳琅满目，人们常以“汗牛充栋”来形容中医宝库之丰富，但是，针灸文献之数量，只能以凋零、寒酸来形容。如前所述，在现存一万多种中医古籍中，针灸学文献占比还不到百分之二。就本书收载的109种古籍而论，大致有以下几种类型。

一、最有价值的针灸文献

最有价值的针灸文献指原创，或原创性较高，对推进针灸学术发展作用巨大的著作，如《十一脉灸经》《针灸资生经》《灵枢》《针灸甲乙经》《十四经发挥》《黄帝明堂经》《铜人腧穴针灸图经》《针灸大成》等。

（一）《十一脉灸经》

《十一脉灸经》由马王堆出土帛书《足臂十一脉灸经》《阴阳十一脉灸经》组成，是我国现存最早的经络学和灸学专著，反映了汉代以前医学家对人体生理和疾病的认知状态，与后来发达的中医理论比较，《十一脉灸经》呈现的经脉形态非常原始，还没有形成上下纵横联络成网的经络系统，但是却可以明确看出其与后代经络学说之间的渊源关系，是针灸经络学的祖本，为了解《黄帝内经》成书前的经络形态提供了宝贵的资料。

（二）《黄帝明堂经》

《黄帝明堂经》又名《明堂》《明堂经》，约成书于西汉末至东汉初（公元前138年至公元106年），约在唐以后至宋之初即已亡佚。书虽不存，但却在中国针灸学历史上开创了一个完整的学术体系——腧穴学，是腧穴学乃至针灸学的开山鼻祖。

“明堂”，是上古黄帝居所，也是黄帝观测天象地形和举行重要政治经济文化活动的场所，具有中国文化源头的象征性意义，在远古先民心目中的地位极其崇高。随着文明的发展进步，学术日渐繁荣，人们发现了经络、腧穴，形成对人体生理功能的理性认知，建立了针灸学的基础理论：经络和腧穴。黄帝居于明堂，明堂建有十二宫，黄帝每月轮流居住，与十二经循环相类。黄帝于明堂观察天地时令，又与腧穴流注的时令节律类似。基于明堂功用与经络、腧穴的基本特性的相似性，将记载经络、腧穴特性的书籍命名为《明堂经》。沿袭日久，不断演变，但“明堂”作为腧穴学代名词和腧穴学文献的象征符号，却被历史固定了下来。

《黄帝明堂经》的内容，是将汉以前医学著作中有关腧穴的所有知识，如穴位名称、部位、取穴方法、主治病症、刺法灸法等，加以归纳、梳理、分类、总结，形成了独立的、完整的知识体系。因此，该书是针灸学术发展的标志性成果，也是宋以前最权威的针灸学教科书和腧穴学行业标准。晋皇甫谧编撰综合性针灸著作《针灸甲乙经》，其中腧穴部分即多来源于该书。

盛唐时期，政府两次重修该书，形成了两个新的版本，一是甄权的《明堂图》，一是杨上善的《黄帝内经明堂》，又名《黄帝内经明堂类成》。后者较好地保留了《黄帝明堂经》三卷的内容。唐末以后，明堂类著作迅速凋零，几乎荡然无存，所幸本书曾随鉴真东渡时带至日本，然至唐景福年间（893 年前后）亦仅残存一卷，内容为《明堂序》和第一卷全文。目前日本保存多个该残本的抄本，其中永仁抄本、永德抄本为较早期之抄本，藏于日本京都仁和寺，被日本政府定为"国宝"。清末国人黄以周到日本访书时，得永仁抄本，此书得以回归。本书影印校录了仁和寺的两个版本，这两个版本的书影在国内流传不广，故弥足珍贵。

（三）《针经》和《灵枢》

先秦至汉，我国先后流传过多种名为《针经》的著作，如《黄帝针经》九卷、《黄帝针灸经》十二卷、《针经并孔穴暇蟆图》三卷、《杂针经》四卷、《针经》六卷、《偃侧杂针灸经》三卷、《涪翁针经》、《赤乌神针经》……这些著作现在都已经失传了，在现代中医人心目中，凡是说到《针经》，那一定是指《灵枢》。几乎所有的工具书都称《灵枢》为《针经》。如，今人读张仲景《伤寒论·序》"撰用《素问》《九卷》"，注《九卷》为《灵枢》；读孙思邈《千金要方·大医习业》"凡欲为大医，必须谙《甲乙》《素问》《黄帝针经》、明堂流注……"，注《黄帝针经》为《灵枢》……现今已是定规，固化为中医学的思维定式。

回望历史，这里存在一个难解的历史之谜：在现存历史文献中，《灵枢》作为书名，最早出现在王冰注《素问·三部九候论篇第二十》，此时已是中唐，此前再无痕迹。王冰在《素问》两处不同地方引用了同一段文字，一处称"《针经》曰"，另一处却称"《灵枢经》曰"，全元起《新校正》认为这是王冰的意思：《针经》即《灵枢》。北宋校正医书局则据此将《针经》《灵枢》认定为同一本书而名称不同，并大力推崇，到了南宋史崧编订，《灵枢》已与《素问》等同，登上中医经典的顶峰地位。

更加诡异的是，直到宋哲宗元祐八年（1093）高丽献《黄帝针经》，此前中国从未见到《灵枢》或者相同内容书名不同者。1027 年王惟一奉敕修成《铜人腧穴针灸图经》，国家级的纂修而未见到的书，道理上说不过去。而高丽献书之后的《圣济总录》，也不认这部伟大的巅峰之作，"凡针灸腧穴，并根据《铜人经》及《黄帝三部针灸经》参定"。高丽献书后，《宋志》著录既有《黄帝灵枢经》九卷，也有《黄帝针经》九卷，恰好证明此前将《灵枢》《针经》视作同一著作是有疑问的。

后世史论著述和史家评述，均对《灵枢》存疑多多。如晁公武《读书志》、李濂《医史》以及周学海等，或认为是冒名之作，或认为是后人补缀，或认为即使存在其价值也不如《甲乙经》甚至《铜人经灸经》，而更多人则认为王冰以前即便有《灵枢》，也不能将其认作《黄帝针经》。亦有人认为是南宋史崧对《灵枢》进行了大量增改然后冒名顶替《针经》……

最典型的例证，莫过于历代文献学家均不重视《灵枢》。明代《针灸大成》卷一的《针道源流》可谓是针灸历史考源之作，其中对28种重要针灸著作进行了评述，唯独没有《灵枢》。只是在论述《铜人针灸图》三卷时，称该书穴位："比之《灵枢》本输、骨空等篇，颇亦繁杂也。"说明至少在明代针灸学家心目中，《灵枢》地位并不崇高。

以上存疑，尚需我中医学界深入研究。

（四）《针灸甲乙经》

《针灸甲乙经》成书于三国魏甘露元年（256）至晋太康三年（282）之间，是我国现存最早的针灸学经典著作。作者将前代《素问》《针经》《黄帝明堂经》等针灸经典中的文字汇辑类编，首次系统记载人体生理、经络、穴位、针灸法，以及临床应用，成为后世历代针灸著作的祖本。

（五）《铜人腧穴针灸图经》

《铜人腧穴针灸图经》可视为官修腧穴学，属针灸名著之一。

（六）《针灸资生经》

《针灸资生经》系综述性针灸临床著述，内容丰富，资料广博，且有腧穴考证和修正。

（七）《十四经发挥》

《十四经发挥》是经络学重要著作。

（八）《针灸大成》

《针灸大成》是明以前针灸著述之集大成者，也是我国针灸学术史上规模较大较全的重要著作。

二、保留已佚原创书的著作

唐《千金要方》《千金翼方》，保留了大量唐代以前已佚针灸书，如已佚之《甄权针经》，又如《小品方》所引《曹氏灸方》，原书、引书均亡（《小品方》仅剩抄本残卷），但书中内容被《千金要方》载录。尤其是《甄权针经》，作者为初唐针灸的大师级人物，临证实验非常丰富，该书即出自甄氏经验，强调刺法且描述明晰，穴位、刺法与主治精准对应，临床价值和学术价值都非常高。可惜早已亡佚，幸得孙思邈《千金翼方》记述了该书主要内容，这对宋以后针灸学术发展意义非常重大。

《外台秘要》保留了已佚崔知悌《骨蒸病灸方》。

《太平圣惠方》卷九十九保留了早已失传的《甄权针经》和已佚的隋唐间重要腧穴书内容，是宋王惟一《铜人腧穴针灸图经》乃至后世所有《针经》之祖本；卷一百则收录唐代失传之《明堂》，其中包括《岐伯明堂经》《扁鹊明堂经》《华佗明堂》《孙思邈明堂经》《秦承祖明堂》和已失传之北宋医官吴复珪《小儿明堂》，后世所有冠以《黄帝明堂灸经》的各种版本，均是从本书录出后冠名印行，故乃存世《明堂》之祖本。可知该两卷实际上是现存针灸典籍之源头。

《圣济总录》引述了已佚之《崔丞相灸劳法》《普济针灸经》。

《医学纲目》转录了大量金元亡佚的针灸书内容。如，完整保存了元代忽泰《金兰循经取穴图解》一书所附的全部四幅“明堂图”。

以上著作多是综合性医著，亦有针灸专门著作中存有失传古籍的，如《针灸集书》中的《小易赋》，可知前代在蒐集资料、保留遗作方面，建有卓越之功。

三、实用性著作

如前所述，针灸学在其发展过程中遭受颇多摧残，学术发展之路并不顺利，多处于民间实用层面，如《针经摘英》内容简要，言简意赅，是一本简易读本。《扁鹊神应针灸玉龙经》为针灸歌诀。《神应经》临床实用价值较大，颇似临床针灸手册。自明代以后直至晚清，针灸学文献多为循经取穴、临床应用、歌赋韵文等内容，基本上与《针灸大成》大同小异。如《针灸逢源》《针方六集》。另外，辑录、类编、抄录前代文献的著作较多，如《针灸聚英》《针灸节要》等。

再如《徐氏针灸大全》《杨敬斋针灸全书》《勉学堂针灸集成》等，虽然内容都是互相转抄，但是却起到了传播和普及针灸学术的作用。

四、值得研究的针灸文献

上述重要针灸文献都是需要后世深入研究的宝库，如前述《灵枢》的形成发展源流和真相。除此之外，还有一些貌似不重要，其实深藏内涵的文献。

《黄帝虾蟇经》，分9章，借“月中有兔与虾蟇”之古训，记述逐日、逐月、逐年、四时等不同阶段虾蟇和兔在月球上所处位置，与之相应，人体不同穴位、不同经络的血气分布亦不同，由此指出针灸禁刺、禁忌图解、补泻方式等与针灸推拿相关的基础知识。其中有较多费解之处，文字难读，术语生涩。虽列入针灸门类，但是与针灸临床的关系，尚需深入考证和研究。

《子午流注针经》，现代人认为子午流注属古代的时间医学、时间针灸学，但该书内容如何应用到临床，以及其客观评价，亦须深入研究。

《存真环中图》《尊生图要》《人体脏腑经穴图》等彩绘针灸图，可以从古代画师的角度，研究历史氛围下的古代身体观及相关文化。

关于灸学文献

本文标题有“万壑春云一冰台”之句，“冰台”，即艾草。《博物志》：“削冰令圆，举而向日，以艾承其影则得火，故艾名冰台。”在相当长的一个历史阶段内，灸学在针灸领域内占据着统治地位。

现存最早的针灸文献《十一脉灸经》，便是以“灸”命名。有学者据此认为灸法早于针法。但这仅仅是灸法、针法两种医疗技术形成过程中的先后次序问题。待到针法成熟，与灸法并行，广泛运用于临床之后，针灸学术史上有过“崇灸、抑针”的历史现象，而此风至晋唐始盛：晋代《小品》，唐代《外台》，均大肆宣传“针能杀人”，贬针经，崇明堂，甚至以“明堂”作为艾灸疗法的专用定语。这一现象存续多年，历史上也留存有相当数量的灸学专著，或仅以“灸”

字命名的著作。最典型的就是《黄帝明堂灸经》，沿袭者如《西方子明堂灸经》，也有临床灸学如《备急灸法》，甚至单穴灸书，如《灸膏肓腧穴法》。此风东传，唐以后日本有专门的灸家和流派，灸学著作众多，如《名家灸选》《灸草考》《灸焫要览》等灸学专著。明清时期，也曾出现过艾灸流行的小高潮，出现了《采艾编》《采艾编翼》《神灸经纶》等著作。

其实，有识之士一直提倡多法并举，根据病人需要而采用不同疗法。约在公元前581年（鲁成公十年），《左传》记载医缓治晋侯疾，称“疾不可为也，在膏之上，肓之下，攻之不可，达之不及”，据杜预注，此处的“攻”即灸，“达”即针。《灵枢·官能》：“针所不为，灸之所宜”。可见，一个全面的医生，应该针灸并重，各取所长。如果合理使用，效果很好，如《孟子·离娄·桀纣章》：“今之欲王者，尤七年之病，求三年之艾。”

不过，文献记载中的艾灸，尽管有种种神奇疗效的宣传，但却和现代艾灸是完全不同的治疗方法。尽管现代针灸学著作上介绍艾灸有“直接灸”“间接灸”两大类，但如今直接灸几乎绝迹，临床全都是温和舒适的间接灸。

古代多用直接灸、化脓灸，用大艾炷直接烧灼皮肤，结果是皮焦肉烂，感染化脓，然后等待灸疮结痂。灸学著作中还要告诫医患双方：“灸不三分，是谓徒冤。”——烧得不到位，等于白白受罪。然而，此法无异于酷刑加身。为了减轻患者痛苦，古人只得麻醉患者，让他们服用曼陀罗花和火麻花制成的“睡圣散”，麻翻后再灸。

“睡圣散”之类的麻醉药只能减轻当时疼痛，灸后化脓成疮依旧难熬，因此，到了清代，终于有人加以变革，产生了“太乙神针”之法，此法类似于后世“间接灸”。这种创新，在崇古尊经的时代，容易遭受攻击，被指离经叛道，于是编造出种种神话故事，或称紫霞洞天之异人秘授，或称得之汉阴丛山之壁神授古方……都是时人假托古圣之名，标榜源远流长，以示正宗之惯用套路。尽管此法经过不断渲染，裹上神秘的面纱，但其本质却很简单：药艾条、间接灸而已。此类书籍有《太乙神针心法》《太乙神针》《太乙离火感应神针》等。

古代的直接灸（化脓灸）过于痛苦，现今已不再用，而是采用艾条、温针，更有为方便而设计出温灸器。即便用直接灸的方法，也不会让艾炷烧到皮肉，而是患者感觉热烫，即撤除正在燃烧的艾炷，另换一炷，生怕烫伤，有医院将烫伤起疱都要算作医疗事故。其实，古代的烧灼皮肉虽然痛苦，但真的能够治疗顽疾，诸如寒痹（风湿性关节炎、类风湿关节炎）、顽固性哮喘等，忍受一两次痛苦，可换取顽疾消除。如何取舍？我以为更应以患者意愿为主。

总之，古今艾灸文献中同样蕴含着无数值得探索的秘密，即便是温和的间接灸，也有无穷无尽的待解之谜。笔者常用艾灸治疗子宫内膜异位症所致顽固痛经，仅用足三里、三阴交两个穴位，较之西医的激素、止痛药更为有效，而现今流行的“冬病夏治”三伏药灸，防治“老寒腿”“老寒喘”“老寒泻”，更是另有玄机。

本书编纂概述

2016年，石学敏院士领衔，湖南科学技术出版社组织申报，《中国针灸大成》入选“十三五”国家重点图书出版规划项目，距今已有5年。笔者在石院士的坚强领导下，在三所院校数十位师生的大力协助下，为此书工作了整整4年。至此雏形初现之时，概述梗概，以志备考。

一、本书的体例和版式

石院士、出版社决定采用影印加校录的体例，颇有远见卓识。但凡古籍整理者，最忌讳的就是这种整理方式，因为读者不仅能看到现代简体汉字标点校录的现代文本和相关校注，更能看到古代珍贵版本的书影，只要整理者功力不足，出现任何错漏，读者立马可以通过对照原书书影而发现。上半部分的书影如同照妖镜，要求录写、断句、标点、校勘不能出一点错误。因此，这种出版形式，对校订者要求极高。出版物面世后，一定会招致方家吹毛求疵，因此具有一定的风险。然而，总主编和出版社明知如此，仍然采用影校对照形式，一是要以此体现本书整理者和出版社编校水平，二是从长远计，错误难免，但是可以通过未来的修订增减，终将成为各种针灸古籍的最佳版本。

二、本书的版本访求和呈现

为体现本书作者发皇针灸古籍的初心，对版本选择精益求精，千方百计获取珍本善本图书。这在当前一些藏书单位自矜珍秘、秘不示人，或者高价待沽、谋求私利的现状下，珍贵版本的访求难上加难。本书收录109种古籍书影，虽不能尽善尽美，但已经殚精竭虑，尽呈所能，半数以上都是行业内难以见到的古籍。将如此众多珍贵底本展示给读者，凸显了本书的特色。

学术研究到了一定水平，学者最大的心愿便是阅读原书，求索珍本。石院士、出版社倾尽心力，决心以版本取胜，凸显特色。特别是为了方便学者研究，对一些版本的选择独具匠心，如《针灸甲乙经》，校订者在拥有近10种版本的基础上，大胆选用明代蓝格抄本，就是为学界提供珍稀而不普及的资料。

此外，本书首次刊行面世的，有不少是最新发现的孤本或海外珍藏本，有些版本连《中国中医古籍总目》等目录学著作中都未曾收录。例如：

《铜人腧穴针灸图经》三卷，明正统八年（1443）刻本，该版本为明代早期刻本，仅存孤本，藏于法国国家图书馆。而国内现存最早版本为明代天启年间（1621年后）三多斋刻本。

《神农皇帝真传针灸经》与《神农皇帝真传针灸图》合编，著者不详，成书于明代。此二书国内无传本，无著录，仅日本国立公文书馆内阁文库及京都大学图书馆各有一抄本，亦为本书访得。

《十四经穴歌》，未见著录，《中国中医古籍总目》等中医目录学著作亦无著录。本书收载底本为我国台湾图书馆所藏清代精抄本。

《针灸集书》，成书于明正德十年（1515）。书中“小易赋”则是已经失传的珍贵资料。卷下“经络起止腧穴交会图解”，以十四经为单位，介绍循行部位和所属腧穴。此与《针灸资生经》等前代针灸书以身体部位排列腧穴的方式有明显不同。本书国内仅存残本（明刻朝鲜刊本卷下）一册，足本仅有日本国立公文书馆藏江户时期抄本一部，故本书所收实际上就是孤本，弥足珍贵，亦为首发。

《十四经合参》，国内失传，《中医联合目录》《中国中医古籍总目》等目录学著作均未著录，现仅存抄本为当今孤本，藏于日本宫内厅书陵部。此次依照该本影印刊出。

《经络考略》，清抄孤本，《中医联合目录》《中国中医古籍总目》等目录学著作均无著录。原书有多处缺文、缺页、装订错误导致的错简，现均已据相关资料补出或乙正。

《节穴身镜》二卷，张星余撰。张氏生平里籍无考，书成何时亦无考。但该书第一篇序言作者为“娄东李继贞”，李氏乃明万历年间兵部侍郎兼右都御史，其余两篇序言亦多次提及“大中丞李公”，则此书必成于万历崇祯年间无疑。惜世无传承，现仅有孤抄本存世，抄年不详。本书首次整理出版。

《经穴指掌图》，湖南中医药大学图书馆藏有明崇祯十二年（1639）抄本残卷18页。现访得日本国立公文书馆内阁文库藏有明崇祯年华亭施衙啬斋藏板，属全帙。本书即以该版录出并点校刊印。

《凌门传授铜人指穴》未见文献著录，仅存抄本。本书首次点校。

《治病针法》是《医学统宗》之一种。《医学统宗》目前国内仅存残本一部。现访得日本京都大学图书馆藏明隆庆三年（1569）刊本，属全帙，今以此本出版。

《针灸法总要》，抄本，越南阮朝明命八年（1827）作品。藏越南国家图书馆。国内无著录，本书首次刊出。

《选针三要集》一卷，日本杉山和一著，约成书于日本明治二十年（1887）。国内仅有1937年东方针灸书局铅印本及《皇汉医学丛书》等排印本。今据富士川家藏本抄本影印。

《针灸捷径》两卷，约成书于明代正统至成化年间（1439—1487）。本书未见于我国古籍著录，亦未见藏本记载。书中有现存最早以病证为纲的针灸图谱，颇具临床价值，亦合乎书名“捷径”之称。此次刊印，以日本宫内厅藏明正德嘉靖间建阳刊本为底本，该藏本为海外孤本，有较高的针灸文献学价值。

《太平圣惠方·针灸》，本书采用宋代刻（配抄）本为底本，该版本极其珍贵，此次是该版本首次以印刷品形式面世。

以上所列书目，或首次面世，或版本宝贵，仅此一项，已无愧于学界，造福读者。

三、针灸文献的学术传承和素质养成

目前中医药领域西化严重，一切上升渠道都要凭借实验研究、临床研究，而文献整理挖掘研究的现状，只能用“惨不忍睹”来形容。俗语有“心不在马”之譬，原本形容不学无术之人，本书编纂之初，文献专业的研究生居然实证了这个俗语：交来的稿子中，所有的“焉”字全都录作“马”字！而且不是个别人！此情此景，看似搞笑，实则心酸。

通过4年多的工作，老师们不断审核，学生们不断修改，目前的书稿，至少在繁体字识读上，参与者的水平与4年前判若两人。实践出真知，实战锻炼人，本书编委会所有成员有共同体会：在当前的学术大环境下，此书并不能带来业绩，然而增长学问，养成素质，却是实验研究和SCI论文中得不到的。

文献、文化研究的学术氛围，目前依然不是很景气。本书编纂一半之时，本人年届退休，因有重大项目在身，必须完成后方可离任，书记因此热情挽留，约谈返聘，然最终还是不了了之，其中因果未明。本书编纂也因此陷入困境。所幸上海中医药大学青睐，礼聘于我，在人力、物力上大力支持，梁尚华、陈丽云两位执行主编亲力亲为，彰显了一流大学重视人才的气度和心胸，也使得本书得以顺利完成。谨此向上海中医药大学致敬、致谢！

成稿之余，颇有感慨，现代人多称“医者仁心”，其实，仅仅靠“仁心”是当不好医生的。明代裴一中在《言医·序》中言：“学不贯古今，识不通天人，才不近仙，心不近佛者，宁耕田织布取衣食耳，断不可作医以误世。”本书所收所有古籍，都可以让我们学贯古今，识通天人，有神仙之能，有慈悲之心，成为一名真正的医者。

上海中医药大学科技人文研究院教授
《中国针灸大成》执行主编　王旭东

2020年12月20日

目录

采艾编翼

清·叶茶山 辑 宋亚芳 校订

清嘉庆十年刻本

《采艾编翼》三卷，著者佚名，约成书于清康熙五十年（1711），原书已佚。嘉庆十年（1805）粤东名医叶茶山据家藏残本补辑校正，重新刊行，使此书重见天日。卷一论述十二经脉循行部位歌诀及图谱，十四经分经图谱、解说及综要，经脉主治要穴歌诀，以及灸法须知。卷二为治症综要。收录了内、外、妇、儿诸科共113种临床疾病的治疗方法。以灸法为主，注重灸药合用。卷三则收录了90首方剂，主要为治疗外科疾病的一类方药。据考，这部分内容引录于《医宗金鉴》，与其他章节不相连贯。本书论述经脉详尽，简明易学，讲求辨证施治，取穴精准，强调补泄，灸药结合，炮制方法多样，特色鲜明。本书所收以清嘉庆十年（1805）六艺堂刻本为底本。

采艾編翼序
是篇藏弃雖久尚未校
訂蓋以前編殘缺幾半
痛無力以補輯不暇痛
心戊子春妹夫君以載

采艾編翼序 一

慨然自任捐貲鐫復庚
寅冬以載復趣余抄正
是帙而同社顧君崑苑
陳君其統彭君達海李
君子剛咸願捐助登之梨

采艾编翼序

是篇藏弃虽久，尚未校订，盖以前编残缺几半，痛无力以补辑，不暇痛心。戊子春，妹夫君以载忾然自任，捐资镌复。庚寅冬以载复趣余抄正是帙，而同社顾君崑苑、陈君其统、彭君达海、李君子刚咸愿捐助登之梨

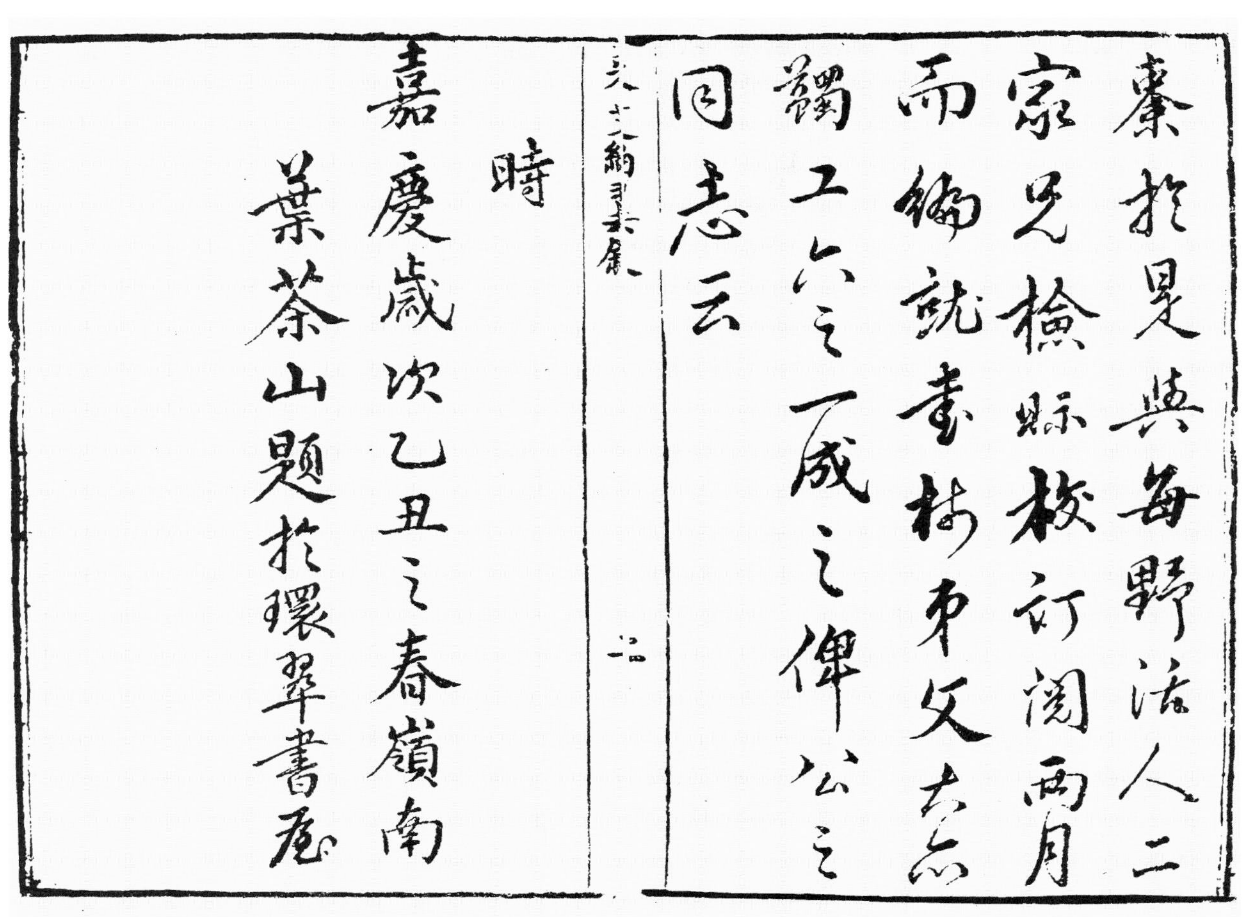
棗於是與每野活人二家兄檢眎校訂閱兩月而編就書材弟父大亦蠲工六之一成之俾公之同志云

采艾編翼序

時嘉慶歲次乙丑之春嶺南葉茶山題於環翠書屋

枣。于是，与每野、活人二家兄检视校订，阅两月而编就。书材弟父大亦蠲工六之一成之，俾公之同志云。

时嘉庆岁次乙丑之春岭南叶茶山题于环翠书屋

十二經循行部位歌

手之三陽手外頭。手之三陰胸内手。足之三陽頭外足。之三陰足内走。

註手之三陽手外頭者。謂手陽明大腸經。從手次指内側之端。上行手臂外之上行。杭音至頭鼻孔兩旁也。手少陽三焦經。從手四指外側之端。上行手臂外之中行。至頭耳前動脈也。手太陽小腸經。從手小指外側之端。上行手臂外之下行。至頭耳中珠子也。手之三陰胸内手者。謂手太陰肺經。從胸乳上循行臑内。下行肘臂内之上行。至手大指内側之端也。手厥陰心包絡經。從腋下乳外循行臑内。下行肘臂内之中行。至手中指之端也。手少陰心經。從腋筋間循行臑外。下行肘臂内之下行。至手小指内側之端也。足之三陽頭外足者。謂足陽明胃經。從頭目下循頰頸乳中。下行腹外股膝跗之前。行至足二指

十二经循行部位歌

手之三阳手外头，手之三阴胸内手。

足之三阳头外足，足之三阴足内走。

注：手之三阳，手外头者，谓手阳明大肠经。从手次指内侧之端，上行手臂外之上行音杭，至头鼻孔两旁也；手少阳三焦经，从手四指外侧之端，上行手臂外之中，行至头耳前动脉也；手太阳小肠经，从手小指外侧之端，上行手臂外之下行，至头耳中珠子也。手之三阴，胸内手者，谓手太阴肺经。从胸乳上，循行臑内，下行肘臂内之上行，至手大指内侧之端也。手厥阴心包络经，从腋下乳外循行臑内，下行肘臂内之中行，至手中指之端也；手少阴心经，从腋筋间，循行臑外，下行肘臂内之下行，至手小指内侧之端也。足之三阳，头外足者，谓足阳明胃经。从头目，下循颊、颈、乳中，下行腹外股、膝、跗之，前行至足二指

之端也。足少陽膽經。從頭目外眥。循行繞耳顑巔。下行脇跨膝跗之中。行至足四指外側之端也。足太陽膀胱經。從頭目內眥。循行額巔項背。外行臀膕腨踝之後。行至小足指外側之端也。足之三陰。足內走者。謂足厥陰肝經。從足大指外側之端。循行前行上內踝。上膕腨膝之中行。內行陰器腹脇之外。行上至乳下也。足太陰脾經。從足大指內側之端。循行內踝膝裏股內之

中行。上行腹中至季脇也。足少陰腎經。從足心循行內踝足跟內循之後。行上腹內至胸也。諸陽行外。諸陰行裏。四肢背腹。皆如此也。

之端也；足少阳胆经，从头目外眦，循行绕耳颅巅，下行胁、胯、膝、跗之中，行至足四指外侧之端也；足太阳膀胱经，从头目内眦，循行额、巅、项背，外行臀、腘、腨、踝之后，行至足小指外侧之端也。足之三阴，足内走者，谓足厥阴肝经，从足大指外侧之端，循行前行上内踝，上腘、腨、膝之中行，内行阴器、腹、胁之外行，上至乳下也；足太阴脾经，从足大指内侧之端，循内踝、膝里、股内之中行，上行腹中至季胁也；足少阴肾经，从足心循行内踝、足跟内循之后行，上腹内至胸也。诸阳行外，诸阴行里，四肢背腹，皆如此也。

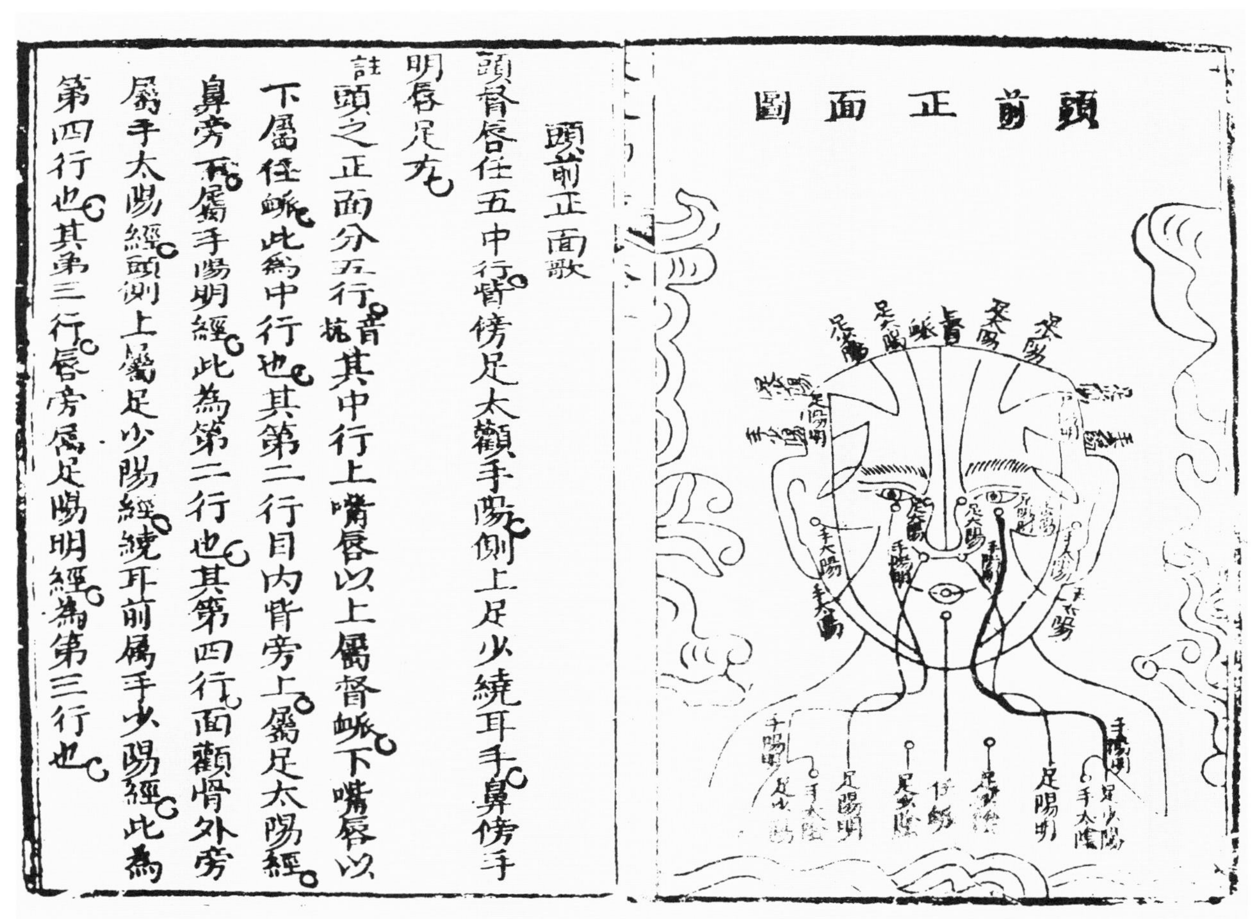
頭前正面歌

頭督唇任五中行眥傍足太顴手陽側上足少繞耳手鼻傍手明唇足方

註頭之正面分五行音杭其中行上嘴唇以上屬督脈下嘴唇以下屬任脈此為中行也其第二行目内眥旁上屬足太陽經鼻旁下屬手陽明經此為第二行也其第四行面顴骨外旁屬手太陽經頭側上屬足少陽經繞耳前屬手少陽經此為第四行也其第三行唇旁屬足陽明經為第三行也

头前正面图（图见上）

头前正面歌

头督唇任五中行，眦傍足太颧手阳。

侧上足少绕耳手，鼻傍手明唇足方。

注：头之正面分五行音杭，其中行上嘴唇以上，属督脉；下嘴唇以下，属任脉，此为中行也。其第二行，目内眦旁上，属足太阳经，鼻旁下，属手阳明经，此为第二行也。其第四行，面颧骨外旁，属手太阳经；头侧上，属足少阳经；绕耳前，属手少阳经，此为第四行也。其第三行，唇旁，属足阳明经，为第三行也。

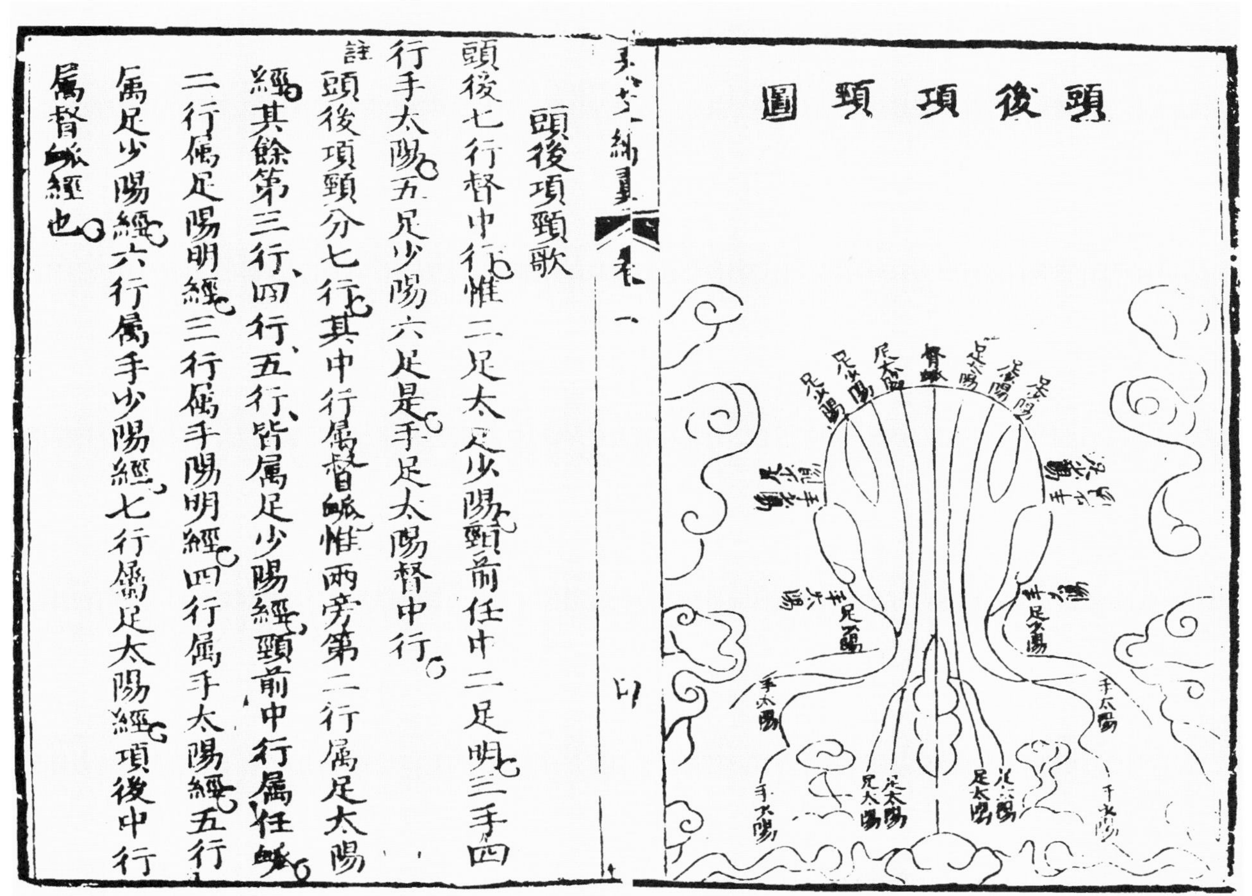

头后项颈图（图见上）

头后项颈歌

头后七行督中行，惟二足太足少阳。

颈前任中二足明，三手四行手太阳。

五足少阳六足是，手足太阳督中行。

注：头后项颈分七行，其中行属督脉，惟两旁第二行属足太阳经，其余第三行、四行、五行，皆属足少阳经。颈前中行属任脉，二行属足阳明经，三行属手阳明经，四行属手太阳经，五行属足少阳经，六行属手少阳经，七行属足太阳经，项后中行属督脉经也。

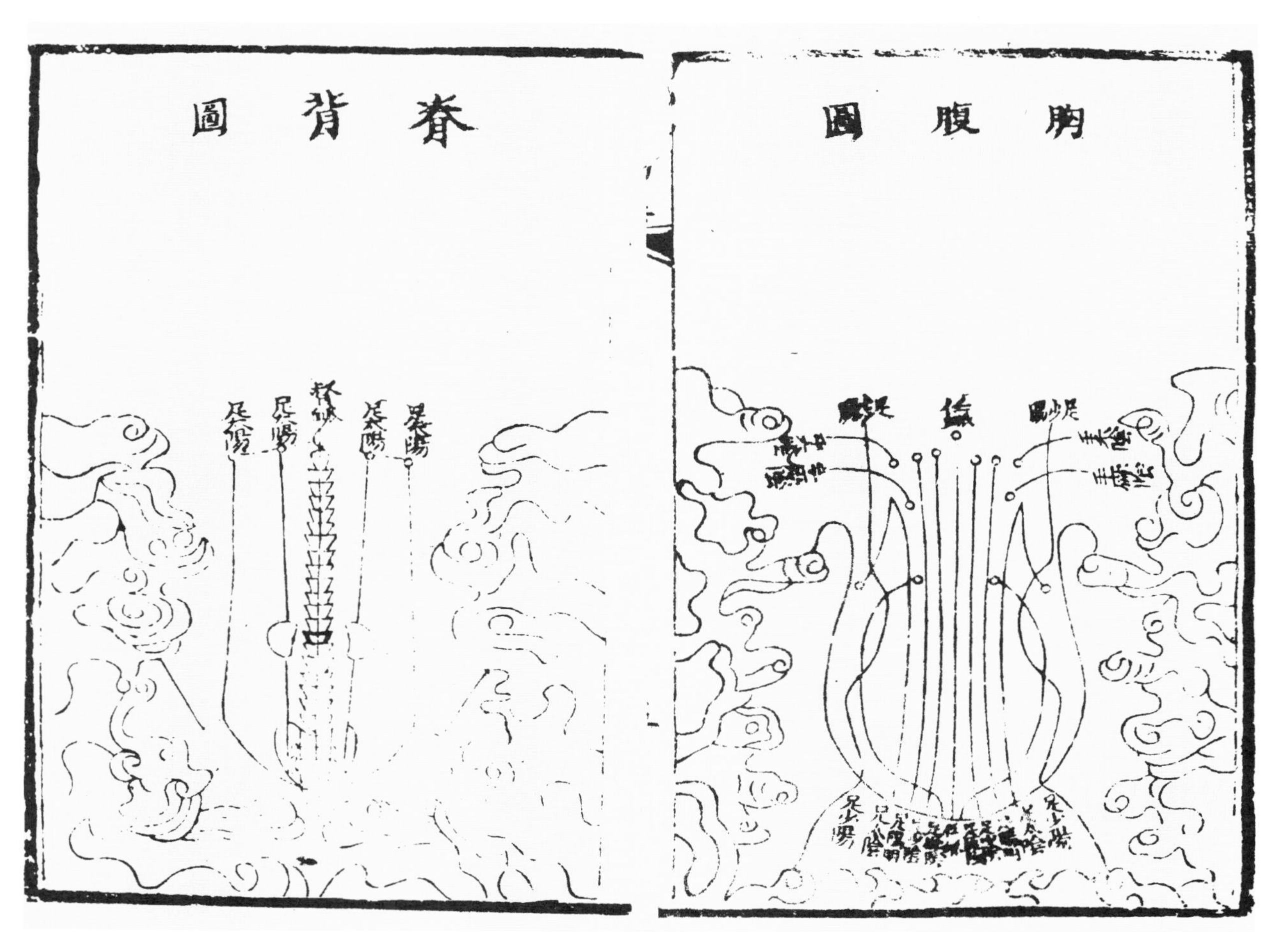

胸腹图（图见上）

脊背图（图见上）

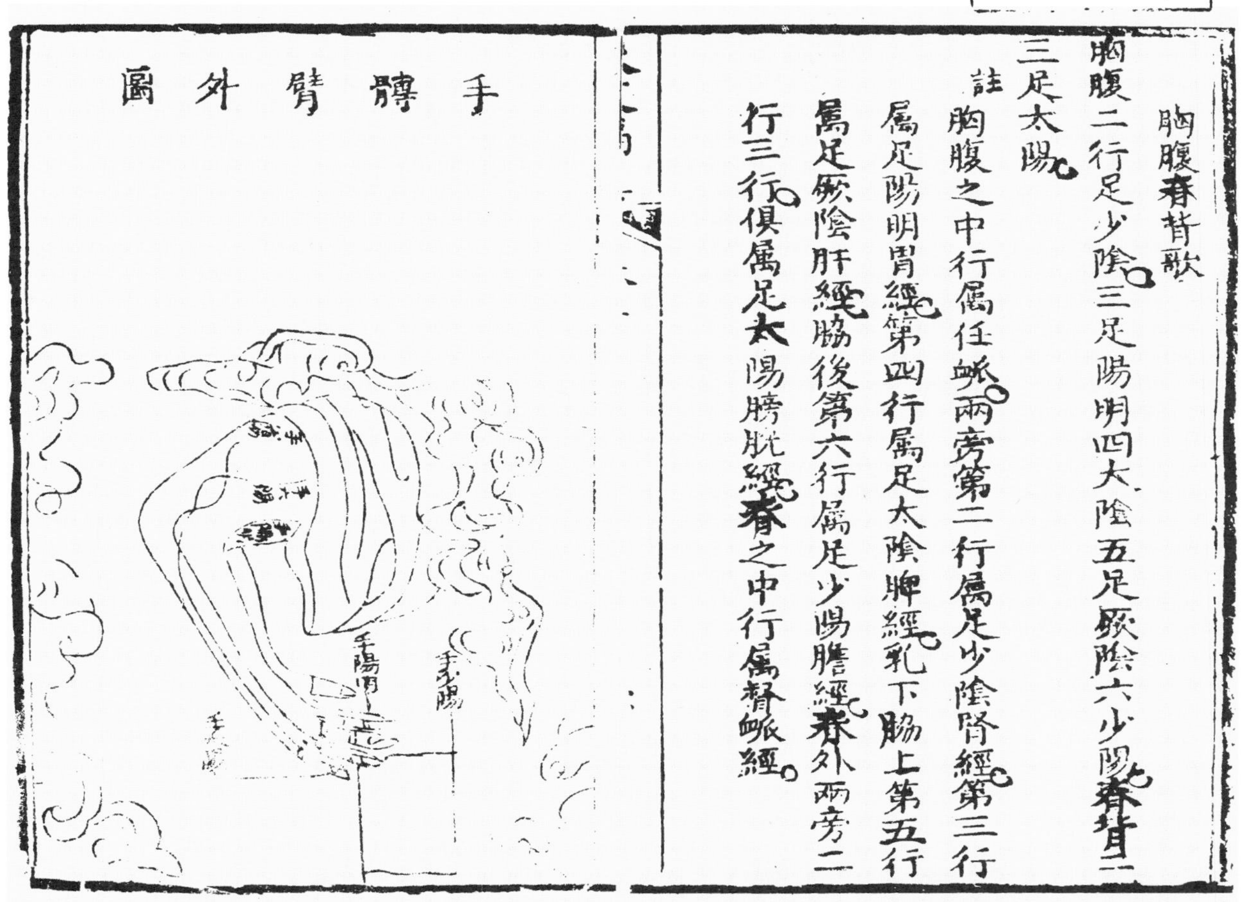

胸腹脊背歌

胸腹二行足少陰。三足陽明四太陰。五足厥陰六少陽。脊背二三足太陽。

註　胸腹之中行屬任脈。兩旁第二行屬足少陰腎經。第三行屬足陽明胃經。第四行屬足太陰脾經。乳下脇上第五行屬足厥陰肝經。脇後第六行屬足少陽膽經。脊外兩旁二行三行。俱屬足太陽膀胱經。脊之中行屬督脈經。

手髆臂外圖

胸腹脊背歌

胸腹二行足少阴，三足阳明四太阴，

五足厥阴六少阳，脊背二三足太阳。

注：胸腹之中行属任脉，两旁第二行属足少阴肾经，第三行属足阳明胃经，第四行属足太阴脾经，乳下胁上第五行属足厥阴肝经，胁后第六行属足少阳胆经，脊外两旁二行、三行，俱属足太阳膀胱经，脊之中行属督脉经。

手髆臂外图（图见上）

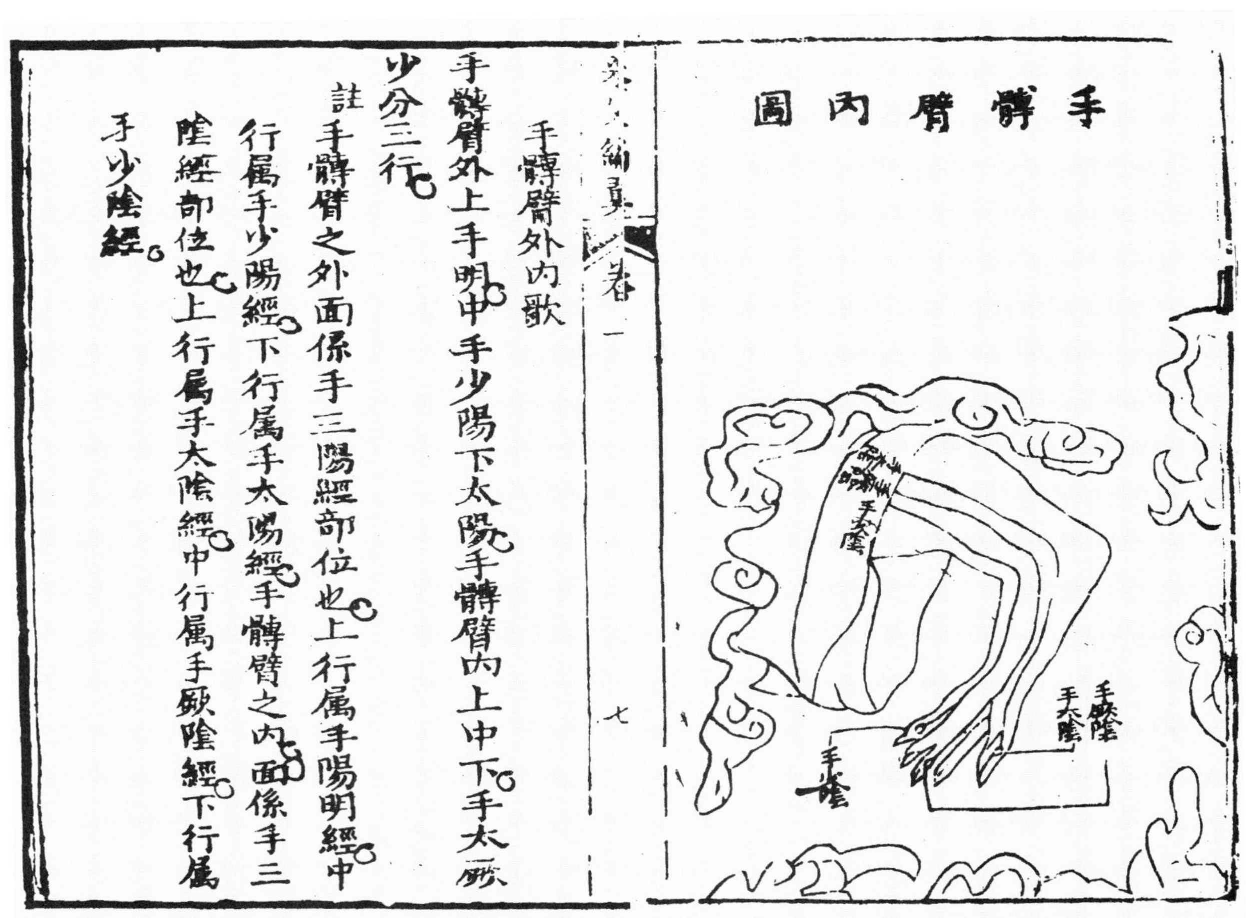

手髆臂內圖

卷一 七

手髆臂外內歌

手髆臂外上手明○中手少陽下太陽○手髆臂內上中下○手太厥少分三行○

註手髆臂之外面係手三陽經部位也○上行屬手陽明經○中行屬手少陽經○下行屬手太陽經○手髆臂之內面係手三陰經部位也○上行屬手太陰經○中行屬手厥陰經○下行屬手少陰經○

手髆臂内图（图见上）

手髆臂外内歌

手髆臂外上手明，中手少阳下太阳。

手髆臂内上中下，手太厥少分三行。

注：手膊臂之外面，系手三阳经部位也。上行属手阳明经，中行属手少阳经，下行属手太阳经。手膊臂之内面，系手三阴经部位也。上行属手太阴经，中行属手厥阴经，下行属手少阴经。

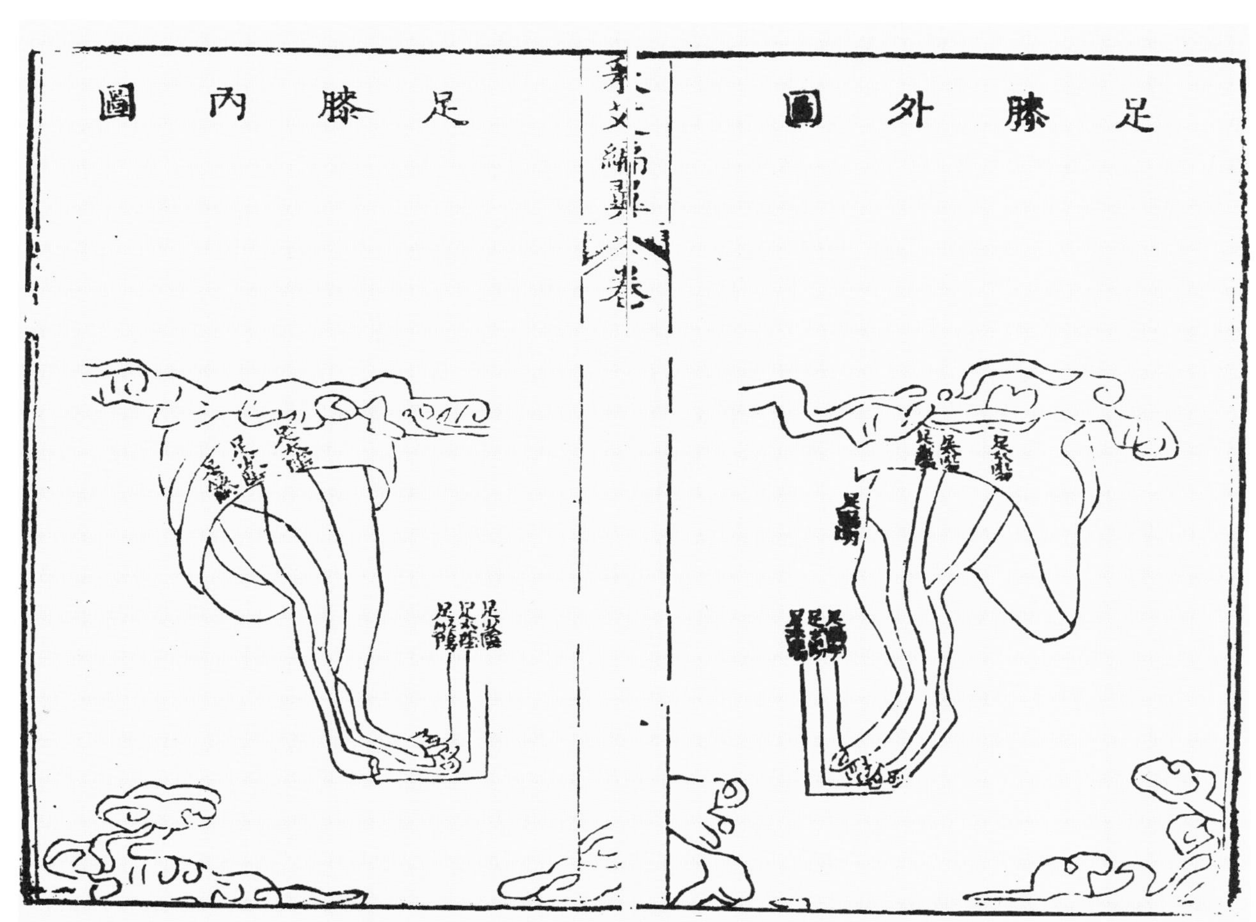

足膝外图（图见上）

足膝内图（图见上）

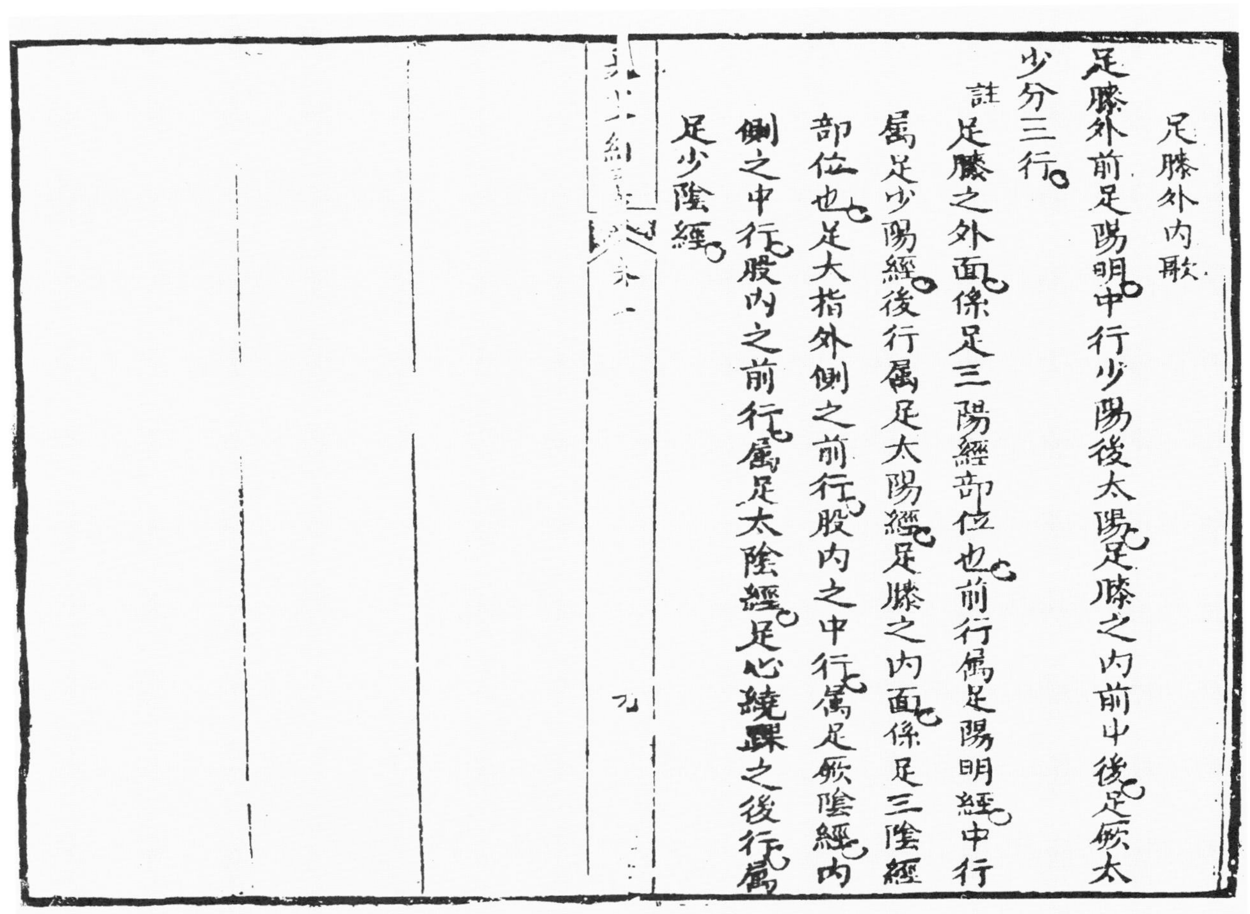

足膝外内歌
足膝外前足陽明。中行少陽後太陽。足膝之内前中後。足厥太少分三行。
註 足膝之外面。係足三陽經部位也。前行屬足陽明經。中行屬足少陽經。後行屬足太陽經。足膝之内面。係足三陰經部位也。足大指外側之前行。股内之中行。屬足厥陰經。内側之中行。股内之前行。屬足太陰經。足心繞踝之後行。屬足少陰經。

足膝外内歌

足膝外前足阳明，中行少阳后太阳。

足膝之内前中后，足厥太少分三行。

注：足膝之外面，系足三阳经部位也。前行属足阳明经，中行属足少阳经，后行属足太阳经。足膝之内面，系足三阴经部位也。足大指外侧之前行，股内之中行，属足厥阴经。内侧之中行，股内之前行，属足太阴经。足心绕踝之后行，属足少阴经。

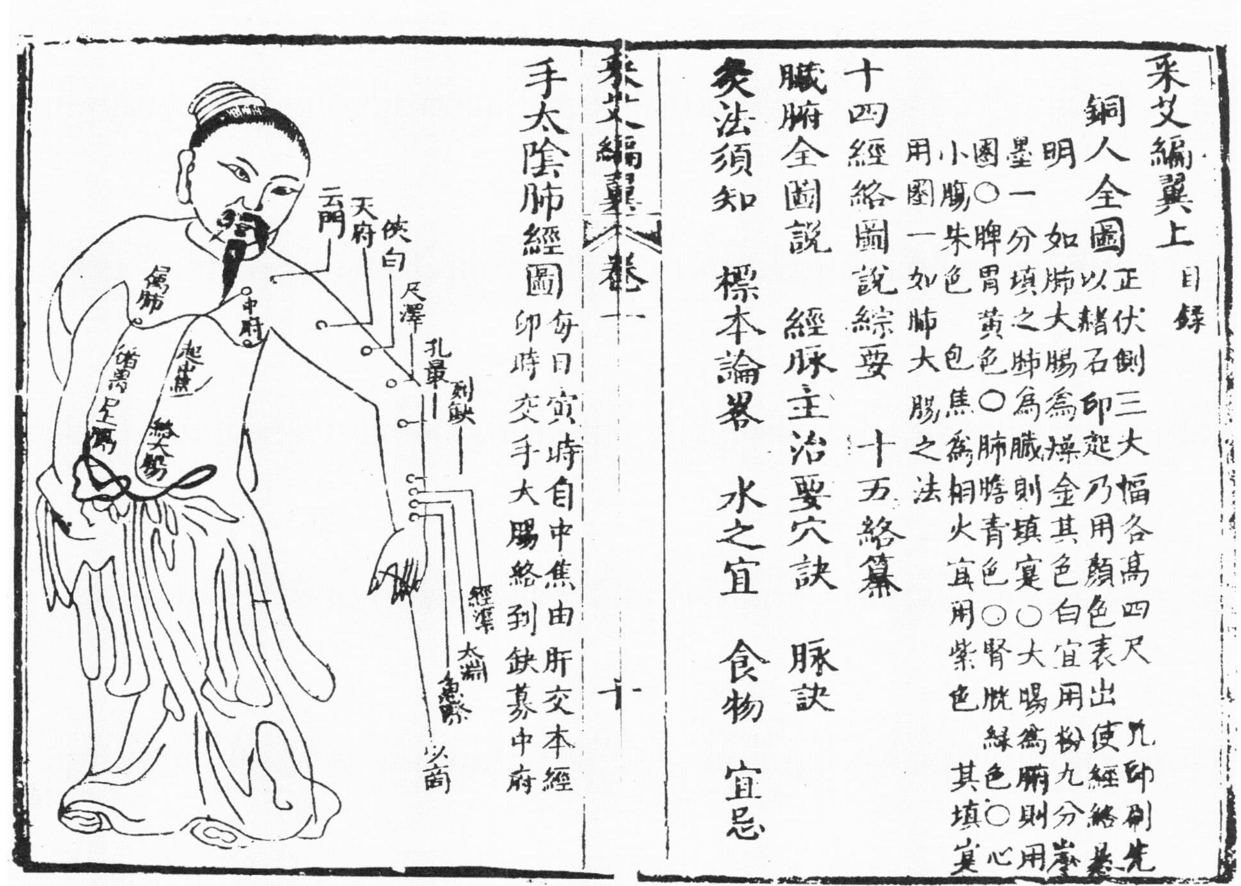
采艾編翼上　目錄

銅人全圖　正伏側三大幅各高四尺凡印刷先以赭石印起乃用顏色表出使經絡懸明如肺大腸爲燥金其色白宜用粉九分研墨一分填之肺爲臟則填實○大腸爲腑則用圈○脾胃黄色肺膽青色腎胱綠色心小腸朱色包焦爲相火宜用紫色其填實用圈一如肺大腸之法

十四經絡圖說綜要　十五絡纂

臟腑全圖說　經脉主治要穴訣　脉訣

灸法須知　標本論畧　水之宜　食物　宜忌

采艾編翼　卷一　十一

手太陰肺經圖　每日寅時自中焦由肝交本經卯時交手大腸絡列缺募中府

采艾编翼上　目录

铜人全图 正伏侧三大幅各高四尺。凡印刷，先以赭石印起乃用颜色表出使经络悬明，如肺大肠为燥，金其色白，宜用粉九分，研墨一分填之。肺为脏，则填实，大肠为腑，则用圈，脾胃黄色，肺胆青色，肾胱绿色，心、小肠朱色，包焦为相火，宜用紫色，其填实用圈，一如肺大肠之法。

十四经络图说综要　十五络纂

脏腑全图说　经脉主治要穴诀　脉诀

灸法须知　标本论各　水之宜　食物　宜忌

手太阴肺经图（图见上）

每日寅时自中焦由肝交本经，卯时交手大肠。络列缺，募中府。

肺经说

手太阴之脉，肺朝百脉，输精于皮毛。起于中焦，下络大肠，还循胃口，即贲门。上隔属肺。系息入肺向后夹背与肾通。从肺系，横出腋下中府、本经募云门，下循臑内天府，行少阴、心主之前侠白，下肘尺泽，合循臂内上骨下廉孔最、列缺、本经络经渠，入寸口太渊脉会。止。而循鱼际，荥。出大指之端少商，井。其支从腕后列缺，直出次指内廉，出其端，商阳是为。交经大肠。

且经少血多气。是动则病，肺胀满，膨膨而喘咳，缺盆中痛，甚则交两手而瞀，是为臂厥。主肺所生病者，咳嗽，虚甚为火所乘，而见血。上气，喘喝，烦心，胸满，臑臂内前廉痛，掌中热。气盛有余则肩背痛，风汗出中风，伤风则涕，热则涕浊，寒则清。小便数而欠；气虚则肩背痛、寒，少气不足以息，冷则身颤呕涎嗽，胃口逆上也，溺色变。

肺经综要

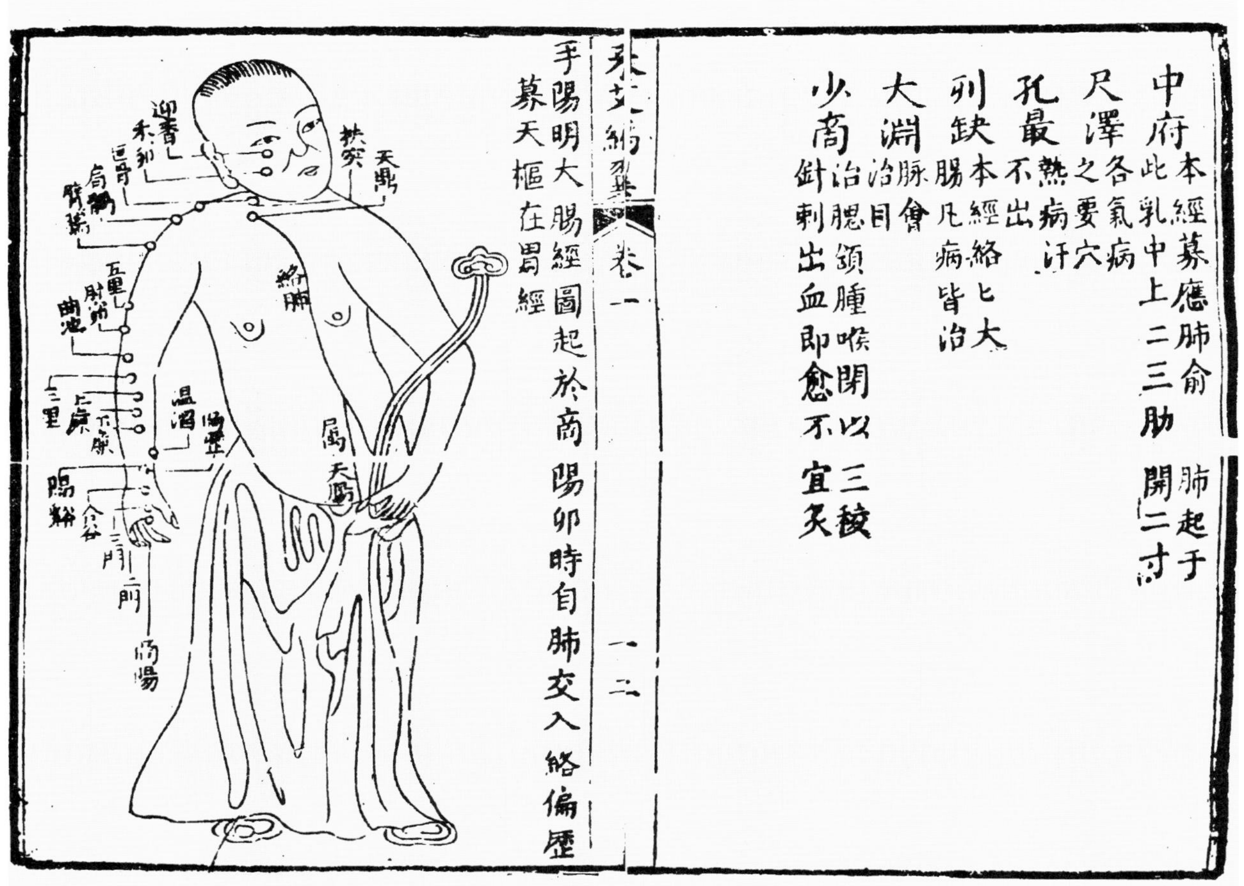
中府 本經募應肺俞 肺起于此乳中上二三肋開二寸
尺澤 各氣病之要穴
孔最 熱病汗不出
列缺 本經絡絡大腸凡病皆治
大淵 脉會治目
少商 治腮頷腫喉閉以三稜鍼刺出血即愈不宜灸
采艾編翼 卷一 一二
手陽明大腸經圖起於商陽卯時自肺交入絡偏歷
募天樞在胃經

中府 本经募，应肺俞。肺起于此，乳中上二三肋，开二寸。

尺泽 各气病之要穴。

孔最 热病汗不出。

列缺 本经络，络大肠，凡病皆治。

太渊 脉会，治目。

少商 治腮颔肿，喉闭，以三棱针刺出血即愈，不宜灸。

手阳明大肠经图（图见上）

起于商阳，卯时自肺交入。络偏历。募天枢，在胃经。

大肠经说

手阳明之脉，起于次指内侧之端商阳，井。循指上廉二间、荥。三间，出合谷原。两骨之间，上入两筋之中阳溪、经。偏历，络。循臂上廉温溜、下廉、上廉、三里，入肘外廉曲池，合。循臑外前廉肘窌、五里、臂臑，出髃骨之前廉肩髃、巨骨，上出柱骨之会上，下入缺盆，络肺，下膈，属大肠。按：会大肠曰广肠，湿热为痔漏、肠痈。其支别者，从缺盆上颈天鼎，贯颊扶突，下入齿缝中，热风病齿。还出侠口禾窌，交人中，左之右，右之左，上侠鼻孔迎香。是动则齿痛，䪼肿。主津所生病者，目黄，口干，上衄衄，热则脐满，口疮，血壅喉痹。大肠上逆为呕吐。肩前臑痛，大指次指不用。热则重坠，虚则肠鸣，下滞则切痛，冷则滑泄，便血有不止，近则膀胱，远则心肾。

大肠经综要

合谷　要穴，孕妇慎。

温溜　多热头痛。

曲池　伤寒余热不尽，支痛。

肩髃　臂痛，举臂取。

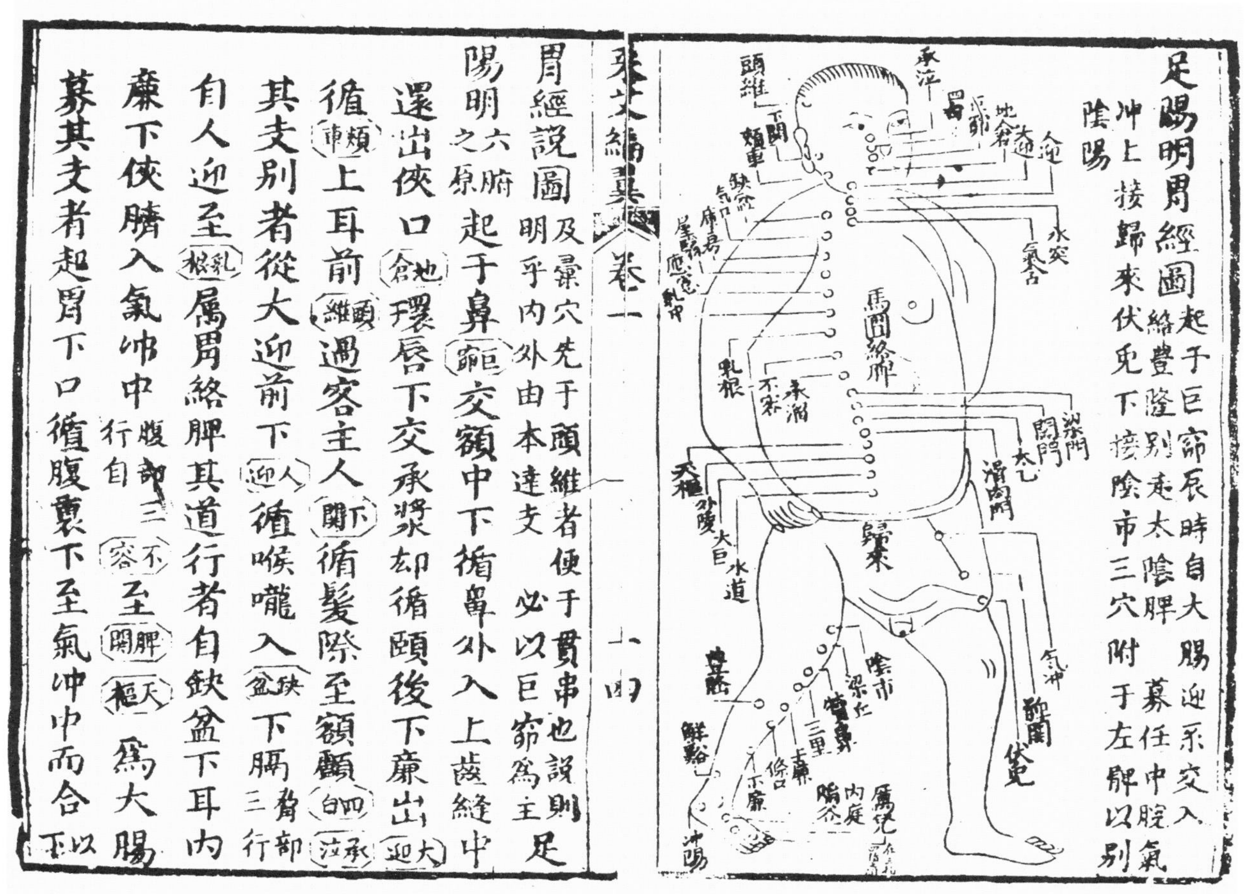

足阳明胃经图（图见上）

起于巨窌，辰时自大肠迎系[1]交入。络丰隆，别走太阴脾。募任中脘，气冲上接归来，伏兔下接阴市，三穴附于左髀，以别阴阳。

胃经说图

及《汇穴》先于头维者，便于贯串也。说则明乎内外，由本达支，必以巨窌为主。

足阳明六腑之原。起于鼻巨窌，交额中，下循鼻外，入上齿缝中，还出侠口地仓，环唇，下交承浆，却循颐后下廉，出大迎，循颊车，上耳前头维，过客主人下关，循发际，至额颅四白、承泣。其支别者，从大迎前，下人迎，循喉咙，入缺盆，下膈，胁部三行，自人迎至乳根，属胃，络脾。其道行者，自缺盆下耳[2]内廉，下侠脐，入气冲中。腹部三行，自不容至脾关，天枢为大肠募。其支者，起胃下口，循腹里，下至气冲中而合。以下

①迎系：此处应为“迎香”。
②耳：此处应为“乳”。

脾关，抵伏兔、阴市、梁丘，下入膝膑中犊鼻，下循䯒外廉三里、上廉、条口、下廉、丰隆，本经络。下足跗，入中指间。其支者，下膝三寸而别，下入中指外间解溪、经。冲阳、原。陷谷、俞。内庭、荥。厉兑。井。其支者，别跗上丰隆，络。别走太阴脾。入大指间，出其端。交脾。是动则凄凄然振寒，虚冷吐。善伸，数欠，颜黑，病主恶人与火，热病恶火气。闻木音则惕然，虚而惊，土恶木。心欲动，独闭户牖而处，甚则欲上高而歌，阳盛则升。弃衣而走，贲响塞气腹胀，是为骭厥。是主血所生病者，狂，疟，热温淫，汗出，鼽衄，血热。口㖞，中风。唇胗，温气。颈肿喉痹，寒冲而呕吐。腹水胀，膝膑肿痛，血痰结。循膺、气郁。乳、乳病。冲、股、伏兔、䯒外廉、足跗上皆痛，虚寒。中指不用。气盛则身以前皆热，气逆喘急。其有余于胃，则消谷善饥，溺色黄；胃风。下气不足则身以前皆寒，风下血上为面肿。胃中寒，翻胃吐清。则胀满，盛也。

胃经综要

四白　目瞤动。

颊车　牙痛。

地仓　口㖞。

乳根　胸满。

承浆　气逆。

天枢　一切重感。

水道　引阴。

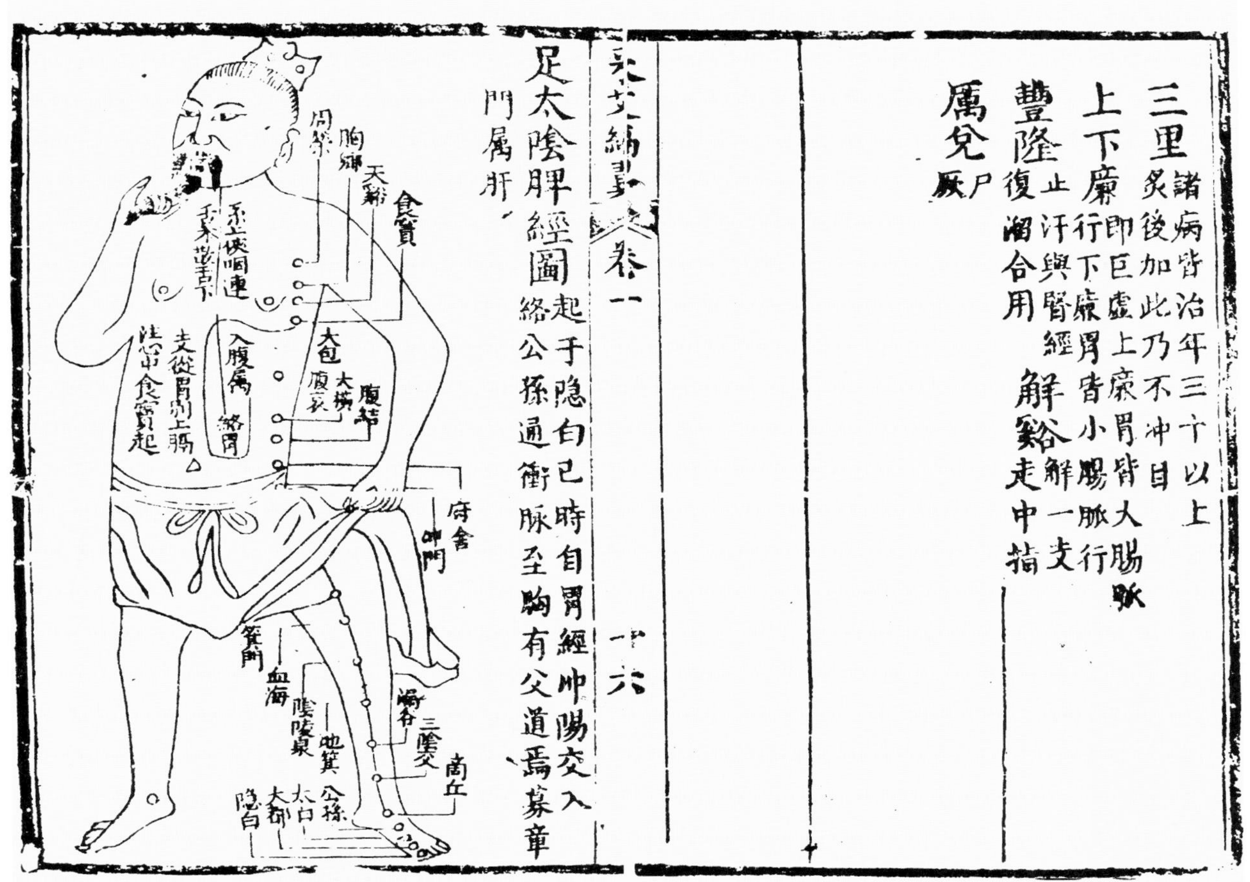

三里 諸病皆治年三十以上灸後加此乃不冲目

上下廉 即巨虛上廉胃皆大腸脉行下廉胃皆小腸脉行

豐隆 止汗與腎經復溜合用

解谿 解一支走中指

厲兌 尸厥

采艾編翼 卷一 十六

足太陰脾經圖 起于隐白巳時自胃經冲陽交入絡公孫通衝脉至胸有父道焉募章門屬肝

三里　诸病皆治。年三十以上，灸后加此乃不冲目。

上下廉　即巨虚上廉，胃，皆大肠脉行。下廉，胃，皆小肠脉行。

丰隆　止汗，与肾经复溜合用。

解溪　解一，支走中指。

厉兑　尸厥。

足太阴脾经图（图见上）

起于隐白，巳时自胃经冲阳交入。络公孙，通冲脉至胸，有父道焉。募章门，属肝。

脾经说

足太阴黄庭之脉，主名脏血脉。起于大指之端隐白，井。循指内侧白肉际大都、荥。太白，俞。过窍骨后公孙、络。商丘，上内踝前廉，上腨内，循骱骨后三阴交，出厥阴之前漏谷、地箕，上循膝阴陵泉、股内廉血海、箕门，入腹冲门、府舍、腹结、大横，属脾，络胃，上膈，侠咽，连舌本，散舌下。其支别者，复从胃，别上膈食窦、天溪、胸乡、周荣、大包，注心中。

是动则病，舌本肥甘、阳气上攻。强食则吐，风木乘土。胃脘痛，腹胀气滞。善噫，得后出气则快然而衰，身体皆重。冷为痰壅，筋骨肌肉不利为肉痿，为瘫痪诸症。是主脾所生病者，舌本痛，体不能动摇，食不下，烦心，脾热胃燥。心下急痛，寒疟，溏瘕泄，水水乘土。下，黄疸，湿热之甚曰疸。不能卧，气滞水。强欠，气在脘。股膝内厥，足大指不用也。

脾经综要

大都　治目。**公孙**　治面。

三阴交　前肝、中脾、后肾。阴症要穴，月下不止。孕禁。

大横　多汗、多寒。

天溪　治喉。

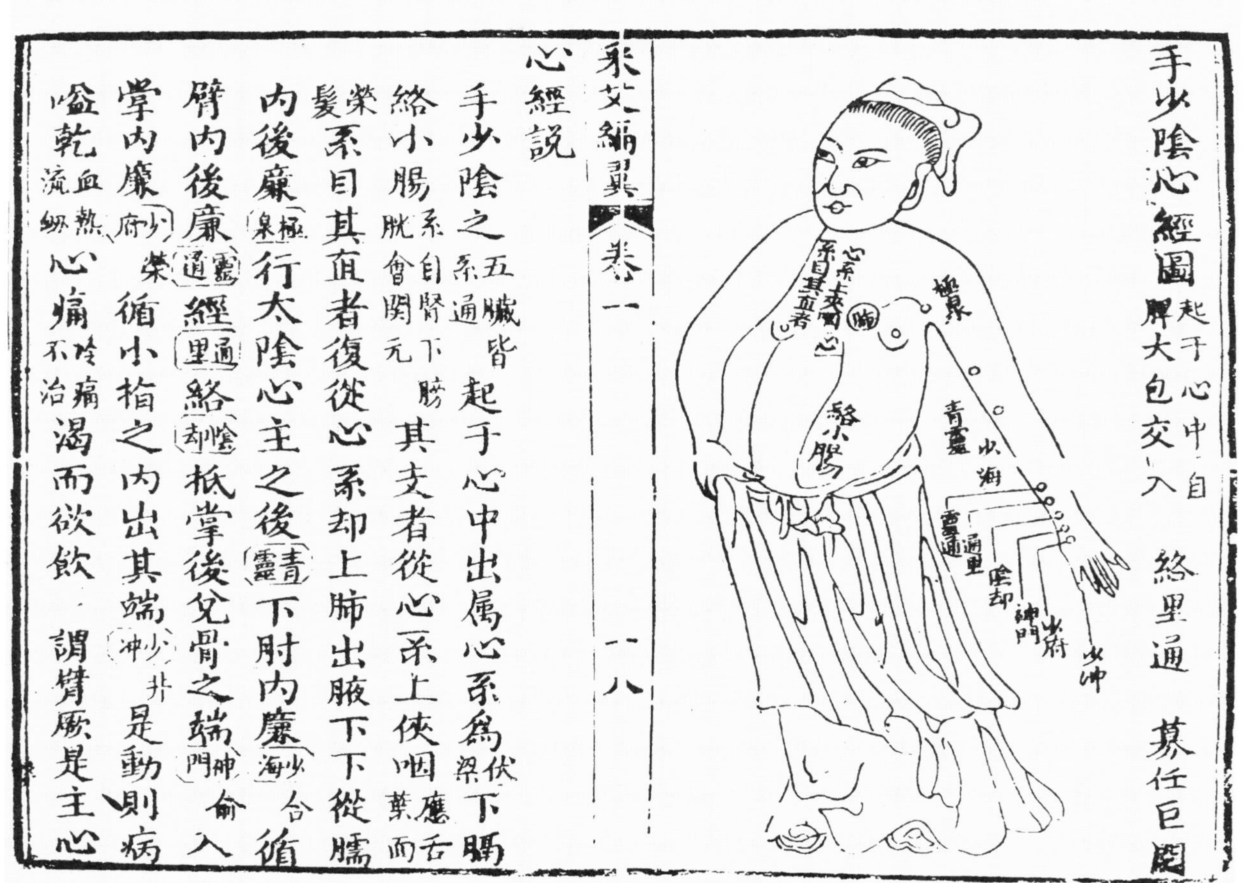
手少陰心經圖 起于心中自脾大包交入 絡里通 募任巨闕

心經說

手少陰之五臟皆系通起于心中出屬心系為伏梁下膈絡小腸系自腎下膀胱會關元其支者從心系上俠咽應舌葉而榮髮系目其直者復從心系却上肺出腋下下從臑内後廉極泉行太陰心主之後青靈下肘内廉少海合循臂内後廉靈道經通里絡陰郄抵掌後兑骨之端神門俞入掌内廉少府榮循小指之内出其端少沖井是動則病嗌乾血熱流衄心痛冷痛不治渴而欲飲謂臂厥是主心

采艾編翼 卷一 一八

手少阴心经图（图见上）

起于心中，自脾大包交入，络里通[1]，募任巨阙。

心经说

手少阴之，五脏皆系通。起于心中，出属心系，为伏梁。下膈，络小肠。系自肾下膀胱会关元。其支者，从心系，上侠咽，应舌叶而荣发。系目。其直者，复从心系，却上肺，出腋下，下从臑内后廉极泉，行太阴、心主之后青灵，下肘内廉少海，合。循臂内后廉灵道、经。通里、络。阴郄，抵掌后兑骨之端神门，俞。入掌内廉少府，荥。循小指之内，出其端少冲。井。是动则病，嗌干，血热流衄。心痛，冷痛不治。渴而欲饮，谓臂厥。是主心所

---

①里通：通里。

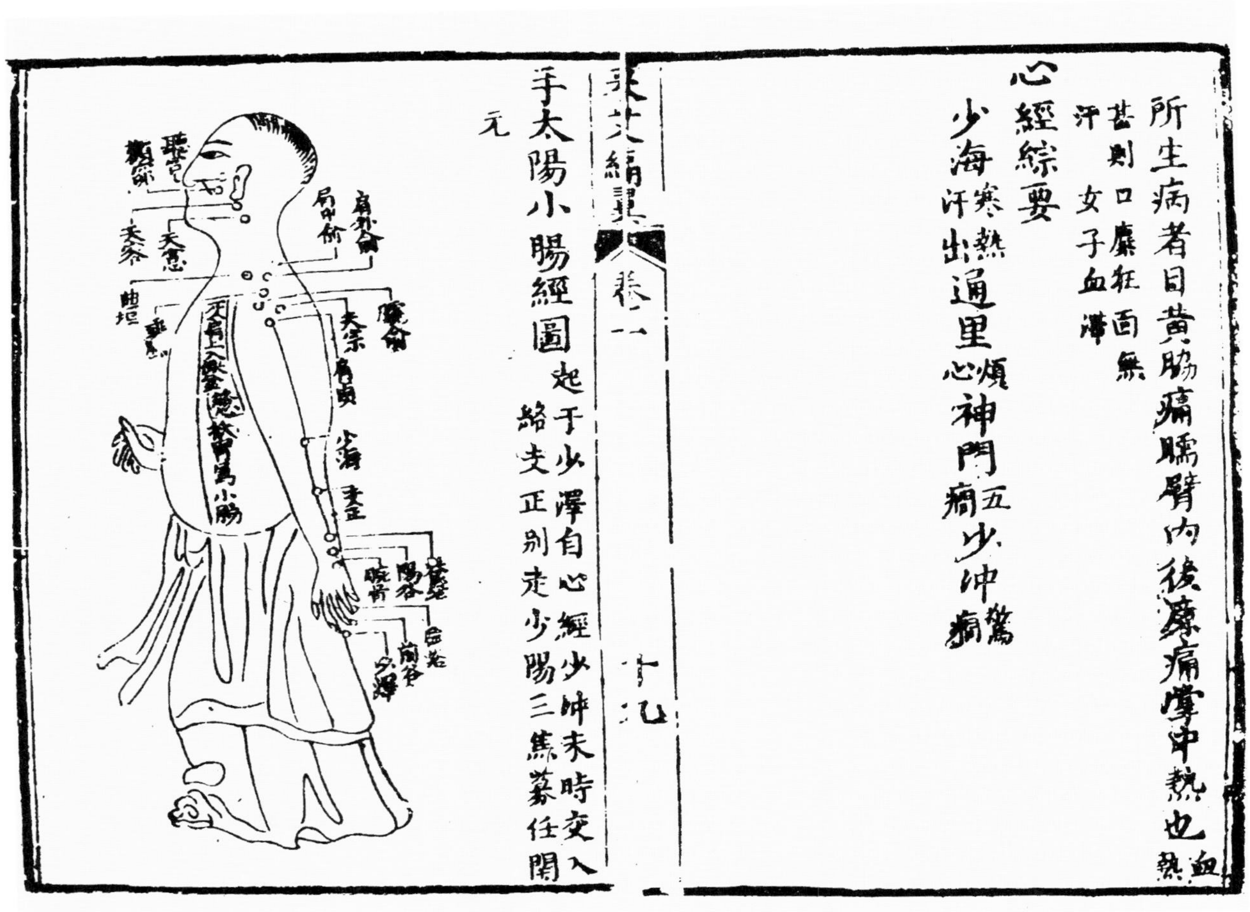
所生病者目黃脇痛臑臂內後廉痛掌中熱也血熱甚則口糜狂面無汗女子血滯

心經綜要

少海寒熱汗出通里煩心神門五癇少沖驚癇

手太陽小腸經圖

起于少澤自心經少沖未時交入絡支正別走少陽三焦募任關元

生病者，目黄，胁痛，臑臂内后廉痛，掌中热也。血热甚则口糜，狂，面无汗，女子血滞。

心经综要

少海　寒热汗出。

通里　烦心

神门　五痫

少冲　惊痫

手太阳小肠经图

起于少泽，自心经少冲未时交入。络支正，别走少阳三焦，募任关元。

小肠经说

手太阳之脉，起于小指之端少泽、井。前谷、荥。后溪，俞。循手外侧上腕腕骨，原。出踝中阳谷，经。直上养老，循臂骨下廉支正，络。出肘内侧两骨之间少海，合。上循臑外后廉，出肩解肩贞、臑俞、绕肩胛天宗、秉风、曲垣，交肩上肩外俞、肩中俞，入缺盆，向腋络心，循咽下膈，抵胃[1]，属小肠。上接胃口，下达膀胱，心虚入此则遗精，浊带，寒，水谷不化。其支别者，从缺盆循颈上颊天窗、天容，至目锐眦，却入耳中听宫。其支别者，别颊上䪼，抵鼻，至目内眦，斜络于颧颧窌。

是动则病，嗌病，心热，是本经为嗌痛。若经上胃则哕，中满腹痛，颔肿，不可回顾，肩似拔，臑似折。主液所生病者，耳聋，目黄，气热上攻。颊颔肿，血滞，心气入小肠。肩、臑、肘外、臂外后廉痛。气连腰丸。

小肠经综要

少泽　与前谷、后溪皆治寒热，相其病之轻重而浅深之。

腕骨　掐制令热。

小海　肘腋。

[1] 胃：原无，据《医宗金鉴》卷八十二刺灸心法要诀补。

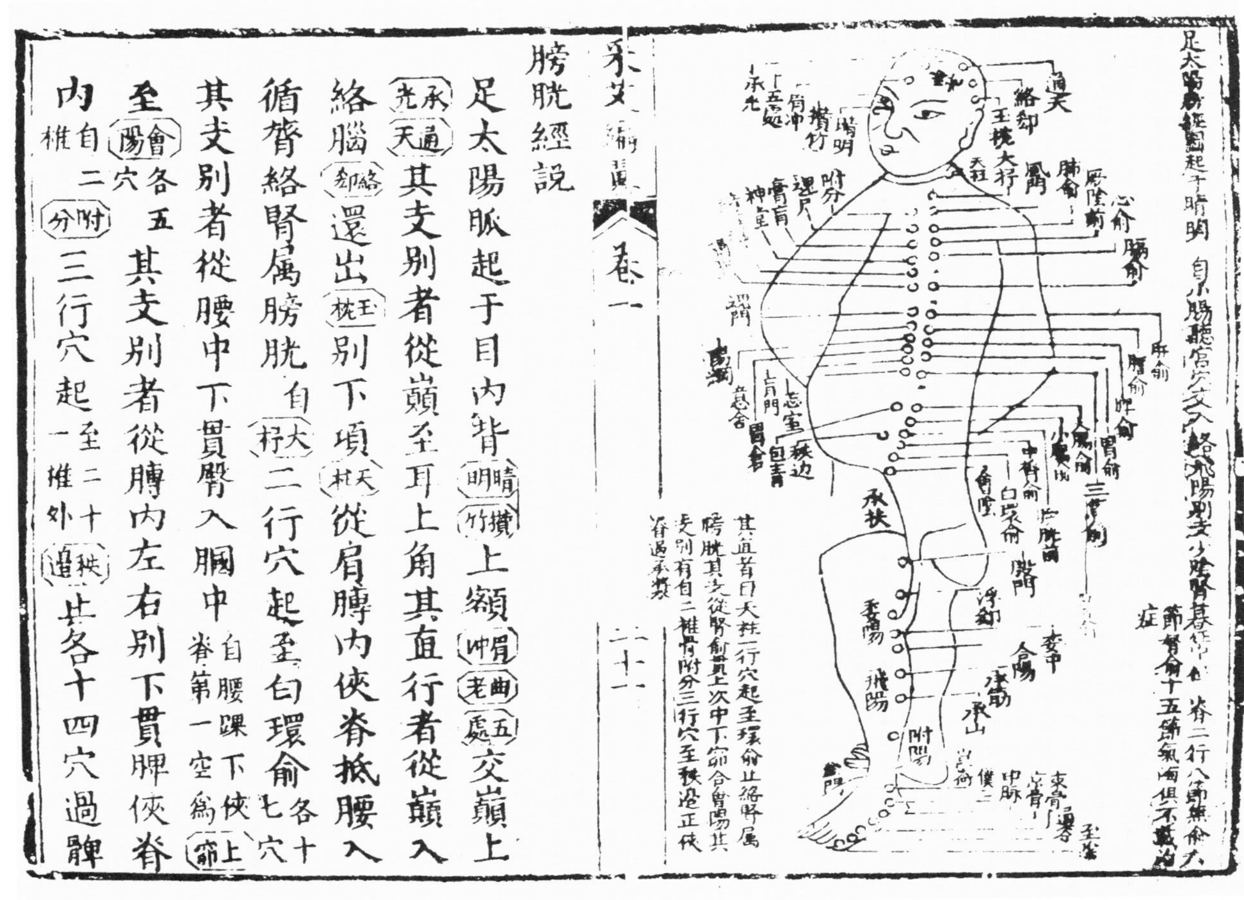

足太陽膀胱經圖 起于睛明 自小腸聽宮穴交入 絡飛陽 別走少陰腎 募任中極 脊二行八節無俞 六節督俞 十五節氣海俱不載治症

其直者自天柱一行穴起至環俞止絡腎屬膀胱其支從腎俞貫上次中下窌合會陽其支別有自二椎骨附分三行穴至秩邊正俠脊過承漿

采艾編翻 卷一 二十一

膀胱經說

足太陽脈起于目內眥睛明攢竹上額眉冲曲老五處交巔上承光通天其支別者從巔至耳上角其直行者從巔入絡腦絡郄還出玉枕別下項天柱從肩髆內俠脊抵腰入循膂絡腎屬膀胱自大杼二行穴起至白環俞各十七穴其支別者從腰中下貫臀入膕中自腰髁下俠脊第一空為上窌至會陽穴各五其支別者從髆內左右別下貫胛俠脊內自二椎附分三行穴起至二十一椎外秩邊共各十四穴過髀

足太阳膀胱经图[①]

起于睛明，自小肠听宫穴交入。络飞阳，别走少阴肾，募任中极。脊二行八节无俞，六节督俞，十五节气海俱不载治症。其直者自天柱一行穴起，至环俞止，络肾属膀胱。其支从肾俞贯上、次、中、下窌合会阳。其支别有自二椎骨附分三行穴至秩边正侠脊过承浆。

膀胱经说

足太阳脉，起于目内眦睛明、攒竹，上额眉冲、曲老[②]、五处，交巅上承光、通天。其支别者，从巅至耳上角。其直行者，从巅入络脑络郄，还出玉枕，别下项天柱，从肩膊内，侠脊抵腰，入循膂，络肾，属膀胱。自大杼二行穴起至白环俞。各十七穴。其支别者，从腰中下，贯臀，入腘中。自腰踝下侠脊第一空为上窌，至会阳。各五穴。其支别者，从膊内左右别下贯胛，侠脊内，自二椎附分三行穴起至二十一椎外秩边止。各十四穴。过髀

①足太阳膀胱经图：原无，据目录补。

②曲老：应为“曲差”。在头部，当前发际正中直上 0.5 寸，旁开 1.5 寸，即神庭与头维连线的内三分之一与中三分之一交点上。

枢承扶，循臂[1]外后廉殷门、浮郄、委阳，下合腘中委中、委阳。络此下贯腨内合阳、承筋、承山、飞阳、络附阳，出外踝之后金门、昆仑、申脉，循京骨原、束骨俞、通谷荥，至小指侧端至阴。

是动则病，头痛似脱，气滞。项似拔，脊痛，腰似折，髀不可转回，腘如结，腨如裂，是为踝厥。是主筋所生病者，痔，痓，下分不通，热结胞寒，寒则滞，湿则浊，冷则遗溺。癫狂，头项痛，风搏。目黄，泪出，鼽衄，项、背、腰、尻、腘、腨、脚皆痛，小指不用也。

膀胱经综要

大杼　骨会。伤寒汗不出，痓。

风门　伤风寒。**肺俞**　劳病宜烝。**膈俞**　胸腹兼治。**肝俞**　治目。

脾俞　积聚。**胃俞**　胃中寒。**三焦俞**　腹胀。**肾俞**　虚劳穴。已上八窍。

四窌　多治阴症。第一空足大阳、少阳络，第四空足太阳、厥阴所结。

膏肓　无所不疗，劳伤积病宜多壮。**譩譆**　火痓。**委中**　热病不屈，伸取血俞。

合阳　代委中治腰脊强引腹痛。**承山**　寒热脚气。

昆仑　头痛，转筋，尸厥。

《汇穴》云：膀胱经分野，自头而背而足，行历最远，

[1] 臂：此处应为“髀”。

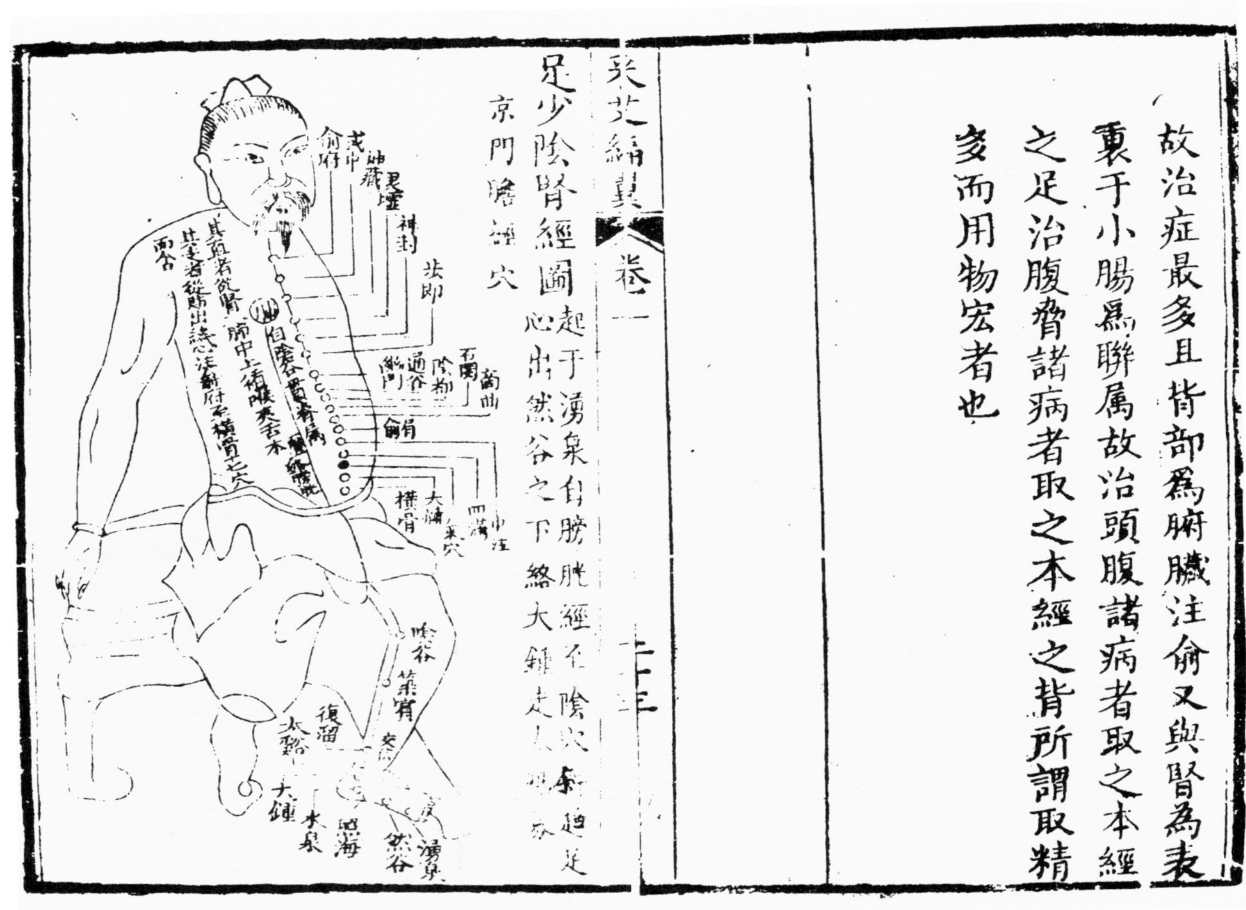
故治症最多且背部爲腑臟注俞又與腎爲表裏于小腸爲聯属故治頭腹諸病者取之本經之足治腹脅諸病者取之本經之背所謂取精多而用物宏者也

針灸綱要　卷一

足少陰腎經圖

起于湧泉自膀胱經至陰穴斜趨足心出然谷之下絡大鍾走太陽募京門膽經穴

故治症最多。且背部为腑脏注俞，又与肾为表里，于小肠为联属，故治头腹诸病者，取之本经之足，治腹胁诸病者，取之本经之背，所谓取精多而用物宏者也。

足少阴肾经图

起于涌泉，自膀胱经至阴穴斜趋足心，出然谷之下，络大钟，走太阳。募京门，胆经穴。

肾经说

足少阴之脉，起于小指之下，斜趋足心涌泉，井。出然谷荥。之下，循内踝之后大溪、俞。大钟、经。水泉、原。照海，别入跟中复溜、经。交信，上腨内筑宾，出腘内廉阴谷，合。上股内后廉，贯脊，属肾，络膀胱。其直者，从臂①上贯肝膈，入肺中，循喉咙，夹舌本。齿所从固，窍于耳。其支者，从肺出，络心，注胸中。腰上行自俞府二行至腹横骨。各十七穴。

是动则病，饥不欲食，面黑如漆柴，冷郁精枯，面、须、发皆肾脉所络。咳唾则有血，喝喝而喘，坐而欲起，目茫茫如无所见，肾风不明，肾水则肿。心如悬若饥，气不足则善恐，心惕惕如人将捕，是为骨厥。所生病者，口热，舌干，咽肿，上气，嗌干及痛，皆热气。烦心，心痛，背痛引心，心痛引腰，属肾。黄疸，虚热。肠澼，男女隐曲不利属膀胱。脊、臀内后廉痛，痿厥，冷则痿，甚则缩入阳。嗜卧，足下热而痛。心风入肾。

肾经综要

①臂：此处应为“肾”。

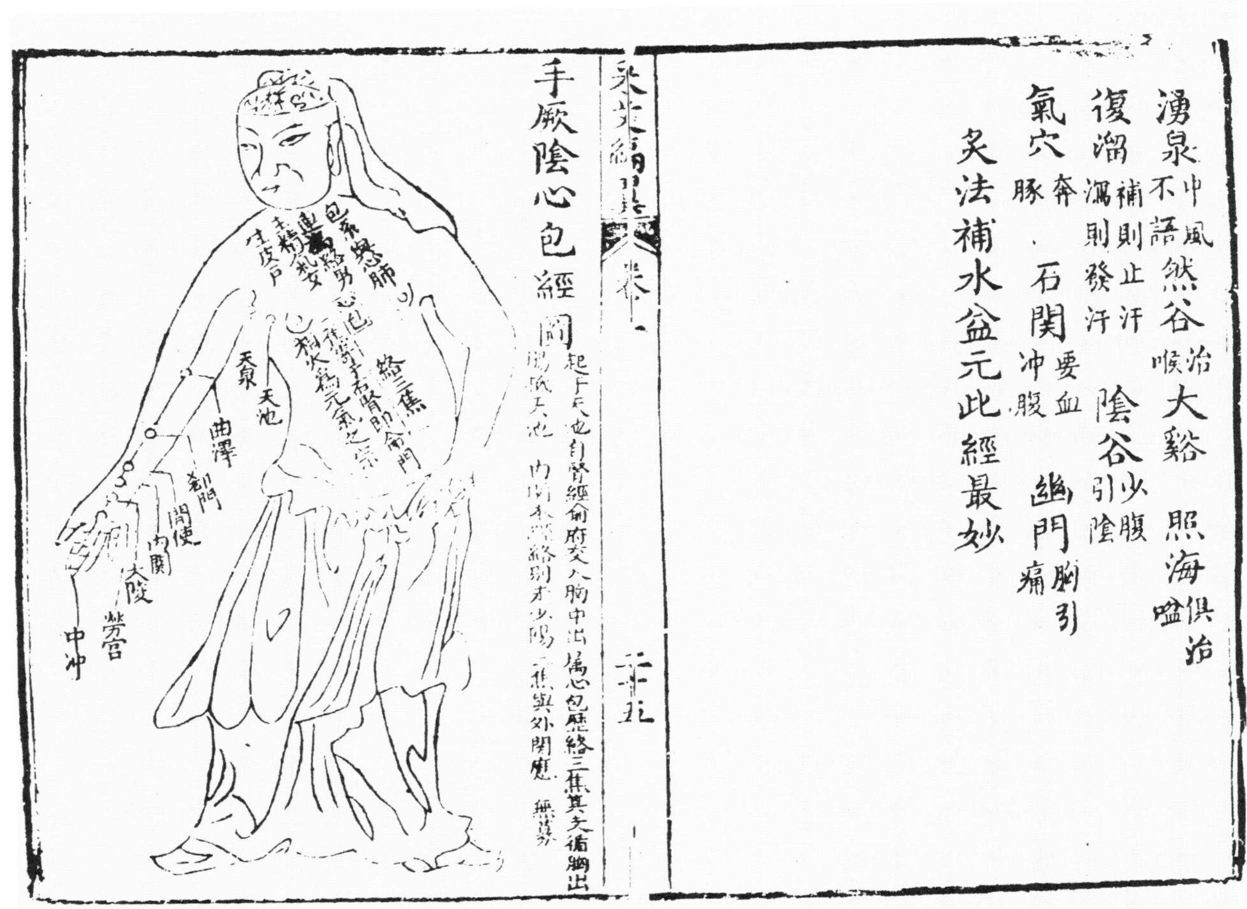
湧泉中風不語　然谷治喉　大谿　照海俱治嗌
復溜補則止汗瀉則發汗　陰谷少腹引陰
氣穴奔豚　石關要血冲腹　幽門胸痛引
灸法補水益元此經最妙

手厥陰心包經圖
起于天池自腎經俞府交入胸中出屬心包歷絡三焦其支循胸出脇抵天池　內關本經絡別走少陽三焦與外關應　無募

涌泉　中风不语。

然谷　治喉。

大溪、照海　俱治嗌。

复溜　补则止汗，泻则发汗。

阴谷　少腹引阴。

气穴　奔豚。

石关　要血冲腹。

幽门　胸引痛。

灸法补水益元，此经最妙。

手厥阴心包经图

起于天池，自肾经俞府交入胸中，出属心包，历络三焦。其支循胸出胁，抵天池。内关，本经络，别走少阳三焦，与外关应，无募。

采艾編翼 卷一

心包經說

手厥陰之脈起于胸中出屬心包止包心而系與心肺相連爲絡男主精氣女主包户下膈歷絡三焦其支者循胸出脇下腋三寸(天池)上抵腋下(天泉)下循臑内行太陰少陰之間入肘中(曲澤)合下臂行兩筋之間(郄門)(間使)經(内關)原(大陵)俞入掌中(勞宫)滎循中指出其端(中冲)井其支別者從掌中循小指次指出其端走三焦

是動則病手心熱臂肘攣急風冷則痺腋腫甚則胸脇支滿氣心中澹澹火動頭旋面赤熱虚善笑則休氣壅則矓目黄是主心包脈所生病者心煩心痛悲則絡絶而下血掌中熱也

心包經綜要

曲澤口乾心痛

間使内關大陵三穴寒熱淺深

勞宫熱病三日不汗

本經配三焦多治熱而兼治寒煩嘔驚痛其主治也

心包经说

手厥阴之脉，起于胸中，出属心包，止包心而系，与心肺相连为络，男主精气，女主包户。下膈，历络三焦。其支者，循胸出胁，下腋三寸天池，上抵腋下天泉，下循腨[①]内，行太阴、少阴之间，入肘中曲泽，合。下臂，行两筋之间郄门、间使、经。内关、原。大陵，俞。入掌中劳宫，荥。循中指，出其端中冲。井。其支别者，从掌中，循小指次指，出其端。走三焦。

是动则病，手心热，臂肘挛急，风冷则痹。腋肿，甚则胸胁支满，气。心中澹澹大动，头旋面赤，热虚。善笑则休，气壅则眬，目黄。是主心包脉所生病者，心烦，心痛，悲则络绝而下血。掌中热也。

心包经综要

曲泽 口干，心痛。

间使、内关、大陵三穴 寒热浅深。

劳宫 热病三日不汗。

本经配三焦，多治热而兼治寒、烦呕、惊痛，其主治也。

①腨：此处应为“臑”。

手少阳三焦经图

起于小指之次指外侧关冲穴，自心包经中冲交入。络外关，与心包内关穴交，募任石门，元气之始终，至气冲为元，属相火。上主纳，中主守，下主出。

三焦经说

手少阳三焦寄于右肾命门，相火为之元气之宗，上主纳，中主守，下主出。之脉，起于小指之次指外侧之端关冲，井。上出两指之间液门，荥。循手中渚，俞。表腕阳池，原。出臂外两骨之间外关、络。支沟、经。会宗、三阳络、四渎，上胃[1]肘天井，合。循外臑上肩清冷渊、消泺、臑会、肩窌，交出足少阳之后天窌，入缺盆，交亶中，散络心包，下膈，遍属三焦。募任石门。其支者，从亶中上出缺盆，上项天牖，侠耳后翳风、瘈脉、颅息，直出耳上角孙，以屈下颊至頔。

①胃：此处应为“贯”。

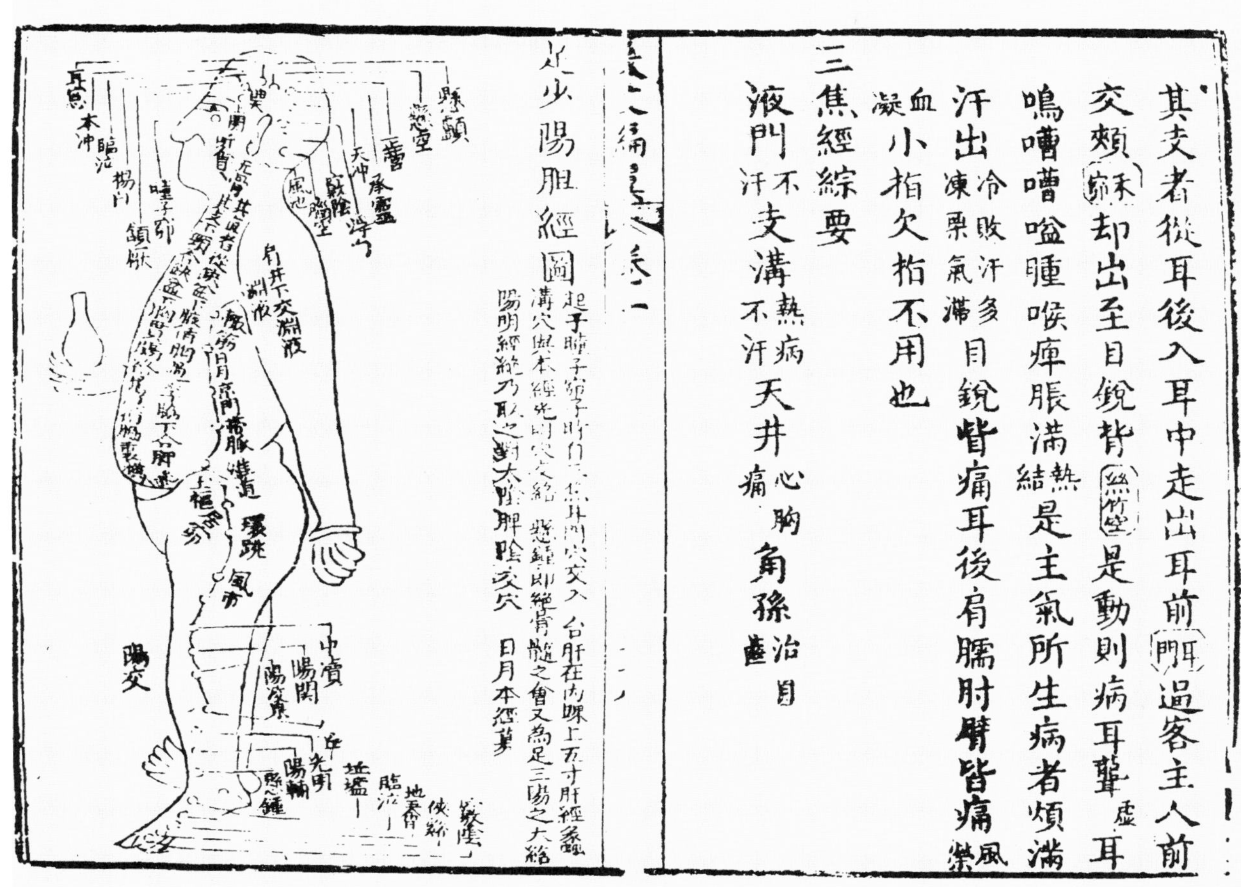

其支者，从耳后入耳中，走出耳前耳门，过客主人，前交颊禾窌，却出至目锐眦丝竹空。

是动则病，耳聋，虚。耳鸣嘈嘈，嗌肿，喉痹，胀满。热结。是主气所生病者，烦满汗出，冷败汗多，冻栗气滞。目锐眦痛，耳后、肩、臑、肘、臂皆痛，风荣血凝。小指次指不用也。

三焦经综要

液门 不汗。

支沟 热病不汗。

天井 心胸痛。

角孙 治目齿。

足少阳胆经图

起于瞳子窌，子时自三焦耳门穴交入。合肝在内踝上五寸肝经蠡沟穴，与本经光明穴交络。悬钟，即绝骨，髓之会，又为足三阳之大络，阳明经绝乃取之，对太阴脾阴交穴。日月，本经募。

膽經說

足少陽之脈起于目銳眥瞳子窌上抵角頷厭懸顱懸釐下耳後曲鬢卒谷循額本神行手少陽之脈前陽白臨泣目窗至肩上却交出少陽之脈後正營承靈天衝浮白完骨竅陰腦空風池入缺盆肩井其支別者從耳後入耳中走出耳前聽會至目銳眥後上關其支別者目銳眥下大迎合手少陽於䪼下加頰車下頸合缺盆下胸中貫膈貫心俠咽出頷系目榮面開髮絡肝屬膽循脇裏出氣衝繞毛際橫入髀厭

中環跳其直者從缺盆肩井下腋淵腋循胸輒筋日月過季脇京門帶脈五樞維道居窌下合髀厭中合環跳以下循髀太陽中瀆陽關出膝外廉陽陵泉外丘下外輔骨之前陽交光明絡肝陽輔經直下抵絕骨之端懸鍾足三陽大絡下出外踝之前丘墟循足附下臨泣地五會俠谿入小指之次指外側出其端竅陰其支別者從跗上入大指循岐骨內出其端還貫入爪甲出三毛交肝大敦

是動則病口苦善太息膽虛心脇痛肝交不能轉側

胆经说

足少阳之脉，起于目锐眦瞳子窌，上抵角颔厌、悬颅、悬空，下耳后曲鬓、卒谷[1]，循额本神，行手少阳之脉前阳白、临泣、目窗，至肩上，却交出少阳之脉后正营、承灵、天冲、浮白、完骨、窍阴、脑空、风池，入缺盆肩井。其支别者，从耳后入耳中，走出耳前听会，至目锐眦后上关。其支别者，目锐眦下大迎，合手少阳于䪼，下加颊车，下颈，合缺盆。下胸中，贯隔，贯心侠咽，出颔系目，荣面开发。络肝，属胆，循胁里，出气冲，绕毛际，横入髀厌中环跳。其直者，从缺盆肩井下腋渊腋，循胸辄筋、日月，过季胁京门、带脉、五枢、维道、居窌，下合髀厌中，合环跳。以下循髀太阳中渎、阳关，出膝外廉阳陵泉、外丘，下外辅骨之前阳交、光明，络肝阳辅，经。直下抵绝骨之端悬钟，足三阳大络。下出外踝之前丘墟，循足附下临泣、地五会、侠溪，入小指之次指外侧，出其端窍阴。其支别者，从跗上，入大指，循岐骨内，出其端，还贯入爪甲，出三毛，交肝大敦。

是动则病，口苦，善太息，胆虚。心胁痛，交肝。不能转侧，

①卒谷：应为"率谷"。在头部，当耳尖直上入发际 1.5 寸，角孙直上方。

風甚則瘓瘕，甚則面微塵無膏澤足外反熱是為陽陽厥，熱則筋縮。所生病者頭痛目銳眥痛缺盆中腫痛腋下腫，血淤。馬刀俠癭汗出振寒瘧胸中脇肋髀膝外至骭絕骨外踝前及諸節皆痛，交肝主筋節。小指次指不用也

膽經綜要

曲鬢 急病酒風 完骨 偏風 風池 風寒 肩井 墮胎后手足厥逆 環跳 側卧伸下足屈上足取風痺 風市 兩手平垂中指盡處一切風痺 陽陵泉 膝下一寸外陷中膝伸不能屈冷痺偏風 懸鐘 足五指痛皆可治

采艾編翼 卷一 二一

风甚则瘓瘕，甚则面微尘，无膏泽，足外反热，是为阳阳厥。热则筋缩。所生病者，头痛，目锐眦痛，缺盆中肿痛，腋下肿，血淤。马刀侠瘿，汗出振寒，疟，胸中、胁、肋、髀、膝外至骭、绝骨、外踝前及诸节皆痛，交肝，主筋节。小指次指不用也。

胆经综要

曲鬓 急病，酒风。

完骨 偏风。

风池 风寒

肩井 堕胎后手足厥逆。

环跳 侧卧，伸下足、屈上足取。风痹。

风市 两手平垂，中指尽处。一切风痹。

阳陵泉 膝下一寸外陷中，膝伸不能屈，冷痹偏风。

悬钟 足五指痛皆可治。

足厥阴肝经图

起于大敦，自胆经窍阴穴交入。［蠡］沟，本经络，走胆，募期门。

肝经说

足厥阴之脉，起于大指聚毛之上大敦、井。行间，荥。循足跗上廉大冲，俞。去内踝一寸中封，经。上踝五寸蠡沟、络。中都、膝关，交出太阴之后，上腘内廉曲泉，循股阴包、五里、阴廉，入阴毛中，环阴器，抵小腹，侠胃，属肝，络胆，上贯膈，布季肋章门，脾募。喉咙之后，上入颃颡，连目系，上出额，与督脉会合于巅。怒气逆上，头眩痛。其支者，复从肝别贯膈期门，募。上注肺。交肺。

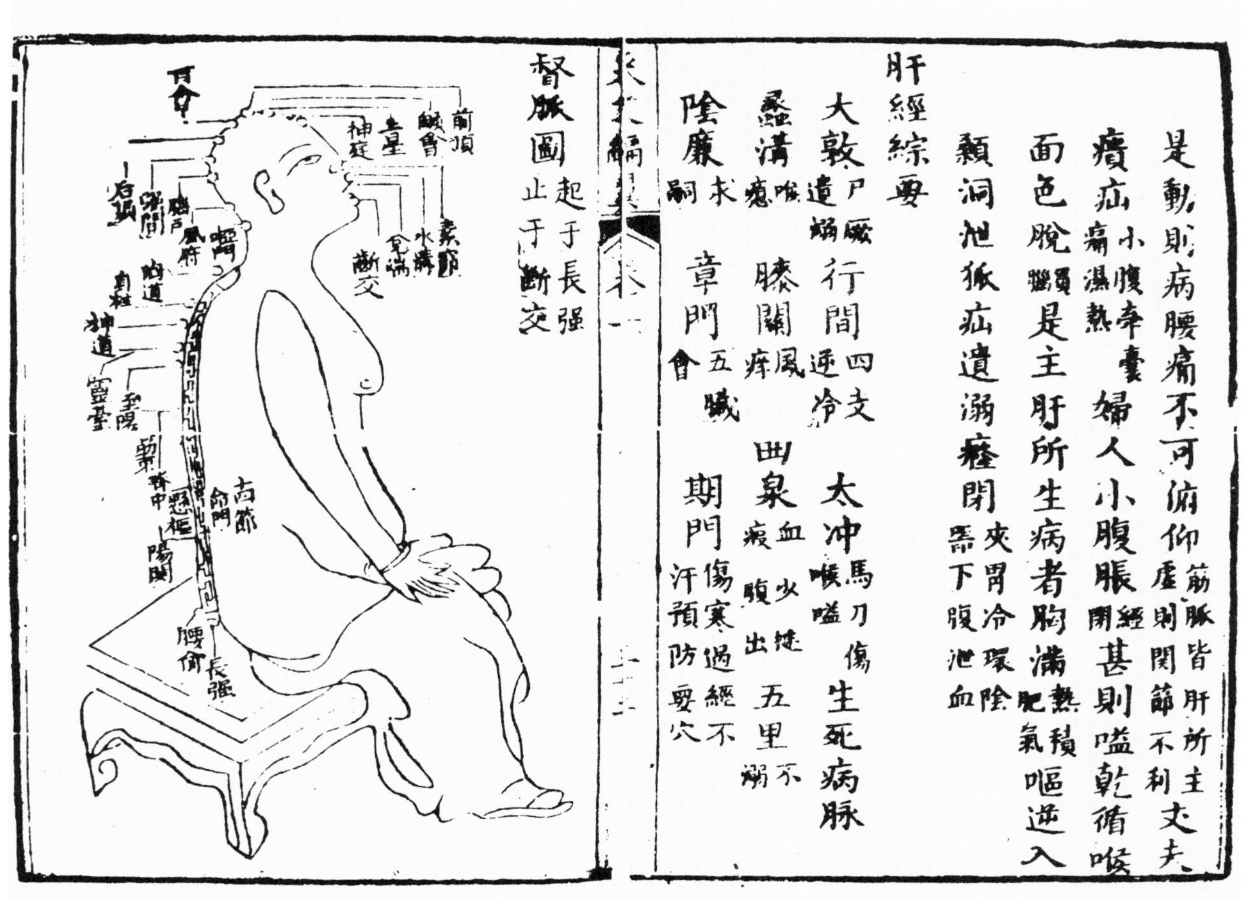

是动则病，腰痛不可俯仰，筋脉皆肝所主，虚则关节不利。丈夫㿗疝，小腹牵囊痛，湿热。妇人小腹胀，经闭。甚则嗌干循喉，面色脱。贯脑。是主肝所生病者，胸满，热积肥气。呕逆入䫉，洞泄，狐疝，遗溺，癃闭。夹胃冷，环阴器下腹，泄血。

肝经综要

大敦　尸厥，遗溺。

行间　四支逆冷。

太冲　马刀伤，喉嗌，生死病脉。

蠡沟　喉瘜。

膝关　风痒。

曲泉　血瘕，少腹挺出。

五里　不溺。

阴廉　求嗣。

章门　五脏会。

期门　伤寒过经不汗。预防要穴。

督脉图

起于长强，止于断交。

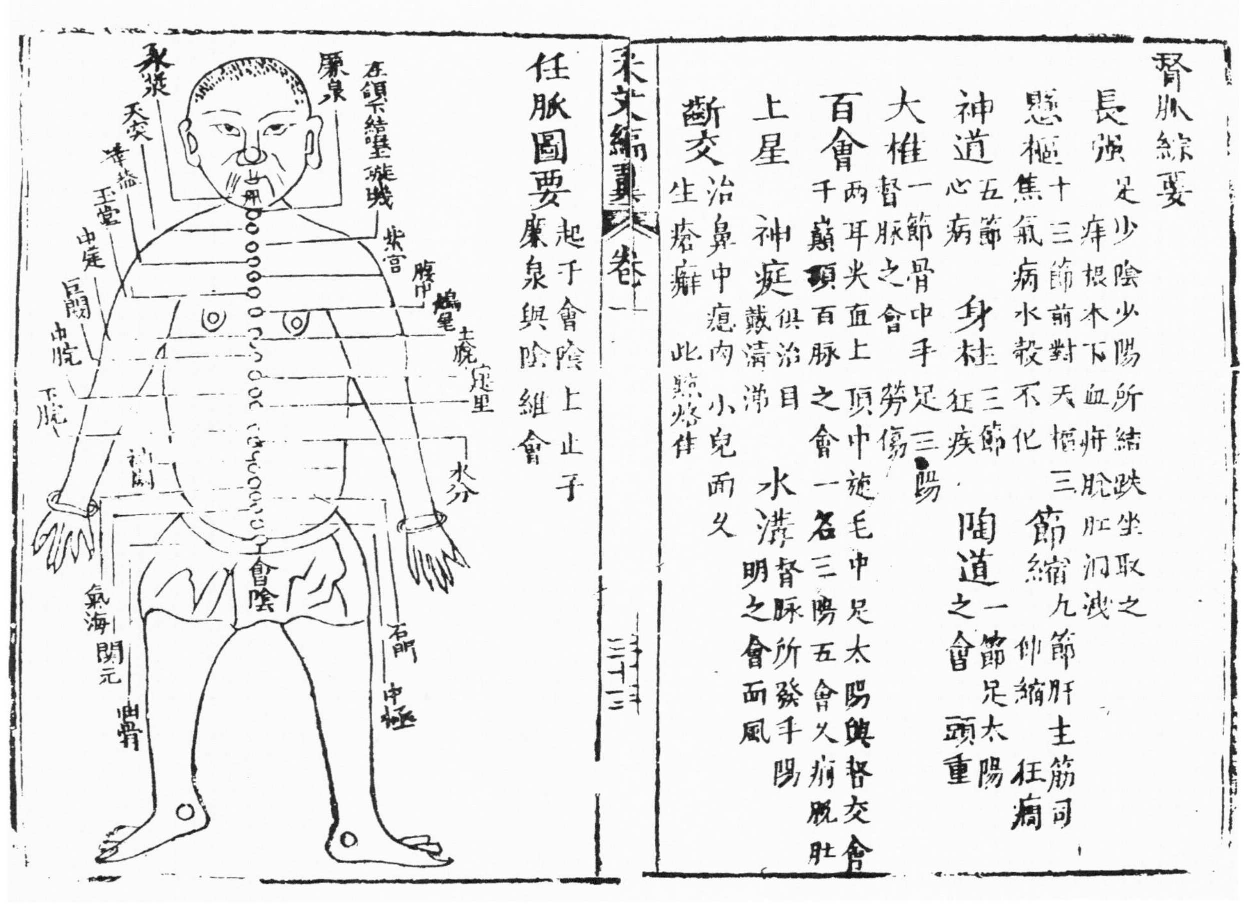

督脉综要

长强 足少阴、少阳所结。趺坐取之。痔根本，下血痔，脱肛，洞泄。

悬枢 十三节前，对天枢。三焦气病，水谷不化。

筋缩 九节。肝主筋，司伸缩，狂痫。

神道 五节。心病。

身柱 三节。狂疾。

陶道 一节，足太阳之会。头重。

大椎 一节，骨中，手足三阳、督脉之会。劳伤。

百会 两耳尖直上顶中，旋毛中。足太阳与督交会于巅顶，百脉之会，一名三阳五会。久痢，脱肛。

上星、神庭 俱治目戴，清涕。

水沟 督脉所发，手阳明之会。面风

断交 治鼻中瘜肉，小儿面久生疮癣，此点烙佳。

任脉图要

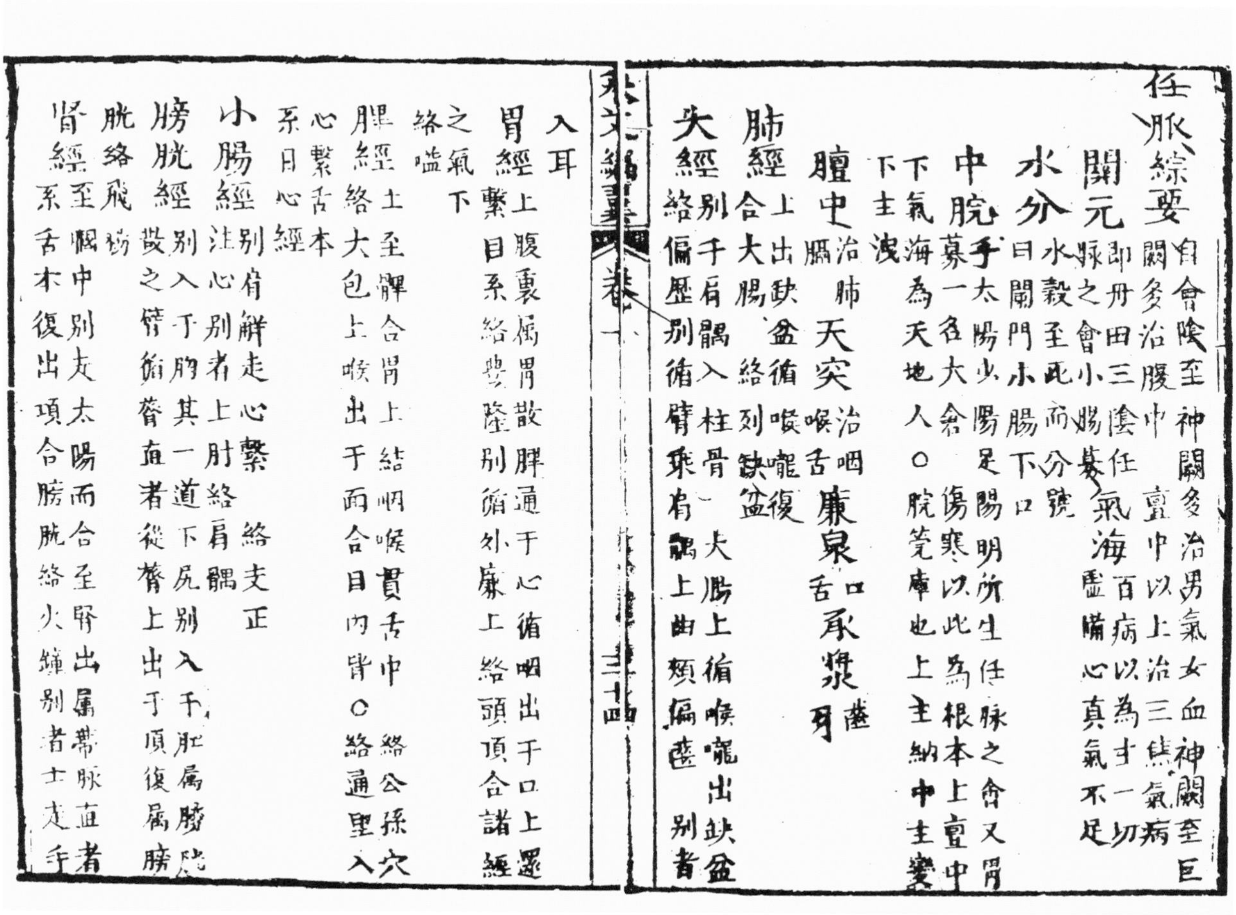

起于会阴，上止于廉泉，与阴维会。

任脉综要

自会阴至神阙，多治男气女血；神阙至巨阙，多治腹中；亶中以上治三焦气病。

关元　即丹田，三阴任脉之会，小肠募。

气海　百病以为主，一切虚惫，心真气不足。

水分　水谷至此而分，号曰阑门，小肠下口。

中脘　手太阳、少阳，足阳明所生；任脉之会，又胃募，一名大仓。《伤寒》以此为根本，上亶中，下气海，为天地人。脘，管库也。上主纳，中主变，下主泄。

膻中　治肺膈。**天突**　治咽喉舌。**廉泉**　口舌。**承浆**　齿牙。

肺经　上出缺盆，循喉咙，复合大肠，络列缺盆。

大［肠］经　别于肩髃，入柱骨。大肠上循喉咙，出缺盆，络偏历。别循臂，乘肩髃，上曲颊，偏齿，别者入耳。

胃经　上腹里，属胃，散脾，通于心，循咽出于口，上还系目系，络丰隆，别循外廉，上络头项，合诸经之气，下络嗌。

脾经　上至髀，合胃，上结咽喉，贯舌中。络公孙穴，络大包。

心经[1]　上喉出于面，合目内眦，络通里，入心，系舌本，系目心经。

小肠经　别肩解，走心系，络支正，注心。别者上肘，络肩髃。

膀胱经　别入于胸，其一道下尻，别入于肛，属膀胱，散之臂[2]，循膂。直者从膂上出于项，复属膀胱，络飞扬。

肾经　至腘中，别走太阳而合，至肾出属带脉。直者系舌本，复出项，合膀胱，络大钟。别者上走手心，下贯腰脊。

---

①臂：此处应为"髀"。

②心经：原无，据正文补入。

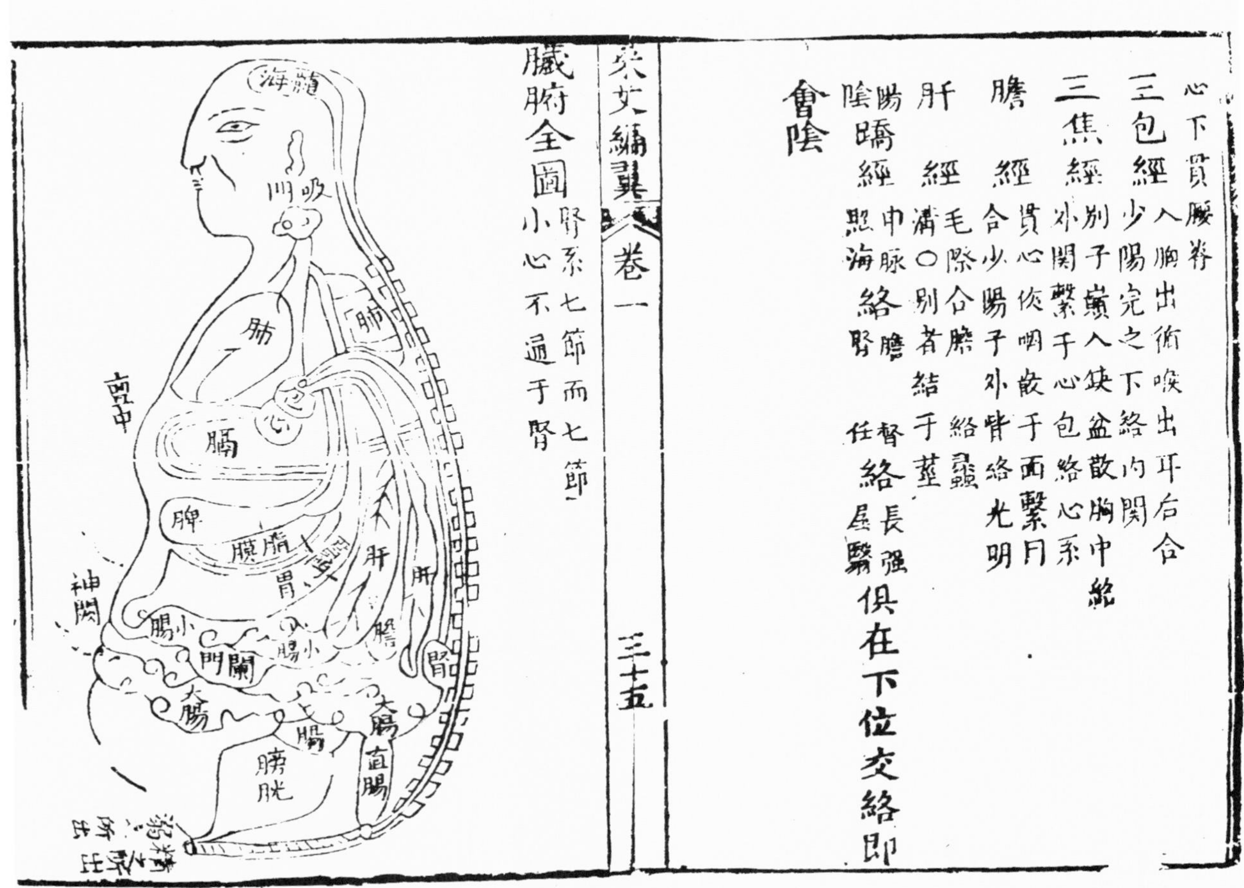

心下貫腰脊

三包經入胸出循喉出耳后合少陽完之下絡內関

三焦經別于巔入缺盆散胸中絡外関繫于心包絡心系

膽經貫心俠咽散于面繫目合少陽于外眥絡光明

肝經毛際合膽絡蠡溝○別者結于莖

陽蹻經申脈絡膽

陰蹻經照海絡腎

督絡長强任絡屋翳俱在下位交絡即會陰

卷一 三十五

臟腑全圖

腎系七節而七節小心不通于腎

三包经[1] 入胸，出循喉，出耳后，合少阳完［骨］下，络内关。

三焦经 别于巅，入缺盆，散胸中，络外关，系于心包，络心系。

胆经 贯心，侠咽，散于面，系目，合少阳于外眦，络光明。

肝经 毛际合胆，络蠡沟。别者结于茎。

阳蹻经 申脉，络胆。

阴蹻经 照海，络肾。

督络长强、任络尾翳 俱在下位交络，即会阴。

脏腑全图

肾系七节，而七节小心，不通于肾。

①三包经：此处应为“心包经”。

脏腑全图说

肺 六叶两耳。窍于鼻，主藏魄，积气之谷悍，气朝百脉，输精于皮毛，禀金，为燥金，络大肠。

心包络 中七孔，三毛，精汁三合。窍于舌，主血，藏神。发，禀心火之气，亦曰血余。为君火，络小肠。一名心主，上通肺，下注心系，注于肾。肝、胆、脾为相火，络三焦。

脾 上膈侠咽，连舌本，窍于口。支从胃注心，散骨裹血，温五脏，主荣藏，总管水谷之精气，为湿土，络胃。

左肾 左命门，主藏志，系十四节，男女命脉之门。窍于耳，齿为肾标骨余，须禀水为寒水，络膀胱。

肝[1] 左三叶，右四叶。主藏魂，神明之辅。窍于目，肩禀木，主筋，爪甲为根之余，少复为交际，为风水。胆络由脐下右回叠积十六曲，会大肠，曰广肠，即直肠。由脐上左回叠积十二曲，会小肠，曰阑门。水谷所分，津液渗入膀胱，滓秽流入大肠。

右肾 命门主之，元气之始终，阳分专属。

曲，屈伸。

饮食入胃，散精于脾，淫气于筋，浊气归于肺。自鼻交入齿，侠下口，胸腹至气海而合，下跗足而别入中指外间。故或以井在中指上口，渗而入，与肾为表里，于小肠为联属，两肝之短叶，开精汁三合。

三节 通五脏系肺。

三脘 通水谷下胃。

海 诸髓皆属于脑，下通尾骶中，肾主之，系十四节。

---

①根据正文内容补入。

亶中　气会，分布阴阳，为生化之源。

膈膜　在心肺之下，与脊胁腹周回相着如幕，以遮浊气。

精注　摇心旋则动，命门吸嘬，三焦精气乃泄。

阴阳　背为阳，阳中之阳，心也；背为阳，阳中之阴，肺也，腹为阴，阴中之阴，肾也；腹为阴，阴中之阳，肝也；腹为阴，阴中之至阴，脾也。冬春之病多在阴，夏秋之病多在阳。

奇经八脉　阳维，苦寒热。阴维，苦心痛。阳蹻，阴缓阳急。阴蹻，阳缓阴急。冲，气逆里急。督，脊强厥冷。任，男七疝，女瘕聚。带，腹满腰胀，溶溶若坐水中。

经脉主治要穴诀

脏五言，腑七言，督、任六言。

总

肺大肠兮足胃脾，手心小肠膀胱次。
肾足少阴手心包，三焦交胆肝经秘。
前后督任是何经，总括阴阳非十二。

肺

肺经手太阴，云门气逆寻。
尺泽痹要穴，不汗孔最针。
列缺因虚实，太渊目白心。

大肠

大肠近接手阳明，合谷曲池热病并。
上则肩髃下三里，细臂不能擎□□。

胃[1]

胃足颊车牙痛披，地仓㖞口手交支。乳根胸满腹胀满，重感天枢一切宜。
气寒会须疏水道，气冲少腹抢心时。骭边犊鼻攻瘫肿，三里收功百病吹。
丰隆止汗及浮肿，逆厥内庭治四肢。尸厥指端寻厉兑，胃乃阳明宗府司。

脾

脾热泄大都，冲脉公孙求。三阴阴症取，寒汗大横收。

心

心起少阴中，少海寒热攻。五痫悲惊恐，神门及少冲。

小肠

小肠少泽起太阳，截疟恶寒三穴商。指掣偏枯求腕骨，肘腋风寒少海襄。

膀胱

膀胱太阳起内眦，伤寒大杼振纲纪。入窍风门肺膈肝，脾胃三焦肾俞止。
肾流四窜多治阴，劳伤深入膏肓理。久疟譩譆热病除，腰痛委阳合阳事。
脚气筋山皆可承，寸步难移昆仑治。金门痫痉膝骱疲，至阴胸痛小指痹。

肾

肾起少阴足，喉痰问涌泉。然谷通喉舌，虚实大钟看。
照海多宜下，复溜汗可干。屈伸求阴谷，贲豚气穴安。
恶血石关散，通谷出声让。幽门胸引逆，俞府得

①胃：原无，据目录补。

加餐
心包厥陰手六臓信亦有主血起天池口乾曲澤取
間使及大陵寒熱商三部勞宮三日煩狂祟冲中
斜
三焦少陽四指以氣生津液門職手腕提物伏陽池
不汗支溝也一得風痺天井及心胸頭重耳鳴覓
顱息
膽足少陽童子窌頭痛眩卒谷除風池早護嬰孩失

肩井能扶産後瘧京門夾少腹急環跳冷風溼痺
袪麻痛一切追風市陽陵泉亦痺門閭懸鍾胃熱
五指痛竅陰喉舌也關渠
肝足大敦穴尸厥遺溺兼行間支逆冷太冲動脈覘
蠡溝除喉瘜膝関風洋占不溺或求嗣五里與陰
廉章門五臓會期門不汗詹
督長强痏痔根本懸樞水穀不分筋縮便能伸縮神
道抖擻精神癲狂身柱為主勞傷大椎宜君百會

加餐。

心包

心包厥阴手，六脏信亦有。主血起天池，口干曲泽取。
间使及大陵，寒热商三部。劳宫三日烦，狂祟冲中斜。

三焦

三焦少阳四指以，气生津液门识。手腕提物伏阳池，
不汗支沟也一得。风痹天井及心胸，头重耳鸣觅颅息。

胆

胆足少阳童子窌，头痛眩卒谷除□。风池早护婴孩失，肩井能扶产后疟。
京门□夹少腹急，环跳冷风湿痹祛。痲痛一切追风市，阳陵泉亦痹门闾。
悬钟胃热五指痛，窍阴喉舌也关渠。

肝

肝足大敦穴，尸厥遗溺兼。行间支逆冷，太冲动脉觇。蠡沟除喉瘜，
膝关风洋占。不溺或求嗣，五里与阴廉。章门五脏会，期门不汗詹。

督

长强痏痔根本，悬枢水谷不分。筋缩便能伸缩，神道抖擞精神。
癫狂身柱为主，劳伤大椎宜君。百会

中風又癇上星神庭目昏水溝面風危急瘛肉齦交斷根

任

三陰任脈之會關元元氣丹田氣海百病要穴水分臍繞痛牽三脘各司總治膻中肺氣悶煎天突咳嗽奇穴口舌取之廉泉

灸法須知

補　元氣虚則補其母如腎水虚則補肺金艾炷行補法也

瀉　邪氣實則瀉其子如腎有邪則瀉肝木艾炷行瀉法也

疾　熱則疾之疏其盛也

留　寒則留之使暖氣復充也

陷　陷則灸之邪氣未盡再拔之也

有先瀉後補先補後瀉　凡艾將盡即剔去以口氣吹之吹後除加以炷或無熱邪則不必吹剔後除加以炷炷將盡用指甲一壓此為先瀉後補就本穴而並之

先補後瀉則不然本經虚而邪氣未實則先灸補穴而後瀉穴取他經而除疏之又曰補火至肉瀉

中风又痫，上星神庭目昏。

水沟面风危急，瘛肉龈交断根。

任

三阴任脉之会，关元元气丹田。气海百病要穴，水分脐绕痛牵。

三脘各司总沼，膻中肺气闷煎。天突咳嗽奇穴，口舌取之廉泉。

灸法须知

补　元气虚则补其母，如肾水虚则补肺金，艾炷行补法也。

泻　邪气实则泻其子，如肾有邪则泻肝木，艾炷行泻法也。

疾　热则疾之，疏其盛也

留　寒则留之，使暖气复充也。

陷　陷则灸之，邪气未尽，再拔之也。

有先泻后补，先补后泻。凡艾将尽即剔去，以口气吹之，吹后除加以炷，或无热邪则不必吹，剔后除加以炷，炷将尽，用指甲一压，此为先泻后补，就本穴而并之。

先补后泻则不然，本经虚而邪气未实，则先灸补穴而后泻穴，取他经而除疏之。又曰：补火至肉，泻火不至肉。疾，谓小炷而急去之，又急加以炷。留，则炷略大，任其自烬。陷，谓炷一爆，加炷不爆而后已。

又汗下之法　病在三阳则攻其表而发散之，病在三阴则攻其里而平下之。

又升降之法　如诸阳之热，先头部而畅越之，乃滋肾以降火。如咽喉之疾，先足部而疏通之，乃健脾以清金。

又温凉之法[①]　温即补而回阳，急于任脉；凉即泻而疏道，在乎三焦。

又和解之法　脏腑主于脾胃，此正法也。有如肺乘心，则益肝以助火，肺籍以暖；有如肾乘心，则清肺以安肾，心得以宁。

凡会、募、俞、络最为关窍，如中脘为百病要穴，此穴一灸，吐闷立止，是以灸一中脘而六腑已会，况又胃募，灸章门五脏已会，况又脾募，而背俞应于腑脏、六络，治及兼经，可以理悟。

凡君臣之穴宜精，佐使之穴宜择，切不可滥，等于炮烙，无怪乎畏而难之也。是以相其部位，察其机宜。如脐下久冷疝痃、伏梁等症，宜大炷回元气也。巨阙二部宜少灸，令人少心力也。头部非提法不轻灸，令人失精神也。背部要穴，宜多炷，除病也。若四肢亦以去风邪为度，多则恐细瘦无力。

标本

气标血本，阳标阴本。病则先受为本，传变为标。凡病皆先治其本，后治标，虽有数病，靡弗去矣。独中满、吐呕、大小便不利，则先治标后治本，盖标急而本可缓也。治之之法，如肝受心邪，是

①原无，据体例补。

从前来者为实邪，邪实则泻其子，然非直泻其火，取肝经之为引道，泻心火为主治，此治实邪之法也。如肝受肾邪，是从后来者为虚邪，则补其母，取肾经为引道用，补肝为主治，此治虚邪之法也。凡病有宜补者，以泻之之道补之；宜泻者，以补之之道泻之。在上者治下，如然谷通喉舌之类；在下者治上，如久痢取百会以升提之类。

水宜

湿肿浮胀，使利水道，取长流引四肢；二便不通，胫下风湿，取急流性速下；痰饮郁滞，欲吐发升散，取逆流性潮逆；中气不足，取春雨水性发主；下元不足，取清晨井面水，天一之气□阴；火热阳症取。水能退热；伤寒阴症奔豚等逆，取缸贮水扬过千遍，性柔顺，能和气也；脾胃虚弱、泄泻、不食，取池潦水，上中停蓄，不流不动，能助脾也；阴不升、阳不降关格诸症，取阴阳水，半河半井，能通气也。

食物

酸者束而收敛，苦者直行而泄，辛则横行而散，咸者工而软坚，甘则升降浮沉和缓，补能兼五行。

春木作酸走肝主筋，气病人无多食酸

夏火作苦走心主血，气病人无多食苦

秋金作辛走肺主气，气病人无多食辛

冬水作咸走肾主骨，气病人无多食咸

季土作甘走脾主肉，由[1]病人无多食甘

肝［欲］散，［宜］辛［以］散［之］，［以］辛［补之］，［以］酸［泄之］，［所以制］金。

心［欲］耎，［宜］咸［以］耎［之］，［以］咸［补之］，［以］甘［泄之］，［所以制］木。

肺［欲］收，［宜］酸［以］收［之］，［以］酸［补之］，［以］辛［泄之］，［所以制］水。

肾［欲］坚，［宜］苦［以］坚［之］，［以］苦［补之］，［以］咸［泄之］，［所以制］火。

脾［欲］缓，［宜］甘［以］缓［之］，［以］甘［补之］，［以］苦［泄之］，［所以制］伏夏。

---

①由：此处应为“气”。

肝［苦］急［上］，［急］甘［以］缓［之］，［五臭］燥［气入］肝。

心［苦］缓［上］，［急］酸［以］收［之］，［五臭］焦［气入］心。

肺［苦］气［上］，［急］苦［以］泄［之］，［五臭］腥［气入］肺。

肾［苦］燥［上］，［急］辛［以］润［之］，［五臭］［腐］［气入］肾。

脾［苦］湿［上］，［急］咸［以］燥［之］，［五臭］［香］［气入］脾。

脉诀

三部，寸关尺 凡脉先以中指揣摩掌后，有小高骨准定关脉，然后下前后二指。关前至鱼际得周身一寸，故名为寸口，为阳。关后至尺泽得周身一尺，故名为尺部，为阴。

计：寸位六分，关位六分，尺位七分，终始一寸九分。

关中分 关上三分入寸内得共九分，阳数九也；关下三分入尺内得共一寸，阴数十也。

人有长短因疏密，人有肥瘦取以重轻，性有缓急脉随气奔。又有反关脉在三部之后或有过寸。上鱼际名鱼际脉，其人多欲，是以妇女非大病疾不轻诊视。又有左大右小者，有贵人两手清微而无脉者，有两手俱洪大者。

九候，三部浮中沉 先调乎自己气息，天寒则袖手取暖，然后诊视男左女右为主。初轻按消息之浮，次中按消息之中，再重按消息之沉。推而上消息之关之前，推而下消息之关之后；推而内消息之为脏；推而外消息之为腑，然后自寸关尺逐部寻究。一呼一吸，要以四至为平，间或太息则五至为平也。

小儿血气旺，又以六至为准，加，生热，减则寒伿，病脉矣。凡十二经动脉循还一日一夜五十周，朝于寸口朝于平。且凡诊平人之脉，当以平且至，病脉又不以此拘也。

左	寸	右
小肠		大肠
心 君火		肺 燥金

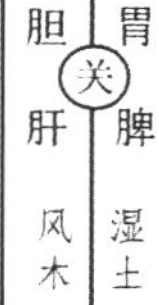

左	尺	右
膀胱		三焦
左肾 寒水		命门 相火

脏腑　五脏，心、肝、脾、肺、［肾］。脏，藏也，藏精气而不泄，满而不实。六腑，胆、胃、大肠、小肠、膀胱、三焦。腑，聚也，传化物而不藏，实而不满。

交经　一阴、一阳脉起于中焦。饮食入口藏胃，精微之化注于手太阴肺，肺交手阳明大肠，大肠交足阳明胃，胃交足太阴脾，脾交手太阳小肠，小肠交足太阳膀胱，（膀胱）交足少阴肾，肾交手厥阴心包，心包交手少阳三焦，三焦交足厥阴肝，肝复注于肺。

四时　春弦夏钩秋毛冬石，四季月迟缓。

春正、二。木旺，浮如鱼游在波，虽出未全浮，故弦而长，肝木。

夏四、五。火炎在肤，阳太盛，来有力，故浮而散，心火。

四季土德，性厚重，来和缓而大，应脾土。

秋七、八月。金清，下肤，性轻浮，气渐降。故来浮涩而短，肺金。

冬十、十一。水冷，在骨，性下流，阳伏藏，故自沉濡软滑，肾水。

又各三月六部中，春带弦，夏带洪，秋带浮，冬带沉而兼和缓，为有胃气，乃无病之脉也。若只见弦、钩、毛、石而无和缓，则是真脏之脉，人不病而死矣。

大抵脉者，气血之先也，盛则衰盛，衰则衰，热则数，寒则迟，旺则大，微则小，和则平。

主应　浮，主皮肤；候表属腑。中，主肌肉；候胃气。沉，主筋骨。候里属脏。

寸阳［之］上部［法］天，［为］心，［以应］上［焦］，［主］胸［以上至］颜［之疾］。

关阴阳［之］中［法］人，［为］肝脾，［以应］中［焦］，［主］膈［以上至］脐［之疾］。

尺阴［之］下部［法］地，［为］肾，［以应］下［焦］，［主］脐［以上至］足［之疾］。

六机　上来至为阳，下去止为阴。上者，自尺上寸，阳生于阴也。下者，自寸下尺，阴生于阳也。来者，自骨肉之分，出于皮肤之际，气之升也，应曰至。去者，自皮肤之际，还于骨肉之分，气之降也，息曰止。

六要　浮乎法属阳，凡芤、洪、散、大、长皆浮类，在表，为风为虚。沉乎法属阴，凡濡、弦、伏、石、短皆沉类，在里，为湿为实。迟脉，候一息二三至，凡缓、结、微皆迟类，在脏，为寒冷。数脉，候一息六七至。凡弱、促皆数类，在腑，为热燥。

本脉　心，浮生而散；肺，浮涩而短；肝、脾、肾，沉濡而滑。

左寸　小肠、心。轻手得表，重手得里。心在肺下，主血脉，故心脉循血脉行。初按至血脉而得为浮，稍加力脉道粗大为大，又稍加力脉道润软而散，此乃浮大而散，不病之脉也。若出于血脉之上，见于皮肤之间者为过浮；入于血脉之下，见于筋骨之分者为过沉也。

左关 胆、肝。轻手得表，重手得里。肝在胆下，主筋，故肝脉循筋而行。初按至筋平脉，道如筝弦者为弦，稍加力脉道迢迢为长，此弦长不病之脉也。若出于筋上，见于皮肤血血脉之间皆浮；入于筋，下见于骨上者为沉。

左尺 膀胱、左肾。轻手得表，重手得里。肾在肝下，主骨，故肾脉循骨。而初按至骨上得之为沉，又重按之脉道无力为濡，及举指则来去流利者为滑。此沉濡而滑，不病之脉也。若出于骨上，见于筋脉之外者皆曰浮，入而沾于骨谓之沉。

右寸 大肠、肺。轻手得表，重手得里。肺居最上，主皮毛，故肺脉循皮毛行。初按至皮毛而得为浮，稍加力脉道不利为涩，又稍加力脉道稍大。寸中上半者不动，下半者指微动为短。此浮涩而短，不病之脉也。若露于皮毛之表为浮，入于血筋之分曰沉。

右关 胃、脾。轻手得表。重手得里。脾在心下，主肌肉，故脾脉循肌肉行。初按至肌肉脉道如微风轻扬柳梢之状为缓，又稍加力脉道敦实为大，此缓大不病之脉也。若出于肌肉之上见于皮毛之间者为浮，入于肌肉见于筋骨之分为沉。

右尺 三焦属表，命门属里，谓之相火，气与肾通。

顺脉 男左，脉在关上，故常盛；女右，脉在关下，故常弱。反者，男得女脉为不足，女得男脉为太过。是以男不可久泻，女不可久吐。凡上部有脉，当吐不吐者死；凡上部无脉，病虽重不死。

内外 左关前一分为人迎，紧盛大于气口一倍为外感；右关前一分为气口，紧盛大于人迎一倍为内伤。

病在阳，主四肢，若人迎俱紧盛为夹食伤寒，内伤复外感。病在阴，主腹脏，若气口俱紧盛为夹食伤寒，内伤复外感。

表里　浮为风为虚，沉为湿为实，迟为寒为冷，数为热为燥。风、寒、湿、热属外，虚、实、冷、燥属内。

大抵元气之来脉和而缓，邪气之乘力强而峻。又曰：博则二十四字不滥丝毫，约则浮沉迟数总括纲纪。

浮风轻举始有余；芤血葱空两岸居；疾滑如珠圆有力；实热三焦力自殊；弦劳气血不舒状；

紧痛邪风转索初；洪热如波大指满；属阳七表数浮书；涩短伤精轻刮竹；微寒细软若珠丝；

沉逆郁阳重手知；弱则元虚沉细推；缓痹四至状冷迟；伏为关格著于骨；虚惊豁大不能固；

浮细曰涩多汗冷；沉迟八里属阴维，动知脱血泥关摇；长为阳毒郁三焦；短位病衰食不消；

牢气此弦痛更实；促急阳拘极热标；结积缓来时一止；代衰中止气难续；细气少兮线样飘；

阴阳九道合同条。

三因　内因应气口，喜、怒、忧、思、悲、恐、惊乃七情；外因应人迎，风、寒、暑、湿、燥、火乃六气；不内不外因。

喜则伤心脉必虚；思伤脾内结难舒；因忧伤肺由来涩；怒气伤肝脉便濡；恐则脉沉肾里见；

缘惊伤胆动相须；悲多脉紧伤包络；气口伤邪宜辨之。紧则伤寒肾不移；虚因伤暑向包推；

涩缘伤燥须观肺；细缓伤湿要观脾；浮则伤风肝部应；弱为伏火察心知；人迎六气须当记，

外感天时表散之。劳神役虑定伤心；虚涩之中仔细寻；劳役阴阳伤肾部；忽然紧脉必相侵；

房惟任意伤心络；微涩之中宜揣度；极疲筋力便伤肝；指下寻之脉弦索；饮食饥饱并伤脾；

未可便将一例施；饥则缓弦当别议；若然滑实饱无疑；叫呼损气固伤气；燥弱脉中宜默记；

能通不外内中因；生死吉凶都在是。

死脉　雀啄连来三五［啄］，屋漏半日一点落。弹石硬来寻即散，搭指散乱即解索。鱼翔似有亦似无，虾

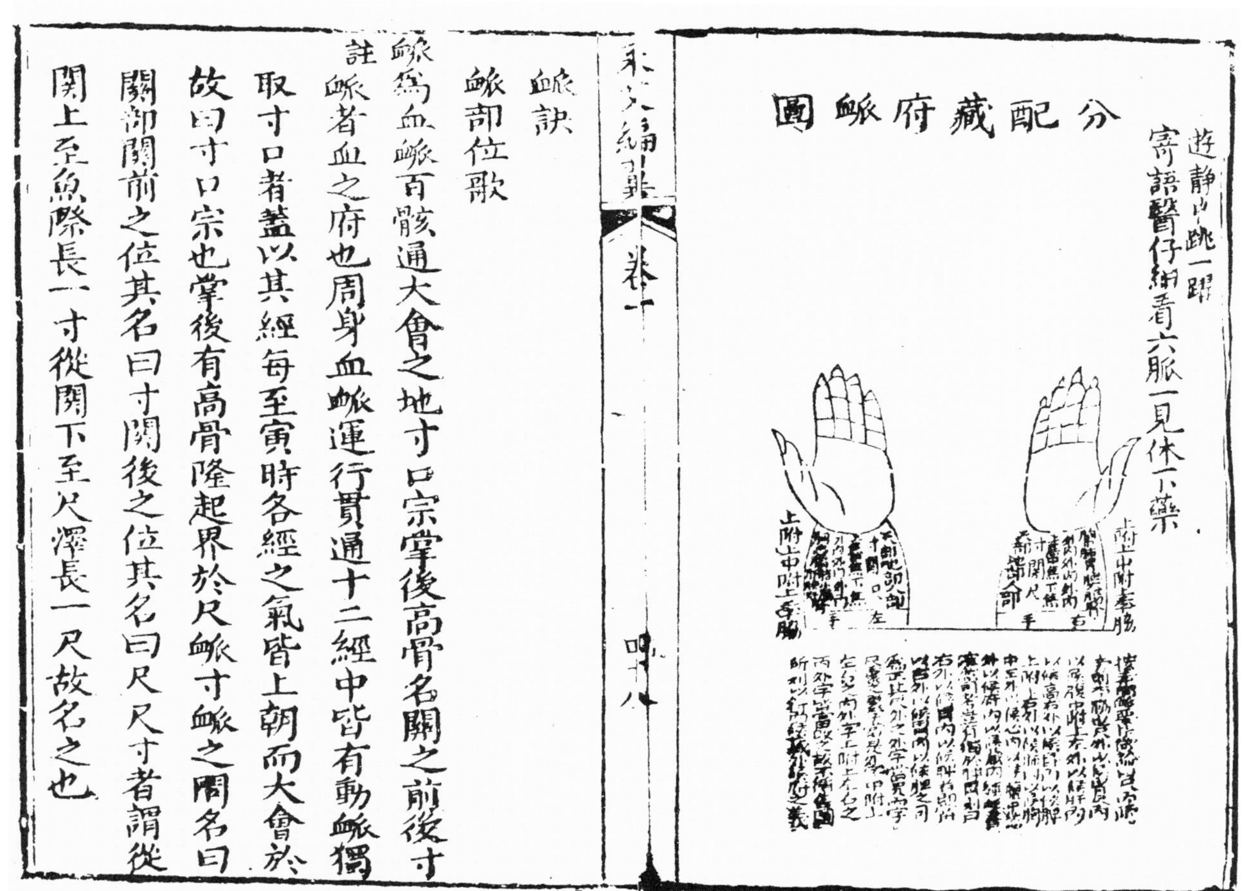

游静中跳一跃。寄语医仔细看，六脉一见休下药。

分配藏府脉图

按：《素问·脉要精微论》曰：尺内两旁则季胁也，尺外以候肾，尺内以候腹；中附上，左外以候肝，内以候鬲；右外以候胃，内以候脾；上附上，右外以候肺，内以候胸中；左外以候心，内以候膻中。然外以候府，内以候藏。《内经》脉书确然可考，岂有独于脾胃？则曰右外以候胃，内以候脾者，即当以右外以候胃，内以候脾之句为正。其尺外之"外"字当是"内"字，尺里之"里"字当是"外"字。中附上左右之"内外"字，上附上左右之"内外"字皆当改之。故不循旧图所列，以得内候藏外候府之义。

脉诀

脉部位歌

脉为血脉百骸通，大会之地寸口宗。掌后高骨名关上，关之前后寸尺名。

注　脉者，血之府也。周身血脉，运行贯通。十二经中，皆有动脉，独取寸口者，盖以其经每至寅时，各经之气皆上朝而大会于肺，故曰寸口宗也。掌后有高骨隆起，界于尺脉、寸脉之间，名曰关部。关前之位，其名曰寸；关后之位，其名曰尺。尺、寸者，谓从关上至鱼际长一寸，从关下至尺泽一尺，故名之也。

脉分主歌

上焦候寸下焦尺，中焦之候属两关。包络与心左寸应，胆与肝家在左关。

膀胱小肠肾左尺，胸中及肺右寸间。胃与脾脉右关取，大肠并肾右尺班。

注　两寸之脉主候上焦胸中，两关之脉主候中焦膈中，两尺之脉主候下焦腹中。左寸之脉，浮候包络，沉以候心；左关之脉，浮以候胆，沉以候肝；左尺之脉，浮候膀胱、小肠，沉以候肾；右寸之脉，浮候胸中，沉以候肺；右关之脉，浮以候胃，沉以候脾；右尺之脉，浮候大肠，沉亦候肾。此遵《内经》分配三部诊脉法也。伪诀以大肠、小肠配寸，三焦、命门配尺，包络竟置不问，悉属不经。滑寿以左尺候小肠、膀胱，右尺候大肠，千古只眼也，当从之。

浮沉脉歌

浮沉从肉上下行，皮浮属肺血心经。

筋沉属肝骨沉肾，肌肉为脾候在中。

注　脉从肉上行者谓之浮，脉从肉下行者谓之沉。然心肺俱浮，於皮毛取之而得者肺之浮也於血脈取之而得者心之浮也故曰皮浮屬肺血心經也肝腎俱沉以筋平取之而得者肝之沉也至骨取之而得者腎之沉也故曰筋沉屬肝骨沉腎也肌肉在浮沉之間屬脾其候在中故曰候在中也凡脈以部位而得名者皆統於浮沉故以浮沉為提綱以統濡弱芤伏牢革虛實微散諸脈也

濡弱芤伏牢革諸脈歌

浮沉無力曰濡弱中取無力芤脈看沉極筋骨為伏脈浮沉極力革牢參

註浮而無力謂之濡脈沉而無力謂之弱脈浮沉有力中取無力狀如葱管謂之芤脈沉極推至筋骨按之而始得者謂之伏脈浮而極有力者謂之革脈沉而極有力者謂之牢脈

虛實微散諸脈歌

三部有力曰實脈三部無力虛脈稱三部無力而且小似有如無微脈名三部無力而且大渙漫不收散脈形

註浮中沉三部俱有力謂之實脈浮中沉三部俱無力謂之虛

于皮毛取之而得者，肺之浮也；于血脉取之而得者，心之浮也。故曰皮浮属肺血心经也。肝肾俱沉，以筋平取之而得者，肝之沉也；至骨取之而得者，肾之沉也。故曰筋沉属肝，骨沉肾也。肌肉在浮沉之间属脾，其候在中，故曰候在中也。凡脉以部位而得名者，皆统于浮沉。故以浮沉为提纲，以统濡、弱、芤、伏、牢、革、虚、实、微、散诸脉也。

濡弱芤伏牢革诸脉歌

浮沉无力曰濡弱，中取无力芤脉看。

沉极筋骨为伏脉，浮沉极力革牢参。

注 浮而无力，谓之濡；脉沉而无力，谓之弱；脉浮沉有力，中取无力，状如葱管，谓之芤；脉沉极推至筋骨，按之而始得者，谓之伏；脉浮而极有力者，谓之革；脉沉而极有力者，谓之牢脉。

虚实微散诸脉歌

三部有力曰实脉，三部无力虚脉称。

三部无力而且小，似有如无微脉名。

三部无力而且大，涣漫不收散脉形。

注 浮、中、沉三部俱有力，谓之实脉；浮、中、沉三部俱无力，谓之虚脉；浮、中、沉三部无力，按之且小，似有无，谓之微脉；浮、中、沉三部无力，按之且大，涣漫不收，谓之散脉。

迟数缓疾结促代诸脉歌

三至为迟六至数，四至为缓七至疾。

缓止为结数止促，动止难还代脉□。

注　一呼一吸谓之一息。一息三至谓之迟脉，一息四至谓之缓脉，一息六至谓之数脉，一息七至谓之疾脉，缓脉动时一止谓之结脉，数脉动时一止谓之促脉，结促之脉动而中止不能自还谓之代脉。凡脉以至数而得名者皆统于迟数，故以迟数为提纲，以统缓、疾、结、促、代五脉也。

滑涩弦紧洪细大长短动诸脉歌

滑脉如珠溜不定，涩脉滞涩往来艰。

弦脉端直细且劲，紧比弦粗劲且弹。

来盛去衰洪脉是，细则如丝大豁然。

长脉迢迢短缩缩，如豆摇摇作动看。

注　形状如珠，滑溜不定，谓之滑脉；往来滞涩，进退维艰，谓之涩脉；状如弓弦，细而端直，按之且劲，谓之弦脉；较弦则粗，按之劲，左右弹者，谓之紧脉；上来应指而盛，下去减力而衰，谓之洪脉；脉形软直如丝者，谓之细脉；脉形粗大豁然者，谓之大脉；来去迢迢而长，谓之长脉；来去缩缩而短，谓之短脉；其形如豆，约约动摇不移者，谓之动脉。凡脉以形状而得名者，皆统于滑涩，故以滑涩为提纲，以统弦、紧、洪、细大、长、短、动入脉也。

痈见疽脉疽见痈脉歌

痈脉脉宜洪大数，若逢牢短化脓难。

疽脉最宜沉与弱，浮大且散命归泉。

注　痈乃阳毒，应见阳脉，若洪大而数则毒易溃。若见牢短之脉则为阴凝气少，故曰化脓难也。疽乃阴毒，脉应见沉与弱，是为顺脉。若见浮大而散则为阳脱气败，故曰命归泉也。

痈疽伏脉歌

痈疽伏脉理当明，毒闭于经六脉停。

审证无凶宜穿发，气通脉道自然行。

注　痈疽二证有见伏脉者，皆由于毒气闭塞经络，营卫壅滞之

故以致六脈停止沉伏不見也若審其證無凶象非死脈也治之惟宜穿通經絡宣發營衛使氣得通而脈道自然行矣

腫瘍潰瘍浮脈歌

腫瘍浮脈恐多虛或有風寒在表居潰後脈浮氣外瀉頻加補劑始相宜

註腫瘍脈浮者非氣血不足即為風寒在表須詳證施治潰瘍脈浮者乃氣從外瀉須補劑調養始為合法

腫瘍潰瘍沉遲脈歌

腫瘍沉脈多毒閉潰後多毒在內存無力須詳毒內陷遲寒數熱更當分

註腫瘍不當脈沉而脈沉者乃毒閉使然也潰後而沉者是毒尚存於內也若沉而無　恐內虛毒陷當詳審之沉而遲則為兼寒沉而數則為兼熱更當分別

腫瘍潰瘍數脈歌

腫瘍數脈宜熱毒數且兼洪欲作膿潰後洪大為病進膿出洪數治無功

故，以致六脉停止，沉伏不见也。若审其证无凶象，非死脉也。治之惟宜穿通经络，宣发营卫，使气得通，而脉道自然行矣。

肿疡溃疡浮脉歌

肿疡浮脉恐多虚，或有风寒在表居。
溃后脉浮气外泻，频加补剂始相宜。

注　肿疡脉浮者，非气血不足即为风寒在表，须详证施治。溃疡脉浮者，乃气从外泻，须补剂调养，始为合法。

肿疡溃疡沉迟脉歌

肿疡沉脉多毒闭，溃后多毒在内存。
无力须详毒内陷，迟寒数热更当分。

注　肿疡不当脉沉而脉沉者，乃毒闭使然也；溃后而沉者，是毒尚存于内也。若沉而无□恐内虚毒陷，当详审之。沉而迟则为兼寒，沉而数则为兼热，更当分别。

肿疡溃疡数脉歌

肿疡数脉宜热毒，数且兼洪欲作脓。
溃后洪大为病进，脓出洪数治无功。

注　肿疡脉数，作脓兼洪，皆正应之脉也。若溃后洪大，脓出数洪者，皆为邪盛正虚。病脉相反，其病日进，治亦无功。

肿疡溃疡滑脉歌

肿疡滑脉尚为顺，初始有痰治痰宜。

溃后痰多恐气乏，喘生毒陷死之机。

注　滑主流通。肿疡初起，脉滑无痰，尚为顺脉，若有痰则当以治痰为急，恐溃后痰多气乏，必致喘生，毒陷而死也。

肿疡溃疡涩脉歌

肿疡涩脉属毒滞，有力为实无力虚。

溃后脉涩为伤血，急补气血莫迟疑。

注　涩主滞涩。肿疡初起脉涩者，乃气血为毒滞之征。若按之有力，毒滞为实，按之无力，正损为虚，不可不辨。若溃后脉涩为伤血不足之象，急当大补气血，莫迟疑也。

肿疡溃疡虚实脉

肿疡脉虚宜内托，溃后内虚大补宁。

肿疡脉实宜消散，溃后如实毒未清。

註腫瘍未潰脈虛者不須攻毒惟宜内托已潰脈應虛者急當以大補收功如腫瘍未潰脈實者當消毒敗毒已潰脈實者乃毒氣猶未清也

腫瘍潰瘍長脈歌

腫瘍長脈為有餘消散之方任所施潰後得之為氣治條然和暢不須醫

註腫瘍見脈長者乃氣血有餘消散之方任意施治潰後脈長者乃氣之暢也故曰氣治不待醫藥自能愈也

腫瘍潰瘍短脈歌

腫瘍短脈元氣虛大加補劑始相宜潰後脈短為虛甚補之仍短決死期

註腫瘍脈短者元氣虛也非大加補益之劑不可潰後脈短者虛之甚也若補之而脈仍短者則為敗證其死必矣

腫瘍潰瘍洪脈歌

腫瘍洪脈陽熱盛宣熱攻毒必有功潰後洪脈毒留内治之不退自然凶

注　肿疡未溃脉虚者，不须攻毒，惟宜内托。已溃脉应虚者，急当以大补收功。如肿疡未溃脉实者，当消毒败毒。已溃脉实者，乃毒气犹未清也。

肿疡溃疡长脉歌

肿疡长脉为有余，消散之方任所施。

溃后得之为气治，条然和畅不须医。

注　肿疡见脉长者，乃气血有余，消散之方任意施治。溃后脉长者，乃气之畅也，故曰气治，不待医药自能愈也。

肿疡溃疡短脉歌

肿疡短脉元气虚，大加补剂始相宜。

溃后脉短为虚甚，补之仍短决死期。

注　肿疡脉短者，元气虚也，非大加补益之剂不可。溃后脉短者，虚之甚也，若补之而脉仍短者，则为败证，其死必矣。

肿疡溃疡洪脉歌

肿疡洪脉阳热盛，宣热攻毒必有功。

溃后洪脉毒留内，治之不退自然凶。

註腫瘍未潰脉洪者熱盛也宜熱攻毒之法可施若潰後脉洪者邪盛也服藥而脉洪不退者為正虛邪盛其凶不免

腫瘍潰瘍微脉歌

腫瘍微脉為虛候内托受補始能痊潰後見此雖為順微細無神作逆觀

註腫瘍脉微者乃虛候也當以内托補劑為主受補者方能痊可若潰後脉微雖為順候設按之微細無神則根本已虧亦當作逆證觀也

腫瘍潰瘍動緊脉歌

腫瘍將發脉動緊乃因毒氣外摶經潰後見之毒内摶此為殘賊證不輕

註腫瘍見動脉緊脉者乃毒氣外摶於經之象也若潰後見動緊之脉則為毒氣内摶於臟腑之象葢動緊乃殘賊之脉潰後不宜見之故曰證不輕也

腫瘍潰瘍緩脉歌

腫瘍脉緩何須藥和緩從容最吉祥潰後見之為胃好便和飲

注　肿疡未溃脉洪者，热盛也，宣热攻毒之法可施。若溃后脉洪者，邪盛也。服药而脉洪不退者，为正虚邪盛，其凶不免。

肿疡溃疡微脉歌

肿疡微脉为虚候，内托受补始能痊。

溃后见此难为顺，微细无神作逆观。

注　肿疡脉微者，乃虚候也。当以内托补剂为主，受补者方能痊可。若溃后脉微，虽为顺候，设按之微细无神则根本已亏，亦当作逆证观也。

肿疡溃疡动紧脉歌

肿疡将发脉动紧，乃因毒气外搏经。

溃后见之毒内搏，此为残贼证不轻。

注　肿疡见动脉、紧脉者，乃毒气外搏于经之象也。若溃后见动紧之脉，则为毒气内搏于脏腑之象。盖动紧乃残贼之脉，溃后不宜见之，故曰证不轻也。

肿疡溃疡缓脉歌

肿疡脉缓何须药，和缓从容最吉祥。

溃后见之为胃好，便和饮

食自然康

註腫瘍脉緩乃氣血和平不待服藥自然安愈之吉兆也潰後見之則為胃和飲食自甘二便自調其證自然康寧也

腫瘍潰瘍芤弦脉歌

腫瘍芤脉血原虚潰後見芤理所宜腫瘍弦脉邪作痛潰後而弦邪病脾

註腫瘍未潰脉芤者其血必素虚也潰後見芤乃去血之後亦理之所宜也腫瘍脉弦者乃毒攻作痛之象蓋弦主痛也若潰後脉弦者則為肝邪侮脾蓋弦乃肝脉也

腫瘍潰瘍牢脉歌

腫瘍牢脉為邪固未作膿時脉見牢已潰見牢邪難已結核瘰癧不能消

註腫瘍脉牢未作膿時見之主毒邪牢固難消潰後見之邪亦難已若一切結核瘰癧見此牢脉皆主牢固不能消之候也

腫瘍潰瘍濡弱脉歌

食自然康。

注　肿疡脉缓，乃气血和平，不待服药自然安，愈之吉兆也。溃后见之则为胃和，饮食自甘，二便自调，其证自然康宁也。

肿疡溃疡芤弦脉歌

肿疡芤脉血原虚，溃后见芤理所宜。

肿疡弦脉邪作痛，溃后而弦邪病脾。

注　肿疡未溃脉芤者，其血必素虚也。溃后见芤，乃去血之后亦理之所宜也。肿疡脉弦者，乃毒攻作痛之象，盖弦主痛也。若溃后脉弦者，则为肝邪侮脾，盖弦乃肝脉也。

肿疡溃疡牢脉歌

肿疡牢脉为邪固，未作脓时脉见牢。

已溃见牢邪难已，结核瘰疬不能消。

注　肿疡脉牢未作脓时见之，主毒邪牢固难消。溃后见之，邪亦难已。若一切结核瘰疬见此牢脉，皆主牢固不能消之候也。

肿疡溃疡濡弱脉歌

腫瘍濡弱脉不足扶虛托裏始能痊潰後雖為脉病應但無虛候始得安

註腫瘍脉見濡弱不足者必用扶元托裏之劑始能痊也潰後脉見濡弱雖為脉病相應但無虛證始得安全若精神疲憊飲食不思亦危也

腫瘍潰瘍散脉歌

腫瘍散脉最可愁毒盛氣散不能收潰後見斯亦為逆急投補固或無憂

註腫瘍最忌散脉蓋散脉為毒盛氣散不能收功之診潰後見之亦主逆也急投補虛收固之劑或有生者

腫瘍潰瘍大細脉歌

腫瘍脉大為順候潰後脉大不相宜腫瘍潰後脉細小總生癰疽氣血虛

註腫瘍脉大為正實毒必易出為順候也潰後脉大為病進其毒難化為不宜也腫瘍潰瘍脉見細小者總屬氣血兩虛惟宜大補為主

肿疡濡弱脉不足，扶虚托里始能痊。

溃后虽为脉病应，但无虚候始得安。

注　肿疡脉见濡弱不足者，必用扶元托里之剂始能痊也。溃后脉见濡弱，虽为脉病相应，但无虚证，始得安全。若精神疲惫，饮食不思，亦危也。

肿疡溃疡散脉歌

肿疡散脉最可愁，毒盛气散不能收。

溃后见斯亦为逆，急投补固或无忧。

注　肿疡最忌散脉，盖散脉为毒盛气散，不能收功之诊。溃后见之亦主逆也，急投补虚收固之剂或有生者。

肿疡溃疡大细脉歌

肿疡脉大为顺候，溃后脉大不相宜。

肿疡溃后脉细小，总生痈疽气血虚。

注　肿疡脉大为正实，毒必易出，为顺候也。溃后脉大为病进，其毒难化，为不宜也。肿疡溃疡脉见细小者，总属气血两虚，惟宜大补为主。

腫瘍潰瘍促脈歌

促脈無分腫潰瘍總為陽結不宜常漸退毒散猶可愈常進不退必然亡

註 腫瘍潰瘍脈見促者皆為陽結但宜暫而不宜常也如促脈漸漸而退則毒亦漸漸而散猶或可愈若常進不退其亡必矣

腫瘍潰瘍結代脈歌

腫瘍結脈為陰結急宜溫解始能康潰後見結陰虛歇如代之歇定然亡

註 腫瘍脈結者乃陰結也急用溫散解毒之劑始可獲效若潰後見結脈則為陰虛之歇止尚不主死若如代脈之歇動而中止不能自還則為真臟之脈見定主亡也

肿疡溃疡促脉歌

促脉无分肿溃疡，总为阳结不宜常。

渐退毒散犹可愈，常进不退必然亡。

注　肿疡溃疡脉见促者，皆为阳结，但宜暂而不宜常也。如促脉渐渐而退则毒亦渐渐而散，犹或可愈。若常进不退，其亡必矣。

肿疡溃疡结代脉歌

肿疡结脉为阴结，急宜温解始能康。

溃后见结阴虚歇，如代之歇定然亡。

注　肿疡脉结者，乃阴结也，急用温散解毒之剂始可获效。若溃后见结脉则为阴虚之歇止，尚不主死。若如代脉之歇，动而中止，不能自还，则为真脏之脉见，定主亡也。

采艾编翼下　目录

大人科

中风　厉风　癜风　历节　鹤膝　毒骨　药酒　癫狂　风痫　喜笑　健忘
惊悸　虚烦　不寐　痉痓　厥病　手颤　伤寒　伤风　中寒　恶寒　中湿
中暑　热病　疟病　痼冷　中气　中恶　血晕　食厥　痰厥　中火　瘟疫
失血　痢疾　泄泻　脱肛　痔漏　悬痈　闭结　关格　遗溺　遗精　淋闭
霍乱　青筋　呕吐　翻胃　膈食　鼓胀　痞满　水肿　积聚　痰饮　消渴
内伤　头面　鼻　牙齿　口舌　咳嗽　哮喘　欬逆　心痛　腹痛　腰痛
胁痛　诸痛　脚气　痿躄

癩疝　腎氣　偏墜
幼科
相貌　諸部　五位　總領　摘指
三関　聞部　問部　切部　急驚
慢驚　慢脾　癎症　諸熱　疳症
初生　三朝　夜啼　重舌　患眼
腎縮　爪棚瘡、麻疹
婦科

虛勞　月事　交姤　妊娠　産育　寧坤丸
外科
癰疽　疥瘡　紫金錠　救急十九條

癫疝　肾气　偏坠

幼科

相貌　诸部　五位　总领　摘指　三关　闻部　问部　切部　急惊　慢惊
慢脾　痫症　诸热　疳症　初生　三朝　夜啼　重舌　患眼　肾缩　爪棚疮
麻疹

妇科

虚劳　月事　交姤　妊娠　产育　宁坤丸

外科

痈疽　疥疮　紫金锭　救急十九条

采艾编翼 下

治症综要

中风

率昏牙紧乃风痰。左不遂，瘫，乃血虚；右不遂，痪，乃气虚。脉宜浮迟，忌急疾大数。

中腑着四肢，能言，身温得汗，自愈。中脏滞九窍。不省，唇青，身冷者，危。

若上部昏迷则先神庭、百会、中脘而下。若痰涎上壅则先涌泉、然谷、气海而上。反此者误人。

神庭 鼻直上，入发际五分。精神之府。**百会** 两耳尖直上，合顶旋手中。二穴择用或连用。

涌泉 屈脚趾掌宛宛中。下痰滞。**然谷** 足内燥[1]下，核骨陷中。利咽喉。二穴连用

次**中脘** 脐上四寸，百病要穴。**膻中** 平乳。**气海** 脐下寸半。**通谷** 上脘开寸，出声有济。

瘫痪搐搦 合谷手虎口歧骨中。曲池曲肘面歧骨中。太冲足大指次指歧骨上寸半。阳陵泉膝外

口眼㖞斜 地仓口角开四分，㖞左取右，㖞右取左。颊车耳珠下八分。

不醒人事 中冲，手中指内表，合掌两指夹[2]。灸三壮。或加间使。掌后三寸。再不醒，加大敦，足大指生毛近甲处。或加三阴交，内踝正上三寸。危急加人中。唇上沟中。

灸后即以姜汤灌之，或牛黄丸加竹沥、姜汁各三茶匙服，至于背部乃应火，待其略醒定，方可灸。切不可翻动，防痰壅魄散不治。有中藏中府不同，须

---

[1] 燥：此处应为“踝”。

[2] 夹：此处应为“尖”。

以所中之经应之。如中肺经，则灸肺俞云云，余可类推。

五脏

［中］肝［色］青，［厥病］恶寒［而症则］掉眩筋缩。

［中］心［色］赤，［厥病］怕惊［而症则］唇焦瑶裂。

中脾色黄，厥病身热而症则支战昏困。

［中］肺［色］白，［厥病］恶风［而症则］气短时欬。

［中］肾［色］黑，［厥病］身冷［而症则］隐曲不利。

六脏[①]

胃，热中，寒中。大肠，口干。膀胱，偏风不仁。包焦，神昏气浊。胆，诸暴强直。小肠，嗌痛。

再补　达脐切痛，天枢。平脐值乳。心痛，期门。乳下二肋，各开寸半。风痹，天井。肘尖后骨陷中。

偏风　列缺食指叉取。肩髃肩外隅，举臂取。**风劳**　绝骨外踝上三寸半。

不仁　环跳蚬子骨宛中，瘫痪要穴。**麻痛**　风市平肩垂手，中指尽处。**退火补虚**　足三里。

【药】

松叶酒　治中风后口眼㖞斜，诸方不效。

青松叶一斤细锉，木石臼捣，令汁出，生绢袋盛，以清酒一斗浸二宿。一宿初半升，渐至一升，取头面出汗为度。

桃叶蒸　治中风后项强不能回顾。

掘黄地作坑，烧令通赤，以水洒之，即用桃叶铺其下，令患人卧之，多著桃叶在项下。蒸令汁出即瘥。

①六脏：此处应为“六腑”。

深吐散　治中风后腹中切痛。

食盐半斤，熬令水尽，著口中以热汤吞下，得吐痰，即好。如不吐，以鹅、鸭毛探吐。

柳白皮　治风毒肿，气急作痛。

柳白皮一斤，细锉煮令热。布裹熨肿处。

豆豉饮　治中缓风，四肢不收。

豉三升　水九升

煮至三升，分三服，日二服，酒饮亦可。

俞风汤　治半身不遂，手足欠利，语言费力，呵欠，喷嚏，口眼㖞斜，宽弛，头目眩晕，痰火炽盛，筋骨时痛，头痛，心悸。

川弓一钱一分　当归一钱二分　生地黄八分，姜汁炒　熟地黄八分，姜汁炒　红花四分，酒炒　牛膝八分，酒炒　半夏一钱，姜制　甘草四分，炙　橘红八分，去白，盐水洗　姜活六分　防风六分　天麻一钱　南星一钱　白术一钱五分　白茯一钱　桂枝六分，冬月七分　黄芩八分，酒洗　酸枣八分，炒　白芍药一钱，酒炒　黄柏三分，酒炒

右一剂水二盅，煎一盅，临入姜汁、竹沥各二茶题[1]，清晨温服。此药活血消痰，疏风顺气，表利关节，屡用见效。冬月减黄芩三分，如炮川乌二分，桂亦减半。风病减川乌、桂、羌活，风病要药，若寒冬通有感冒加至一钱。

附厉风、瘢风、历节风

琥珀膏　治恶风痰。

好松脂以水盛釜内，甑安水傍，白茅藉

---

①题：此处应为“匙”。

甑底，两层黄沙盖茅上寸许，方布松脂于上，以桑柴火紧炊，汤减旋添，脂尽方出，新笊篱掠投冷水，沉釜者勿用。候凝结复炊如前三次，色白如玉，研和白茯苓、柏子仁、甘菊共剂，单服亦可，酒吞，百日瘥。久服养生。

大风身痒　蛇床子煎汤浴洗。

桑柴灰　厉风恶疾，鼻梁崩榻，遍身溃烂。

桑柴灰一斗，热汤淋汁洗头面，次以大豆水磨取浆汁解灰味，次用熟水入菉豆濯之，一日一洗头面，三日一浴身肤。另取侧柏叶蒸曝干，白胶香各等分为末，滴水为丸，不拘时温水送下五、七粒，日三服。

蜂房散　治白癜风

露蜂房一个，将生盐筑满诸孔，火烧存性，去盐。另取胆矾、天花粉、蝉退各等分，俱为细末调匀，用纸包三分。取活鲫鱼一对，同酒煮熟，无风处细嚼，连刺饮酒后，痒自上而下赶入四肢。

赤白汗班　山姜一味，下些人言末擦。白茄子亦效。

歷節風　虎頭骨一具酥炙黃搥碎絹袋盛之以酒二斗浸五宿隨量暖飲之　一方松節煮酒服亦效也

硫黃酒 諸風疼痛肢體癮疹 明硫黃三錢研末入醇酒再研澄清空心飲清酒渣又研清酒飲連日服惡虫便下

鶴膝風　紫荊皮以老酒煎候溫常服

毒骨疳　白毛黑肉鶴一隻川烏三錢　草烏三錢煲酒服　脚筋反　白毛烏肉鶴一隻薑汁麻油各

一盞　煲酒服 灸承山　藥酒 風痛不能舉步　當歸　茯苓　川芎　生地　牛膝　防風　人參　王芪　升麻　苡仁　甘草　虎骨　五加皮　桂枝　杜仲　蒼术　姜活　獨活　麻黃　續斷　寄生　川烏　草烏　木香　芍藥　烏藥　槐花　枝子　大風藤　何首烏　右剉碎酒浸一夜又用好燒酒半鍏連藥貯大黃罐封密用水安鑊中覆以大蓋熬三炷香俟水氣息下取起埋土中或沙藏三日去火

历节风　虎头骨一具酥炙黄，捶碎，绢袋盛之，以酒二斗浸五宿，随量，暖饮之。

一方：松节煮酒服，亦效也。

硫黄酒　诸风疼痛，肢体瘾疹。

明硫黄三钱研末，入醇酒再研，澄清，空心饮。清酒渣，又研，清酒饮，连日服，恶虫便下。

鹤膝风

紫荆皮以老酒煎，候温常服。

毒骨疳

白毛黑肉鹤一只，川乌三钱，草乌三钱，煲酒服。

脚筋反：白毛乌肉鹤一只，姜汁、麻油各一盏，煲酒服。灸承山。

【药酒】风痛不能举步。

当归　茯苓　川芎　生地　牛膝　防风　人参　王芪　升麻　苡仁　甘草　虎骨　五加皮　桂枝　杜仲　苍术　姜活　独活　麻黄　续断　寄生　川乌　草乌　木香　芍药　乌药　槐花　枝子　大风藤　何首乌

上锉碎，酒浸一夜，又用好烧酒半缸，连药贮大黄罐，封密，用水安镬中，覆以大盖，熬三炷香，俟水气息下取起，埋土中或沙藏三日去火毒。每日三次，多寡随量，空心服。五日见效。如有湿气，加干姜、麦冬、南藤、金银花、陈皮、荆芥、威灵仙、桑白皮、梧桐、枳、苏叶、黑豆。同入煎药。

癫狂

癫者闭目，心热多喜，为心血不足，脉宜大滑，忌沱小。狂者开目，肝热多怒，为痰盛，脉宜虚，忌急实。以安神养血，降痰降火治之。凡狂妄太甚，缚手足大拇指半甲肉际合灸七壮。

总 中冲缚两手中指内表，合灸三大壮。神门手小指内侧，掌后兑端骨。少海神门直上肘内尖纹尽处。后溪小指外侧，握拳尖纹。上脘脐上五寸。太乙脐上二寸，各开三寸。身柱三节骨陷中。心俞五节开寸半，灶宜小，其或食劳伤脾，湿气肾劳，食冷伤肺，怒伤肺，本俞取之。解溪足面凹正中。大钟内踝后一寸下一寸。光明足外踝正上五寸。曲泉曲膝，内横纹尖。邪祟加。百会两耳尖上，合旋毛中。灸。以薄河汤开琥珀丸服，再以珠砂末蒸猪心服。

【药】

治癫风 鲤鱼一尾制净，切成片，以明矾为末，腌二日，煎食。

癫狂不识人 水调伏龙肝服方寸寸。

安神丸 男妇五种癫痫，无问远近发作。

龙脑 麝各三分 朱砂 牙硝各三分

牛黄五分　人参　犀角各一钱　茯苓三钱　地骨皮　甘草　麦冬各二钱

上细末炼密为丸，弹子大，金箔为衣，每服一丸，盐汤下。

风痫

问发之义，其身体柔软，异于痉之挺硬，终日不醒为痉，稍时复醒为痫。大人神虚气脱，治在关元、巨阙。小儿责之脾胃，故亦分多分少治之，凡病皆然也。

治法清痰平肝为主，脉宜浮长，忌沉细。

五痫　肾状吐沫，主穴巨阙，参膀胱。胃状乱扯，主穴神门，参膀胱。又五痫吐沫，参神门、心俞、鬼眼、少海。

肺状直视，主穴巨阙、大椎，又风痫率谷。脾状吐舌，主穴尺泽、九节又食痫中庭。心状反胀，主穴仆参、百会又惊痫人中。

先以症主穴择定，方参入总穴治之。

总　神庭前入发际五分。大椎一节。神道五节。肝俞九节，开寸半。上脘脐上五寸，代巨阙。气海脐下寸半。列缺食指叉取。天井肘尖后骨陷中。商丘足内踝下，微前陷中。仆参外踝后，踭赤白肉际。阳交外踝上七寸。

【药】

茯苓去皮　南星姜制　枳实夫麦炒　陈皮　桔梗　栀子　瓜蒌仁　半夏　黄芩各一钱　甘草二分　辰砂末五分　木香五，另磨与辰砂末俱侯用

上药姜三片，水二盅，临服入竹沥、姜汁各三茶匙，磨木香入辰沙末服。

又方

牡丹皮一钱半　犀角　茯神　当归各一钱　胆星　羌活各五分

水煎如前法，温好后灸百会一壮，膏肓七壮，足三里三壮。

附　喜笑不休

一妇人得此疾半载。食盐二两，成块烧通红，待冷研细，以河水一大碗同煎至三五沸，放温，分三次食之。以钗探喉中吐，去热痰五升，次服黄连解毒汤而愈。

健忘

吉祥草为末，调酒服方寸匕。书房栽植，使人强记。

聪明汤

白茯神　远志肉甘草水煮去骨　石菖蒲去毛，寸生九节者佳。

上各三两，制后为细末，每剂三五钱煎汤，空心服。一日不拘数次作茶饮，久服聪明。

惊悸

温胆汤 治胆怯、怔冲、忽惊。

半夏姜制　竹茹　枳实各二钱　生姜四钱　陈皮三钱　甘草一钱水二盅，煎八分。食远温服。

虚烦

大病后不得睡，酸枣仁、榆白皮煎汁温服。

不寐

酸枣仁微炒　人参去芦　茯苓去皮

各戢分，每一钱水一盅七分，冷服。

痉痓

太阳膀胱经先中风又感寒湿，多由发汗过多，其身热、面赤、足冷，似伤寒，但头摇，项强，反张目，亦身直口噤。

目开无汗为刚痉，支冷脉细为阴痉，脉宜迟细。

目闭有汗为柔痉，牵扯战摇为风痉，脉宜同上，忌伏弦。

【治】

项强　大杼一节，平肩。列缺食指叉取。京骨足小指本节后，外侧大骨下。大迎地仓下一寸。曲泽肘内横纹中。

热　肝俞九节开寸半。脾俞十一节开寸半。膀胱俞十九节开寸半。三穴择用。

寒　譩譆六节开各三寸。京门胆经，监骨腰中，夹脊季肋端。长强尾骶骨下陷中。

寒热并　中膂俞二十节开寸半。

张口摇头　金门外踝下微前陷中。

反折　飞阳外踝正七寸。

昼发　申脉外踝下地，赤白肉际。

夜发　照海内踝下地，赤白肉际。

【药】用参养荣汤，若发热喘嗽生痰，则用瓜蒌枳实汤。

厥病

凡气之多与少与逆皆曰厥。寒厥者恃质轻用，故阳衰而阴胜，三阳手足热。热厥者数醉入房，故阳乱而自胜，太阳[1]脾尚温。至少阴肾则邪深而四肢逆，不温。至厥阴肝则厥冷甚。水不足求肾，火不足求心。

尸厥　人中唇上沟中。百会顶旋毛中。膻中乳对正中。关元脐下三寸。合谷手虎口跂骨陷中。液门手小指次指本节前陷中。章门折两肘尖，按季肋端。大敦足大指近甲处。厉兑次指近甲。金门外踝下前陷。

诸阳之热　后顶百会后一寸。

厥逆　膏肓四节开三寸，病深多炷。

【药】奄然死去不省人，腹中气走如雷鸣。先灸百会、关元二穴，用生姜自然汁半盏，和酒一盏，煎百沸灌。

①太阳：此处应为“太阴”。

附　手颤

用浮萍捣取自然汁，和酒空心服。灸天井、阳溪。

伤寒

本病恶寒无汗，有汗恶风为伤。手足温为阳，手心热，邪在内。手足冷为阴，手背热，邪在外。手足胃土之寒则表寒，热则表热。

太阳　阴阳俱紧，头痛鼻塞。本病宜汗。风池、风门、肾俞。

阳明　尺寸俱长，汗多烦渴。胃实宜下。不容、解溪。

少阳　尺寸俱弦，热留烦闷。宜闷和解。绝骨、阳陵泉、京门。

太阴　沉细痛满。传者腹满嗌干，中者腹痛吐痢。主穴太白、三阴交。

少阴　微缓秘涩。传者口燥舌干，中者脉沉足冷。大钟、复溜。

厥阴　沉涩体冷。传者烦满舌干，中者唇青囊缩。急蒸脐回元。

阳症，身热头痛鼻塞，或胸干，胸烦渴，脊不得眠，或眼眶痛，小便赤，大便黄，或谵语，耳聋。凡头痛入脑者不治。

阴症，身微热而无头痛，吐痢，支冷不渴，泄痢清白，倦怠恶寒，战栗，甚至胸肠痛，唇青面如刀刮。凡手足寒过膝，乃脏寒真阴症也，速温补下元。

【阳症总治】合谷手虎口岐骨中。内关掌后二寸。曲池曲肘面骨陷中。神庭鼻直上，入发际五分。风池耳珠后，入发际一寸。中脘《伤寒》此为根底。期门过经不汗，预防要穴。乳下二肘[1]开寸平。气海脐下寸半。风门二节间一寸半。膀胱俞十九节间。行间足大指次指岐骨陷中。绝骨外踝上三寸。风门二节间寸半。阳陵泉膝下外廉陷中。

上口渴不止加曲泽，呕不止加上脘，汗出不止加复溜，失音加通谷，重感加天枢，翻胃加譩譆。

【阴证总治】中脘脐上四寸。关元脐下三寸，急补。肓俞脐开寸半，切痛要穴。列缺食指叉取。间使掌后四寸。尺泽肘尖上纹尖。肺俞三节开寸半。肾俞十四节开寸半，对脐。曲泉膝内纹尖。太冲足大指次指岐骨后寸半。三阴交内踝正上三寸。

若囊缩，加水道或归来。房劳冷饮腹痛，先蒸脐。下利水谷不化，加长强。热病汗不出，加孔最、风池。身冷，加大都。身热恶寒，加后溪。大热谵语，加大陵、大柱。伤寒结胸将危，速灸公孙，灌牛黄丸。

【药】偶感表汗，姜半两，陈皮半个，葱头五个，豆豉十粒研开，砂糖五钱，水碗半，煮一碗，热服，盖被取汗。

又神仙粥

连须葱十茎　大米一盅　醋半盅　清水二碗

同煮，米熟为度。又孔最、复溜穴用泻火即表汗；止汗、止渴；丰隆，复溜用补火即止汗，度泽即止渴；老芥菜干煎汤止渴，白粳米或雪梨煲水亦可。

伤寒发狂　芥菜子半盅，炒爆声，就锅研碎，即下水一盅半，煎一盅，热服。

汗出不止　三四日胸中闷。豉、盐各一合，煎水服，探吐，愈。

阴症因房色　陈皮一两炒焦，以酒烹下滤酒饮。凡伤寒后忌饮酒及鸡，虽病愈，要戒四十日。

漏底　用大蟹于壳上开小孔，取白矾四分入内，炊熟食。伤后瘥后未百日房劳，致手足拘挛，速要汗之，满四日难治。干姜末四两，汤调顿服，被盖出汗，解。

---

①肘：此处应为“肋”。

伤寒瘥后交接复发　眼不开，不语，及热病后早起，或多食后发。栀子叁十枚，水三升煎一升服。

伤寒后毒气攻手足及身体虚肿　豆豉五合微炒，以酒一升半同煎五七沸，任性热服。

三阳三阴次第症治歌

无汗恶寒大阳起，头痛项强腰骨痹。
鼻干目痛渴阳明，胃实宜大柴胡理。
少阳和解小柴胡，寒热往来肝胆治。
桂枝大黄解太阴，腹满咽干或自利。
少阴时用散五苓，开湿能通小便秘。
厥阴囊缩腹阴寒，附子干姜或有济。
最怕寒邪直中阴，急蒸济腹回元气。

附　伤风

紫苏叶，核桃仁五个打碎，姜三片，葱白三个。水二盅，煎一盅，热服微汗，愈。有用细茶去紫苏，夏暑不用葱，但初觉服，效。

中寒

寒邪直中三阴，中脾中脘痛手足冷，中肾脐腹痛手足冷，中肝小腹痛阴急囊缩，即烦渴不可服冷药，与伤寒阴症参，法当无汗，有汗危。

【治】先中脘，脐上四寸。最急先关元。脐下三寸，三五壮。

切痛　肓俞脐开寸半。**阴缩**　然谷内踝下微前陷中。**挺出**　水泉内踝后踭，赤白肉际。**阴痛**　肾俞对脐开一寸半。

次列缺食指叉取。曲泽手股内横纹中。章门折手两肘，按季肋端。期门乳下二肋开寸半。曲泉膝内横纹尖。三阴交内踝上三寸。三里。退火补虚。少间或蒸脐，回阳固本，重感加天枢。平脐值乳。

余热不尽 曲池手肘面折岐骨陷中。**腹痛** 气冲胃经动脉宛中。

【药】急用活雄鸡一只，以刀破腹，乘热合脐及小腹。或取食盐一斤炒干，用布二层盛，炒盐乘热熨脐腹，冷即易。又用胡椒研末，以滚水、酒炮服，外用葱盐炒热熨之。

附　恶寒

一人好饮酒而恶寒战栗，乃湿热内郁。用黄芪二两，干葛一两，煎饮，大汗而愈也。

中湿

风湿相搏而火热，生土湿。夏天卧凉湿而浸入肌肤骨节，或恣食瓜果而湿浸五脏，当从脚气部。若痹痛肿胀，又以类参治。

【治】

温痹　膈俞六节开寸半。**肢肿**　丰隆外踝上八寸。**冷痹**　环跳蚬子骨宛宛中，屈上足取。**水肿**　三里膝下外廉三寸。**肩痹**　曲垣肩中曲胛陷中。**肿不可近衣**　屋翳乳上一肋。**胫肿肉脱**　足下廉外踝上四寸开一寸近骱。**腰重**　肾俞十四节开。

【药】陈皮八分　白术　半夏　茯苓各一钱　酒芩八分　羌活八分　甘草四分　苍术一钱半

上姜三片，水煎热服。加减：湿在上倍苍术，湿在下加升麻八分，内湿加猪苓、泽泻各一钱，桂少许。中焦湿与痛，有实热者加黄连、木通各一钱把。白人因湿沉，因怠惰是气虚，加人参、黄芪各一钱，倍白术。黑瘦人沉困怠惰是湿热，加术、酒芩、白芍药各一钱。治风湿肘，樟木皮屑煎水，浸洗，效。

中暑

夏伤于暑，阳气卫外而为固，热则气泄。故暑邪于卫，身热自汗。利小肠，益元气为主，食冷水即死。

伤寒、伤暑俱有发热，当辨：寒伤形则外恶寒，脉浮紧；暑伤气，则不恶寒，脉多虚。

静而得之为阴症，房室冷物所逼，使周身阳气不得伸越。其症头痛恶寒，支痛腹痛，吐泻无汗。

动而得之为阳症，劳人热伤元气。其症头痛发燥，恶热饮，急燥大汗，行路暴伤。

【治】中脘　章门　气海　大杼一节开。命门十四中。上星前入发际一寸。曲茬[1]神庭开寸半。大陵掌后一寸。尺泽肘内横纹尖上。大白足大指内侧核骨里。复溜内踝上二寸，开后一寸。曲泉屈膝内横纹尖。

比中暑先着于心，一时昏迷，先以热汤或以童便灌，及用布醮热汤熨脐腹，续续令暖气透内后，苏醒乃进药。若途中卒倒，急扶阴凉处，掬路上热土作窝于脐中，令人尿其中及灌口，或搅黄坭水灌，或车轮土五钱，冷水调澄清服。

热症

即伤寒胃热。先夏至日为温，后夏至日为暑。当与汗治兼交经。

肝　小便黄，小腹痛，热争则狂言，惊不卧，左颊先赤。

心　不数日热争则心痛闷，头痛，初不汗，后大汗，颊、口先赤。

脾　先头重颊痛，烦心欲呕，争热则腰痛，腹满泄，鼻先赤。

肺　厥起毫毛，恶风寒，舌黄，热争则喘，头痛，右颊先赤。

肾　腰痛骱痠，热争则项强痛，足下热，不欲言，颐先赤。

汗出而脉燥，为阴阳交者危，自仍热者，风也。六经传而气逆者危。逆，头痛也。

---

[1]曲茬：此处应为“曲差”。

【治】

身热头痛　曲差　脑空夹玉枕骨下陷中。玄厘曲周颞颥下廉。大杼　命门对脐。肾俞命门开，上二穴择用。

诸阳之热　后顶。

心烦渴　太白足大指内侧本节后。阳溪合谷后折腕面两筋陷中。少冲小指端侧。通里腕后一寸值大陵。热喘三间食指本节后。上脘　廉泉颔下结喉上一。**热而痛**　曲泉。

汗不出　上星　玄颅玄厘前一寸。孔最腕上七寸。前谷手小指外本节前。腕骨

温病不汗　风池。**身热汗出足冷**　大都足大指内侧本节后陷中。**恶寒**　后溪小指侧本节后。**手足烦热**　窍阴足四指外侧端。章门　神门掌后兑骨端。大陵　涌泉

【药】发热，口干，小便涩，用甘拓捣饮，去皮嚼亦可。心经留热烦燥，用梨汁顿服之，一碗即止。

疟症

先寒为风，先热为湿，间日作。寒客六腑，脉多弦，虚微无力为久病。午前起属阳，午后起属阴。在气发早治易，在血发迟治难。无汗要有汗，散邪为主。有汗要无汗，正气为主。截疟不可先时，不可后时，亦不可太早，须发过三个方可截。当其将发，本人呵欠，手足甲肉微黑，觉怕寒便可速截。

先后溪此火截冷。间使掌后三寸，此穴截热。大椎总领。

补火，因经取穴。

若脚先冷　太冲足大指次指歧骨上寸半。绝骨外踝上三寸。阳陵泉膝下外廉骨陷中。

病深日久，加曲池、风门、中脘、足三里。

【药】常山　知母　白茯苓　甘草　尖顶槟榔各

六分　姜三片

将黄酒一盅半煎八分，打地露勿使人知见，次早临发前一时服。

十神汤　紫苏二钱　川弓　干葛　陈皮　升麻　香附　白芷　赤芍　白茯　甘草各一钱　生姜三片　葱头二个

温服，盖被取汗。冬月去白茯加麻黄，心腹胀满加枳实、半夏，发热头痛加石膏、细辛，潮热加黄芩、麦冬，痢疾加只壳、黄连，泄泻加白术，大便闭加大黄、芒硝，咳嗽喘急加枳壳、桔更、半夏，胸腹胀加枳实、桔梗，呕吐加藿香、半夏，本病加草果、槟榔。

痼冷

痼又而冷与积热皆久虚，脏腑因虚，或食寒物冷积，脱阳反厥，溏泄腹痛，腿重，阴痿，精寒，自汗，呕吐不食，小便频数，虚劳失血，遗精淋沥，惊怖不寐。

脱阳之症　新瘥交媾，小腹紧痛囊缩，面黑冷汗。速熨灸脐腹及灸中冲、少泽。急缩宜蒸龟头。

【治】脱阳　中冲中指内表。少泽小指端外侧。**振寒**　大抒　肾俞　内庭足次指后。气海背腰寒燥。附分二节三寸。风池 阴郄掌后去腕五分，心经。冲门去大横五寸。**寒厥**　行间足大指次指岐骨虎口间。厉兑足次指端。附阳足外踝上三寸，开后一寸。

【药】阴冷　白矾一钱，丹八分，胡椒二分，细细研芒硝一分，共四味，严醋调和，手内摊，男左女右，合阴处浑身见汗透衣衫。

黑豆酒　黑豆不俱多少，锅内炒熟，先以瓦瓶贮，好酒淬入瓶中，盖之勿令泄气，温服之。

中气

七情过极，中风身温而有痰脉浮；七情过极，中气身冷而无痰脉沉。不必灸，以温汤灌之，使人揉其心腹，使之气舒，甚则灸神庭。

中恶 犯不正之气，忽然冷厥面青，神不守，错言，牙紧口噤，昏冒眩晕。凡吊丧、入空室、古冢、庙、石洞、阴井多有此病。灸神庭，蒸神阙，服朱砂，烧苍术。

血晕 去血过多而成晕倒，血虚，宜止血不可灸。用葱连须捣汁，和热童便灌之，鸡汤亦可。

食厥 过食伤胃，卒倒不言，目戴支委。右关前一分为气口，脉大即伤食，探吐。若伤酒，宜分消湿气。

痰厥 内虚受寒，痰气阻塞，手足厥冷，麻痹眩晕。

【治】膻中、肺俞、下脘、气海、足三里、列缺，灸后服陈皮姜葱汤。

中火 五志过极，火盛水衰，拂郁热气，昏冒卒倒。症：心火舌疮或舌出，焦火里热，肝火眼红肿，脾火口燥唇疮，与火症热病参治。肺火衄血喉鼻干。

瘟疫 天行不正之气，春宜败毒散，夏宜柴胡散，秋宜去积散，冬宜五苓散。脉未汗宜弦，虚缓伤生。凡入瘟疫之家，先取麻油调红黄末涂鼻孔中，或饮雄黄酒一二盅，或蒜，出则以纸捻探鼻令喷嚏，佳。坐处不可近墙。

二圣救苦散 身壮者可服，虚弱者加补。

大黄四两，酒煮　牙皂二两

上共末面糊丸录豆大，每服四十丸，菉豆汤下，大汗效。或以二味煎汤入朱砂末一钱服。

治疫歌

人间治疫有仙方，一两姜蚕二大黄。
姜汁为丸如弹子，井花水调服清凉。

失血

一切血症皆属热，脉皆芤，随上下验所出。沉细佳，洪大难。先吐痰后见血是积热，先吐血后见痰是阴虚。吐出全是鲜血出于胃，不臭可治。

【治】**呕衄**　郄门大陵后五寸。**咳唾**　然谷内踝前核骨下。**吐血**　肝俞九节开。**溺血**　气海　三阴交　血海膝内廉上二寸，蕉肉陷中。**大便血无度**　脊中十一节旁，男左女右，不可正中。

【药】凡暴吐不止，将本人吐的血用砂罐盛之，焙干为末，每一钱二分麦冬去心汤下。又韭菜汁磨京墨饮之。

吐血　用童便或自己热便。其法：鸡鸣时小便了，即取白泡新汲取井花水服之，静卧待小便去头尾，朝朝服之。

诸血上攻　用皮硝二钱为末，童便黄酒冬一盅顿服。

衄血　以阴毛剪碎吹入鼻中立止。

又方：用蒜一枚捣烂，作饼如钱大，厚一豆许，右衄贴右足心，左衄贴左足心，两衄俱贴，又见黑即止，用灶煤塞之，京墨更妙。咳咯用荷叶焙干为末，麦冬去心汤下。

便血乃蕴湿热，肠风下血在粪前，脏毒下血在粪后　此三症用真正马齿见煮豆腐食。

粪后红 用芝麻二合擂烂，另煎滚水摊少温开芝麻浆，饮服，效。

痢疾

不论赤白，俱作湿热。白属□汤则兼，

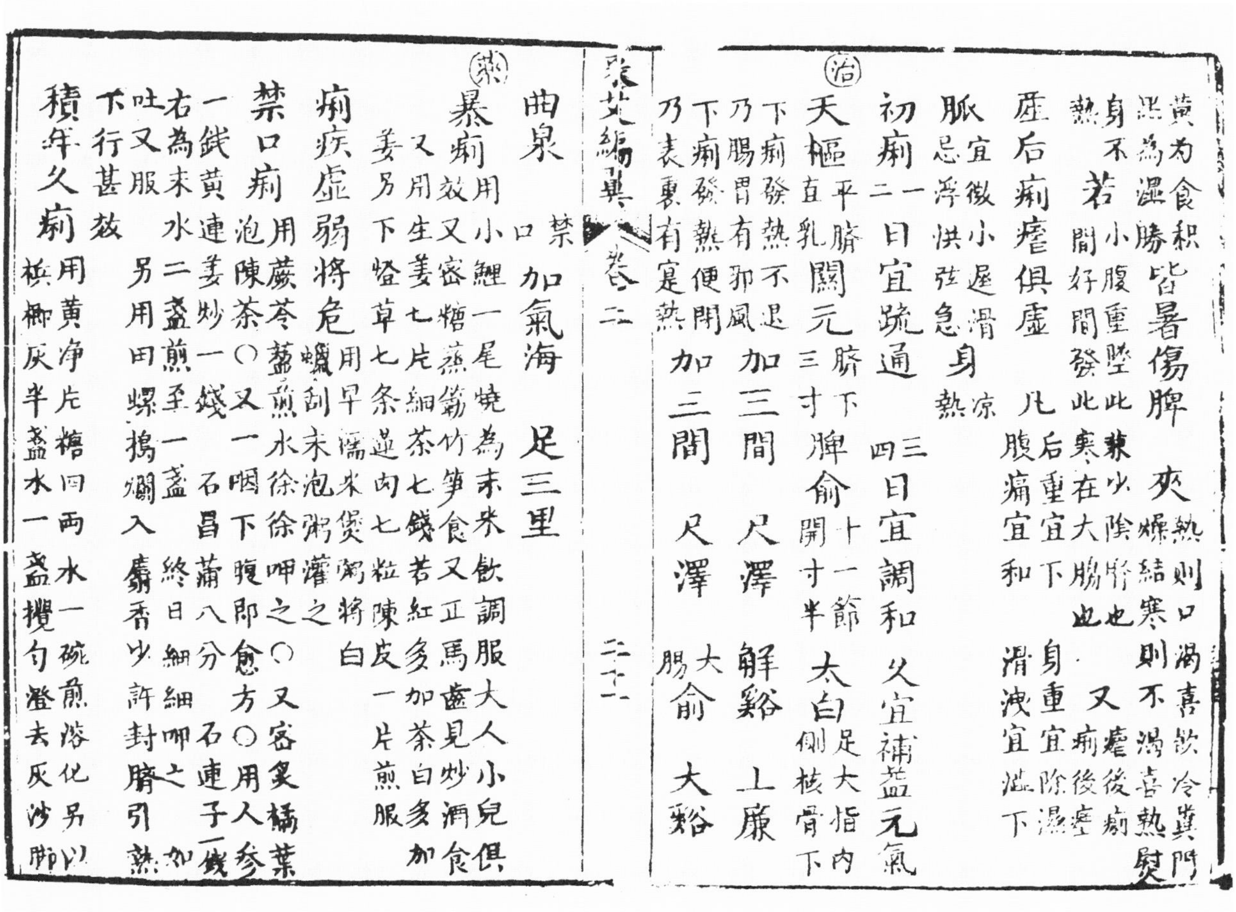

黄为食积，黑为湿胜，皆暑伤脾。夹热则口渴喜饮冷，粪门燥结，寒则不渴喜热熨，身不热。若小腹重坠，此兼少阴肾也；若间好间发，此寒在大肠也。又疟后痢，痢后疟，产后痢疟，俱虚。凡后重宜下，腹痛宜和，身重宜除湿，滑泄宜涩下。脉宜微小迟滑，身凉；忌浮洪弦急，身热。

初痢一二日宜疏通，三四日宜调和，久宜补益元气。

【治】天枢平脐直乳。关元脐下三寸。脾俞十一节开寸半。太白足大指内侧核骨下。

下痢发热不退，乃肠胃有邪风，加三间、尺泽、解溪、上廉。

下痢发热便闭，乃表里有实热，加三间、尺泽、大肠俞、大溪、曲泉。

禁口，加气海、足三里。

【药】暴痢　用小鲤一尾烧为末，米饮调服，大人小儿俱效。又密糖蒸簕竹笋食。又正马齿见炒酒食。又用生姜七片，细茶七钱，若红多加茶，白多加姜，另下灯草七条，莲肉七粒，陈皮一片，煎服。

痢疾虚弱将危　用早糯米煲粥，将白蜡刮末泡粥灌之。

禁口痢　用蕨苓蓋煎水徐徐呷之。又密炙橘叶泡陈茶。

又一咽下腹即愈方：用人参一钱，黄连姜炒一钱，石昌蒲八分，石连子一钱。上为末，水二盏，煎至一盏，终日细细呷之。如吐又服。另用田螺捣烂，入麝香少许，封脐，引热下行，甚效。

积年久痢　用黄净片糖四两，水一碗，煎溶化。另以槟榔灰半盏，水一盏搅匀，澄去灰沙脚，和入糖内，搅匀服之，后用桐菜苁炒醋食。经验。

血痢　用鸡仔一枚，取醋一碗，浸片时，壳软取起去壳，取酒一碗，加红木槿花蕊两三朵，齐煎服之。

湿痢　如菉豆汁，用苍术、白术、细茶、生姜各等，水煎服。

泄泻　暴注下迫皆属热，水液澄清皆属寒，肾虚则津液枯。主津，主液。

脉伤风浮，伤寒沉，伤暑沉微，伤湿沉缓，宜细涩，忌紧大滑弦。泄而腹胀者难治。

【治】命门十四节陷旁，补脾胃。水分脐上五分，补中。天枢平脐，正乳下。气海脐下寸半。三间清肺。大肠俞开涩。长强束泄。足三里退热补虚。百会久虚乃用，升提。

【药】水泻　干姜末调粥饮下一钱，或用生姜一片打破，入艾一握，同煎汤一盏，热服。

老少脾泻　冬月饺椒净末四两，莲肉去心净末四两，享糖末四两，共和匀，食远白汤调下，四茶匙，日三服

两头泻　鸡滋木叶捶水饮，干者煲作茶饮更效。又用黄牛屎调去，去渣饮，亦效。

脱肛　虚寒下坠，有痢追而下，有妇产力过，肺肾虚，大肠坠或蕴热，大肠湿热。

【治】百会两耳尖直上旋毛中。长强尾骨下陷中。公孙足大指内侧核骨中。

【药】香附子、荆芥穗、砂仁各戥分，共末，每三五钱不等，水二碗，煎数沸，热淋洗，效。

又方：用桑叶煎汤入矾末洗之，顶心以蓖麻叶捣膏贴之。

痔漏　肠癖便血，患久脓血。

【治】长强虫圈。小肠俞　承山久肿，脚囊尾分肉之间。

【药】用密半盏炼成丝，入熊胆一分再炼，入水成珠。另将猪毯绵裹捻实，乃将密搽在捻上，插入漏眼，抵至尽处则止。如眼多者，医好一个至一个，不可齐上捻。如外皮肉溃烂，即用黄蜡、黄丹、麻油煎膏贴上，扎住，七日见效。如外肉效迟，恐受风湿，用五焙子煎水洗，每眼用捻三根，至夜换。

附　悬痈

此疮生谷道外肾之间，初发甚痒，状如松子，四十日赤肿如桃，治迟则破，大小便俱从此出，不可治矣。

【药】用横纹大甘草一两，截长三寸，取山涧东流水一碗，不用井水，以甘草蘸水漫灸，不可性急，须灸三时久，水尽为度。劈视草中间润透，却以无灰酒二碗，煮至一碗，温服，半月消尽。

又名骑马痈　生阴囊后、粪门前，痛则归心，人所难堪。初起微痒，不以为意，如白榄子一般，日日渐大。

【药】用蜈蚣一条，俗名，百擂至极烂，细调烧酒在量饮之，以盐、姜止吐。此酒饮下，腹内一阵疼痛即行，患处疮即不痛。此疮俄时愈大，炮开脓血自出，方可消散。再有疼者再加一服。

闭结　肾虚枯燥不润，胃干，大肠热。胃实而闭者能食，胃虚而闭者不食。

【治】大白足大指内侧核骨后陷中。大溪内踝后跟动脉陷中。气海脐下一寸。

【药】用过年收贮络麻骨一二条，煲水饮，泻后温粥补止。

又方：用猪胆一个，将小竹筒入胆内，以线扎住，便吹气一口令满，即以竹筒插入肛内约一二指，却将胆汁连气灌之，令透入，效。

关格　寒在上则遮绝，绝不纳食，曰格；热在下则闭塞，小便不通，曰关。脉两手加为吐逆，脉常四倍为痰壅。

【治】足五里气冲下三寸，阴股中动脉。大巨天枢下二寸。三阴交　小肠俞十八节开寸半。

【药】小便不通，诸药无效，或转胞至危，用猪尿胞一个，倾去尿，用鹅毛管插入胞内，线扎定，以口吹胞内气满。又将胞内扎住，乃将管口放小便头上，向窍内按定，便解去线，手揸其气透入窍内，自然通便。又阴阳关格前后不通，中有转胞一症，失救则胀满而死。法用甘遂为末，水调敷脐下，内以甘草节煎汤饮药汁至脐，二药相及，胞自转矣。

遗溺　大敦　肾俞　气海

小儿遗溺，以白纸一张铺睡席下，待遗溺于上，晒干烧灰存性，以酒调下。

遗精　气盛为满宜清心，元虚为漏宜固精。

【治】然谷精溢。通里清心。肾俞固精。

清心莲子饮　治遗精梦泄，兼治赤白浊。

上地黄酒洗　麦冬去心　黄连　当归酒洗，各一钱　茯苓一钱二分　甘草半生　半夏炙，五分　酸枣仁炒，八分　石莲肉去心，一钱二分　远志　甘草煮去心，七分　人参八分，若初起不用。水煎空心服。

缩阳秘方　水蛭即马蝗，取九条，水碗养至七月七日，取出阴干，秤有多少，入射香、合香，三味一般重，研细末，入密少许为饼，遇阳兴时用少许擦左脚心，即时痿缩。

便浊　用生萝卜头杵取汁一小盅，蜜半盅，调匀服效。

赤浊　益母草捣汁一盏，空心一口服。若瘾疹，煎汤浴。

小便血　干肺烧灰存性为末，米饭下。

又方：黄连、黄柏末，浓煎车前子，空心服二钱。

淋闭　涩沥为淋，小肠有气则少腹胀，小肠有血则紧疼热。痛先震冷气交争。

乍感有醉后行房，悍气通肾者，有急泄未尽辄感冷气者，俱用松茶饱饮热水浴洗。有行路滞热者，凡行觉热，遇凉水频洗阴囊。

气：余湿不尽，急气肾肿。【治】交信 复［溜］【药】泥葱半斤，煨熟捣烂贴脐上。

血：热即发而溺血痛，有久不痛名溺血。【治】三［阴交］［关］元 小肠俞 【药】血淋如尿出，乱发烧灰，少许，每服一钱，用米泔温下，或用赤根楼葱近根一寸安脐中，艾灸七壮。

冷：侠寒而附，溺则战栗。【治】曲骨 复溜 【药】同气淋用。

劳：房劳即发，痛引气冲。【治】肾俞 横骨 【药】竹叶煎茶，日日服之。

砂：茎痛不得溺，内有如砂石作痛者，出乃宽。【治】行间 三阴交 【药】马鞭草取皮薤，煲猪肉汤饮。

膏：溺如胭脂。【治】关元 次窌 【药】车前子二升，以绢袋盛，水八升，煮三升服。

霍乱：凡腹痛面青不渴为寒，腹痛面赤燥渴为热。心病则先吐，腹病则先痢，齐病则并作，头旋眼花，手足转筋，四肢厥逆。若心腹烦闷欲绝，不得吐利，乃阴阳不通，速用食盐一盏，以热汤二三碗泡化，令饮尽，以鸡毛探吐，所吐盐汤及腹中宿物、痰饮，立愈。

若热病用盐打井花水，多饮即愈。若转筋入腹，速用辣蓼束去两头，煎汤一斗，洗熏腿足即止。又以食盐煎汤渍之。又霍乱已死，但腹中尚有暖气者，速用盐田脐，以艾灸之，愈乃止。

霍乱吐泻，服药亦吐，用井花水半碗，百沸汤半碗合服。

又方：用新鲜黄牛屎乘热筑脐，溺热便浸之。又吐不止，用艾一把，水三升煮一升，顿服。若转筋，加生姜一两。

霍乱大泻不止，附子炮制为末，再服四钱。盐半盏，水二盏，煎至一盏温服。若吐泻甚者，以菉豆粉、白盐、糖调水服。

【治】阴郄小指内侧后一寸。支沟手背腕上三寸。上脘脐上五寸。期门乳下二助，开寸半。天枢平脐直乳。大白足大指内侧核骨下。解溪足面凹中，二指脉来。承山脚囊尾分肉之间。

青筋　即搅肠，与干霍乱相似，但身有寒冷且腹鸣肠响，乃恶血心也。急取凉水，将本人两臂内廉自尺泽至侠白，痛拍之辄有红点。俟其透彻，以干布拭去水湿，即用灯火逐点弹之，次将足腘委中上下如前治之。

呕吐　有物有声。胃伤，胃火上中脉寸紧，心火上炎脉数。本症忌涩。

呕清水胃寒，四支冷宜温。用生姜、砂仁、葱白、茱萸汤。呕烦渴，挟暑则烦闷，脉数弦，宜清凉。呕痰涎，痰火用陈皮、竹茹、半夏、生姜。久呕胃虚用白术、霍香、砂仁、神曲、麦冬。闷酸，伤食，宜消导。恶心，停食，与胃寒同，生姜为主。

【治】上脘　幽门巨阙开寸半。气海　胃俞十一节开寸。上廉足三里上三寸。内庭足次指中指岐骨陷中。大陵掌后一寸。

翻胃　痰盛胃衰，年老血枯，年少血燥。食下良久复出曰膈，少难进曰噎。饮可下食，与本症同治。

病在血则养血生津，病在气则清痰降火。在热则润燥补脾，在痰则抑肝开郁。脉浮缓易，沉涩危。

【治】膻中平乳。乳根乳下一寸。中脘脐上四寸。水分脐上五分。大杼一节开寸半。胃俞十二节开。足三里

久病膈食　膏肓四节三行。膻中三壮。气海七壮。肩井七壮。足三里七壮。

【药】噎食　用姜蒸七片，皮硝三钱，飞过。儿茶一钱，麝五厘，三次服，黄酒下。胃腕有死血，干燥枯槁，食下痛，番胃，便闭，用韭菜汁、牛乳各等分，时时呷之。又黑驴尿服，愈。

鼓胀　肥人多宜利痰，养肺制木。瘦人多热宜疏热，滋肾制火。总健脾、利水、宽中为要，凡肿胀初起，男自下上，女自头下难治。

【治】上脘　期门　章门捉两手肘，按季肘端。建里脐上三寸　关元脐下三寸。脊中十一节陷，分左右灸。脾俞十一节开。绝骨外踝上三寸。复溜内踝斜向后上二寸。

【药】青礞石、金星石、天花粉、山茨菰、文蛤各二分研末，用鸭蛋一个轻敲壳尖顶，倒去些白，入前五味药末于内，调匀以纸蜜封，放饭面蒸熟。另取猪肚一个入前鸭蛋于内，又入生蟾蜍一个，将猪肚缝蜜，用瓦煲煲熟，去鸭蛋、蟾蜍不用，只将猪肚及汤食，三服消。

治腹胀坚硬如石，阴囊肿大，先用甘草煎汤一盏，服后用大戟、芫花、甘遂、海药各等分为末，醋糊丸和涂肿胀处，效。

痞满　温中汤　治脾胃虚，若心腹胀满，疼痛时作时止。

茯苓　甘草　草豆蔻　木香各五分　厚朴姜汁炒　陈皮 干姜各一钱 水一盅

煎一盅，温服。

水肿　腰以上肿，姜活、防风、苍术、细辛、川芎、白芷、黄芩、甘草、生姜；腰以下肿，五皮散加木瓜、姜黄、防杞。

鸡醴饮　用干鸡屎一升炒黄色，以好黄酒二碗，煮至一碗，澄清滤渣饮之。少顷腹中气转动鸣响，从大便利。徐看脐及脚膝有皱纹，两月服一剂，其肿渐消，三剂为卒。后用田螺一二枚，淖熟食，以白粥调理，平安。

消肿方　生商陆根切如豆大，赤小豆各等分，用鲫鱼二尾去肠肚留鳞。将药二味入鱼腹中，线缝，水三升，慢火煮至豆烂，去鱼取药二味空心食，鱼汁送下。甚者不过一二服。

十种水病　鲤鱼重一斤已上，和冬瓜、葱白作羹，顷食。

水病初得危急　用冬瓜不拘多少，白水煮熟任食。

男妇积年脚气肿痛及肚腹虫胀　用商陆根不拘多少，切如豆大，无灰酒煮熟，连渣食。如鼓胀同米煮粥，忌咸。

水病　两足肿，葱叶连头煮烂渍之，三五次效。

积聚　积有形为阴，聚无形为阳。气属脏血，左死血按有微实曰癥；气属腑气，右食积聚散无常曰瘕。

中为痰饮，自腹至脐一条曰痃，两肋澼结日癖。小腹中奔突在下曰奔豚，在胃脘曰痞气，在上曰伏梁。脉弦急癥，脉弦细瘕，凡坚强生，虚弱死。

【治】脊中十一节陷。章门上二穴，痞左取右，痞右取左。大横平脐开四寸。气海脐下寸半。通谷上脘开寸半。如天应穴随其患处，首尾灸之。

伏梁　期门　通谷　膻中　胃脘

奔豚　气穴　中脘　章门

小儿积聚痃癖　脊中旁各去一寸五分，每穴七壮。

【药】

三陵散　治积聚，癥瘕不散，坚痞闷，痃癖食不下。

京三陵二两　白芍三两，妙　蓬术五钱　槟榔　木香各三钱

上末，每服二三钱，沸汤调下。

酒癖不消，心腹胀满，噫酸，呕逆，胁肋痛　神曲炒，一两，麦牙炒，一两，黄连五钱，锉用，包豆五粒，肉炒，上末，滚汤拂，和丸桐子大，每服五十丸，食远姜汤下。

酒积神效并治菜果积　平胃散加丁香、砂麦牙[1]，或用香苏散亦可。

陈皮一钱，紫苏、汉防杞各五钱。

平胃散

苍术制五钱　厚朴制　陈皮各二钱　甘草炙，一钱　并用姜三片煎水服。

其香苏散并治水气虚肿，去枣不用，通口服。

酒顶心痛大便结　桐油子二枚磨水一字，饮即痢下两三次，方用温粥止之，或用木鳖子磨醋服一二盏亦利。

酒龟　腹内紧痛，萝卜子一盏炒，去皮研末，水一盅煎八分温服，俟大便放屁多即消。

酒乍病　豆豉、葱白煮汤食，鸡汤亦醒。

停食　因醉饱即睡，胸膈痰饮积热，气结满闷，陈皮半两微炒为末，水浓煎为茶，呷服即宽。

生姜四苓汤　治大饮冷水伤脾，饮酒伤气。

生姜　猪苓　泽泻　白术　白茯苓　半夏　陈皮各一钱　甘草三分

水一盅半煎七分，温服，取小汗，此治伤饮之轻者。若伤重水蓄积为胀满者，本方去甘草，加芫花，醋浸炒干八分，大戟长流水煮三次，去皮晒干七分，甘遂面包煨去面八分，黑牵牛研末二钱，槟榔一钱，水二盅，煎一盅，空心服，利水消尽为度。

吃面发热头痛，咳嗽有痰　苍术一钱半，陈皮一钱，羌活、茯苓、黄芩、川弓各三分，姜汁一匙，水煎服。

食鲙及生肉，致胸膈不化，必成癥瘕　马鞭草捣饮一升，入姜汁少许，三五服，效。

瘕积满腹，诸药不效　自己小便服二十日，即下血块。

心腹旧癥并新得癖癥　朱砂细末，搂饭令匀，取雌雄鸡各一只，先饿二日，后以朱砂饭喂之，罩鸡于板上，取粪晒干为末，温酒调服方寸寸，日三服。少则更用一鸡喂之。

①砂麦牙：此处应为“炒麦芽”。

四聖膏專貼痞塊　蓍葉　獨蒜　鹽　山甲　好酒
搗成餅量痞大小貼之兩炷香為度　痞化為膿
水從大便出
○橫痃　樸硝一觔　又猪肚內線縫密煨熟竹刀
刮去硝食其肚即瀉黃水
痰飲○膈壅風痰㊉治　巨闕　四滿　中脘　膏肓
公孫
㊇藥用半夏洗淨為末姜汁和為餅如彈子大濕紙包
煨熟　每服一塊入鹽五分水二盞煎一盞溫服

○吐水無時　赤石脂一觔搗細末每服方寸匕酒
飲任下至三七服終不吐痰水又不下痢補臟健
脾
○流注疼痛　大半下洗淨二兩為末　風化硝一
兩　姜汁打糊為丸梧子大姜湯下每五十丸
痛在上卧時服在下空心服
○化痰丸　糸瓜通条燒存性為細末棗肉為丸彈
子大每服一丸好酒化下

四圣膏　专贴痞块

蓍叶　独蒜　盐　山甲　好酒

捣成饼，量痞大小贴之，两炷香为度，痞化为脓水从大便出。

横痃　朴硝一斤，又猪肚内线缝密，煨熟，竹刀刮去硝，食其肚，即泻黄水。

痰饮　膈壅风痰

【治】巨阙　四满　中脘　膏肓　公孙

【药】用半夏洗净为末，姜汁和为饼，如弹子大，湿纸包煨熟。每服一块，人盐五分，水二盏煎一盏，温服。

吐水无时　赤石脂一斤，捣细末，每服方寸匕，酒饮任下，至三七服，终不吐痰水。又不下痢，补脏健脾。

流注疼痛　大半夏洗净，二两为末，风化硝一两，姜汁打糊为丸，梧子大，姜汤下，每五十丸。痛在上卧时服，在下空心腹。

化痰丸　丝瓜通条烧存性，为细末，枣肉为丸，弹子大，每服一丸，好酒化下。

消渴

上焦烦，嚼甘蔗汁饮，或萝卜汁，冬瓜煮汤，田螺煮汤，录豆煮汁，雪梨煲汤。

内伤

清肺汤 先见痰后见血，是积热。

桑白皮 雪梨皮 陈米 白茯 陈皮 当归 生地 白芍 黄芩 天冬 栀子 紫苑 阿胶各等分 甘草减半 乌梅一个 枣二枚

水煎服。

黄少野方

茯辰七分 远志六分 黄连炒，七分 酸枣仁炒研破，八分 五味子九粒，打碎 连蕊七分 山药一钱 生地酒洗，一钱

如食不消，去地黄，加三查一钱，如梦遗，次日服，依此方去黄连。如失血，去山药、枣仁，加犀角六分，黑栀六分，煎水空心温服，再后当服滋阴既济丸。

既济丸

麦冬去心，一两半，另捣膏 五味子五钱 菟丝子淘去沙，酒煮一日捣烂，捏作饼，晒干，研末，八钱 淮地黄酒浸透，九蒸九晒，另捣膏一两 远

志七钱　山药去皮，盐水炒，八钱　茯神去木，一两　甘草水煮去心，七钱

以上十味，除麦冬、地黄、枣仁另捣膏，余七味共细末，方入前三味捣匀。将荷叶蒸饭和为丸，桐子大，每早服一钱五分，白滚水送下，临卧又服一钱。服五六日，又歇一二日方服。

初得痰火　簕菜根煲肉食。

头部

头面皆诸阳之会，风寒上行，每患痛，支冷过节者不治，脑尽痛者危。脉宜浮滑，忌短涩。

【治】

太阳恶风，脉紧。通天前顶开寸半。玉枕强间开寸半。风门二节开。足通谷

少阳往来寒热，脉弦细。窍阴枕骨下摇动空，风池亦可。阳陵泉膝下外廉一寸骨陷。

阳明自汗发热恶寒，脉浮缓。大迎地仓下一寸。丰隆外踝上八寸，去上廉一寸。解溪少阴肾，足寒气逆。腹通谷上脘开。

厥阴肝痰多厥冷。曲泉曲膝，内横纹尖。

至若心烦头痛病耳，治心与小肠；半寒痛，手少阳、阳明；伤寒头痛，宜汗；颠疾头痛，足太阳。

【总】上星鼻直上入发际一寸。风池颞颥后骨陷中。曲池肘曲面骨陷中。列缺食指叉取。

酒风　率谷耳尖上入发际一寸。

黑为眩，转为晕　补肾水，泻肝火。

面

疮，上焦火也。热，阳明热也。紫黑，阳明病气不足。

【总】滑肉门下脘开三寸。足三里

鼻

痔瘜驢红俱肺火，宜清肺，托之大肠。

【总】通天瘜肉。断交唇内齿上筋中，点烙可。

牙痛

上胆，目窗。值瞳子入发际寸半。下焦，四渎。肘前五寸。

【总】左右颊车，合谷。

咽喉

咽通水谷而咽下之接三脘，喉九节以候五脏，气通五脏系肺。热则肿，寒则缩，结则痹。

肝、心包，阴也；三焦、胆，阳也。阴阳结为喉痹则有急喉痹，声如曳锯，为肺绝，与失音俱不治。

【总】少商手大指内侧甲旁，用针刺出血，不宜灸。三间食指内侧，本节微前。合谷虎口岐骨陷中。尺泽横纹上尖。天突结喉下宛宛中。腹通谷上脘开寸半。蠡沟内踝微前上五寸。然谷内踝下微前小骨陷中。足三里

治雙單鵝
小草名蛇總管多生山林木下草地其花紫藍色如五郎草花碗而蒂長葉少圓末少尖淺綠有棱如蚕洞葉莖而節節兩葉〇用凉水杵爛含咽腫則兼敷其外亦治蛇咬
〔藥〕遠年偏正頭風疼痛難忍諸藥不効 川弓三錢 白芷三錢 右末取黄牛腦子一副搽藥在上瓦器貯加酒頓熟和酒乘熱盡量飲醉睡后其病如失
〇頭風痛黑豆三升炒令無聲即用酒九升摻熱豆入酒中蜜封七日温服

〇頭痛一症屬痰者多有熱有風有血虛比方爲主對症加藥
蒼术米泔炒 黄芩片酒洗炒一錢半 防風去芦 白芷 姜活各一錢 細辛六分 右用姜三片水煎畧食連服〇左痛屬風加川弓 當歸各錢半 荊芥 薄荷各八分 右痛屬痰加半夏一錢半 茯苓 陳皮各一錢半 甘草三分〇瘦人多兼熱倍用黄芩片少佐石膏 把人多濕痰 加川弓 當歸 南星 半夏制

治双单鹅 小草名蛇总管，多生山林木下草地。其花紫蓝色，如五郎草花碗而蒂长，叶少圆，末少尖，浅绿有棱，如蚕洞叶茎而节节两叶。用凉水杵烂含咽，肿则兼敷其外。亦治蛇咬。

【药】远年偏正头风，疼痛难忍，诸药不效。

川弓三钱 白芷三钱

上末取黄牛脑子一副，搽药在上瓦器贮，加酒顿熟，和酒乘热尽量饮，醉睡后其病如失。

头风痛 黑豆三升，炒令无声，即用酒九升，掺热豆入酒中，蜜封七日温服。

头痛一症 属痰者多有热，有风，有血虚，此方为主，对症加药。

苍术米泔炒 黄芩片酒洗炒，一钱半 防风去芦 白芷 姜活各一钱 细辛六分

上用姜三片，水煎略食，连服。左痛属风，加川弓、当归各钱半，荆芥、薄荷各八分。右痛属痰，加半夏一钱半，茯苓、陈皮各一钱半，甘草三分。瘦人多兼热，倍用黄芩片，少佐石膏。肥人多湿痰，加川弓、当归、南星、半夏制

各一钱半，倍苍术。痰厥痛非半夏不能除，头旋眼黑风虚非天麻不能除。

头面肿大疼痛并喉痹　大黄丸，食后徐呷服瘟疫歌方。

耳痛不能开　地虾三五个，磨水滴入耳中，效。

鹅虱入耳必患头痛　稻杆煎浓汁灌耳，虱死而出。

百虫入耳　鸡冠血滴入，或香油、麻油亦效。

耳睁　金线吊、芙蓉叶杵汁滴入，效。

耳聋鼻塞　干柿三枚，粳米三合，豉少许，煮粥食之。

耳聋神效　蓖麻子四十九粒，枣肉十枚，入人乳捣膏，石上晒干，丸如梧子大，绵裹塞耳中，效。

鼻中时流臭黄水，甚，脑下时痛，俗名控脑砂。有虫食脑中，丝瓜藤近根三寸许，烧灰存性，为末酒服。

酒皶鼻乃血热入肺　苦参净末四两，当归净末二两，酒糊丸梧子大，每服七十八十丸，热茶下。

口舌

口舌肿大或痛裂生疮者，乃三焦火盛，宜用加减凉膈散：连乔、枝子、黄芩、桔梗、黄连、薄荷、当归、生地、只壳、芍药、甘草各等分水煎服。

舌忽胀出外　俗云蜈蚣毒，雄鸡冠血盏盛浸舌，苦即燕下消。

又方：蓖麻油捻纸灯上烧取烟熏，随即消。

舌肿如猪胞　以针刺舌下两边大脉，出血即消，勿刺中央脉，恐血出不止。随以火烧铜筋烙之，或以杂草烧锅绣醋调舌上下，脱去再付，须臾消。

此症不急治则危。凡舌肿，舌下必有虫伏，如蛄蝼卧蚕，有头尾。若舌无故出血如线，槐花炒为末，搽之即止。

牙痛　冬叶蒂烧灰存性，再入煅盐末擦牙止。积年之痛，又牛牙烧白成灰，擦牙，永不痛。

乌须固齿还少丹

川弓　当归　白茯各一两　旱莲二两　牙皂

白芷　黄柏各五钱　青盐二两

上末入炒罐内封固，炭火煅，烟尽出取为细末，磁罐收贮，擦牙。

千金一笑散　治牙痛不可忍，巴豆一粒入大火略烧去壳，胡椒三粒同捣烂，用薄绵包药入牙上下痛处，咬定，流出涎水勿咽，良久痛止，吐之。若三牙痛则用花椒。

又：水杨梅即水度木，取蕴煲水，含之勿咽于喉。

又方：蒜研贴太渊穴，待起炮除之。

牙龈内烂　蚕茧一个已出蛾者，以白矾末填满，火烧过为末，以米泔水洗后将药敷上。

老年牙痛　樟脑一钱半为末，和白米饭捻润再研为丸，雄黄为衣，用绵包裹放口内，患牙咬住闭口，辣当不得时吐之，又复咬除根。

眯物入目或飞丝　用好京墨磨浓滴，以新笔蘸之。

鱼骨竹木哽咽　用密稍稍服下，或橄榄肉食下。

误吞水蛭花　即马蝗花，密服二两即化。

儿吞金银　饴糖。

咳嗽

无声[1]有声为咳，脾伤；无痰[2]声有痰为嗽，肺伤。声痰俱有为咳嗽，脾伤肝湿，主肺，分补子母。晨嗽，食积上午胃伏火，脉左关弦短，痰极肝衰。食积下午阴虚，脉右关濡者饮食伤脾，浮短肺伤。

【总】列缺　尺泽　肺俞　或中　乳根　足三里

【药】二陈汤，病深加膻中、上脘、气海。

方：老鸭一只去肝肠。取姜汁一盅，艾汁一盅，陈皮一两，黄酒二碗，水顿烂熟。鸡鸣时空心食之，余随意饱食。

哮喘

哮则非喘，喘不能哮。哮类咳有声，喘上气急速。脉骨[3]而肢温者生，脉沉涩肢寒者危，数亦危。

哮　肺窍有冷痰气寒，阴雨则发不食，有终身苦于母传者。

喘　寒主迟缓，热主急数，气为火郁而积痰于脾胃也。

哮　天突宜前近骨处，不宜正宛中，三小炷。鸠尾宜上近骨处，不宜正宛中，三小炷。

---

①无声：此处应为“无痰”。

②无痰：此处应为“无声”。

③脉骨：此处应为“脉滑”。

足二指中指端近甲之下，男左女右，每三炷。肺俞姜蒸为片，三大壮，每姜五。气海三大壮。

【药】治老瘕，鸡仔一个敲壳不要捐膜，浸尿缸内三四夜，取出煮熟食之。鸡子能去风痰，乳猪屡炒食亦效。

喘　云门肺经起处，中行璇玑开四寸，值巨骨下。天突　膻中平乳。承满上脘开三寸。魄户三节开三寸。气海　足三廉

【药】陈皮、紫苏、半夏、姜三片水煎服，各二钱。

咳逆　即塞呃，偶然者片糖含之，咽下即止。薄荷汤亦止，用水碗暗写“十”字三个，吞之亦止。

【治】上脘　气海　大陵掌后一寸。足三里

并扭于肘向肚，将两肘尖各小炷五壮，气痛，平心反背，二穴并为三穴灸之。

【药】陈皮、砂仁、紫苏梗煎汤服。

又四香散：木香、丁香、沉香、檀香、明矾各一钱，尖槟榔一个，并末，每一钱，酒下。

虫咬心　靛花煎水一盅，参冷水一盅服之。

腹痛　有九种，无增减者，寒也；吴茱萸煎水饮。乍痛乍止者，热也；宜清。小便不利，湿滞也；宜苍术、赤茯。得泻而减，食积也；宜香附、枳实。

时作唇红，虫蚀也；宜史君子。胸膈有声，痰饮也；宜二陈汤。不移动处，死血也；宜归尾、桃仁。按之稍止，虚也；宜麦冬、神曲。硬不敢按，实也。宜泻。脐下忽大肿，人中黑者危，脉与心痛同在关。

【治】上脘　天枢　关门建里开三寸。胃俞十二节开。足上廉三里下三寸。

腰痛　常痛肾虚，走疰痰痛。日轻夜重瘀血，遇阴雨即发湿，脉皆带沉弦，微为气滞元损。

【治】肾俞十四节间或命门。合阳委中下二寸。委阳委中斜向外上二寸。气穴石门开一寸半。

【药】煨肾丸　杜仲三钱，炒为末，取猪腰一枚，薄切五七片，以盐椒捻去腥水，酒药末在内，包以荷叶，外加湿纸，煨熟酒下。

胁痛　左痛，肝受邪；右痛，肝邪入肺；俱痛，肝火盛、肝气实。脉双弦者肝气怒伤，脉有余沉涩而紧急者痰淤。

【治】上脘或用通谷。章门　肝俞九节。太冲　阳陵泉　曲泉内。

【药】姜黄片二钱　白芥子五分　只壳二钱　只实一钱　陈皮一钱　半夏一钱　柱心五分　甘草五分

煎水，另磨木香三分。调服。

諸痛 在上屬風，下屬濕。

（治）風門 合谷 曲池 太沖 三陰交 陽陵泉

（脚氣）由脾胃虛弱，行動坐卧之間爲風寒暑濕之氣所侵，或內因飲食所傷，致濕熱下淫，始始之不覺，乃因他病發痛。先從脚起，或先緩痛痹，或行起忽倒，或兩脛腫滿，或足膝枯細，或心下怯悸，或小腹不仁，大小便澀，或舉胯轉筋，骨節酸痛，或惡聞食氣，見食吐逆，或胃滿氣急，增寒壯熱，狀似傷寒，或經一旬半月腹漸，而至于足筋腫大如瓜匏者，婦女月經不調，下元沽滯，心痛脹滿。有浮腫者冲心爲惡候，腫爲膿，名濕脚氣，不腫爲乾脚氣。

內踝紅腫爲繞膝，外踝紅腫爲穿眼。兩膝腫紅爲鶴膝，兩腿又紅爲腿胯。陰脚氣脛腫不紅，陽脚氣脛腫色紅。

（治）繞膝 解谿 然谷 復溜 太沖 穿眼 僕參 京骨 絶□ 丘墟四指脉來。

鶴膝 陽陵泉 膝眼膝岩內外陷中。下廉 梁丘上二寸。風市

腿胯 患處先以蒜片貼，灸三壯。三陰交 環跳 太沖

鼓椎膝股內痛，足筋吊 附陽外踝斜向後上三寸。上廉三里三寸。

踹重如結，踝如裂 崑崙

股骱痛轉筋疼 解谿 足冷 承筋

膝痛如離，伸不屈 陽陵泉

屈不伸 陰谷膝內輔骨後。

（藥）脚氣冲心 大雞心檳榔一個爲末，童便

诸痛 在上属风，在下属湿。

【治】风门 合谷 曲池 太冲 三阴交 阳陵泉

脚气 由脾胃虚弱，行动坐卧之间为风、寒、暑、湿之气所侵，或内因饮食所伤，致湿热下淫，始始之不觉，乃因他病发。痛先从脚起，或先缓痛痹，或行起忽倒，或两胫肿满，或足膝枯细，或心下怯悸，或小腹不仁，大小便涩，或举胯转筋骨节酸痛，或恶闻食气，见食吐逆，或胃满气急，增寒壮热，状似伤寒，或经一旬半月腹渐，而至于足筋肿大如瓜匏者，妇女月经不调，下元沽滞，心痛胀满。有浮肿者冲心为恶候，肿为脓，名湿脚气，不肿为干脚气。

内踝红肿为绕膝，外踝红肿为穿眼。两膝肿红为鹤膝，两腿又红为腿琇。阴脚气胫肿不红，阳脚气胫肿色红。

【治】绕膝 解溪 然谷 复溜 太冲 **穿跟** 仆参 京骨 绝□ 丘墟四指脉来。

鹤膝 阳陵泉 膝眼膝岩内外陷中。下廉 梁丘上二寸。风市

腿胯 患处先以蒜片贴，灸三壮。三阴交 环跳 太冲

鼓椎膝股内痛，足筋吊 附阳外踝斜向后上三寸。上廉三里三寸。

踹重如结，踝如裂 昆仑

股骱痛转筋痠 解溪 足冷 承筋

膝痛如离，伸不屈 阳陵泉

屈不伸 阴谷膝内辅骨后。

【药】脚气冲心 大鸡心槟榔一个为末，童便、

姜汁、温酒各共一盏调匀服。

脚气及脚汗　杉木节煎汤浸洗，萝卜亦可，枯矾亦可。

脚转筋　急取大蒜磨脚心，令逼热即瘥。有念“木瓜”二字七次即愈。

痿躄

痿肺躄肾　肺热则肾受邪，故相因。肺不得水养而不木，木克脾土，故四肢不用，湿热、痰积、食积者固多，而色劳实甚，泻南火以清肺，补北水以降心。在灸则补荥通俞，在药则补阴降火，燥湿补气，化痰调中。

脉尺虚弱缓为本症，热传四脏多浮大。

【总治穴】合谷　天井　肩髃　肺俞　肾俞　环跳　中渎　三里　绝骨　然谷

灸法与痹痛麻木相参治，中风部药酒看症加减。先制便药酒去了火毒，堪服饮之，候乃行灸治，之后即服药酒，不出二十日全愈。

㿗疝 㿗，坠也。少腹控卵胀急纹痛曰疝。肝蕴湿热而外束于寒邪，故拘束而急痛也。或形如瓜，或鸣如蛙。三阳急为㿗，三阴急为疝。《难经》曰：任脉之为病，其内苦结而为七疝。脉穿急者生，弱者危，提其顶而灸其足，使气上升。

水疝 即膀胱气，囊肿，汗出如水晶，搔痒出黄水，小腹按之作声，得于役使内迫，或寒邪或暑邪。

【治穴】金门　合阳　大溪　曲泉　四满　肾俞

【药】禹攻散 黑牵牛头末一钱　小茴香二钱半　木香一钱共为末，每服二钱，姜汤调下。**三白散** 膀胱蕴热，风湿相乘，阴囊肿胀，二便不利。白丑三钱　桑白皮　白术　木通　陈皮各钱半上每服二钱，空心姜调下。小儿服五分。**痒搔破烂湿** 圆眼叶蕊晒干研末，掺敷立效。

血疝 即小肠气，尿如血，在小腹两旁或胳旁一条上钩痛，盖伤于暑湿，劳气当泄不泄而成也。

【穴】肾俞　中极　血海　三阴交　然谷

【药】小肠气脐腹缓痛，阴中疼闷不省人事。小茴香盐水炒　只壳麸炒，各一钱　没药五分　共末，每服一钱，热酒调下。

小肠气 白芍七分，橘核五十粒，小茴一钱，青皮七分，青木香八分，乌药一钱，川练子五分，甘草五分，作一剂，好酒一盅煎，七服。

又方：荔枝核、柿核捶碎，煎水饮。

筋疝 兼血气，肝蓄热。茎肿，或脓患，或缩，或痒，或振不收，或滑精随尿。盖得于房劳，最忌病后突发。

【穴】五枢　肾俞　阳陵泉　蠡沟　复溜　太冲

【药】茎肿大如升，核痛，并治妇人阴肿，皆因房劳热毒也。

马鞭草煎水浴洗，或绞汁涂，蔓菁根捣敷亦效。阴痒痛，车前子水三升煮三沸，去渣洗痛痒处。

气疝　捐在肾，上连腰下阴囊，得之怒郁。小儿病此，父强入房也，大人则肾捐成劳。

【穴】筑宾　太溪　曲泉　合阳　命门

【药】疝气神方，其病甚至气上冲，如有物筑塞心欲死，手足冷，三服除根。硫黄火熔化即移□中去毒，细研，或用豆腐煮去毒更好。荔枝核为末，炒焦黄俱末，饮为丸，梧子大，每服十四五丸，酒下。若痛甚不能支持，且服五六丸亦可，多恐受逼也。

狐疝　类气疝，状如仰瓦，卧则小肠入，行则出，夜入不溺。

【穴】商丘　气冲　照海

【药】**海上方**　黑红猪腰一对，不见水去膜并内血，切片。用大小茴香各二两，俱炒为细末，同腰子拌匀，并取本猪尿胞一个，去尿，入茴香末，腰子于内扎住。另取生白酒三碗，入砂锅悬煮干至半碗，取胞切碎，连药焙干为末。将砂锅煮剩酒打面糊成丸，梧子大，每服七十丸，空心好酒下，立效除根。此方兼治诸疝。

寒疝　肝蕴湿，囊寒冷硬如石，茎不举，控丸作痛，得于使内寒湿也。

【穴】五枢　肝俞　阴交　中都　中封　然谷

【药】禹攻散，在水部同治。

癞疝　染湿气

【穴】大巨　中都　太冲

【药】地夫子煎汤洗。

又：蝉退五钱，水一盅煎汤洗，再温再洗，立效。

肾气　小腹下注，注奔心腹急痛。

【穴】关元　四满　交信

【药】交接劳后卵肿，腹中绞痛，刮青竹皮一升，以水三升煮沸，绞去渣顿服，并煎汤浸洗少腹以下。

劳则发，肾虚，用煨肾丸，在腰痛部。

【穴】肾俞　志室　大赫

偏坠　丸一大者，亦肾气也。

【穴】曲泉　三阴交　太冲

【药】猪苓　泽泻　白术　赤茯　槟榔各一钱　小茴柑核　金铃子　川练子各二钱　灯草七条　水二盅，空心服。

神效海上方　用红蓖麻子，计本人年岁，每岁一粒，共锤烂，贴胸上，以带扎定。另将本人左右脚两次指合回，以带束住，本人仰卧床上，以坚小艾合灸两指头七壮，灸完先除去胭上所贴蓖麻，迟则起炮。除补三阴交、曲泉二穴，此方亦可通治诸疝。

又方治偏坠气：五焙子五六个，烧存性为末，好酒调服。

卒外肾偏肿疼痛 大黄末醋和涂，干即易之。

外肾肿胀 葱白入乳香敷之。

外肾被伤偏坠肿大 雄麻雀三五个，去净毛并去肠肝，每个用白矾一钱装肚内，以新瓦二片，将雀盒在瓦中，用盐泥两头四面封固，以火煅通红取出，存性为末。每用一钱，空心好酒下，一只尽，全愈。

小儿外肾赤肿退皮壳又发 老杉木皮烧灰，入腻粉香油调敷。又葱地蚯蚓粪、甘草汁煎调涂。

阴头肿痛 鳖甲一枚烧灰，以鸡子清和敷之。

卒阴肾肿痛 牛粪烧为末，和酒敷之。

妇人阴肿坠痛 只实半斤，煅炒热，故帛裹熨，冷又易。

热病瘥后，后交媾复发，卵痛入肠脏欲危 蚯蚓数条，绞汁澄清服，葱地更佳。

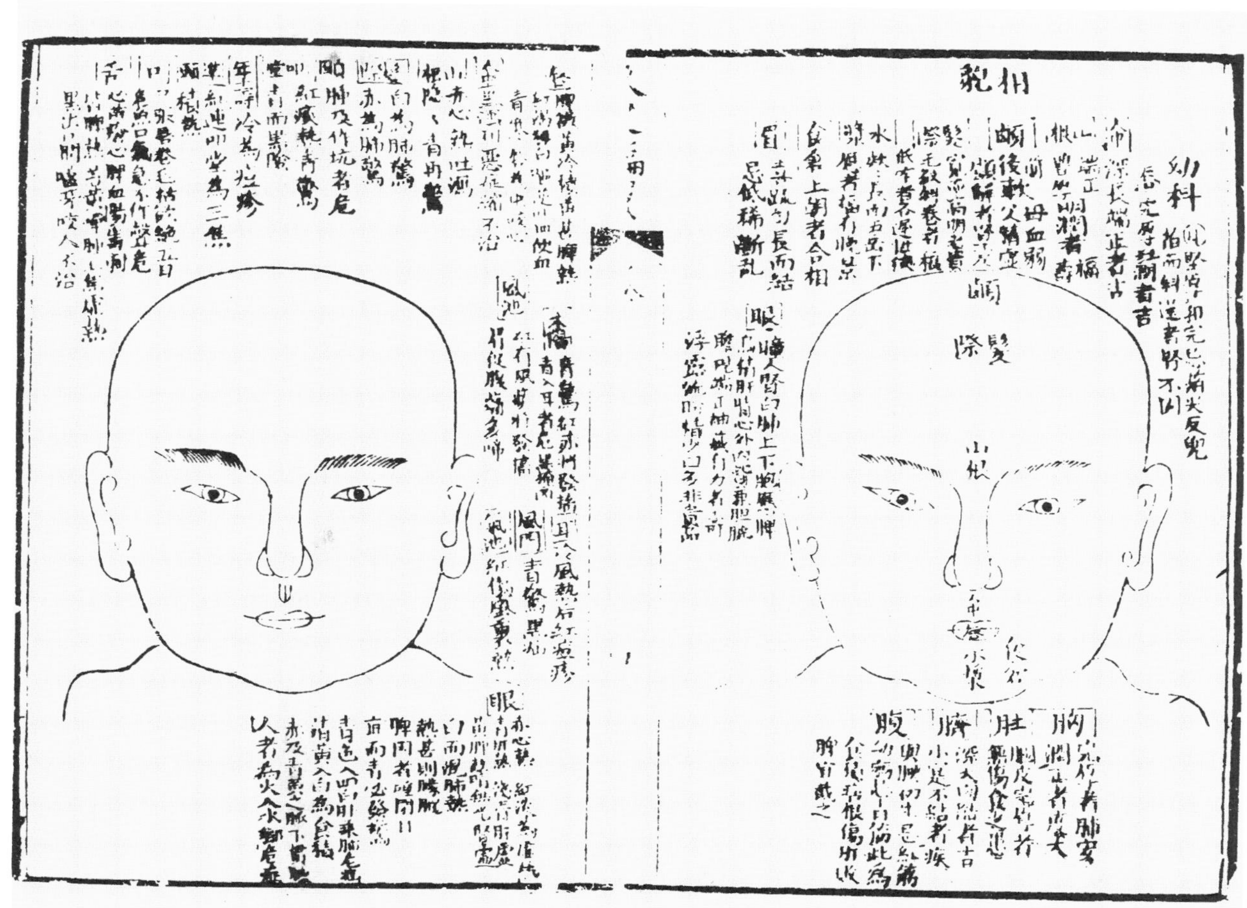

幼科

相貌

耳　坚厚郭完，忌薄尖反兜，薄而斜送者肾不固。**唇**　完厚红润者吉。**人中**　深长端正者吉。

山根　端正丰厚明润者福寿。**囟**　前后软，母血弱，父精虚，囟解者肾不足。

发际　宽而高明者贵，毛纹斜卷者根低，牢者各迟性狭。**承浆**　颏颊长而五岳下应者福，有晚景。

食仓　上朝者合相。**眉**　喜疏匀长而结，忌低稀断乱。

眼　瞳人肾，白肺，上下胞应脾，乌睛肝，眦心，外内眦兼膀胱、胆。视端正神藏有力者寿。浮露流盼、精少白多非贵品。

胸　完厚者肺安，润正者度大。**肚**　胭皮完厚者，无伤食之患。**脐**　深大团结者吉，小实不结者疾。

腹　与腰初生忌红筋，幼弱忌青筋，此为食积，痞根，伤肝败脾宜截之。

唇　脾，微黄冷积，黄甚脾热。红渴燥白呕逆、吐血、便血，青寒唇为虫咬心。

人中　黑泻利恶症，缩不治。**山跟**　赤，心热吐泻。隐隐青，再惊。**发际**　白为肺惊，赤为肺惊。

囟　肿及作坑者危。**印堂**　红痰热，青惊，青而黑险。**年寿**　冷为痘疹。

准头　红连印堂为三焦积热。**口**　口张唇卷，毛枯欲绝五日危，鱼口气急不作声危。

舌　心苗疮，心脾血阳，毒刺皆脾热。苔黄噪肿，上焦虚热，黑出口间，啮牙咬人，不治。

太阳　青惊红赤将发搐，青入耳者危，黑掩凶。**风池**　红有风痰将发搐，眉促腹痛多啼。

耳　冷风热后红痘疹。**风门**　青惊，黑疝。**气池**　红伤风里热。

眼　赤，心热，红淡为虚热；青，肝热，浅青肝虚；黄，脾热，睛无光肾虚；白而混，肺热，热甚则朦胧；脾困者睡，闭目，直而青，必发惊，青色入四白，肝乘肺危状；青黄入白为食积；赤及青黄之脉下贯□者为火入水乡，危症。

左肝　青为惊，为积，为风搐，将发红为风热，赤为寒热，青而红为肝心病痰眼搐。

南心　红为热，青为肝风，青黑为惊风，紫为肾冷，赤青为心冷夜啼，黑掩太阳者凶。

中脾　黄为疸，为食积，为瘕伤，痞癖，黄而乍白为疳积呕吐，虚汗多肿。鼻干者肺燥，山根至鼻柱红者心口胃口热，秘涩。右肺　白为寒，为肺不足，为滑泄呕吐利，喘息。

北肾　青为惊，白为肾虚，黄红为吐利，黑为寒，为肾败，为脏腑欲绝，咬人兼察目瞳人。

身　脾困则身热而渴，不思饮食，且睡而闭目。风甚则身强反张，卧而下搐者，肾骨重也。不喜覆被者，心火于下肾足也。

指　手足寒过肘膝者，风邪甚也。五指头俱冷，为惊。中指独热为伤寒，中指独冷为痘疹，指甲黑色者肝绝危候，五指如姜把者不治。

掌脚　心热内皆热，为外伤寒，双足冷浑身热，脚热额热是感风，脚热额冷为惊。

总领

心病热，肾病寒，脾病主湿，肺病主燥，肝病主风。一切风热惊搐，呕泻瘈急，昏闷皆肝，补母泻子。我生者为实邪，生我者为虚邪；我克者为微邪，克我者为贼邪。

摘指

凡小儿身热，最要详察，或恐痘疹，不可便作热治。

痘疹热　年寿冷，鼻尖冷，耳冷、耳后青筋有色，中指独冷，足冷，呵欠，作惊。**惊搐**　手五指俱冷，额冷，足热。**食积**　肚热身冷。**伤风**　额热足冷。**伤寒**　中指独热。**疳热**　面黄，鼻下赤烂，爱吃泥土。**瘅烧热**　不恶寒。恶寒者，溺病也。**变蒸热**　耳鼻冷，上唇及上腭有炮，呕乳，温温微热气，五七日不治自愈。如果热病又另于诸热相乘，考类治之。

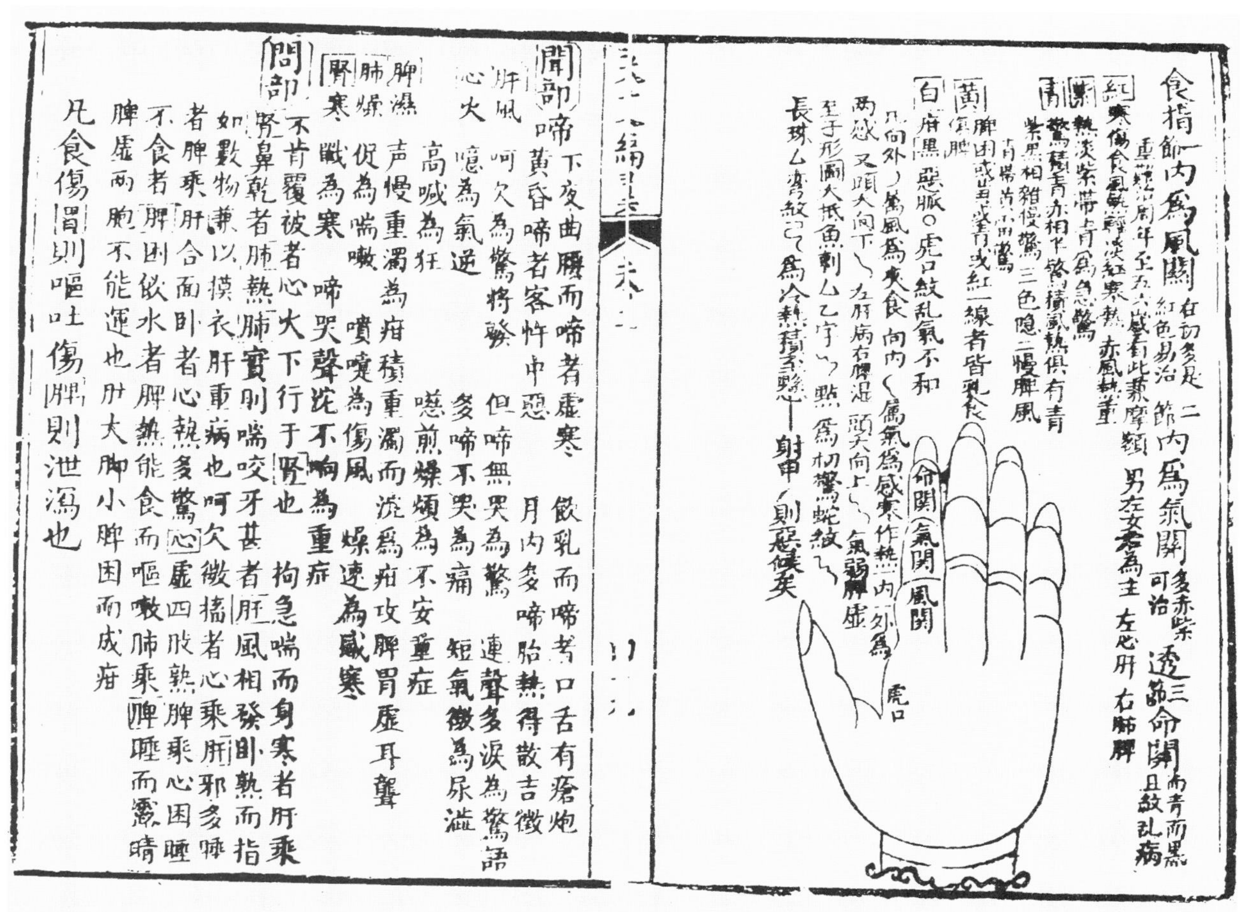

食指一节内为风关，在初多是红色，易治。二节内为气关，多赤紫，可治。透三节命关，而青而黑，且纹乱病重，难治。周年至五六岁，看此兼摩额，男左女右为主，左心肝，右肺脾。

红　寒伤食，风热轻淡红，寒热赤，风热重。紫　热淡紫带青为急惊。

青　惊积青亦相半，惊积风热俱有青，紫黑相杂慢惊，三色隐二慢脾风，青带黄雷惊。

黄　脾困或黄或青或红一线者，皆乳食伤脾。白　疳黑，恶脉，虎口纹乱，气不和。

凡向外，属风为夹食；向内，属气为感寒作热；一内一外为两感。又头大向下，左肝病右脾湿；头大向上，气弱脾虚。至于形图大抵鱼刺　乙字　点为初惊，蛇纹　长珠　弯纹　为冷热积，至悬射甲/则恶候矣。

闻部

啼　下夜曲腰而啼者虚寒，黄昏啼者客忤中恶。饮乳而啼者口舌有疮炮，月内多啼胎热，得散吉征。

肝风　呵欠为惊将发，但啼无哭为惊，连声多泪为惊语。

心火　噫为气逆，多啼不哭为痛，短气微为尿涩，高喊为狂，噁煎燥烦为不安重症。

脾湿　声慢重浊为疳积，重浊而沉为疳攻脾胃虚，耳聋。

肺燥　促为喘嗽，喷嚏为伤风，燥速为感寒。

肾寒　战为寒，啼哭声沉不响为重症。

问部

不肯覆被者，心火下行于肾也。拘急喘而身寒者，肝乘肾。鼻干者肺热，肺实则喘。咬牙甚者肝风相发，卧熟而指如数物，兼以摸衣，肝重病也。呵欠微搐者，心乘肝邪，多睡者脾乘肝。合面卧者心热，多惊心虚。四肢热，脾乘心。困睡不食者脾困，饮水者脾热。能食而呕嗽，肺乘脾。睡而露睛，脾虚，两胞不能运也。肚大脚小，脾困而成疳。凡食伤胃则呕吐，伤脾则泄泻也。

切部

一岁至三岁，以一指探浮沉；四至七岁，一指移探关之前后；九岁至十三岁，一指移按三部九候。凡六至为平，加为热，减为寒。

左主外，应风寒暑湿。右主内，应乳食痰积。又：前大后小为顺，前小后大为逆，大小不匀为邪祟。

夜啼　身温脉微小为顺，身冷脉洪大为逆。**吐**　身温脉浮大为顺，身冷脉沉细为逆。**急惊风**　浮洪数紧。**慢惊风**　沉迟散缓。**热**　尺寸满为实，尺寸弱为虚。数为实热，迟为虚热。**变蒸**　脉伏迟，寒呕而不潮热。**疳**　脉紧数而脏实为顺，脉沉细而脾泄为逆。**伤食**　紧盛在寸口。**伤寒**　紧盛在人迎。**食积**　脉沉细。**伤风**　脉浮缓。又：脉过寸口入鱼际，主遗尿惊搐。

急惊

阳乘而阴亏，阳动而燥疾。心火肝风相搏而发速，外邪有余之症，不治则转惊甚而慢脾，多因抱护疏虞，且触恶音怪物，则致面青口噤，或声嘶而厥。发过则容色如故，良久复作。其身热面赤，口干引饮等症，其：

脉　浮洪数紧，盖热生痰，痰生风，邪气实，遇感即发，乃肝木风邪，痰热有余之症。降火扶水，退热化痰则风自止。

候　牙关紧急，口热牙闭，壮热涎潮，眉唇牵引，四肢掣跳，眼赤唇红，目翻头动，搐视反张，大小秘涩，浑身发热。

危　睛番，不嚏，口出血，气促不下，心中热痛。神缓，肚搐，足摆跳，摸体寻衣，大叫鸦声。

【治】神情昏迷，则先神庭而后四关。若痰壅则先四关而后神庭，与大中风似。

神庭鼻直上，入发际五分，一切昏迷牵引。上脘脐上二寸。肓俞脐开寸半。气海脐下寸半。合谷手虎口岐骨陷中，四关之二。内关掌后二寸。尺泽肘上纹尖。绝骨外踝上二寸。

太冲足大指次指岐骨，四关之二。阳陵泉膝下外廉一寸，骨陷。风门二节开一寸半。

若口眼㖞斜加地仓口角外四分，㖞左取右，㖞右取左。颊车。耳珠下八分。

危急加人中水沟正中。中冲中指内表。灸后服镇惊丸或琥珀丸。

镇惊丸　龙冈何茂真祖传，神效。

朱砂飞，一钱半　白茯苓二钱半　白附子二钱半　胆星二钱半　淮山微炒，二钱半　白术土炒，一钱　蝉蜕去头足，五分

合研末，放饭面蒸熟，另下麝一钱半，炼密为丸，每丸重七分，薄荷汤下。

慢惊

阳亏而阴盛，阴静而迟缓。中气虚，脾虚生风。土为肝克，风盛则筋急，本不当热而热者，虚也。多因饮食不节，损伤脾胃，以致吐泻，日久中气大虚，故发搐，发则无休止时。其身冷、面黄、不渴等候，其脉沉迟散缓。盖脾虚则生风，风盛则筋急，所谓天吊惊是也，属脾土中虚损不足之症。仰视为天吊，反张为痉痓，若惊三发则为痫。

候　目上散缓，口角流涎，目慢神昏，手足瘈瘲，大小清白，四肢逆冷，正视斜转，筋脉拘挛，乍静乍发，睛露昏睡。

危　发直摇头，口生白疮，头软涎鸣，四肢厥冷，手足一边牵引，喘急嗌塞，吐泻咳嗽，大小便不清，胃痛两胁动气，眼睛不转。

【治】百会耳尖直小旋毛中。中脘　幽门巨阙开寸半。天枢脐开三寸。气海甚者则用关元，脐下三寸。大冲　三阴交内踝上三寸。足三里

肺俞三节开三寸。脾俞十一节开三寸。合谷　列缺食指叉取。曲池曲肘面，曲骨陷。

若痰喘加天突结喉下宛宛中。膻中平乳正中。若呕吐不止，扭转手肘向外，近少海穴骨尖灸二七壮。

慢脾散　白术一两，老米一合，伴山间净色黄土斜浸一宿，次早去石泥不用。新瓦焙干研末，每服五分下，粥或滚水下。又端午日取蕉根白头蚯蚓，先以刀截两断，看其跌急者，用治急惊跌，慢惊作两处收放，不拘多少。去泥用瓦焙干为末，加辰砂等分和匀，糯米糊为丸，菉豆大，金箔为衣，每服一丸，滚水下。

痫症

惊屡发为痫，外感治其风邪，内伤治其脾胃，与大人肾虚气脱治在关元略异。发则状地作声，醒时吐沫，急慢惊则不作声不吐沫。

五脏所受，各有其因，征于面色，验于积邪。血不和，气不顺，为风邪所触而发。治之不须卜五，但当祛痰顺气，清火平肝。

凡耳后高骨有青纹如乱线者，宜劙破出血，可以预防。

【治】耳尖上约宽一指，男左女右，回炷一壮。少商手大指内侧，近甲傍一壮。乳外侧赤白肉际，一壮。章门脐上二寸，横开六寸，一壮。下脘脐上二寸，一壮。阳关十六节骨尖上，一壮。大敦足大指生毛起，近甲，一壮。

若病深加中冲。中指内表一壮，合两指灸更。

诸热

《内经》曰：邪之所凑，其气必虚。人之伤于寒也，则为热病。其外者，先太阳，次阳明，与大人伤寒传变及两感者参同。至于幼科则内伤而引外感者，有夹食夹惊之因，而伤风有汗，伤寒无汗，其大较也。经又曰：诸寒之而热者取诸寒。王太仆曰：贵其无水。此义幼壮一理。至于左肝右肺面部于幼稚可以察识，先列五脏诸症于下。

心　实热则仰面而卧，虚热则合面而卧。额赤，口干，心烦，痛，壮热饮水，合眼咬牙，甚则发搐，掌热而哕，惊及惊风属心与肝。

肝　摇头搭目，抽搐身热。肝主筋主目。左颊赤，多怒惊，支困转筋，寻衣，便难，风热有汗及惊风热，属肝与心。

脾　合眼昏睡，身热。脾困主眼胞。鼻赤面黄，好卧，身热，饮水，热而体重皆湿，日轻夜重，潮热，疳，口气热，鼻下烂，吃土。

肺　乘心则咳嗽面赤，壮热，喘属肺，火克之。右颊赤，手掐眉目，咳嗽，寒热饮水，恶风，自汗，胸痞，属肺，兼脾则嗽也。

肾　撺视惊布，咬手足。肾睛牙苗，足心亦肾。颔下赤兼察瞳人，两足热不能起，骨疝也。阴囊肿赤吊痛，虚热蒸及骨火侵肾也。

【主穴】

心　神门手小指内侧兑端骨。少海肘内横纹下尖。

肝　太冲足大指次指岐骨上一寸。章门

脾　大都足大指内侧本节后。三阴交内踝上三寸。

肺　列缺食指叉取。中府乳上三筋开一寸。

肾　照海足内踝下赤白肉际。足通谷足小指外侧，本节前陷中。

疳症

囟会　鸠尾　胃俞　合谷并治疳眼。劳宫并治口疮。十九节陷瘦利。

【药】硼砂煅。朱砂、辰砂飞过。海螵硝、君子肉，或加假油柑、百草霜、水仙子、山查、麦牙、神曲、淮山各等分，白术减半，俱末，每服三分。

挑疳法　将小儿掌内振转，看其食指末节横纹后，即风关之里，玉枕处有一白泡，即用针挑破，病深者

必有熱血注結病淺者則止見白膏挑后刮去膏
血將鹽荡填其口用燈火弹三壮左右手皆然次
將手背十指本節摺拳骨突處即十宣穴用小艾
每穴一炷灸之　挑後齋塩及各食物只用片糖
與之食及下粥飯使引動其虫蛀三日后即戒糖
不食將使君子散先蒸雄猪肝下粥飯又三日乃
將散蒸肉及鱔魚下飯一面先蓮肉去衣心蒸食
及淮山煲肉食忌煎炒生冷雞肉糯米戒三年全

愈之後尤戒糯米　若疳已落眼挑后即取蛤屎
茀杵人乳敷眼男左女右取撒蛇仔葉搓軟作一
小丸塞鼻敷左則塞右敷右則塞左二三日眼愈
為止

使君子散方

君子肉二錢　假柚柑葉乾末二錢　山柚
麻乾葉末二錢合三伴研羅末　另青黛一錢共拌勻
每用三四分蒸猪肝或脢肉或鱔魚及開粥食　如
病淺者服此散不用挑亦効

必有热血注结，病浅者则止见白膏。挑后刮去膏血，将盐薄填其口，用灯火弹三壮，左右手皆然。次将手背十指本节折拳，骨突处即十宣穴，用小艾每穴一炷，灸之。挑后，斋盐及各食物，只用片糖与之食，及下粥饭，使引动其虫蛀。三日后即戒糖不食，将使君子散先蒸雄猪肝下粥饭。又三日，乃将散蒸肉及鳝鱼下饭，一面先莲肉去衣心蒸食，及淮山煲肉食，忌煎炒、生冷、鸡肉、糯米。戒三年全愈之后，尤戒糯米。若疳已落眼，挑后即取蛤屎茀杵人乳敷眼，男左女右，取撒蛇仔叶搓软，作一小丸塞鼻，敷左则塞右，敷右则塞左，二三日眼愈为止。

使君子散方

君子肉二钱　假柚柑叶干末二钱　山柚麻干叶末二钱

合三伴研罗末，另青黛一钱，共拌匀，每用三四分蒸猪肝或脢肉或鳝鱼，及开粥食。如病浅者服此散，不用挑亦效。

初生

将软绢缠于指，拭去儿口中污血，再以蜜少许，调朱砂末遍擦口内，以免胎毒疮患。又丁六目内用朱砂末如豆大，调蜜，以绵蘸取，令儿吮之，一日尽。

牛黄散更妙。

产下有皮膜如石榴中膜，裹舌或遍舌根，速以指甲刺破，令血出。烧凡石研半，菉豆许敷之，不然必哑。

洗儿用猪胆一枚，以水七升煎四升，澄清浴之，少疮疥。

因难产生下气弱不哭，速以父母真气口灌度之。

延生第一方　小儿初生，脐带脱落后，取置新瓦上，以炭火四围烧至烟尽，放土地上用瓦碗盖之，存性为末。预将朱砂透明者为极细末，水飞过，若脐带末有四分，朱砂用二分。另取生地、当归身煎脓汁一二蚬壳，调和前二味，抹儿上腭并乳头上，与儿尽一日之内食之。次日儿遗下污秽浊垢，永无疮疥，亦少痘疹。

三朝

肚实不食乳　看儿脐之上，胸臆之下有青筋，用灯火弹之，勿令上侵心，则难治矣。艾灸亦可。

脐风撮口　并牙跟上生白点，名马牙，作痛啼哭不已，不吃乳。即看口内坚硬之处，或牙跟白点，用指甲或针挑破出血，用京墨磨薄荷汤以手搅匀，将其母油发蘸墨遍口擦过，随用青绢蘸井水展口。凡月内小儿常用青绢或京青布洗净，蘸搽抹拭口内腭上及舌最佳。

撮口风　完全生葱二根，捣汁，以真僵蚕三个研末，调除其母乳头。令儿吮之或用乳调蚕末灌之，儿即开口。

夜啼状若鬼祟　蝉退七个半，下截为末，初生炒一字，薄荷汤并酒少许调。下如不信将半截依前法服复啼。**腹痛夜啼**　笔蘸朱砂，书“田”字于儿脐下即安。

重舌　即雀舌，巴豆半粒，饭四五粒，其捣烂为饼如黄豆大，贴儿眉心印堂，待四围起炮，除之即愈。

患眼　拔毒膏治肿痛，熟地黄以新汲水浸透捣烂，贴儿两脚心，以布裹住，一夜效。

肾缩　受寒 热姜汤湿足心，甚则灸涌泉。便闭 大［便］，蜜炼为条导引之。小［便］，灸三阴交、大溪泻火。

瓜棚蚀　百会　劳宫　涌泉　又方：以凉水痛拍亶中。有一大黑点，四旁紫筋织实，以干布拭去水湿，用艾大炷三壮，灸后取生鸡炒酒或炒汤食亦可。

麻疹　督任关窍者，灯火弹之。

妇科

女人之病，多从男子症参治。惟胎前、产后、崩漏、带下之病为异耳。究其所因，月水不调，变生诸症。调经之道，贵乎抑其气以行其血。血盛气衰为从，从则百病不生，孕省乃成。且行经与产后一般调理，失则为病。故或喜结怒郁，则气逆而血随逆滞于各部，各病因之，上为晕吐，中胀满，下淋漏。

脉　尺常盛而右大，此其常也。沉滑匀易生息，微涩迟濡不力。盖微则无精，涩伤精，迟中寒，濡无力也。

男右尺旺，火动好色；左尺旺，阴虚非福。女肝脉弦出寸口又上鱼际者，气盛也。右寸浮出于鱼际者亦然，非怀贻则思欲也。

闭经之脉尺微涩，或浮或滑，或继绝不匀，或肝脉沉而急。经曰：寸关如故，尺脉不至者，月水不利。

虚劳

多因积虑心伤。盖妇人以血旺气衰为本，心生血，心既虚耗则血逆竭而月水先闭，火既受病则不能荣养其子，故不嗜食。脾既虚则肺气亦亏，邪得乘之，故发嗽嗽，作则水气绝，故四肢干。本气不克，故多怒发焦，传变五脏，至是成劳，热嗽有汗，寒嗽无汗，以补心抑肺为主。

月事

经水因血也，属冲、任二脉，上为乳汁，下为血水。经脉不行，多有脾胃伤损而致者，不可使认作经闭血死。

又：多产有伤血者，总以补养脾胃为主。若脾胃无病，果有血块，方宜破血通经。

交媾

三十时辰两日半，二十八九君须算。落经将尽是佳期，金水过时空撩乱。

盖一日十二时，两日半总三十时也。妇人月信来只是两日半，当此算之落经将尽，子宫正开，乃受精结胎之候，妙合太和之时，过此则宫闭不受胎矣。然亦有女人血旺气盛，六七日方净者，但视实田经水之颜色何如耳。故不曰经水而曰金水者，接常期以洁白之布帛夹于户口取验之，果金色者，旧血净尽，新血始生，子宫正开，即佳期也。若鲜红则未净，子宫淤塞，淡红则已过，子宫又闭也。

经曰：实阳能入阴虚。谓男子能谨身节欲，少壮七日至一月，老成三月，务保养精气充实。适女人经后血海虚净，子宫正开，一遇交合，是以实投虚。未交之先要种子者，先将红印纸剪下烧灰，无根调，令妇面东服之。然后夫妇略饮微酡，勿大醉饱，勿大喜怒，勿劳心劳力，安闲静坐，寄心神于呼吸之间。至夜半子时，计略酣睡半酣，气息舒畅，方行交姤，初交合时只可体交，未可神合，务令鼎器端睡正卧，不可偏邪。如男子恐急精泄，即寄心意于别事，以俟从容进战，务令女人乐生，目瞑身颤，两颊赤热，鼻口凉气相吞，两手欲紧搂抱，至是方用神交，直撞子宫。一时女人肢体不收，滑精流溢，此则阴气极至之候，子宫正开之时，精丹尽情倾注，急猛咬女人上唇，令其自惊，仍男呼女吸，如忍大小便之状。交毕令女人稳卧勿动，但屈左足而左侧卧，勿偏于右，盖男左而女右也。

经云：阴血先至，阳精后冲，血开裹精，精入为骨，阴外阳内，则成坎卦而为男。若阳精先至，阴血后参，精开裹血，血入居本，阴内阳外，则成离卦而为女。又云：经尽一日至三日，新血未盛，精胜其血，感者成男。四日至六日新血渐长，血胜乎精，感者成女。七七之数，即妇之岁数月数也。以妇之岁合现年之月数，遇单则男月，双则女月也，此是一定之理。

此时又值风和月朗，又是天月二德成定吉日，结贵子矣。忌酉、戌、亥时，人身一小天地，至此精神疲竭，忌节气交度，犯之恐成半阴半阳。忌晦、朔、弦、望、风、雨、雷、电，日月无光，虹霓闪动，星辰之下，并灶户枢之前，皆先天保慎也。

交媾之后，女人宜谨身节欲，调服起居，运动血气则儿无惊之病，节酒戒怒则产无神昏之虞，绝交媾则绝胎毒、痘疹、小产之患，禁食太冷太热则免乳热辛寒之忧，毋久坐立卧，以免停滞，宜安坐稳行，以防不测，此后天培植也。

妊娠

王氏曰：太冲盛而气虚者，乳子法也。诊其手少阴脉动而盛者也。盖在手为心，在足属肾，主骨。又肾为胞门子户，尺脉按之不绝者，妊娠也。《难经》曰：女子击胞，三部脉浮沉正等，按之无绝者，有妊娠也。

一月如白露　二月如桃花　三月之后男女分
一月肝　二月胆　三月心胞　四月小腸
五月脾胃　六月肺　七月大腸　八月九月腎
十月膀胱
初字　寸脈微小呼吸五至
三月　尺數脈滑輕手按之而散
五月　疾而不滑重按之不散
辨胎其法不一總之肚圓而聳者為男肚扁而大者為女　又左乳房核為男右乳房核為女

采艾編翼　卷二　二十一

胎動刺痛　關元　道使
小產惡血　肩井　陰交
產育欲產之婦脈離經　胎脈常浮今沈或常沈今反浮　又云脈浮大而頻寒頻熱者難產也
脈離經即腹痛引腰脊為即欲生也　夜半覺日中生　離經而腰不痛者未產也　又云尺脈轉急如切繩轉索者即生產也
臨產宜選一極善穩婆及得力家人無使張皇令產婦驚恐若腹中痛且令扶行或痛或止名曰弄痛不可將手去深亦不可屈腰眠臥如連腰引痛眼中如見火光此是兒轉又須扶策徐行起若艱難即凭物立須臾直至腰痛相引頻

一月如白露，二月如桃花，三月之后男女分。

一月肝，二月胆，三月心胞，四月小肠，五月脾胃，六月肺，七月大肠，八月、九月肾，十月膀胱。

初字，寸脉微小，呼吸五至

三月，尺数脉滑，轻手按之而散。

五月，疾而不滑，重按之不散。

辨胎　其法不一，总之肚圆而耸者为男，肚扁而大者为女。

又：左乳房核为男，右乳房核为女。

胎动刺痛　关元　道使

小产恶血　肩井　阴交

产育

欲产之妇脉离经，胎脉常浮今沉，或常沉今反浮。又云：脉浮大而频寒频热者，难产也。

脉　离经即腹痛引腰脊，为即欲生也，夜半觉，目中生。离经而腰不痛者，未产也。又云：尺脉转急如切绳转索者，即生产也。

临产

宜选一极善稳婆及得力家人，无使张皇，令产妇惊恐。若腹中痛，且令扶行，或痛或止，名曰弄痛，不可将手去深，亦不可屈腰眠卧。如连腰引痛，眼中如见火光，此是儿转，又须扶策徐行，起若艰难，即凭物立须臾，直至腰痛相引频频，阵痛难以行立，然后坐草。切勿大早，恐儿在腹中难以转侧及胞浆先破，子道干涩，皆至难产。若心热闷，可用生鸡子一枝，敲破吞服，或先服乌金丸更妙。抱腰之人须用壮健有力，不致临时欹斜，儿顺易产。

产妇用力不可大早，当脐腹疼痛之初，儿身才转，须听其转定恰出，轻轻用气一送，则顺力而产矣。

横生者先露手，逆生者先露足，生产者先露臂 先露手足者，用细针刺其手足心，三四刺之，以盐涂刺口，轻送入。儿得其痛惊转一缩，即顺生矣。脚先下者为蹈莲花生，急以盐儿足心又急摄之，并裹盐汤产妇脐腹及腰。

破水之后有经日不产者，即随症细辨 身重体热作寒，面黑舌青及舌上冷，唇口俱青，吐沫，子母俱死。面赤舌青，母活子死，面青舌赤口沫出，母死子活。

产讫 先饮童便一盏，或服乌金丸，勿使睡，且令闭目坐须臾，方扶上床，仰卧立膝，勿令伸足，熟睡宜频唤醒。不可以生男为快喜，喜则极心结，恐生红汗之症；不可以得女为悲，若心伤，致有败血之患，宜常淬醋烟以防闷。

胎衣不下停待少久 非惟产疲倦恐流血入胞中为胀，上冲心胸必殆，宜急断脐带，下以物坠住，尤宜用心结缚，然后截断。

其血不潮入胞中，则胞衣自当委缩而下。纵淹延数日，终腐而然，不遽害人。惟产妇心怀宽舒则自下耳，切不可妄用手法，实殒性命，言之痛惜。

黄金散 治生产一二日，难分娩者。用真金箔，大者五片，若小者则用七片。以小磁盅将水少许，去纸入金于内，用指研末，再添水至半盅。先令人扶产妇虚坐，又令一人将两手大指按定产妇两肩井穴，将煎药温服，此方固可催生。若胎月未足，又能安之，真圣品也。

下胎方 将家中便鐥倒去，留宿便十之一，急烧白滚水一二斗，倾入鐥内，以较剪展开十字安鐥口上，乘气产妇坐于其上，须臾气透，胞衣立下，上二效。

生胎 右小脚指尖上灸三壮。

子刺母心 灸涌泉、大冲、合谷、足三阴交。

产后诸病 灸期门。

产后腹痛 水分 关元 膏肓 三阴交

乳痛初起 肿硬疼痛，蒲公英捶酒饮，渣敷肿处即消。

宁坤丸 即回生丹，孙金亭制。滋阴益血，壮气养胎。专治妇女崩漏带下、室女经闭、产劳虚损、月水不调。

产前 胎动、恶露、过期、损坠。临产恶露先下，连日不产，子死腹中，胎衣不下，口唇青黑，恶露上攻。

产后 恶血未尽，心干口闷，寒热似疟，喉声似蝉，血晕眼花，尿血得肝，咳嗽寒热，口干鼻血，血似崩中，泄痢腹痛，百节酸痛，眼涩腰痛，血邪癫狂，四支浮痛，失音不语，遍身点班，脐腹冷痛，心怯盗汗，胸膈呕逆，大便小便涩。

大黄一斤，细末 红花三两，炒黄色，入好酒一大壶同煮，三五沸去红花不用，只存汁用 黑豆三升，水五碗，煮取汁三碗，去豆 苏木三两，挫用，河水五碗，煎取汁三碗，亦去渣不用

先将大黄末以好米醋三四碗搅匀，以文武火熬成膏，复添醋三碗，再搅匀，再熬成膏，次下红花酒、黑

豆汁、苏木汤，共倾入大黄膏内，搅匀又熬成膏，取出俟用。如有锅把，即焙干研入后药。

当归　川芎　熟地黄务自制　白茯苓去皮　苍术米泔浸　香附米　乌药　玄胡索　桃仁沸汤泡去皮，炒用另研　牛膝去芦　蒲黄已上俱各一两　白芍酒炒　甘草　陈皮　木香　三棱　五灵脂　羌活　山萸酒浸去核　地榆以上各五钱　人参　白术去芦　青皮去白　木瓜已上各三钱　良姜四钱　乳香　末药各一钱

上为细末，用大黄膏调为丸，如弹子大，每服一丸，酒顿化服，危或两丸。

若产后头痛身热，有汗为伤风，加桂枝末三分，无汗为伤寒，加麻黄末三分，姜葱汤顿化服。

若产后无乳，加天花粉三分，归尾三分，川山甲炙三分，黄连三分，共为末同丸，入酒内顿开，不拘时服。令乳母将乳头揉千余转，其乳即来。开丸宜用黄酒，取益补也。急汤、黄酒不便，则煎姜米醋二茶匙，开服，醋能敛血也。

临服加参三分，顿开丸，其功效更速。

○初生小兒半歲之内腿了臂夾之下每多塌肉無皮令兒疼痛哭叫或用灶土撲或用黄丹搽俱不應驗今止用牛屎不拘多少晒乾燒灰存性碾爲細末摻于患處立刻止痛生皮妙不可言

○婦人乳癰乳崖多因憂鬱惱怒氣血不和而成亦有因小兒含吮而得者初起時手按乳上堅寔一塊即是也　方或用鹿角末和酒服或用木香花粉末和酒服或用黄瓜蔞連皮穰煎

今用澤蘭葉地丁白芨蒲公英金銀花木瓜各四錢甘草一錢水酒各一小盌煎稠候腹中饑時熱服渣用水再煎以之浴乳出汗即止痛消散最效如患重者再一服自愈

初生小儿半岁之内，腿了臂夹之下，每多塌肉无皮，令儿疼痛哭叫，或用灶土扑，或用黄丹搽，俱不应验。今止用牛屎，不拘多少，晒干烧灰存性，碾为细末，掺于患处，立刻止痛生皮，妙不可言。

妇人乳痈乳崖，多因忧郁、恼怒、气血不和而成，亦有因小儿含吮而得者。初起时，手按乳上坚实一块即是也。方或用鹿角末和酒服，或用木香、花粉末和酒服，或用黄瓜蒌连皮穰煎。

今用泽兰叶、地丁、白芨、蒲公英、金银花、木瓜各四钱，甘草一钱，水酒各一小碗煎稠，候腹中饥时热服，渣用水再煎，以之浴乳，出汗即止。痛消散最效，如患重者，再一服自愈。

外科

痈疽

凸肿者为痈，为实热，按热则有脓，轻按辄痛者浅；脉凡浮数而不发热，或洪数而反振寒。凹块者为疽，为虚损，按不热则无脓，重按方痛者深；脉凡微迟而反热，或洪数而反恶寒。若有痛处必痈疽，皆心火。要法：以蒜片贴疮头灸之，初起可散，将成可轻，不痛灸至痛，深藏而必透之，痛灸至不痛，作恶而压服之。每三壮一换蒜片。

诸疮相其经络部位，如在上下而关系官窍者，可移使上。如在上下而关系隐曲者，可移使下。如便毒在髀枢，未甚则灸下部而移之，将成则灸疮顶而压之。

乳痈腋疟　灸手部而散之。

鼻痔　通天消之。

鼻瘜　断交灯火弹之

马嘴疔　正生人中一日死，灸百会七壮即消。赤令初起灸百会穴三壮，次用灯火弹烧头尾。

满身风癣　扣本人手入内，度肘尖上五寸肉间，男左女右，连灸二七壮，乃足风市穴三壮。

凡疮大过寸者为痈，小于寸者为疖。大者宜用茱萸即树油叶，杵酒敷之，或用芙蓉花□皮杵生酒糟煨热敷之。小者宜用血见愁叶杵水敷之，将溃用口嘬去脓，至见鲜血则疮内净尽矣。仍用血见愁敷其四旁肉，使凉其疮头。另取白皆叶蕊口嚼敷之，或用圆眼叶蕊。其疮口难干水者，用灯草烧灰填之，及将生肉口用猪胸肉薄切，蒸汁润之，肉笋既平，乃填以八宝散，此系癣疮方。

痈疽发背　初起赤肿用湿纸覆上，看纸先干处即是疮头，用蒜片切以三文钱厚，安疮头上，以大炷灸之，三壮换蒜一片，不痛者灸至痛，痛灸至不痛为度。若疮成有脓，则不必灸矣。惟头为诸阳之会，艾宜小，凡恶毒疮皆可灸。

治极毒疽疮　凡手指及诸处疮将发，觉痒不可忍，身热恶寒或麻木，此极毒之疮。一时医药不便，急用针刺破痒处，挤出恶血数次，忽口含凉水嘬之，必吮至痒痛皆止即好。

痈疽疖毒疮　发阴处者，先用牛皮胶透明者四两，好酒一碗入胶在内，隔汤煮，待胶化搅匀，和酒随意饮，以醉为度。不能饮，以白滚汤和胶酒徐徐饮尽为止，使毒气不攻心。

还魂散　凡疮欲溃未得溃者，以水浸胶软，贴当头自溃。凡患发背并无名肿毒，能令内消为墨水，从小便出，甚可解血初起时，万无一失。

知母　贝母　半夏　山甲　天花粉　皂角刺　乳香　金银花各一钱，不得加减

用无灰好酒一盅煎半盅，去渣作一服，再将渣捣烂，加秋过芙蓉叶一两，用密调井花水和敷疮上，如干，再用密水润之立消。

千金内托散　治痈疽疮疖未成速散，已成速溃，败脓自出。乃活血匀气，调胃补虚，祛风辟邪秽王道之剂。

人参去芦　当归　黄芪各二钱　川弓　防风　桔梗　白芷　厚朴　薄桂　甘草　金银花各一钱

共为末，每服三钱，或总作一服，用无灰酒下，或不能饮酒者，用木香汤下，但酒效速。若痈疽肿毒加白芷，不肿痛加官桂，痛加乳香、末药，不进饮食加砂仁，大便闭加大黄、只壳，小便涩加麦冬、车前子、木通，灯心，疮不穿加皂角。

背痈疽　不问已成未成，已溃未溃，老鼠牙藤叶一味，取嫩叶洗净杵烂敷上，即止痛，干则易之。若疮已溃，以帮崩藤叶煎水洗，以新灌盛之淋洗，以鸭毛扫之去腐肉后，将煎药敷。凡煎水洗宜以细葛布滤过，恐防有砂泥。苦难收口，以猪脚煲汤洗。

蜡矾丸　凡痈疽已成即服此药，止痛、护心、生肌、化毒。黄蜡以铁杓盛之，置炭火熬化，生布滤过，冷，秤一两下杓，再熬化，乃入罗过凡末一两，搅匀取出为丸，如菉豆大，食远白滚水下，或酒下八九十丸，每日一服，三日止。若肠痈疽溃后尤效。外科之圣品也。

金银花　一切痈疽疖，不问已成未成，已溃未溃，花连茎叶捣取汁半盅温服，不过三五服可保无虞。晒备用者，浓煎作茶饮。

九里阴　亦最效。如金银花用之，二药煲水洗疮更佳。

槐花酒　花蕊四两微炒黄，乘热入酒二盅，煎十余沸去渣热服。未成一二服，已成三四服。

背发毒欲死　冬瓜截断置疮上，热则易之。内服六味地黄丸。

痈疮不破　出子蚕茧一个，烧灰存性，酒调服即透。

又方：葵子一粒，新汲水吞下即破。

又方：白丁香即麻雀矢，其顶尖而坚者，唾粘即破。凡此只一个用，多则口多。

太乙紫锭

一名万病解毒丹，通百病，起死回生，解诸毒，疗诸疮，利关窍，居家出入不可不具。孕妇忌服。

山茨菰此味与老鸦相似，去皮焙干，净末二两　文蛤捶破，洗，焙干，末二两　雄黄明透如石榴子，三钱红芽大戟宜用绵大戟，江南者佳。洗焙干末一两五钱，形如甘草而坚者不可用，包白者大峻　千金子一名续髓子，去壳，研去油成双，二两　麝香用真料全射，三钱

上制法宜端午、七夕、重阳，值天德月德黄道上吉之日，修合量药多少。预期数日前，主人及医生俱戒，斋戒沐浴，换新洁衣服履袜，于僻静清室焚香，将前药各为极细末，设盥洗盆出入净手薰香。各药俱用新洁磁器盛盖之，至期主人率医生焚香，陈设药品，拜祷天地。毕，乃用磁器各药末分两配合，匀和数百次，令极匀。仍用重罗过，乃用糯米浓汁调和，于木臼内杵舂数千下，极光润为度。每锭重一钱，每服一锭，病重者连服。通利一二次无妨，用温粥补住。

修制务要至诚，毋令丧服体气不具足之人，及妇女鸡犬见之。

【治】一切饮食药毒，山疯瘴气，蛊毒恶菌，河豚死牛马驼毒，但觉意思不快，即用凉水磨服，或吐或利，随手便愈。

○痈疽发背，对口天蛇，无名肿毒，杨梅恶疮，诸风瘾疹，未肿未破及痔。用无灰淡酒磨服，又用凉水磨搽疮上，日夜数次，觉痒立消；已溃出脓者亦减数分。

○阴阳二毒，伤寒心闷，狂言，胸膈壅滞，邪毒未发，瘟疫缠喉，冷水薄荷研下。诸蛊肿胀，大麦牙煎汤磨下。

一赤白痢吐瀉肚腹急痛霍乱絞腸砂痧症用薄荷湯磨下
一男婦急中風邪癲狂諸癇中氣手足腰腿痛煖酒磨下
一小兒急慢驚風五疳瀉利脾病黄腫牙関緊急用蜜水磨塗及含藥少許薄荷葉下及搽量兒大小一錠二三次服
一心氣用淡酒或淡姜湯磨服湯火傷東流水磨塗傷處
一遠近瘧疾臨發時東流水煎桃柳枝湯磨下
一牙痛酒磨含及擦　婦女經水不通紅花煎湯磨下
一久患痨瘵服之無不効后服蘇合丸
一久頭痛用酒入薄荷湯研爛紙貼太陽位
一自縊或溺心頭煖者驚死迷死未隔宿者冷水磨灌下

〇赤白痢吐泻，肚腹急痛，霍乱绞肠砂，痧症，用薄荷汤磨下。

〇男妇急中风邪，癫狂诸痫，中气，手足腰腿痛，暖酒磨下。

〇小儿急慢惊风，五疳，泻利，脾病，黄肿，牙关紧急，用蜜水磨涂，及含药少许，薄荷叶下及搽，量儿大小，一锭二三次服。

〇心气，用淡酒或淡姜汤磨服；汤火伤，东流水磨涂伤处。

〇远近疟疾，临发时东流水煎桃柳枝汤磨下。

〇牙痛酒磨含及擦，妇女经水不通，红花煎汤磨下。

〇久患痨瘵，服之无不效。后服苏合丸。

〇久头痛，用酒入薄荷汤研烂，纸贴太阳位。

〇自缢或溺心头暖者，惊死迷死未隔宿者，冷水磨灌下。

〇打扑损伤，炒松节无灰酒磨下。六畜中毒，水磨解之。

〇毒蛇风大，一应恶虫伤，冷水磨涂伤处，另用淡酒磨服。

救急

服毒

吾邑山多苦蔓藤叶，一名断肠草，食之即痰壅咽喉，须臾气绝。冥顽负忿者，往往食此，破人家产，丧己性命。

此方活人甚多，凡心头尚暖者可救。

先灸涌泉下痰，艾要坚实如黄豆，每三五壮。次灸劳宫退逆气，艾坚如录豆大，每三五壮。次灸章门疏五脏，艾坚实如录豆大，每穴三壮。若取穴者，取本人两手静尖尽处是。

次灸天突，清气。艾坚如米，三壮

白羊血灌之亦效，但恐不便，则灸法为效速。

自缢

日至暮属阳，身虽冷或可救。暮至旦属阴盛，难治。或夏季夜短于日，或有济耳。急以膝盖或用手厚裹布线，紧顶塞死人谷道，使下部不泄气。抱起将绳宽解，切勿割断绳索，从容放扶正喉咙，侧卧揉其颈疮。令一人以手掩密其口鼻，两人吹其两耳。又一人紧牵其发，另使人伸屈其足揉摩之，待其气回，渐渐放手，少活以粥汤灌之。

溺死　用瓦罐一个，以纸钱一把烧于罐内，即以口覆罐上。另取一罐如法托脐上，冷则复烧。如此五六次，七孔水流出即活。即用苏合丸擦牙，或老姜亦可。

魇压　凡有溺死、魇死、压死、气死、缢死、打伤死及产晕绝，但济用半夏为末，如豆大，吹入鼻中，须臾即活。或加藿香、牙皂各一分，尤效。醒后宜服红花汤，用红花、桃仁、苏木各三钱，归尾六钱，石艾咀，用水三盅煎至盅半服。若打死、伤死，再入大黄三钱，番煎一二滚去渣服。

寒冻　其症四肢强直，口噤，有微气者，且慢与火烘，急取米炒令热，或热灰用布袋盛，按心头，冷则易之。待其眼开，以温酒或姜汤、稀粥灌之，腹内既暖，方可与火烘之。

暑热　用温汤摩洗其心腹，切忌冷水。如在路涂中，急用路上热土围其脐，令人尿浸脐中即活，后以姜汤饮之。

中死　不可近耳叫唤，但唾其面，咬其脚跟及足大拇指，略移正卧处，徐徐唤之。原无灯不点灯，待少苏用皂角末吹鼻，或雄黄酒灌之。

坠跌　淤血冲之于心，用豆豉浓煎汁去渣服，若气绝急撬开，便热若灌之。

穿舌　行路急跌，咬穿舌心，用鸡翎蘸米醋刷断处，血即止，随用蒲黄、杏仁、硼砂少许为末，密调匀成膏，含化即安。

烟薰　用萝卜一片含口中，烟气不能毒。或晒干为末，备用乱世。

伏气　入井及古冢中，伏气害人者。凡夏季五六七月不可淘井及入深古冢中，皆有伏气，令人冒闷奄忽欲死。

腫瘍主治類方

仙方活命飲

此方治一切癰疽不論陰陽瘡毒未成者即消已成者即潰化膿生肌散瘀消腫乃瘡癰之聖藥誠外科之首方也故名之曰仙方活命飲

穿山甲三大片炒 皂刺五分 歸尾一錢五分 甘草節一錢
金銀花二錢 赤芍藥五分 乳香五分 没藥五分
花粉一錢 防風七分 貝母一錢 白芷一錢 陳皮一錢五分

右十三味好酒煎服恣飲盡醉

方歌 仙方活命飲平劑瘡毒癰疽俱可醫未成即消疼腫去即成膿化立生肌穿山皂刺當歸尾草節金銀赤芍宜乳没天花防貝芷陳皮好酒共煎之

神授衛生湯

此方治癰疽發背疔瘡對口一切丹瘤惡毒諸證服之宣熱散風行瘀活血消腫解毒疏通藏府乃表裏兩實之劑功效甚速

肿疡主治类方

仙方活命饮　此方治一切痈疽，不论阴阳疮毒，未成者即消，已成者即溃，化脓生肌，散瘀消肿，乃疮痈之圣药，诚外科之首方也，故名之曰仙方活命饮。

穿山甲三大片，炒　皂刺五分　归尾一钱五分　甘草节一钱　金银花二钱　赤芍药五分　乳香五分　没药五分　花粉一钱　防风七分　贝母一钱　白芷一钱　陈皮一钱五分

上十三味，好酒煎服，恣饮尽醉。

方歌

仙方活命饮平剂，疮毒痈疽俱可医。未成即消疼肿去，即成脓化立生肌。

穿山皂刺当归尾，草节金银赤芍宜。乳没天花防贝芷，陈皮好酒先煎之。

神授卫生汤　此方治痈疽发背，疔疮对口，一切丹瘤恶毒，诸症服之，宣热散风，行瘀活血，消肿解毒，疏通藏府，乃表里两实之剂，功效甚速。

皂角刺一钱　防风六分　羌活八分　白芷六分　穿山甲六分，炒　连翘六分　归尾一钱　乳香五分　沉香五分　金银花一钱　石决明六分　天花粉一钱　甘草节一钱　红花六分　大黄二钱，酒拌炒

上十五味，水二碗，煎八分，病在上部先饮酒一杯，后服药。病在下部先服药，后饮酒一杯，以行药力。如气虚便利者不用大黄。

方歌

神授卫生表里剂，痈疽诸疮恶毒良。行瘀活血兼消肿，表里疏通实剂方。

皂刺防风羌芷甲，连翘归尾乳沉香。金银石决天花粉，甘草红花大黄共。

清热消风散　此方治痈疽疮肿已成未成之际，无表无里。故外不恶寒，内不便秘，惟红肿焮痛，高肿有头者，宜服此药，以和解之也。

皂角刺一钱　防风五分　陈皮一钱　连翘一钱，去心　花粉五分　柴胡一钱　黄芩五分　川芎五分　白芍五分　甘草五分　当归五分　黄耆一钱　金银花五分　苍术一钱，炒　红花一钱

上药十五味，水二钟，煎八分，食远服。

方歌

清热消风无表里，痈疽诸毒和解方。皂刺防风陈翘粉，

柴芩芎芍草耆当。银花苍术红花入，妇女还加香附良。

若妇人加香附子，用童便妙。

乳香黄耆散 此方治痈疽发背，诸毒疔疮，疼痛不可忍者，乃气虚不胜毒之故也。服之，未成即消，已成即溃，不用刀砭自，恶肉自脱。并治打扑损伤，筋骨疼痛之证。

当归一钱 白芍一钱，炒 人参一钱 生黄一钱 川芎一钱 熟地□钱 乳香五分 没药五分 陈皮一钱 粟壳一钱，去筋膜，蜜炙 甘草节一钱

上水二钟，煎八分，量病上下食前后服之。

方歌

乳香黄耆治气弱，痈疽诸毒痛难当。未成即消已成溃，

归芍参耆芎地黄。乳没粟陈甘草节，更医打扑筋骨伤。

内疏黄连汤 此方治痈疽阳毒在里，火热发狂发热，二便涩，烦躁，呕哕，舌干，口渴饮冷等证，六脉沉教[1]有力者急宜服之，以除里热。

山栀一钱 连翘一钱 薄荷一钱 甘草五分 黄芩一钱 黄连一钱

---

①教：此处应为“数”。

桔梗一钱　大［黄］二钱　当归一钱　白芍一钱，炒　木香一钱　槟榔一钱

上水二茶钟，煎八分，食前服，加蜜二匙亦可。

方歌

内疏黄连泻里热，痈疮毒火阳盛狂。肿硬发热二便秘，

烦躁干呕渴饮凉。栀翘薄草芩连桔，大黄归芍木槟榔。

回阳三建汤　此方治痈疽发背初起，不疼不肿，不红不热，坚如顽石，硬若牛皮，体倦身凉，脉息迟细，色似土朱，粟顶多孔，孔孔流血，根脚平散，软陷无脓，皮不作腐，头温足凉者并急服之。

人参一钱　附子一钱　当归一钱　川弓一钱　甘草五分　茯苓一钱　生黄耆一钱　枸杞一钱　红花五分　紫草五分　独活五分　陈皮　苍术五分，炒　厚朴五分，炒　木香五分　山萸肉一钱

上十六味，加煨姜三片、皂角树根上、白及二钱，水二□煎八分，入酒一杯，随病上下，食前后服之。用棉帛覆盖疮上，常令温暖，不得大开疮孔走泄元气为要。

方歌

回阳三建治阴疖，体倦身凉脉细迟。不肿不疼不红热，坚如顽石硬如皮。

根平软陷无脓腐，参附归芎草茯耆。枸杞

红花与紫草，独陈苍朴木山萸。

竹叶黄耆汤　此方治痈疽发背诸般疔毒，表里不实，热甚，口中干大渴者服之，生津止渴。

人参八分　生黄耆八分　石膏八分，煅　半夏八分，制　麦冬八分　生地二钱　白芍八分　甘草八分　川芎八分　当归八分　竹叶十片　黄芩八分

上十二味，水二钟，姜三片，灯心二十根，煎八分，食远温服。

方歌

竹叶黄耆口干渴，清热补正助生津。参耆膏夏麦冬地，芍草芎归竹叶芩。

内消散　此方治痈疽发背，对口疔疮，乳痈，无名肿毒，一切恶疮，能令痈肿内消，使毒内化，尿色赤污从小便而出。势大者，虽不全消，亦可转重为轻，移深居浅。

知母一钱　贝母一钱　花粉一钱　乳香一钱　半夏一钱，制　白及一钱　穿山甲一钱　皂刺一钱　银花一钱

上九味，水酒各一碗，煎八分，随病上下，食前后服之。留药渣捣烂，加秋芙蓉叶一两，研为细末，再加白蜜五匙，用渣调敷疮上，一宿即消，重者再用一服。

方歌

内消散用化诸毒，毒化从尿色变行。

知贝天花乳夏及，穿山甲敕共金银。

药渣捣和芙蓉叶，白密调敷即平□。

已上诸方治痈疽，七日以前疮势未成，形体壮实而表里之证相和者，宜服，病退即止。如过七日以后，形势已成，则宜托里消毒等汤使毒现于外，以速其脓，若仍用前散下之药，恐伤元气致生变证也。

内固清心散 此方治痈疽发背，对口疔疮，热甚掀痛，烦躁饮冷。其人内弱服之，预防毒气内攻于心也。

绿豆粉二两 人参二钱 冰片一钱 雄黄二钱 辰砂二钱 白豆蔻二钱 元明粉二钱 茯苓二钱 甘草二钱 乳香二钱

上十味为细末，每服一钱五分，蜜汤调下，不拘时服。

方歌

内固清心防毒攻，内弱毒气入心中。

焮痛热甚兼饮冷，豆粉人参冰片雄，

辰砂白蔻元明粉，茯苓甘草乳香同[1]。

①粉……乳香同：原脱，据《外科心法要诀》补。

右十二味水二鍾煎八分食遠服

方歌 托裏消毒助氣血補正脫腐肌易生皂角銀花甘桔芷芎耆歸芍朮參苓

神功內托散

此方治癰疽腦頂諸發等瘡日久不腫不高不能腐潰脈細身涼宜服此溫補托裏之劑以助氣血也

人參一錢五分 附子一錢製 川芎一錢 歸身二錢 黃耆一錢 白朮一錢五分土炒 白芍一錢炒 木香五分研 穿山甲八分炒 甘草五分炙 陳皮一錢 白茯苓一錢

右十二味煨薑三片大棗二枚水二茶鍾煎八分食遠服

方歌 神功內托陰毒證不腫不高不潰疼參附芎歸耆朮芍末香山甲草陳苓

復元通氣散

此方治乳癰腹癰便毒耳痛耳聾等證皆由毒氣滯塞不通故耳服之則氣通毒散

青皮四兩 陳皮四兩 栝蔞仁二兩 穿山甲二兩 金銀花一兩

右十二味，水二钟，煎八分，食远服。

方歌

托里消毒助气血，补正脱腐肌易生。

皂角银花甘桔芷，芎耆归芍术参苓。

神功内托散 此方治痈疽，脑顶诸发等疮，日久不肿不高，不能腐溃，脉细身凉，宜服此温补托里之剂，以助气血也。

人参一钱五分 附子一钱，制 川芎一钱 归身二钱 黄耆一钱 白术一钱五分，土炒 白芍一钱，炒 木香五分，研 穿山甲八分，炒 甘草五分，炙 陈皮一钱 白茯苓一钱

上十二味，煨姜三片，大枣二枚，水二茶钟，煎八分，食远服。

方歌

神功内托阴毒证，不肿不高不溃疼。

参附芎归耆术芍，木香山甲草陈苓。

复元通气散 此方治乳痈，腹痈，便毒，耳痛，耳聋等证，皆由毒气滞塞不通故耳，服之则气通毒散。

青皮四两 陈皮四两 栝蒌仁二两 穿山甲二两 金银花一两

连翘一两　甘草一两，半生半炙

上七味研末，每服二钱，黄酒调下。

方歌

复元通乳腹痈□，便毒兼治耳痛聋。

青陈蒌甲银翘草，一服能教毒气通。

双解贵金丸　此方治背疽诸毒初起，木闷坚硬，便秘，脉沉实者悉效。随证加药，服法列后。

生大黄一斤　白芷十两

上二味为末，水丸，每服三五钱，五更时用连须葱大者三根，黄酒一碗，煮葱烂，取酒送药，服毕盖卧出汗，过三二时，俟大便行一二次，立效。

按：此宜通攻利之剂也，济之以葱酒力，能发汗，故云“双解”。弱者随用中剂，行后以四君子汤补之。老人、虚人每服一钱，用人参加生姜煎汤送下，过一时再一服，得睡，上半身得汗则已。

方歌

双解贵金治诸毒，肿疡初起木硬坚。

大黄白芷为丸服，葱酒煎送汗下痊。

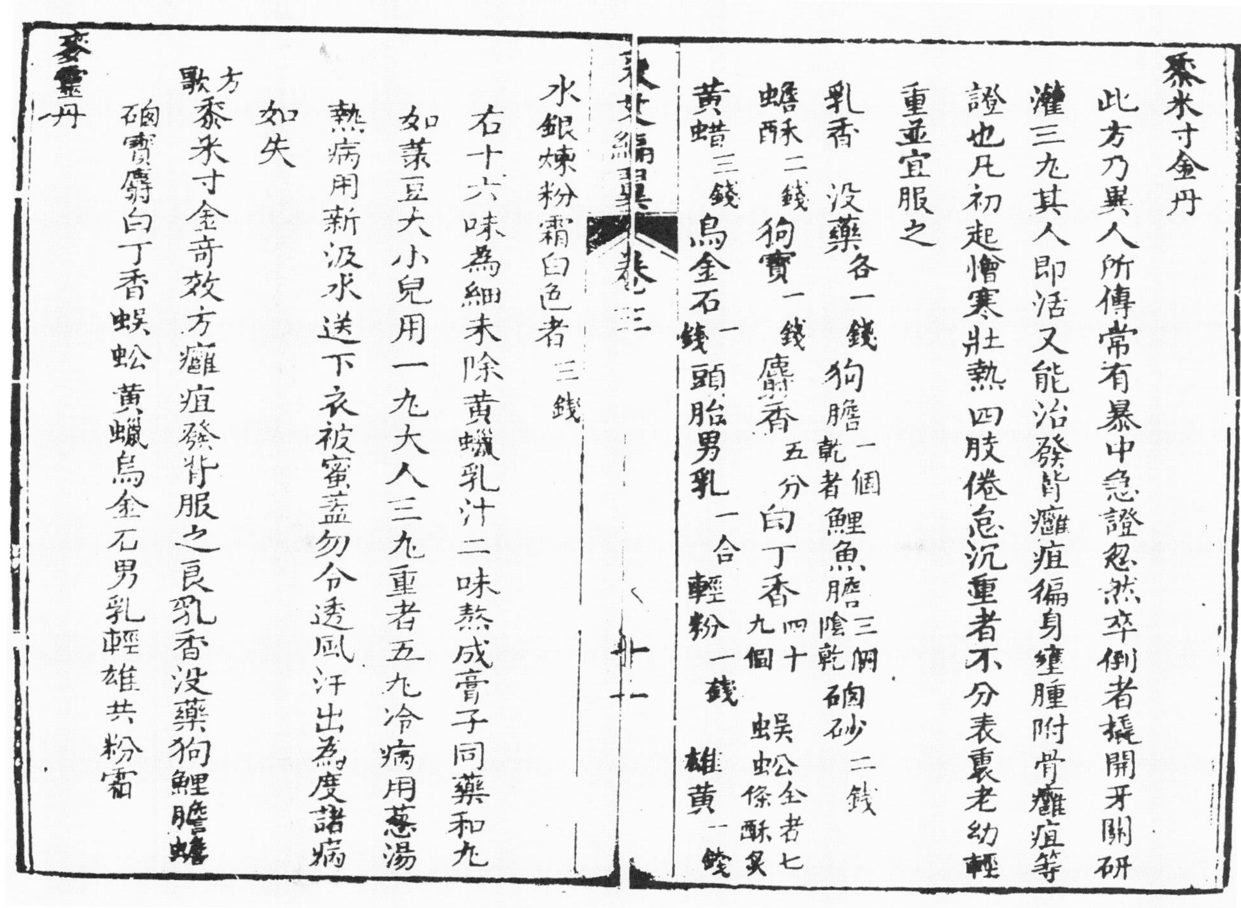

黍米寸金丹　此方乃异人所传，常有暴中急证，忽然卒倒者，撬开牙关研灌三丸，其人即活。又能治发背痈疽、遍身壅肿，附骨痈疽等证也。凡初起憎寒壮热，四肢倦怠沉重者，不分表里、老幼、轻重并宜服之。

乳香　没药各一钱　狗胆一个，干者　鲤鱼胆三个，阴干　硇砂二钱　蟾酥二钱　狗宝一钱　麝香五分　白丁香四十九个　蜈蚣全者，七条，酥炙　黄蜡三钱　乌金石一钱　头胎男乳一合　轻粉一钱　雄黄一钱　水银炼粉霜白色者三钱

上十六味为细末，除黄蜡、乳汁二味熬成膏子，同药和丸如菉豆大，小儿用一丸，大人三丸，重者五丸。冷病用葱汤，热病用新汲水送下，衣被蜜盖，勿令透风，汗出为度，诸病如失。

方歌

黍米寸金奇效方，痈疽发背服之良。
乳香没药狗鲤胆，蟾硇实麝白丁香。
蜈蚣黄蜡乌金石，男乳轻雄共粉霜。

麦灵丹

此丹能治癰疽惡毒無名諸瘍及疔瘡回裏令人煩悶神昏
或婦人初發乳證小兒痘疹餘毒或腰腿暴痛等證
解蟾酥二錢　活蜘蛛二十一個黑色大者佳　定心草一錢即兩頭尖鼠糞
飛羅麵六兩
右四味共研一處用菊花熬成稀膏和好撚為麥子形如
麥子大每服七丸重大者九丸小兒輕證五丸在上俱用
白滾水服在下用淡黃酒送服每一料加麥子一合收磁
罐內

方歌　麥靈丹治疔毒疽鮮蟾酥與活蜘蛛定心草共飛羅麵黃
菊熬膏相合宜
保安萬靈丹
此治癰疽疔毒對口發頤風寒濕痺濕痰流注附骨陰疽鶴
膝風及左癱右瘓口眼歪斜半身不遂血氣凝滯徧身走痛
步履艱辛偏墜疝氣偏正頭痛破傷風牙關緊閉截解風寒
無不應效
茅山蒼术八兩　麻黃　羌活　荊芥　防風　細辛

此丹能治痈疽恶毒，无名诸疡及疔疮回里，令人烦闷神昏，或妇人初发乳证，小儿痘疹余毒，或腰腿暴痛等证。

解蟾酥二钱　活蜘蛛二十一个，黑色大者佳　定心草一钱，即两头尖，鼠粪　飞罗面六两

上四味共研一处，用菊花熬成稀膏，和好，捻为麦子形，如麦子大，每服七丸，重大者九丸，小儿轻证五丸。在上俱用白滚水服，在下用淡黄酒送服，每一料加麦子一合，收磁罐内。

方歌

麦灵丹治疔毒疽，鲜蟾酥与活蜘蛛。

定心草共飞罗面，黄菊熬膏相合宜。

保安万灵丹　此治痈疽疔毒，对口发颐，风寒湿痹，湿痰流注，附骨阴疽，鹤膝风及左瘫右痪，口眼歪斜，半身不遂，血气凝滞，遍身走痛，步履艰辛，偏坠疝气，偏正头痛，破伤风，牙关紧闭，截解风寒，无不应效。

茅山苍术八两　麻黄　羌活　荆芥　防风　细辛

川烏湯泡去皮　草馬湯泡去皮　川芎　石斛　全蠍　當歸
甘草　天麻　何首烏各一兩　雄黃六錢
右十六味為細末煉蜜為丸重三錢硃砂為衣磁罐收貯
視年歲老壯病勢緩急斟酌用之如惡瘡初起二三日間
或癰疽已成至十日前後未出膿者狀若傷寒頭痛煩渴
拘急惡寒肢體疼痛惡心嘔吐四肢沉重恍惚悶乳皮膚
壯熱及傷寒四時感冒傳變疫證惡寒身熱俱宜服之用
葱白大枝煎湯調服一丸蓋被出汗為效如汗遲以葱湯

采艾編翼　卷三

催之其汗必出如淋如洗令其自收不可露風患者自快
瘡未成者即消已成者即高腫潰膿如病無表裏相兼不
必發散只用熱酒化服又按此方原載諸風癱瘓門中今
移錄於此者蓋瘡瘍皆起於營衛不調氣血凝滯始生癰
腫此藥專能發散又能順氣搜風通行經絡所謂結者開
之也經云汗之則瘡已正與此相合也服後當避風忌冷
物戒房事如婦人有孕者勿服
方歌
萬靈丹治諸痺病此藥猶能治腫瘍發表毒邪從汗解通

川乌汤泡去皮　草马汤泡去皮　川芎　石斛　全蝎　当归　甘草　天麻　何首乌各一两　雄黄六钱

上十六味为细末，炼蜜为丸，重三钱，朱砂为衣，磁罐收贮。视年岁老壮，病势缓急，斟酌用之。如恶疮初起二三日间，或痈疽已成至十日前后未出脓者，状若伤寒头痛，烦渴拘急，恶寒，肢体疼痛，恶心呕吐，四肢沉重，恍惚，闷乳，皮肤壮热及伤寒四时感冒，传变疫证，恶寒身热俱宜服之。用葱白大枝煎汤调服一丸，盖被出汗为效。如汗迟以葱汤催之，其汗必出，如淋如洗，令其自收，不可露风，患者自快。疮未成者，即消；已成者，即高肿溃脓。如病无表里相兼，不必发散，只用热酒化服。

又按：此方原载诸风瘫痪门中，今移录于此者，盖疮疡皆起于营卫不调、气血凝滞，始生痈肿，此药专能发散，又能顺气搜风，通行经络，所谓结者，开之也。经云：汗之则疮已。正与此相合也。服后当避风忌冷物，戒房事，如妇人有孕者勿服。

方歌

万灵丹治诸痹病，此药犹能治肿疡。

发表毒邪从汗解，通

行經絡效非常麻黄羌活荆防細川草烏芎石斛蒼全蠍
當歸甘草等天麻何首共雄黄

腫瘍敷貼類方

凡腫瘍初起時腫高赤痛者宜敷涼藥以寒勝熱也然亦不可大過過則毒為寒凝變為陰證如漫腫不紅似有頭而不痛者宜敷温藥乃引毒外發也經云發表不遠熱敷熱藥亦發表之意凡調敷藥須多攪則藥稠黏敷後貼紙必須撕斷則不崩裂不時用原汁潤之蓋借濕以通竅乾則藥氣不入更添拘急之苦矣凡云敷藥必看毛孔有汗意者為血脉通熱氣散也反此者逆

如意金黄散

此散治癰疽發背諸般疔腫跌撲損傷濕痰流毒大頭時腫漆瘡火丹風熱天泡肌膚赤腫乾濕脚氣婦女乳癰小兒丹毒凡一切諸般頑惡熱瘡無不應效誠瘡科之要藥也

南星 陳皮 蒼术各二觔 黄蘗五觔 薑黄五觔 甘草二觔 白芷五觔 上白天花粉十觔 厚朴二觔 大黄五觔

行经络效非常。

麻黄羌活荆防细，川草乌芎石斛苍。

全蝎当归甘草等，天麻何首共雄黄。

肿疡敷贴类方 凡肿疡初起时，肿高赤痛者，宜敷凉药，以寒胜热也。然亦不可大过，过则毒为寒凝，变为阴证。如漫肿不红似有头而不痛者，宜敷温药乃引毒外发也。经云发表不远热，敷热药亦发表之意。凡调敷药须多搅则药稠黏，敷后贴纸必须撕断则不崩裂，不时用原汁润之，盖借湿以通窍，干则药气不入，更添拘急之苦矣。凡云敷药必看毛孔有汗意者为血脉通，热气散也，反此者逆。

如意金黄散 此散治痈疽发背，诸般疔肿，跌仆损伤，湿痰流毒，大头时肿，漆疮火丹，风热天泡，肌肤赤肿，干湿脚气，妇女乳痈，小儿丹毒，凡一切诸般顽恶、热疮无不应效，诚疮科之要药也。

南星 陈皮 苍术各二斤 黄蘖五斤 姜黄五斤 甘草二斤 白芷五斤 上白天花粉十斤 厚朴二斤 大黄五斤

上十味共为咀片，晒干，磨三次，用细绢罗筛，贮磁罐勿泄气。凡遇红赤肿痛，发热未成脓者，及夏月时，俱用茶清同密调敷。如欲作脓者，用葱汤同蜜调敷。如漫肿无头，皮色不变，湿痰流毒，附骨痈疽，鹤膝风等证，俱用葱酒煎调敷。如风热所生皮肤亢热色亮，游走不定，俱用蜜水调敷。如天泡火丹，赤游丹，黄水漆疮，恶血攻注等证，俱用大蓝根叶捣汁调敷，加蜜亦可。汤泼火烧，皮肤破烂，麻油调敷。已上诸引调法乃别寒热温凉之治法也。

方歌

如意金黄敷阳毒，止痛消肿实良方。

南陈苍蘖姜黄草，白芷天花朴大黄。

五龙膏 此膏治痈疽阴阳等毒肿痛未溃者，散之即拔出脓毒。

五龙草即乌蔹莓，详《本草纲目》，蔓草即俗名五爪龙，江浙多产之 金银花 豨莶草 车前草连根叶 陈小粉各等分

上四味，俱用鲜草叶一处捣烂，再加三年陈小粉并飞盐末二三分，共捣为稠糊，遍敷疮上，中留一顶，用膏贴盖避

风为主。若冬月草无鲜者，预采蓄下阴干为末，用陈米醋调敷，一如前法，并效如此。方内五龙草或缺少不便，倍加豨莶草亦效。

方歌

五龙膏用拔脓毒，平剂五龙草银花。
莶草车前俱捣烂，小粉飞盐搅糊搽。

四虎散　此散治痈疽肿硬，厚如牛领之皮，不作脓腐者，宜用此方

草　半夏　南星等分

上四味为细末，用猪脑同捣，遍敷疮上，留顶出气。

方歌

四虎散敷阴疽痈，硕肿不痛治之平。
厚似牛皮难溃腐，草乌□毒夏南星。

真君妙[①]贴散　此散治痈疽诸毒，顽硬恶疮散漫不作脓者，用此药敷之，不痛者即痛，痛者即止，如皮破血流、湿烂疼苦、天泡、火丹、肺风、酒刺等证并用之，皆效。

荞麦五斤　明净硫黄十斤，为末　白面五斤

①妙：原版蚀，据《外科心法要诀》补。

右三味共一处，用清水微拌，干湿得宜，赶成薄片，微晒，草纸包裹，风中阴干收用。临时研细末，新汲水调敷，如皮破血流湿烂者，用麻油调敷。天泡、火丹、酒刺者，用靛汁调搽，并效。

方歌

真君妙贴硫二面，水调顽硬不痛脓。

油调湿烂流血痛，靛汁泡丹酒刺风。

二青散　此散治一切阳毒红肿疼痒，霁热等证，未成者即消。

青黛　黄蘗　白敛　白薇各二两　青露二两，即芙蓉叶　白及　白芷　水龙骨即多年艌船旧油灰　白鲜皮各□两　天花粉三两　大黄四两　朴硝一两

上十二味为末，用醋蜜调敷，已成者留顶，未成者遍敷。

方歌

二青散用敷阳毒，肿痛红热用之消。

黛蘗敛薇青露及，芷龙鲜粉大黄硝。

坎宫锭子　此锭子治热毒肿痛焮赤，诸疮并搽，痔疮最效。

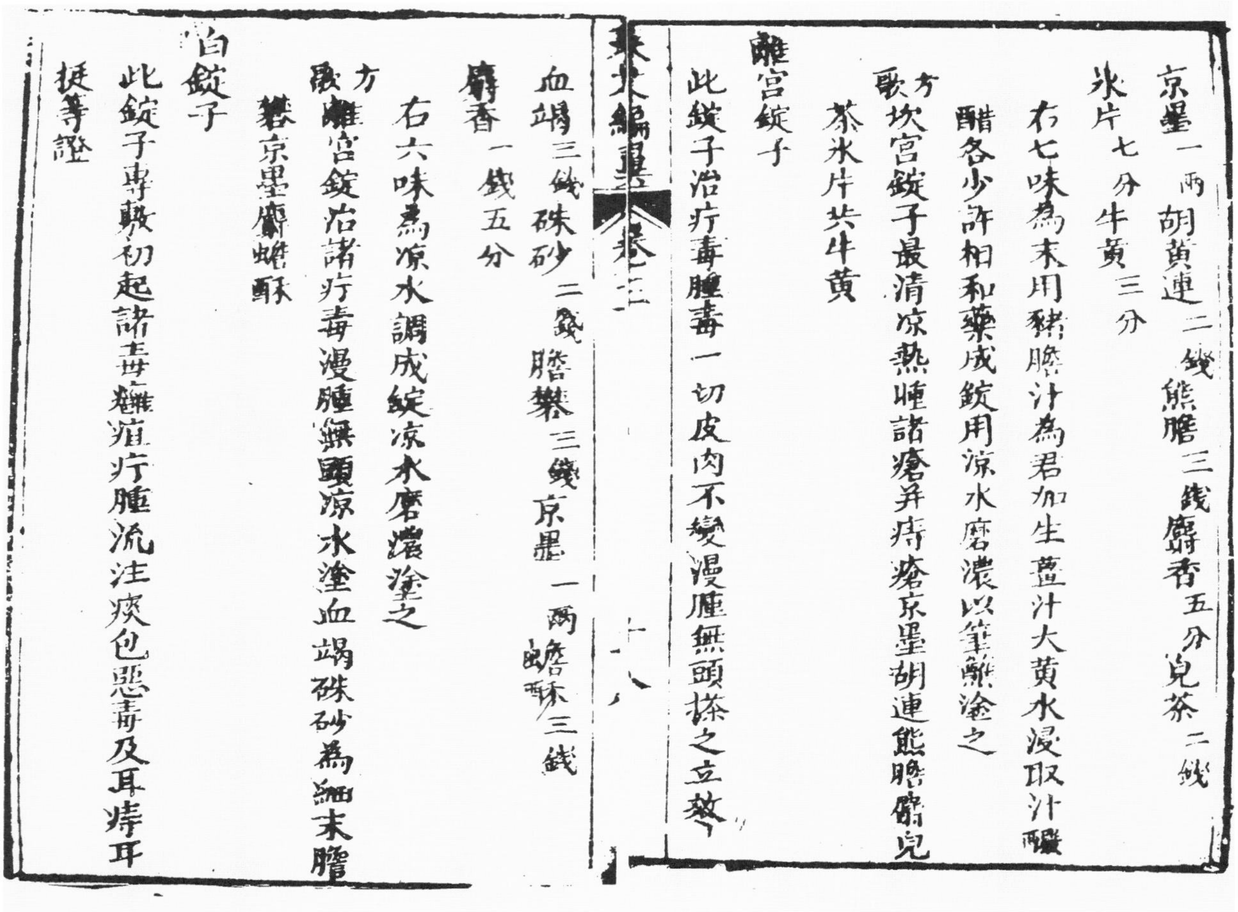
京墨一兩 胡黃連二錢 熊膽三錢 麝香五分 兒茶二錢
冰片七分 牛黃三分
右七味為末用豬膽汁為君加生薑汁大黃水浸取汁釅
醋各少許相和藥成錠用涼水磨濃以筆醮塗之
方歌 坎宮錠子最清涼熱腫諸瘡并痔瘡京墨胡連熊膽麝兒
茶冰片共牛黃
離宮錠子
此錠子治疔毒腫毒一切皮肉不變漫腫無頭搽之立效
血竭三錢 硃砂二錢 膽礬三錢 京墨一兩 蟾酥三錢
麝香一錢五分
右六味為涼水調成錠涼水磨濃塗之
方歌 離宮錠治諸疔毒漫腫無頭涼水塗血竭硃砂為細末膽
礬京墨麝蟾酥
白錠子
此錠子專敷初起諸毒癰疽疔腫流注痰包惡毒及耳痔耳
挺等證

京墨一两　胡黄连二钱　熊胆三钱　麝香五分　儿茶二钱　冰片七分　牛黄三分

上七味为末，用猪胆汁为君，加生姜汁，大黄水浸，取汁，酽醋各少许，相和药成锭，用凉水磨浓以笔蘸涂之。

方歌

坎宫锭子最清凉，热肿诸疮并痔疮。

京墨胡连熊胆麝，儿茶冰片共牛黄。

离宫锭子　此锭子治疔毒肿毒，一切皮肉不变，漫肿无头，搽之立效。

血竭三钱　朱砂二钱　胆矾三钱　京墨一两　蟾酥三钱　麝香一钱五分

上六味，为凉水调成锭，凉水磨浓涂之。

方歌

离宫锭治诸疔毒，漫肿无头凉水涂。

血竭朱砂为细末，胆矾京墨麝蟾酥。

白锭子　此锭子专敷初起诸毒，痈疽疔肿，流注痰包恶毒，及耳痔耳挺等证。

白降丹四钱，即白灵药　银黝二钱　寒水石二钱　人中白二钱

上四味共为细末，以白及面打糊为锭，大小由人，不可入口。每用以陈醋研敷患处，如干再上，自能消毒。

方歌

白锭专敷初起毒，痈疽疔肿与痰包。

降丹银黝人中白，寒水白及醋研消。

蝌蚪拔毒散　此散治无名大毒，一切火毒瘟毒，敷之神效。

寒水石研末　净皮硝研极细末　川大黄各等分，研极细　虾蟆子初夏时河内有蝌蚪成群，大头长尾者，捞来败罈内，泥封口，埋至秋天化成水。

上用蝌蚪水一大碗，入前药末各二两，阴干在研匀，收磁罐内，每用时以水调涂患处。

方歌

拔毒散治无名毒，火毒瘟毒俱可施。

寒水消黄蝌蚪水，浸干药末水调之。

二味拔毒散　此散治风湿诸疮，红肿痛痒，疥痱等疾甚效。

明雄黄　白矾各等分

上二味为末，用茶清调化，鹅翎蘸扫患处，痒痛自止，红肿即消。

方歌

二味拔毒消红肿，风湿诸疮痛痒宁。

一切肌肤疥痱疾，雄矾为末用茶清。

回阳玉龙膏　此膏治痈疽阴疮，不发热，不臖痛，不肿高，不作脓及寒热流注，冷痛痹风脚气，手足顽麻，筋骨疼痛，及一切皮色不变，漫肿无头，鹤膝风等证。但无肌热者，一概敷之，俱有功效。

军姜二两，炒　肉桂五钱　赤芍三两，炒　南星一两　草乌三两　白芷一两

上六味制毕，共为细末，热酒调敷。

方歌

回阳玉龙阴毒证，不热不疼不肿高。

军姜桂芍星乌芷，研末须将热酒调。

冲和膏　此膏治痈疽发背，阴阳不和，冷热相凝者，宜用此膏散之，能行气疏风，活血定痛，散瘀消肿，祛冷软坚，诚良药也。

紫荆皮炒五两　獨活炒三两　白芷三两　赤芍炒二两
石菖蒲一两五錢
右五味共為細末葱湯熱酒俱可調敷
方歌　冲和發背癰疽毒冷熱相凝此藥敷行氣疎風能活血紫
荆獨芷芍菖蒲
鐵桶膏
此膏治發背將潰時根脚走散瘡不收束者宜用此藥圍敷
膽礬三錢　銅綠五錢　麝香三分　白及五錢　輕粉二錢

采艾編翼　卷三

鬱金二錢　五倍子炒一两　明礬四錢
右八味共為極細末用陳米醋一碗杓內慢火熬至一小
杯候起金色黃泡為度待溫用藥末一錢攪入醋內炖溫
用新筆塗於瘡根周圍以棉紙覆蓋藥上瘡根自生縐紋
漸收漸緊其毒不致散大矣
方歌　鐵桶膏收毒散大周圍敷上東瘡根膽礬銅綠及輕粉五
倍明礬麝金
烏龍膏

紫荆皮五两，炒　独活三两，炒　白芷三两　赤芍二两，炒　石菖蒲一两五钱

上五味共为细末，葱汤热酒俱可调敷。

方歌

冲和发背痈疽毒，冷热相凝此药敷。

行气疏风能活血，紫荆独芷芍菖蒲。

铁桶膏　此膏治发背将溃时，根脚走散，疮不收束者，宜用此药围敷。

胆矾三钱　铜绿五钱　麝香三分　白及五钱　轻粉二钱　郁金二钱　五倍子一两，炒　明矾四钱

上八味共为极细末，用陈米醋一碗，杓内慢火熬至一小杯，候起金色黄泡为度，待温用药末一钱，搅入醋内。炖温用新笔涂于疮根，周围以棉纸覆盖，药上疮根自生绉纹，渐收渐紧，其毒不致散大矣。

方歌

铁桶膏收毒散大，周围敷上东疮根。

胆矾铜绿及轻粉，五倍明矾麝金□。

乌龙膏

此膏治一切诸毒红肿赤晕不消者，用此药敷上极有神效。

木鳖子二两，去壳　草乌半两　小粉四两　半夏二两

上四味于铁铫内，慢火炒焦黑色为度，研细以新汲水调敷，一日一换，自外向涂之，须留疮顶令出毒气。

方歌

乌龙膏用治诸毒，赤晕能收治肿疡。

木鳖草乌小粉夏，凉水调敷功效良。

神效千捶膏　神此膏专贴疮疡疔毒初起，贴之即消，治瘰疬连根拔出，大人臁疮、小儿蚄蟺拱头等证并效。

土木鳖五个，去壳　白嫩松香四两，拣净　铜绿一钱，研　乳香二钱　没药二钱　蓖麻子七钱，去壳　巴豆肉五粒　杏仁一钱，去皮

上八味合一处，石臼内捣三千余下即成膏，取起浸凉水中，用时随疮大小，用手捻成薄片贴疮上，用绢盖之。

方歌

千捶膏贴诸疔毒，瘰疬臁疮蟮拱头。

木鳖松香铜乳没，蓖麻巴豆杏仁投。

马齿苋膏

馬齒莧性味清涼能解諸毒今用此一味或服或敷甚有功效所治諸證列後

一治楊梅徧身如癩喉硬如官者取莧碗粗一握酒水煎服出汗

一治發背諸毒用莧一握酒煎或　　冷服出汗再服退熱去腐三服即愈并杵莧敷之

一治多年頑瘡臁瘡疼痛不收口者杵莧敷之取蟲一日一換三日後腐肉已盡紅肉如珠時換生肌藥收口

一治面腫唇緊搗汁塗之

一治婦人臍下生瘡痛癢連及二陰者用莧四兩青黛一兩研勻敷之

一治濕癬白禿取石灰末炒紅用莧汁熬膏調勻塗之

一治丹毒加藍靛根和搗敷之

方歌　馬齒莧膏只一味楊梅發背服敷之頑瘡面腫搗汁用婦女陰瘡共黛施濕癬白禿加灰末丹毒藍根相和宜

潰瘍主治類

马齿苋性味清凉，能解诸毒，今用此一味或服或敷，甚有功效，所治诸证列后。

〇治杨梅遍身如癞，喉硬如官者，取苋碗粗一握，酒水煎服出汗。

〇治发背诸毒，用苋一握，酒煎或□□，冷服出汗，再服退热去腐，三服即愈，并杵苋敷之。

〇治多年顽疮臁疮，疼痛不收口者，杵苋敷之，取虫一日一换，三日后腐肉已尽，红肉如珠时，换生肌药收口。

〇治面肿唇紧，捣汁涂之。

〇治妇人脐下生疮痛痒，连及二阴者，用苋四两，青黛一两，研匀敷之。

〇治湿癣白秃，取石灰末炒红，用苋汁熬膏调匀涂之。

〇治丹毒，加蓝靛根和捣敷之。

方歌

马齿苋膏只一味，杨梅发背服敷之。
顽疮面肿捣汁用，妇女阴疮共黛施。
湿癣白秃加灰末，丹毒蓝根相和宜。

溃疡主治类

四君子湯
人參　茯苓　白术各二錢 土炒　甘草一錢
右四味薑三片棗二枚水煎服
四物湯
川芎一錢 五分　當歸三錢 酒洗　白芍二錢 炒　地黄三錢
右四味水煎服
八　湯
人參一錢　茯苓一錢　白术一錢 五分　甘草五分　川芎一錢

采艾編翼　卷三　二十四

當歸一錢　白芍 炒 一錢　地黄一錢
右八味水煎服
十全大補湯
於八珍湯内加黄耆肉桂水煎服
人參養榮湯
於十全大補湯内去川芎加陳皮遠志五味子水煎服
内補黄耆湯
於十全大補湯　去白术加遠志麥門冬水煎服

四君子汤

人参　茯苓　白术各二钱，土炒　甘草一钱

上四味，姜三片，枣二枚，水煎服。

四物汤

川芎一钱五分　当归三钱，酒洗　白芍二钱，炒　地黄三钱

上四味，水煎服。

八□汤

人参一钱　茯苓一钱　白术一钱五分　甘草五分　川芎一钱　当归一钱　白芍一钱，炒　地黄一钱

上八味，水煎服。

十全大补汤　于八珍汤内加黄耆、肉桂，水煎服。

人参养荣汤　于十全大补汤内去川芎，加陈皮、远志、五味子，水煎服。

内补黄耆汤　于十全大补汤去白术，加远志、麦门冬，水煎服。

按：四君子汤补气不足者也，四物汤补血不足者也，八珍汤双补血气不足者也，十全大补汤大补血气诸不足者也。人参养荣汤去川芎者因面黄血少，加陈皮以行气之滞，五味子以收敛气血，远志以生心血也。内补黄耆汤治溃疡口干，去白术者，避其燥，能亡津也，加远志、麦冬者，以生血生津也。如痛者加乳香、没药以定痛，硬者加穿山甲、皂角刺以消硬也。以上诸方，凡痈疽溃后诸虚者，悉准于此，当随证酌用之。

方歌

四君参苓白术草，四物芎归芍地黄。

二方双补八珍是，更加耆桂十补汤。

荣去芎加陈远味，内去术加远冬良。

痛甚乳没硬穿皂，溃后诸虚斟酌方。

异功散　人参二钱　白术二钱，土炒　茯苓一钱　甘草五分，炙　陈皮五分

上五味，姜三片，枣二枚，水煎服。

理中汤　人参二钱　白术二钱，土炒　干姜一钱　甘草五分，炙

右四味水煎服

六君子湯 人參二錢 白朮三錢土炒 茯苓一錢 甘草一錢炙

陳皮一錢 半夏一錢五分製

右六味薑三片棗二枚水煎服

香砂六君子湯

人參一錢 白朮二錢土炒 茯苓一錢 甘草五分炙

藿香一錢或木香 陳皮一錢 半夏一錢五分製 砂仁五分

右八味薑三片水煎服

按 四君子湯加陳皮名異功散潰後脾虛氣滯者宜之四君子湯減茯苓加乾薑名曰理中湯潰後脾虛氣滯者宜之蓋氣虛則陽虛陽虛生寒故於補氣藥中加溫熱之味也四君子湯加陳皮半夏名六君子湯潰後氣虛有痰者宜之六君子湯加藿香或木香者砂仁名香砂六君子湯潰後胃虛痰飲嘔吐者宜之無痰飲氣虛嘔逆甚者加丁香沉香潰後氣虛有寒加肉桂附子潰後瀉者加訶子肉豆蔻

上四味，水煎服。

六君子汤 人参二钱 白术三钱，土炒 茯苓一钱 甘草一钱，炙 陈皮一钱 半夏一钱五分，制

上六味，姜三片，枣二枚，水煎服。

香砂六君子汤 人参一钱 白术二钱，土炒 茯苓一钱 甘草五分，炙 藿香一钱，或木香 陈皮一钱 半夏一钱五分，炙 砂仁五分

上八味，姜三片，水煎服。

按：四君子汤加陈皮，名异功散，溃后脾虚气滞者宜之。四君子汤减茯苓加干姜，名曰理中汤，溃后脾虚气滞者宜之。盖气虚则阳虚，阳虚生寒，故于补气药中加温热之味也。四君子汤加陈皮、半夏名六君子汤，溃后气虚有痰者宜之。六君子汤加藿香，或木香、砂仁名香砂六君子汤，溃后胃虚痰饮呕吐者宜之。无痰饮，气虚呕逆甚者，加丁香、沉香；溃后气虚有寒加肉桂、附子；溃后泻者加诃子、肉豆蔻；

腸滑不固加罌粟殼食少咳嗽者加桔梗麥冬五味子渴
者加乾葛傷食脾胃虛弱加山查神麵穀芽或麥芽此皆
潰後氣不足者以四君子湯為主隨證加減也

方歌

四君加陳異功散理中減苓加乾薑有痰陳半六君子嘔
吐砂仁木藿香逆下丁沉寒桂附瀉加訶蔻粟滑腸咳桔
冬味渴加葛傷食查麵穀麥良

托裏定痛湯

於四物湯內加肉桂乳香沒藥粟殼水煎服

聖愈湯

於四物湯內加柴胡人參黃耆水煎服

柴胡四物湯

於四物湯內加柴胡人參黃芩半夏甘草水煎服

地骨皮飲

於四物湯內加丹皮地骨皮

知蘗四物湯

於四物湯內加知母黃蘗

肠滑不固加莺粟壳；食少咳嗽者加桔梗、麦冬、五味子；渴者加干葛；伤食脾胃虚弱加山查、神曲、谷芽或麦芽。此皆溃后气不足者，以四君子汤为主，随证加减也。

方歌

四君加陈异功散，理中减苓加干姜。
有痰陈半六君子，呕吐砂仁木藿香。
逆下丁沉寒桂附，泻加诃蔻粟滑肠。
咳桔冬味渴加葛，伤食查面谷麦良。

托里定痛汤　于四物汤内加肉桂、乳香、没药、粟壳，水煎服。

圣愈汤　于四物汤内加柴胡、人参、黄耆，水煎服。

柴胡四物汤　于四物汤内加柴胡、人参、黄芩、半夏、甘草，水煎服。

地骨皮饮　于四物汤内加丹皮、地骨皮。

知蘖四物汤　于四物汤内加知母、黄蘖。

三黄四物湯
於四物湯內加黃連黃芩黃蘗
按
托裏定痛湯潰後血虛疼痛者宜之聖愈湯潰後血虛內
熱心煩氣少者宜之柴胡四物湯潰後血虛有寒熱者宜
之地骨皮飲潰後不寒者宜之知蘗四物湯潰後五臟陰
火骨　者宜之三黄四物湯潰後六腑陽火煩熱者宜之
蓋血虛則陰虛陰虛主熱故補血藥中多加寒涼之味也
此皆潰後血不足者以四物湯為主隨證加減也

方歌 四物加桂乳沒粟托裏定痛功效奇聖愈四物參耆入血
虛血熱最相宜血虛寒熱小柴合惟熱如丹地骨皮陽火
煩熱三黄合陰火骨蒸加蘗知
補
益氣湯
補中益氣湯治瘡瘍元氣不足四肢倦怠口乾時熱飲食無
味脈洪大無力心煩氣怯者俱宜服之
人參一錢 當歸一錢 生黃耆二錢 白朮一錢土炒 升麻三分
柴胡三分 甘草一錢炙 麥冬一錢去心 五味子五分研 陳皮五分

三黄四物汤 于四物汤内加黄连、黄芩、黄蘗。

按：托里定痛汤，溃后血虚疼痛者宜之。圣愈汤，溃后血虚内热、心烦气少者宜之。柴胡四物汤，溃后血虚有寒热者宜之。地骨皮饮，溃后不寒者宜之。知蘗四物汤，溃后五脏阴火骨者宜之。三黄四物汤，溃后六腑阳火烦热者宜之。盖血虚则阴虚，阴虚主热，故补血药中多加寒凉之味也。此皆溃后血不足者，以四物汤为主，随证加减也。

方歌

四物加桂乳没粟，托里定痛功效奇。
圣愈四物参耆入，血虚血热最相宜。
血虚寒热小柴合，惟热如丹地骨皮。
阳火烦热三黄合，阴火骨蒸加蘗知。

补中益气汤 补中益气汤治疮疡元气不足，四肢倦怠，口干，时热饮，食无味，脉洪大无力，心烦气怯者，俱宜服之。

人参一钱 当归一钱 生黄耆二钱 白术一钱，土炒 升麻三分 柴胡三分 甘草一钱，炙 麦冬一钱，去心 五味子五分，研 陈皮五分

右十味水二鍾薑三片棗二枚煎一鍾空心熱服

人參黃耆湯

治潰瘍虛熱不睡少食或寒濕相凝作痛者效即前方去柴胡加神麯五分炒蒼朮五分炒黃蘗五分炒

方歌 補中益氣加麥味潰後見證同內傷參耆歸朮升柴草麥味陳皮引棗薑人參黃耆寒濕熱加麵蒼蘗減柴方

獨參湯

此湯治潰瘍膿水出多元氣虛餒外無邪氣自汗脈虛者宜服之

人參二兩

右一味水二鍾棗十枚或蓮肉元眼肉煎好徐徐服之若煎至稠厚即成膏矣作三次用醇酒熱化服之亦可

方歌 膿水過多元氣餒不生他恙獨參宜徐徐代飲無窮妙棗蓮元肉共煎之

溫胃飲

此湯治癰疽脾胃虛弱或內傷生冷外感寒邪致生呃逆中脘疼痛嘔吐清水等證宜急服之

上十味，水二钟，姜三片，枣二枚，煎一钟，空心热服。

人参黄耆汤　治溃疡虚热不睡，少食，或寒湿相凝作痛者效。即前方去柴胡，加神曲五分炒，苍术五分炒，黄蘗五分炒。

方歌

补中益气加麦味，溃后见证同内伤。

参耆归术升柴草，麦味陈皮引枣姜。

人参黄耆寒湿热，加面苍蘗减柴方。

独参汤　此汤治溃疡脓水出多，元气虚馁，外无邪气，自汗脉虚者，宜服之。

人参二两

上一味，水二钟，枣十枚或莲肉、元眼肉，煎好徐徐服之。若煎至稠厚即成膏矣，作三次，用醇酒热化服之亦可。

方歌

脓水过多元气馁，不生他恙独参宜。

徐徐代饮无穷妙，枣莲元肉共煎之。

温胃饮　此汤治痈疽脾胃虚弱，或内伤生冷，外感寒邪致生呃逆，中脘疼痛，呕吐清水等证，宜急服之。

人參一錢　白术二錢，土炒　乾薑一錢，炮　甘草一錢　丁香五分
沉香一錢　柿蒂十四個　吳萸七分，酒洗　附子一錢，製
右九味水三鍾薑三片棗二枚煎八分不拘時服
方歌 溫胃飲治寒呃逆內傷外感邪寒生理中加丁沉柿蒂寒盛吳萸附子寧
橘皮竹茹湯
此湯治潰瘍胃火上逆氣衝以致時時呃逆身熱煩渴口乾唇焦此熱呃也服之有效
橘紅二錢　竹茹三錢　生薑一錢　柿蒂七個
人參一錢　黃連一錢
右六味水二鍾煎八分空心溫服
方歌 橘皮竹茹熱呃逆胃火氣逆上衝行橘紅竹茹薑柿蒂虛加參補熱連清
胃愛丸
此丸治潰瘍脾胃虛弱諸味不喜者宜服此丸助脾氣開胃口而飲食自進矣

人参一钱　白术二钱，土炒　干姜一钱，炮　甘草一钱　丁香五分　沉香一钱　柿蒂十四个　吴萸七分，酒洗　附子一钱，制

上九味，水三钟，姜三片，枣二枚，煎八分，不拘时服。

方歌

温胃饮治寒呃逆，内伤外感邪寒生。

理中加丁沉柿蒂，寒盛吴萸附子宁。

橘皮竹茹汤　此汤治溃疡，胃火上逆气冲，以致时时呃逆，身热烦渴，口干唇焦，此热呃也，服之有效。

橘红二钱　竹茹三钱　生姜一钱　柿蒂七个　人参一钱　黄连一钱

上六味，水二钟，煎八分，空心温服。

方歌

橘皮竹茹热呃逆，胃火气逆上冲行。

橘红竹茹姜柿蒂，虚加参补热连清。

胃爱丸　此丸治溃疡，脾胃虚弱，诸味不喜者宜服。此丸助脾气，开胃口，而饮食自进矣。

人参一两　山药一两，肥大上白者，切片，男乳拌合，透晒后微焙　建莲肉五钱，去皮心　白豆蔻三钱　小紫苏五钱，蜜拌晒干，微蒸片时，连梗叶切片　陈皮六钱，用陈老来米先炒黄色，方入同炒，微燥勿焦　云片白术一两，鲜白者米泔浸，去溢水，切片晒干，同麦芽拌炒　甘草三钱，炙　上白茯苓一两，切一分厚咀片，用砂仁二钱同茯苓合碗内，饭上蒸熟

上九味共为细末，用老米二合微焙碾粉，泡荷叶熬汤打糊丸，梧桐子大，每服八十丸，清米汤送下，不拘时服。

方歌

不思饮食宜胃爱，开胃扶脾效若仙。

异功山药苏梗叶，建莲白蔻米糊丸。

清震汤　治溃疡，脾肾虚弱，或误伤生冷，或气恼劳役，或病后入房太早，以致寒邪乘入中脘，乃生呃逆，急服之。

人参　益智仁　半夏各一钱，制　泽泻三分　香附　陈皮　白茯苓一钱　附子一钱，制　炙甘草一钱　柿蒂二十四个

方歌

清震汤治肾家寒，人参益智半夏攒。

泽泻香附陈茯苓，附子甘草柿蒂煎。

二神丸　此丸治痈疽，脾肾虚弱，饮食不消，黎明溏泻者，服之有效。

肉果二两，面裹煨，肥大者，捣去油　补骨脂四两，微炒香

上二味共为细末，用大枣四十九枚，老生姜四两切片，水浸姜枣煮至水干为度，取枣肉为丸，桐子大，每夜半用清米汤送下七十丸，治肾泻、脾泻甚效。

方歌

二神丸治脾肾弱，饮食不化泻黎明。

肉果补脾骨脂肾，生姜煮枣肉丸成。

加味地黄丸　此丸治痈疽已溃，虚火上炎，口干作渴者宜服之。

熟地八两，酒蒸捣膏　山药四两，炒　山萸肉五两，去核　白茯苓四两　牡丹皮四两，酒洗　泽泻三两，蒸　肉桂六钱　五味子三两，炒

上八味共为末，炼蜜丸如梧桐子大，每服二钱，空心盐汤送下。

方歌

加味地黄劳伤肾，水衰津少渴良方。

山萸山药两丹泽，肉桂五味熟地黄。

参术膏　此膏治痈疽发背等证，大溃脓血之后，血气大虚，急宜用此补之。

人参半斤切片，用水五大碗，沙锅慢火熬至三碗，将渣再煎注一碗，共用蜜绢，滤净，复熬稠厚，磁碗内收贮听用。云片白术六两　怀庆熟地六两，俱熬同上洗

以上三膏各熬完毕，各用磁罐盛之，入水中待冷取起，密盖勿令泄气。如患者精神短少，懒于言动，短气自汗者，以人参膏三匙、白术膏二匙、地黄膏一匙，俱用无灰好酒一杯，炖热化服；如脾虚弱，饮食减少，或食不知味，或已食不化者，用白术膏三匙、人参膏二匙、地黄膏一匙，热酒化服；如腰膝痠软，腿脚无力，皮肤枯槁者，用□□膏三匙、参术膏各二匙化服；如气血脾胃相等无偏胜者，三膏每各二匙，热酒化服。此膏用于清晨及临睡时各进一次，自然强健精神，顿生气血，新肉易长，疮口易合，一切疮形危险，势大脓多者服之自无变证也。夏天炎热，恐膏易变，合作二次熬用亦好。愈后常服，能须发变黑，返老还童，以上诸方，

功难及此。

方歌

参术膏治大脓后，血气双补此方宗。

人参白术同熟地，熬成膏服有奇功。

八仙糕 此糕治痈疽，脾胃虚弱，食少呕泄，精神短少，饮食无味，食不作饥，及平常无病、久病者服之能健脾胃。

山药六两 人参六两 粳米七升 糯米七升 白蜜□斤 白糖霜二两半 莲肉六两 芡实六两 白茯苓六两

上将山药、人参、莲肉、芡实、茯苓等五味各为细末，再将粳、糯米为粉，与上药末和匀，将白糖入蜜汤中炖化，随将粉药热和匀摊铺笼内，切成条蒸熟，火上烘干，磁器收贮。每日清早用白汤泡数条，或干用亦可，饥时随用，服至百日，启脾壮胃，功难笔述。

方

八仙糕用健脾胃，食少呕泄服之灵。

山药人参粳糯米，蜜糖莲芡白云苓。

洗涤类方

洗，有荡涤之功，涤洗则气血自然舒畅，其毒易于溃腐面无壅滞也。凡肿在四肢者，溻渍之；在腰腹脊背者，淋之；在下部者，浴之。俱以布帛或棉蘸洗，稍温即易，轻者日洗一次，重者日夜洗二次，每日洗之，不可间断。凡洗时冬月要猛火以逼寒气，夏月要明窗以避风凉。若不慎此，轻则有妨收口，重则恐变纯阴。夫洗药不一，如初肿与将溃者，俱用葱归溻肿汤烫洗。如阴证不起者，俱用艾茸汤敷法。如溃后俱用猪蹄汤烫洗，用猪蹄汤者，以助肉之气而逐腐也。此涤洗之法乃疡科之要药也。

葱归溻肿汤　此汤治痈疽疮疡，初肿将溃之时，用此汤洗之，以疮内热痒为度。

独活三钱　白芷三钱　葱头七个　当归三钱　甘草三钱

上五味，以水三大碗煎至汤醇，滤去渣，以绢帛蘸汤热洗，如温再易之。

方歌

葱归溻肿洗诸毒，初起将溃用之宜。

洗至热痒斯为度，独

芷蔥歸甘草俱

艾茸敷法

此膏治陰瘡黑陷而不痛者用之為良以知痛則生不知痛出紫血者死然必内服大補回陽之劑以助之

硫黃五錢　雄黃五錢　艾茸一觔

右以硫雄二味為末同艾入水煎半日水將乾取艾出搗爛溫敷患處再煎再易十餘次為度

方歌　艾茸敷法治陰瘡黑陷不痛用之良石硫雄黃同文煑搗成膏敷定能康

豬蹄湯

此湯治癰疽諸毒流膿者熬好洗之以助肉氣消腫散風脫腐止痛去惡肉活死肌潤瘡口如腐盡者不必用之當以米泔水熱洗之令瘡潔淨不可過洗過洗則傷水皮膚破爛難生肌肉歛口矣

黄芩　甘草　當歸　赤芍　白芷　蜂房　羌活各等分

芷葱归甘草俱。

艾茸敷法　此膏治阴疮黑陷而不痛者，用之为良。以知痛则生，不知痛出紫血者死。然必内服大补回阳之剂以助之。

硫黄五钱　雄黄五钱　艾茸一斤

上以硫、雄二味为末，同艾入水煎，半日水将干，取艾出捣烂温敷患处，再煎再易十余次为度。

方歌

艾茸敷法治阴疮，黑陷不痛用之良。

石硫雄黄同文煮，捣成膏敷定能康。

猪蹄汤　此汤治痈疽诸毒流脓者，熬好洗之，以助肉气，消肿散风，脱腐止痛，去恶肉，活死肌，润疮口，如腐尽者不必用之。当以米泔水热洗之，令疮洁净，不可过洗。过洗则伤水，皮肤破烂，难生肌肉敛口矣。

黄芩　甘草　当归　赤芍　白芷　蜂房　羌活各等分

右七味共為粗末看證之大小定藥之多少先將獖猪前蹄一隻用水六碗煮蹄軟為度將汁濾清吹去汁上油花即用粗藥末一兩投於汁中再用微火煎十數沸濾去渣候湯微温即用方盤一個靠身於瘡下放定隨用軟絹蘸湯淋洗瘡上并入孔内輕手捺盡内膿庶敗腐宿膿隨湯而出以淨為度再以軟帛叠七八重蘸湯勿令大乾覆於瘡上兩手輕按片時帛温再换如此再按四五次可以流通血氣解毒止痛去瘀也洗訖用絹帛挹乾即隨證以應用之藥貼之

方歌 猪蹄湯治癰疽毒已潰流膿用此方消腫散風能止痛芩甘歸芍芷蜂羌

膏藥類方

萬應膏

此膏治一切癰疽發背對口諸瘡痰核流注等毒貼之甚效

川烏 草烏 生地 白斂 白及 象皮

官桂 白芷 當歸 赤芍 羌活 苦參

上七味共为粗末，看证之大小，定药之多少。先将獖猪前蹄一只，用水六碗煮，蹄软为度。将汁滤清，吹去汁上油花，即用粗药末一两投于汁中，再用微火煎十数沸，滤去渣，候汤微温，即用方盘一个，靠身于疮下放定。随用软绢蘸汤淋洗疮上并入孔内，轻手捺尽内脓，庶败腐宿脓随汤而出，以净为度。再以软帛叠七八重蘸汤，勿令大干，覆于疮上，两手轻按片时，帛温再换。如此再按四五次，可以流通血气，解毒止痛去瘀也。洗讫用绢帛挹干，即随证以应用之药贴之。

方歌

猪蹄汤治痈疽毒，已溃流脓用此方。

消肿散风能止痛，芩甘归芍芷蜂羌。

膏药类方

万应膏　此膏治一切痈疽发背，对口诸疮，痰核流注等毒，贴之甚效。

川乌　草乌　生地　白敛　白及　象皮　官桂　白芷　当归　赤芍　羌活　苦参

土木鳖　穿山甲　乌药　甘草　独活　元参　定粉　大黄各五钱

上十九味，定粉在外，用净香油五斤，将药浸入油内。春五、夏三、秋七、冬十，候日数已定足。入洁净大锅内，慢火熬至药枯浮起为度。佳火片时，用布袋滤去渣，将油称准。每油一斤，对定粉半斤，用桃柳枝不时搅之，以黑如膝、亮如镜为度，滴入水内成珠，薄纸摊贴。

方歌

万应膏用贴诸毒，发背痈疽对口疮。
川草乌同地蔹及，象皮桂芷芍归羌。
苦参木鳖穿乌药，甘独元参定粉黄。

绀珠膏　此膏治一切痈疽肿毒、流注、顽臁、风寒湿痹、瘰疬、乳痈、痰咳、血风等疮，及头痛、牙疼、腰腿痛等证悉验。

制麻油四两　制松香一斤

上将麻油煎滚，入松香，文火溶化，柳枝搅，候化尽离火，下细药末

二两三钱，搅匀即倾于水内拉扯数十次，易水浸之听用。

一瘀血腫毒瘰癧等證但未破者再加魏香散隨膏之大小患之輕重每加半分至三三分爲率

一毒深膿不盡及頑瘡對口等證雖潰必用此膏獲效

一未破者貼之勿揭揭則作癢痛亦勿揭能速於成膿患在平處者用紙攤貼患在灣曲轉動處者用絹帛攤貼

一臁瘡及臀腿寒濕等瘡先用茶清入白礬少許洗淨貼之見效

一頭痛貼太陽穴牙痛塞牙縫内

一内癰等證作丸用蛤粉爲衣服下

一便毒痰核多加魏香散如膿瘡再加銅青如蟮拱頭癬毒貼之亦效

製油法

每麻油一觔用當歸木鱉子肉知母細辛白芷巴豆肉文蛤打碎山茨菇打碎紅芽大戟續斷各一両槐柳枝各二十八寸入油鍋内浸二十一日煎枯去渣取油聽用查朝鮮琥珀膏多續隨子此方宜加之

〇瘀血肿毒瘰疬等证，但未破者，再加魏香散，随膏之大小，患之轻重，每加半分至三三分为率。

〇毒深脓不尽，及顽疮对口等证，虽溃必用此膏，获效。

〇未破者贴之勿揭，揭则作痒，痛亦勿揭，能速于成脓。患在平处者用纸摊贴，患在湾曲转动处者用绢帛摊贴。

〇臁疮及臀腿寒湿等疮，先用茶清，入白矾少许，洗净贴之，见效。

〇头痛贴太阳穴，牙痛塞牙缝内。

〇内痈等证，作丸，用蛤粉为衣，服下。

〇便毒痰核，多加魏香散，如脓疮，再加铜青，如蟮拱头癣毒，贴之亦效。

制油法　每麻油一斤，用当归、木鳖子肉、知母、细辛、白芷、巴豆肉、文蛤打碎，山茨菇打碎，红芽、大戟、续断各一两，槐柳枝各二十八寸。入油锅内浸二十一日，煎枯去渣，取油听用。查朝鲜琥珀膏多续随子，此方宜加之。

制松香法　择片子净嫩松香为末十斤，取槐、柳、桃、桑、芙蓉等五样枝各五斤锉碎。用大锅水煎浓汁，滤净再煮一次各收之。各分五分，每用初次汁一分煎滚，入松香末二斤，以柳槐枝搅之，煎至松香沉下水底为度。即倾入二次汁内，乘热拔扯数十次，以不断为佳，候温作饼收之，余香如法。

膏内细药方　乳香　没药各五钱　明雄黄四钱　血竭五钱　麝香一钱　轻粉二钱

上为细末，加入膏内用

魏香散　乳香　没药　血竭各等分　阿魏　麝香各减半

为末，罐收听用。

方歌

绀珠音贴痈疽毒，流注顽廉湿痹名。

瘰疬乳痈痰核块，血风头痛及牙疼。

松香化入麻油□，乳没雄黄竭麝轻。

随证更加魏香散，麝香魏竭乳没并。

陀僧膏

此膏專貼諸般惡瘡流注瘰癧跌撲損破金刃誤傷等證用之有效

南陀僧二十兩，研末 赤芍二兩 全當歸二兩 乳香五錢，去油研 沒藥五錢，去油研 赤石脂二兩，研 苦參四兩 百草霜二兩，篩研 銀黝一兩 桐油二觔 香油一觔 血竭五錢，研 孩兒茶五錢，研 川大黃半觔

右藥先將赤芍當歸苦參大黃入油內煠枯熬至滴水不

散再下陀僧末用槐□□攪至滴水將欲成珠將百草霜細細篩入攪勻再將群藥及銀黝篩入攪極勻傾入水內衆手扯千餘下再收入磁盆內常以水浸之

方歌 陀僧膏貼諸惡瘡流注瘰癧跌撲傷陀僧赤芍歸乳沒赤脂苦參百草霜銀黝桐油香油共血竭兒茶川大黃

巴膏方

此膏貼一切癰疽發背惡瘡化腐生肌甚效

象皮六錢 穿山甲六錢 山梔子八十個 人頭髮一兩二錢

陀僧膏 此膏专贴诸般恶疮，流注瘰疬，跌扑损破，金刃误伤等证，用之有效。

南陀僧二十两，研末 赤芍二两 全当归二两 乳香五钱，去油研 没药五钱，去油研 赤石脂二两，研 苦参四两 百草霜二两，筛研 银黝一两 桐油二斤 香油一斤 血竭五钱，研 孩儿茶五钱，研 川大黄半斤

上药先将赤芍、当归、苦参、大黄入油内炸枯，熬至滴水不散，再下陀僧末，用槐□□搅至滴水将欲成珠，将百草霜细细筛入搅匀，再将群药及银黝筛入，搅极匀倾入水内，众手扯千余下，再收入磁盆内，常以水浸之。

方歌

陀僧膏贴诸恶疮，流注瘰疬跌扑伤。
陀僧赤芍归乳没，赤脂苦参百草霜。
银黝桐油香油共，血竭儿茶川大黄。

巴膏方 此膏贴一切痈疽发背恶疮，化腐生肌，甚效。

象皮六钱 穿山甲六钱 山栀子八十个 人头发一两二钱

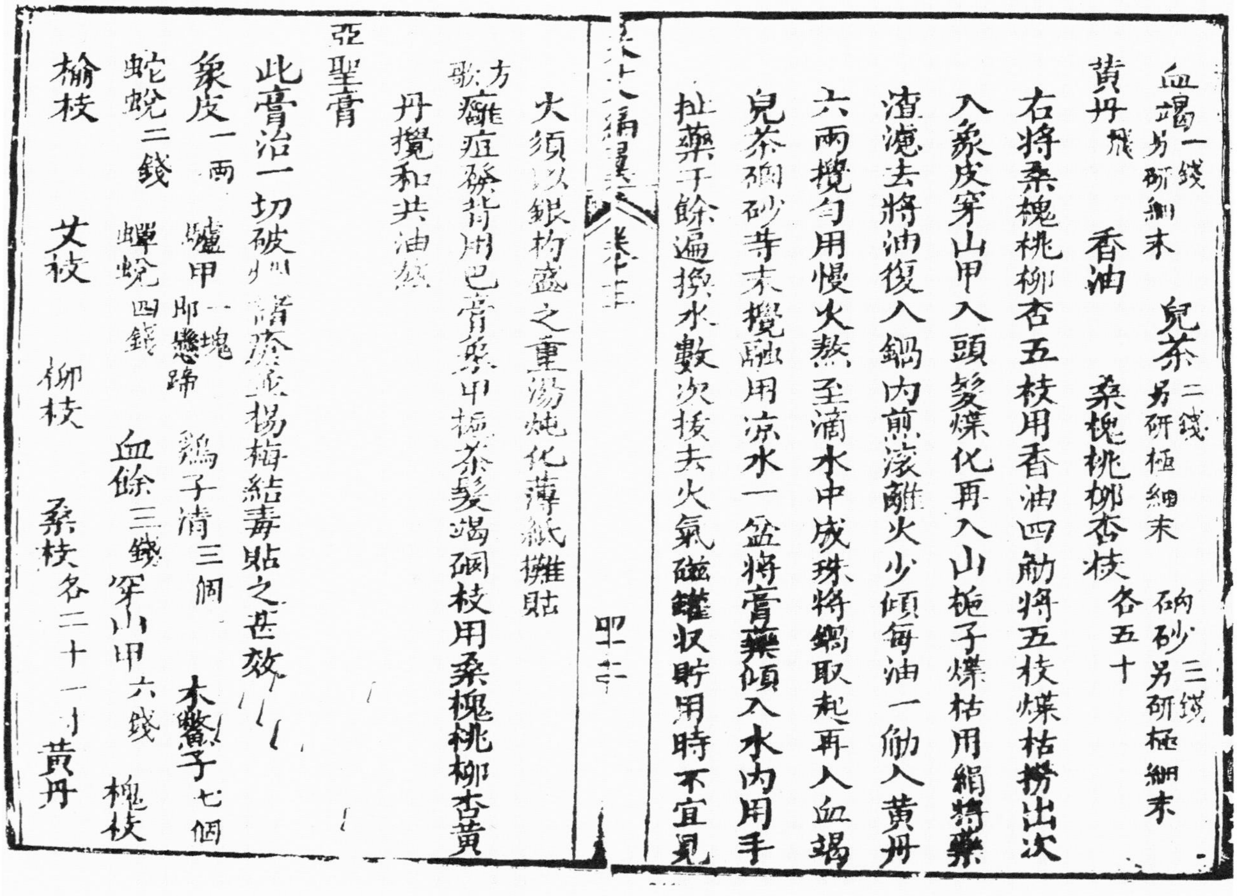
血竭一錢另研細末　兒茶二錢另研極細末　硇砂三錢另研極細末
黃丹飛　香油　桑槐桃柳杏枝各五十
右將桑槐桃柳杏五枝用香油四觔將五枝煠枯撈出次入象皮穿山甲入頭髮煠化再入山梔子煠枯用絹將藥渣濾去將油復入鍋內煎滾離火少傾每油一觔入黃丹六兩攪勻用慢火熬至滴水中成珠將鍋取起再入血竭兒茶硇砂等末攪融用凉水一盆將膏藥傾入水內用手扯藥千餘遍換水數次拔去火氣磁罐收貯用時不宜見火須以銀杓盛之重湯燉化薄紙攤貼
方歌　癰疽發背用巴膏象甲梔茶髮竭硇枝用桑槐桃柳杏黃丹攪和共油熬
亞聖膏
此膏治一切破爛諸瘡並楊梅結毒貼之甚效
象皮一兩　驢甲一塊即懸蹄　鷄子清三個　木鱉子七個
蛇蜕二錢　蟬蛻四錢　血餘三錢　穿山甲六錢　槐枝
榆枝　艾枝　柳枝　桑枝各二十一寸　黃丹

血竭一钱，另研细末　儿茶二钱，另研极细末　硇砂三钱，另研极细末　黄丹飞　香油　桑槐桃柳杏枝各五十

上将桑、槐、桃、柳、杏五枝用香油四斤，将五枝炸枯捞出，次入象皮、穿山甲，入头发炸化，再入山栀子炸枯，用绢将药渣滤去，将油复入锅内煎滚。离火少倾，每油一斤，入黄丹六两，搅匀，用慢火熬至滴水中成珠，将锅取起。再入血竭、儿茶、硇砂等末搅融，用凉水一盆将膏药倾入水内，用手扯药千余遍，换水数次，拔去火气，磁罐收贮。用时不宜见火，须以银杓盛之，重汤炖化，薄纸摊贴。

方歌

痈疽发背用巴膏，象甲栀茶发竭硇。

枝用桑槐桃柳杏，黄丹搅和共油熬。

亚圣膏　此膏治一切破烂诸疮并杨梅结毒，贴之甚效。

象皮一两　驴甲一块，即悬蹄　鸡子清三个　木鳖子七个　蛇蜕二钱　蝉蜕四钱　血余三钱　穿山甲六钱　槐枝　榆枝　艾枝　柳枝　桑枝各二十一寸　黄丹

黃蠟　麻油三觔

右將藥浸七日煎如常法濾去渣每淨油一觔入黃丹七兩煎成膏入黃蠟五錢化勻再加血竭五錢兒茶三錢乳香三錢沒藥三錢煅牡礪五錢五靈脂五錢右五味研極細末入膏內成膏出火攤貼

方歌　亞聖膏治破爛楊梅結毒貼之良象驢鷄鱉蛇蟬蜕血甲槐榆艾柳桑丹蠟麻油勻化後竭茶乳沒蠣靈裹

絳珠膏

采艾編翼　卷三　四十三

此膏治潰瘍諸毒用之去腐定痛生肌甚效

天麻子肉八十一粒　鷄子黃十個　麻油十兩　血餘五錢　黃丹二兩水飛　白蠟三兩　血竭三錢　硃砂二錢　輕粉三錢　乳香三錢　沒藥三錢　兒茶三錢　冰片一錢　麝香五分　珍珠二錢

右將麻油煠血餘至焦枯加麻子肉鷄子黃再煠枯去渣入蠟候化離火少時入黃丹攪勻再加細藥和勻收用攤貼

黄蜡　麻油三斤

上将药浸七日，煎如常法，滤去渣，每净油一斤入黄丹七两煎成膏，入黄蜡五钱化匀，再加血竭五钱，儿茶三钱，乳香三钱，没药三钱，煅牡砺五钱，五灵脂五钱。上五味研极细末，入膏内成膏，出火摊贴。

方歌

亚圣膏治破烂，杨梅结毒贴之良。

象驴鸡鳖蛇蝉蜕，血甲槐榆艾柳桑。

丹蜡麻油匀化后，竭茶乳没蛎灵裹。

绛珠膏　此膏治溃疡诸毒，用之去腐、定痛、生肌，甚效。

天麻子肉八十一粒　鸡子黄十个　麻油十两　血余五钱　黄丹二两，水飞　白蜡三两　血竭三钱　朱砂二钱　轻粉三钱　乳香三钱　没药三钱　儿茶三钱　冰片一钱　麝香五分　珍珠二钱

上将麻油炸血余至焦枯，加麻子肉、鸡子黄再炸枯去渣，入蜡，候化离火，少时入黄丹搅匀，再加细药和匀，收用摊贴。

方歌

绛珠化腐主生肌，麻肉鸡黄油血余。
丹蜡竭砂轻乳没，儿茶冰麝共珍珠。
研细和匀随证用，乳岩须要入银朱。
乳岩加银朱一两。

绛红膏 此膏治一切肿毒已成，疼痛不消者，贴之悉效。

银朱五钱

上一味为细末，以生桐油调摊如膏，先用神灯照后贴此膏。

方歌

绛红膏治毒已成，肿难消用最灵。
一味银朱为细末，桐油调和贴之平。

加味太乙膏 此膏治发背痈疽及一切恶疮，湿痰流注，风湿遍身，筋骨走注作痛，汤烫火烧，刀伤棒毒，五损内痈，七伤外证，俱贴患处。

又：男子遗精、女人白带俱贴脐下；脏毒肠痈亦可丸服；诸般疮疖、血风癞痒，诸药不止痛痒者并效。

白芷　当归　赤芍　元参各二两　柳枝　槐枝各一百寸　肉桂二两　没药三钱　大黄二两　木鳖二两　轻粉四两，研不见星　生地二两

阿魏三钱　黄丹四十两，水飞　乳香五钱　血余

右将白芷、当归、赤芍、元参、肉桂、大黄、木鳖、生地八味，并槐柳枝，用真麻油足称五斤，将药浸入油内，春五、夏三、秋七、冬十八。大锅内慢火熬至药枯浮起为度，住火片时，用布袋滤净药渣，将油称准，用细旧绢将油又滤入锅内，要清净为佳。将血余没上慢火熬至血余浮起，以柳枝挑看似膏溶化之象，方算熬熟。净油一斤，将飞过黄丹六两五钱徐徐投入，火加大些。夏秋亢热，每油一斤加丹五钱，不住手搅，候锅内先发青烟，后至白烟，叠旋起气味香馥者，其膏已成。即便住火，将膏滴入水中，试软硬得中，如老加热油，如稀加炒丹，每各少许，渐渐如火。务要冬夏老嫩得所为佳。候烟尽掇下锅来，方下阿魏，切成薄片散于膏上化尽。次下乳、没、轻粉搅匀，倾入水中，以柳棍楼成一块，再换冷水浸片时，乘温每膏半斤，扯拔百转成块，又换冷水浸，随用时每取一块，铜杓内复化，随便摊贴至妙。

方歌

太乙膏治诸般毒，一切疮伤俱贴之。

白芷当归赤芍药，元

参杜没柳槐枝。

大黄水鳖轻生地，阿魏黄丹乳血余。

膏药　此膏专贴诸疮肿毒，溃破流脓，甚效。

净巴豆肉十二两　蓖麻子十二两，去壳　香油三斤　虾蟆五个，各衔人发一团　活鲫鱼十尾

先将巴豆肉、蓖麻子入油内浸三日，再将虾蟆浸一宿，临熬时入活鲫鱼，共炸焦去渣净，慢火熬油，滴水成珠，离火倾于净锅内，再加官粉二斤半，乳香末五钱，不时搅之，冷定为度，用时重汤炖化，薄纸摊贴。

方歌

白膏专贴诸疮毒，巴豆蓖麻浸入油。

活鲫虾蟆同炸后，再降官粉乳香投。

化腐紫霞膏　此膏善能穿透诸毒，凡发背已成瘀肉，不腐及不作脓者，用此膏以腐烂瘀肉，穿溃脓毒，其功甚效。

金顶砒五分　潮脑一钱　螺蛳肉二两，用肉，晒干为末　轻粉三钱　血竭二钱　巴豆仁五钱，研，用白仁

右各為末共碾一處磁罐收貯臨用時用麻油調搽頑硬肉上以棉紙蓋上或膏貼俱可

方歌

化腐紫霞膏穿毒透膿化腐效如神金砒潮腦螺螄肉粉蝎麻仁巴豆仁

貝葉膏

此膏貼癰疽發背一切潰爛諸瘡

麻油一觔 血餘鷄子大一個 白蠟二兩

右將血餘以文火煠化去渣下火入白蠟洛化候溫用棉

紙剪塊三張張於油蠟內蘸之貼於磁器幇上用時揭單張貼患處日換八九次力能定痛去腐生肌其功甚速切勿忽之

方歌

貝葉膏治潰爛瘡去腐生肌功效强血餘麻油煎渣去下火入蠟化貼良

碧螺膏

此膏治下部濕瘡疥癬并結毒痰串癧瘡

松香取嫩白者佳為末篩過用銅盆以猪油遍搽之入水至滾入香不住手攪之以香沉底為度即傾冷水中枚扯

上各为末，共碾一处，磁罐收贮。临用时用麻油调，搽顽硬肉上，以棉纸盖上或膏贴俱可。

方歌

化腐紫霞膏穿毒，透脓化腐效如神。

金砒潮脑螺蛳肉，粉蝎麻仁巴豆仁。

贝叶膏 此膏贴痈疽发背，一切溃烂诸疮。

麻油一斤 血余鸡子大一个 白蜡二两

上将血余以文火炸化，去渣，下火，入白蜡洛化，候温，用棉纸剪块三张，张于油蜡内蘸之，贴于磁器帮上。用时揭单张贴患处，日换八九次，力能定痛，去腐生肌，其功甚速，切勿忽之。

方歌

贝叶膏治溃烂疮，去腐生肌功效强。

血余麻油煎渣去，下火入蜡化贴良。

碧螺膏 此膏治下部湿疮疥癣，并结毒痰串疬疮。

松香取嫩白者佳，为末筛过，用铜盆以猪油遍搽之，入水至滚，入香不住，手搅之，以香沉底为度，即倾冷水中，枚扯百十次，以不断为度。

上将麻油煎，水成珠，入松香一斤，文火溶化，看老嫩取起离火住滚，徐徐入糠、青胆矾各净末五钱，以柳枝左搅匀为度，如老加熟猪油二三钱，用绿纸薄摊贴之。

方歌

碧螺膏治疥湿疮，猪脂麻油嫩松香。

再入糠青胆矾末，绿纸滩贴效非常。

麻药类方

琼酥散　此治一切肿毒等疮，服之开针不痛。

蟾酥一钱　半夏六分　闹羊花六分　胡椒一钱八分　荜茇一钱　川椒一钱八分　川乌一钱八分

上七味共为细末，每服半分，黄酒调服，如欲大开，加白酒药一丸。

方歌

琼酥散是麻入药，开针不痛用蟾酥。

荜茇闹羊生半夏，胡椒川椒与川乌。

整骨麻药

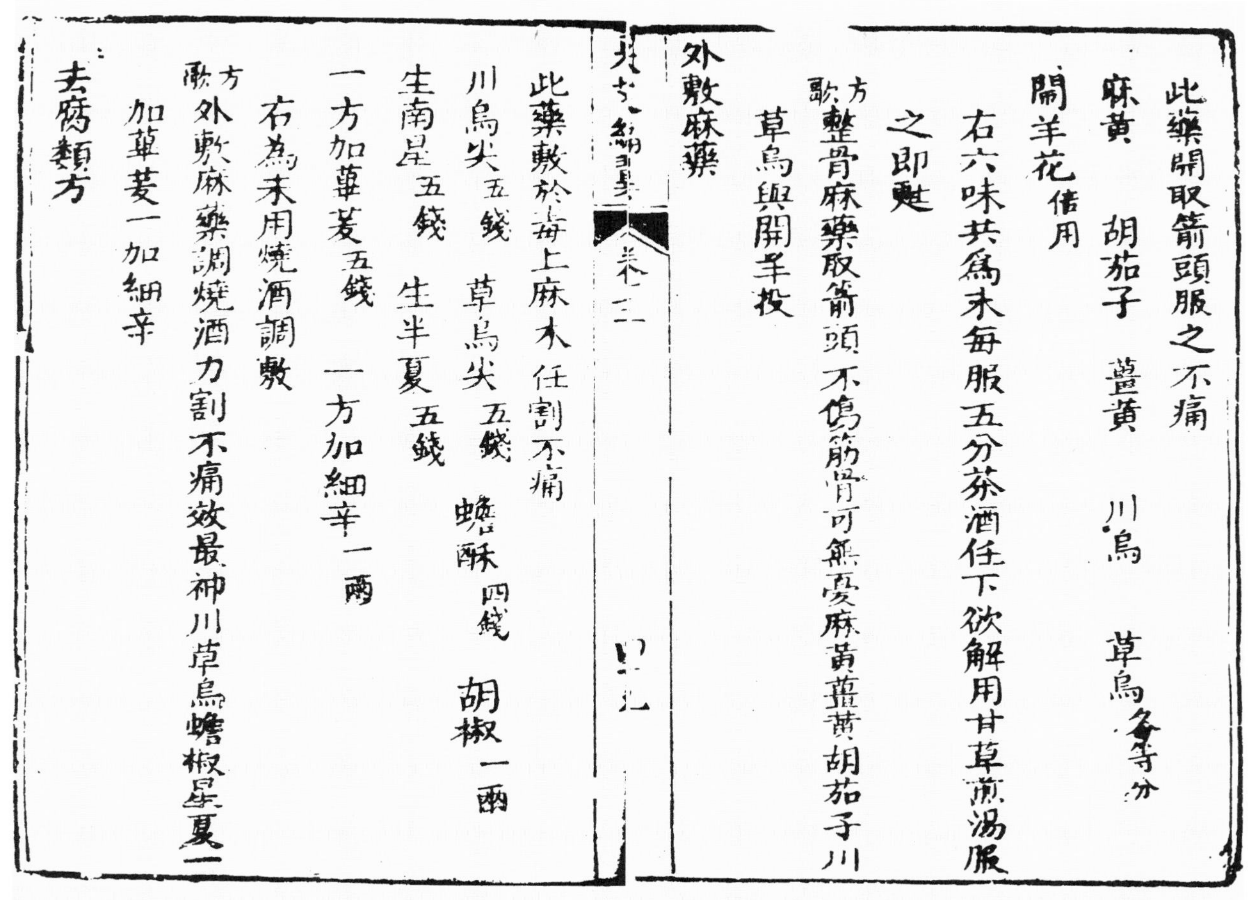

此药开取箭头，服之不痛。

麻黄　胡茄子　姜黄　川乌　草乌各等分　闹羊花倍用

上六味共为末，每服五分，茶酒任下，欲解，用甘草煎汤服之即苏。

方歌

整骨麻药取箭头，不伤筋骨可无忧。

麻黄姜黄胡茄子，川草乌与闹羊投。

外敷麻药　此药敷于毒上，麻木任割不痛。

川乌尖五钱　草乌尖各等分　蟾酥四钱　胡椒一两　生南星五钱　生半夏五钱

一方加荜茇五钱，一方加细辛一两。

上为末，用烧酒调敷。

方歌

外敷麻药调烧酒，力割不痛效最神。

川草乌蟾椒星夏，一加荜茇一加细辛。

去腐类方

腐者，坏肉也。诸书云腐不去则新肉不生，盖以腐能浸淫好肉也，当速去之。如遇气实之人则用刀割之取效，若遇气虚之人则惟恃药力以化之，盖去腐之药乃疡科之要药也。

白降丹 此丹治痈疽发背，一切疔毒。用少许，疮大者用五六厘，疮小者用一二厘，水调敷疮头上，初起者立刻起疱消散，成脓者即溃，腐者即脱消肿，诚夺命之灵丹也。

朱砂 雄黄各二钱 水银一两 硼砂五钱 火消 食盐 白矾 皂矾各一两五钱

先将朱、雄、硼三味研细，入盐、矾、硝、皂、水银共研匀，以水银不见星为度。用阳城罐一个，放微炭火上，徐徐起药入罐化尽。微火逼令干，取起。如火大太干则汞走，如不干则药倒下无用，其难处在此。再用一阳城罐合上，用棉纸截半寸宽，将罐子泥、草鞋灰、光粉三样研细，以盐滴卤汁调极湿，一层泥一层纸糊合口四五重，及糊有药罐上二三重。

地下挖一小潭，用饭碗盛水放潭底，将无药罐放于碗内，以瓦挨潭口，四边齐地，恐炭灰落碗内也。有药罐上以生炭火盖之，不可有空处，约三炷香，去火冷定，开看约有一两外药矣。炼时罐上如有绿烟起，急用笔蘸罐子盐泥固之。

红升丹　此丹治一切疮疡溃后，拔毒去腐，生肌长肉，疮口坚硬，肉黯紫黑，用丹少许鸡翎扫上，立刻红活。疡医若无红白二丹，决难立刻取效。

朱砂五钱　雄黄五钱　水银一两　火消四两　白矾一两　皂矾六钱

先将二矾火消研碎，入大铜杓内，加火消一小杯炖化，一干即起，研细。另将汞、朱、雄研细至不见星为度，再入消、矾末研匀。先将阳城罐用纸筋泥搪一指厚阴干，常轻轻扑之，不使生裂纹，搪泥罐子泥亦可用。如有裂纹，以罐子泥补之，极干再晒，无裂纹方入前药在内。罐口以铁油盏盖定，加铁梁，盏上下用铁舉铁丝紫紧，用棉纸捻条蘸蜜周围塞罐口缝间，外用熟石膏细末醋调封固。盏上加炭火二块，使盏热罐口封固易干也。用大钉三根钉地下，将罐子放针上，罐底下置坚大炭火一块，外砌百眼炉。升三炷香，第一炷香用底火，如火大则汞先飞上；二炷香用大半罐火，以笔蘸水擦盏；第三炷香火平罐口，用扇扇之，频频擦盏，勿令干，干则汞先飞上。三香完，去火冷定。开看方气足，盏上约有六七钱，刮下研极细，磁罐盛用。再预以盐卤汁调罐子稀泥，用笔蘸泥水扫罐口周围，勿令泄气。盖恐有绿烟起，汞走也，绿烟一起即无用矣。

方歌

白降丹为夺命丹，救脓化腐立时安。
朱雄汞与硼砂入，还有消盐白皂矾。
若去硼盐红升是，长肉生肌自不难。

元珠膏　此膏治肿疡将溃，涂之，脓从毛孔吸出，已开针者，用捻蘸送孔内呼脓，腐不净，涂之立化。

木鳖子肉十四个　斑蝥八十一个　柳枝四十九寸　驴甲片三钱

草烏一錢　蔴油二兩

右藥浸七日文火煠枯去渣入巴豆仁三個煎至黑傾於鉢內研如泥加麝香一分攪勻入罐內收用

方歌　呼膿化腐用元珠木鱉斑蝥共柳枝驢甲草烏油內浸煠枯巴豆麝香施

生肌類方

凡大毒潰爛內毒未盡若驟用生肌則外實內潰重者逼毒內攻輕者反增潰爛雖即收口其於旁處復生大疽是知毒未盡不可驟用生肌藥也只以貝葉膏貼之頻換俟生肉珠時方用生肌藥如元氣弱者須當大補以培元氣

生肌定痛散

此散治潰爛紅熱腫痛有腐者用此化腐定痛生肌

生石膏一兩　為末用甘草湯飛五七次　辰砂三錢

冰片二分　硼砂五錢

右四味共為末撒患處

方歌　生肌定痛治潰爛腫疼紅熱實相宜石膏飛過辰砂用共

草乌一钱　麻油二两

右药浸七日，文火炸枯去渣，入巴豆仁三个，煎至黑，倾于钵内，研如泥，加麝香一分搅匀，入罐内收用。

方歌

呼脓化腐用元珠，木鳖斑蝥共柳枝。

驴甲草乌油内浸，炸枯巴豆麝香施。

生肌类方

凡大毒溃烂，内毒未尽，若骤用生肌则外实内溃，重者逼毒内攻，轻者反增溃烂，虽即收口，其于旁处复生大疽，是知毒未尽，不可骤用生肌药也。只以贝叶膏贴之，频换，俟生肉珠时，方用生肌药。如元气弱者，须当大补以培元气。

生肌定痛散　此散治溃烂红热肿痛，有腐者用此化腐，定痛生肌。

生石膏一两，为末用，甘草汤飞五七次　辰砂三钱　冰片二分　硼砂五钱

右四味共为末，撒患处。

方歌

生肌定痛治溃烂，肿疼红热实相宜。

石膏飞过辰砂用，共

入氷棚細撒之

輕乳生肌散

此散治潰爛紅熱腫痛腐脱者用此定痛生肌

石膏一兩煅　血竭五錢　乳香五錢　輕粉五錢

氷片一錢　有水加龍骨白芷各一錢不收口加鷄内金

一錢炙右為末散之

方歌　輕乳生肌治腐脱石膏血竭乳輕冰若然有水加龍芷收

口須添雞内金

薑礬散

此散治一切諸瘡發癢者用此撒之甚効

枯礬　乾薑

右等分為末先用細茶食塩煎湯洗之後用此散撒之

冷瘡不收口者用乾薑一味為末撒患處覺熱如烘生肌

甚效

方歌　薑礬最治諸瘡癢先用塩茶煎洗之若是冷瘡不收口乾

薑一味撒生肌

入冰棚细撒之。

轻乳生肌散　此散治溃烂红热肿痛腐脱者，用此定痛生机。

石膏一两，煅　血竭五钱　乳香五钱　轻粉五钱　冰片一钱

有水加龙骨、白芷各一钱，不收口加鸡内金一钱。炙。上为末散之。

方歌

轻乳生肌治腐脱，石膏血竭乳轻冰。

若然有水加龙芷，收口须添鸡内金。

姜矾散　此散治一切诸疮发痒者，用此撒之甚效。

枯矾　干姜

右等分为末，先用细茶、食盐煎汤洗之，后用此散撒之。冷疮不收口者，用干姜一味为末，撒患处，觉热如烘，生肌甚效。

方歌

姜矾最治诸疮痒，先用盐茶煎洗之。

若是冷疮不收口，干姜一味撒生肌。

腐尽生肌散　此散治一切痈疽等毒诸疮破烂不敛者，撒上即愈。

儿茶　乳香　没药各三钱　冰片一钱　麝香二分　血竭三钱　旱三七三钱

上为末撒之。有水加龙骨一钱。煅。欲速收口加珍珠一两，蟹黄二钱。法取团脐蟹蒸熟取黄，晒干取用。或用猪脂油半斤去渣，加黄蜡一两溶化，倾碗内，稍温，加前七味调成膏摊贴。痈疽破烂等证，若杖伤则旱三七倍之。一用鲜鹿腿骨纸包，灰内煨之，以黄脆为度，如黑焦色则无用矣。为细末撒之，生肌甚速。

方歌

腐尽生肌疮不敛，儿茶乳没冰麝香。

血竭三七□加骨，收口珍珠共蟹黄。

或用猪油溶黄蜡，调前七味贴之良。

一用火煨鹿腿骨，为散生肌效甚长。

月白珍珠散

此散治諸瘡新肉已滿不能生皮及湯火傷痛并下疳腐痛等證

青缸花五分　輕粉一兩　珍珠一錢

右為末撒之

下疳腐爛用豬脊髓調搽

一用雞子清傾瓦上晒乾取清為末撒之

方歌　月白珍珠皮不長并醫湯火下疳瘡青缸輕粉珍珠共豬髓調搽真妙方一用雞清傾瓦上晒乾為末撒之良

五色靈藥

此五色靈藥治癰疽諸瘡已潰餘腐不盡新肉不生撒之最效

食鹽五錢　黑鉛六錢　枯白礬　枯皂礬

水銀　火消各二兩

先將鹽鉛鎔化入水銀結成砂子再入二礬火消同炒乾研細入鉛汞再研以不見星為度入罐內泥固濟封口打三炷香不可太過不及一宿取出視之其白如雪約有

此散治诸疮新肉已满不能生皮，及汤火伤痛，并下疳腐痛等证。

青缸花五分　轻粉一两　珍珠一钱

上为末撒之。下疳腐烂用猪脊髓调搽。一用鸡子清倾瓦上晒干，取清为末撒之。

方歌

月白珍珠皮不长，并医汤火下疳疮。
青缸轻粉珍珠共，猪髓调搽真妙方。
一用鸡清倾瓦上，晒干为末撒之良。

五色灵药　此五色灵药治痈疽诸疮已溃，余腐不尽，新肉不生，撒之最效

食盐五钱　黑铅六钱　枯白矾　枯皂矾　水银　火消各二两

先将盐铅化，入水银结成砂子，再入二矾、火消同炒干研细，入铅汞再研，以不见星为度。入罐内泥固济封口，打三炷香，不可太过不及。一宿取出视之，其白如雪，约有二

两，为火候得中之灵药。

如要色紫者，加硫黄五钱。要黄色者，加明雄黄五钱。要色红者，用黑铅九钱，水银一两，枯白矾二两，火消三两，辰砂四钱，明雄黄三钱。升炼火候，俱如前法。

凡升打灵药，硝要炒燥，矾要煅枯。

一方：用烧酒煮干炒燥，方研入罐

一法：凡打出灵药，倍加石膏和匀，复入新罐内，打一枝香，用之不痛。

方歌

五色灵药白用盐，黑铅硝汞皂枯矾。
欲成紫色硫黄入，黄者雄黄加五钱。
红去皂盐铅重用，朱砂飞尽必须添。

生肌玉红膏 此膏治痈疽发背、诸般溃烂、棒毒等疮，用在已溃流脓时。先用甘草汤，甚者用猪蹄汤淋洗患上，软绢挹净，用柢把挑膏于掌中搽化，遍搽新肉上，外以太乙膏盖之。大疮洗换二次，内兼服大补气血之药，新肉即生，疮口自敛。此外科收敛药中之神药也。

当归二两　白芷五钱　白蜡二两　轻粉四钱　甘草一两二钱　紫草二钱　瓜儿血竭四钱　麻油一斤

上将当归、白芷、紫草、甘草四味入油内浸三日，大杓内慢火熬微枯色，细滤清。将油复入杓内煎滚，入血竭化尽，次下白蜡，微火亦化。用茶钟四个预放水中，将膏分作四处，倾入钟内。候片时方下研细轻粉各投一钱，搅匀候至一月，夜用之极效。

方歌

生肌玉红膏最善，溃烂诸疮搽即收。

归芷蜡轻甘紫草，瓜儿血竭共麻油。

莹珠散　此音治溃疡，去腐、定痛、生肌，并杨梅疮、杖臁疮，下疳等症。

白蜡三两　猪脂油十两　轻粉一两五钱　樟冰一两五钱，末

先将白蜡、脂油溶化，离火候温，入轻粉、樟冰搅匀，成稍凝，

再入氷片末一錢攪勻成膏礶收聽用　凡用先將甘草
苦參各三錢水煎洗淨患處貼膏
杖瘡用荆川紙攤極薄貼之熱則易之其疗瘀即散疼痛
立止
楊梅瘡加紅粉二錢
頑瘡乳岩加銀硃一兩
臁瘡加水龍骨三錢或龍骨四錢
方歌瑩珠膏用治潰瘡定痛生肌功効強白蠟豬脂樟氷粉楊

頑乳杖并臁瘡
呂祖一枝梅
此藥治男婦大人小兒新久諸病生死難定之間月茨實大
一餅貼印堂之中點官香一枝香盡去藥已後一時許視貼
藥處有紅斑暈色腫起飛散謂之紅霞捧日病雖危篤其人
不死如貼藥處一時後不腫不紅皮肉照舊不變謂之白雲
漫野病雖輕淺終歸冥路小兒急慢驚風一切老幼痢疾俱
可貼之凡病用之皆可預知生死也

再入冰片末一钱，搅匀成膏，罐收听用。

凡用先将甘草、苦参各三钱水煎，洗净患处，贴膏。杖疮用荆川纸摊极薄贴之，热则易之，其疔瘀即散，疼痛立止。杨梅疮加红粉二钱，顽疮乳岩加银朱一两，臁疮加水龙骨三钱，或龙骨四钱。

方歌

莹珠膏用治溃疮，定痛生肌功效强。

白蜡猪脂樟冰粉，杨顽乳杖并臁疮。

吕祖一枝梅　此药治男、妇、大人、小儿新久诸病，生死难定之间，月茨实大一饼，贴印堂之中，点官香一枝，香尽去药已后一时许，视贴药处有红斑晕色，肿起飞散，谓之红霞捧日，病虽危笃，其人不死。如贴药处一时后不肿不红，皮肉照旧不变，谓之白云漫野，病虽轻浅，终归冥路。小儿急慢惊风，一切老幼痢疾，俱可贴之。凡病用之，皆可预知生死也。

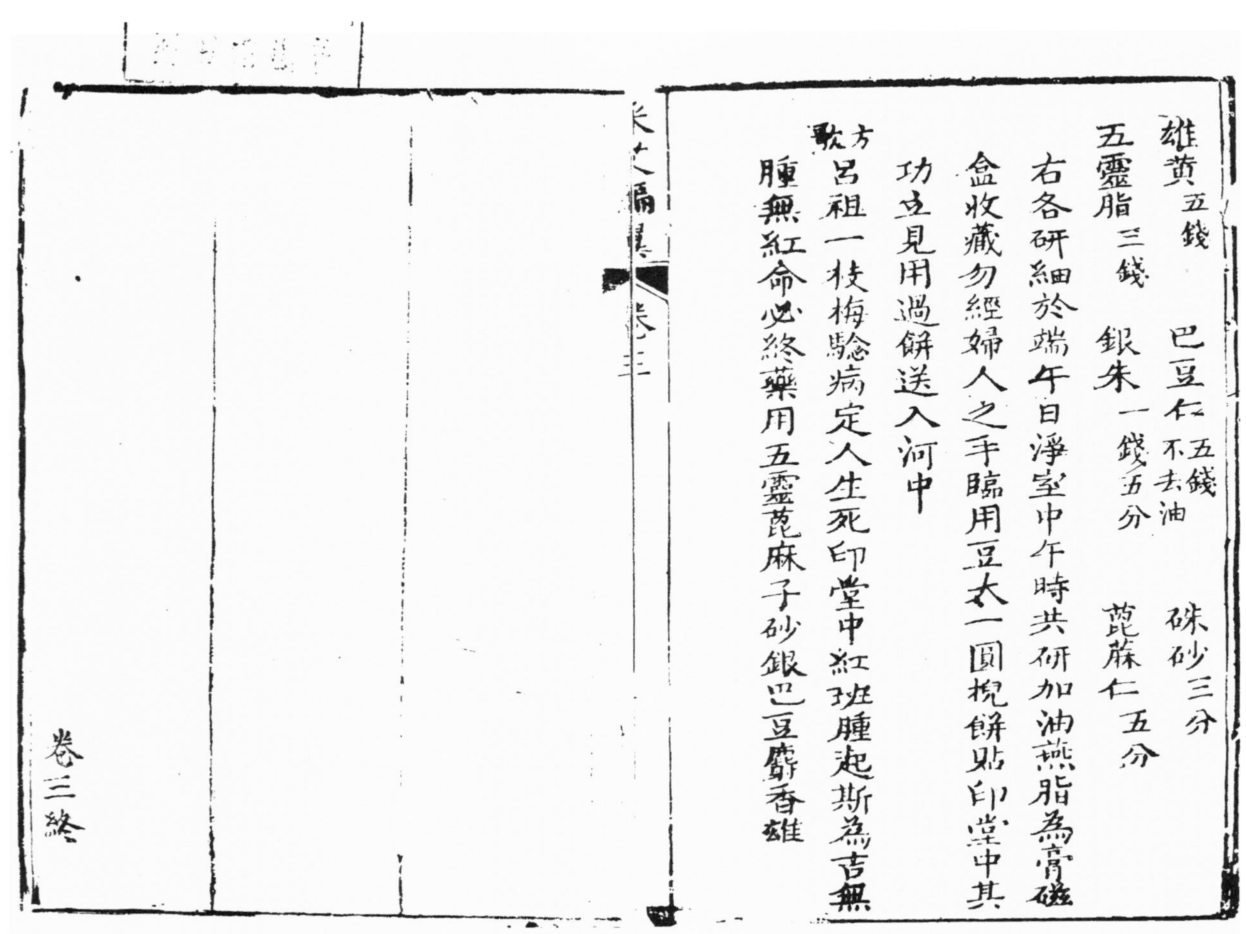
雄黃五錢　巴豆仁五錢不去油　硃砂三分
五靈脂三錢　銀朱一錢五分　蓖麻仁五分
右各研細於端午日淨室中午時共研加油燕脂為膏磁盒收藏勿經婦人之手臨用豆太一圓捏餅貼印堂中其功立見用過餅送入河中
方歌
呂祖一枝梅驗病定人生死印堂中紅斑腫起斯為吉無腫無紅命必終藥用五靈蓖麻子砂銀巴豆麝香雄

卷三終

雄黄五钱　巴豆仁五钱，不去油　朱砂三分　五灵脂三钱　银朱一钱五分　蓖麻仁五分

右各研细，于端午日净室中，午时共研，加油燕脂为膏，磁盒收藏，勿经妇人之手。临用豆太一圆，挽饼贴印堂中，其功立见，用过饼送入河中。

方歌

吕祖一枝梅验病，定人生死印堂中。

红班肿起斯为吉，无肿无红命必终。

药用五灵蓖麻子，砂银巴豆麝香雄。

神灸经纶

清·吴亦鼎 编纂　王旭东　施庆武 校订

清咸丰三年刻本

《神灸经纶》四卷，灸法专著，清·吴亦鼎（字砚丞）编纂，成书于清咸丰元年（1851）。吴亦鼎，古歙（今安徽歙县）人，儿科名医，精于麻疹证治。本书乃尝汇集古人灸法编成。卷一参考《医宗金鉴·刺灸心法》，介绍灸法基本知识、经络循行、五输、骨度、周身名位等；卷二载十四经穴歌诀及图；卷三为内科证治，分述证治本义、伤寒脉证、中风证略及灸治等；卷四为手足、二阴、妇人、小儿、外科证略及艾灸治法，并收录各种药饼灸治法、黄蜡灸法、豆豉饼灸法、神灯照法、桑柴火烘诸法。书末附《医愿》一文。作者于灸法理论多有发挥，于“法必尊古”“人神禁忌”等尤为谨切。今以清咸丰三年（1853）古歙吴氏刊本为底本影印刊出。

叙

书之有叙，叙其书之本末与作书者之意旨，因以俾观者开卷而得其要领也。近世好名之人多有传书，往往假重名流，赞扬数言，叙于篇首，以为荣。意谓非其人则叙不贵，其书亦不为世重。余曰：不然。使其书果切于民生日用，将有不胫而走者矣。何用叙为？兹砚[1]丞集《神灸》一册，皆述古之词、布帛粟菽之言也，无庸待人为之叙。然则予又

---

①砚：原作“研”，形近之误，据本书作者姓字改。

曷为有叙？正以其书之平澹无奇，不为金玉锦绣，而为布帛粟菽。通其意足以卫生，用其法足以济世，其中辨症论治，按穴指俞，有条不紊，实为寻常日用之不可缺者。考《汉书》载方技三十六家，皆生生之具，此又别为一家言，名之曰《神灸经纶》。代谋授诸剞劂，砚丞恐贻讥大雅，谦让未遑。余曰：无伤也，是乃仁术也。昔陆宣公退居闲暇，每好抄录方书，日以

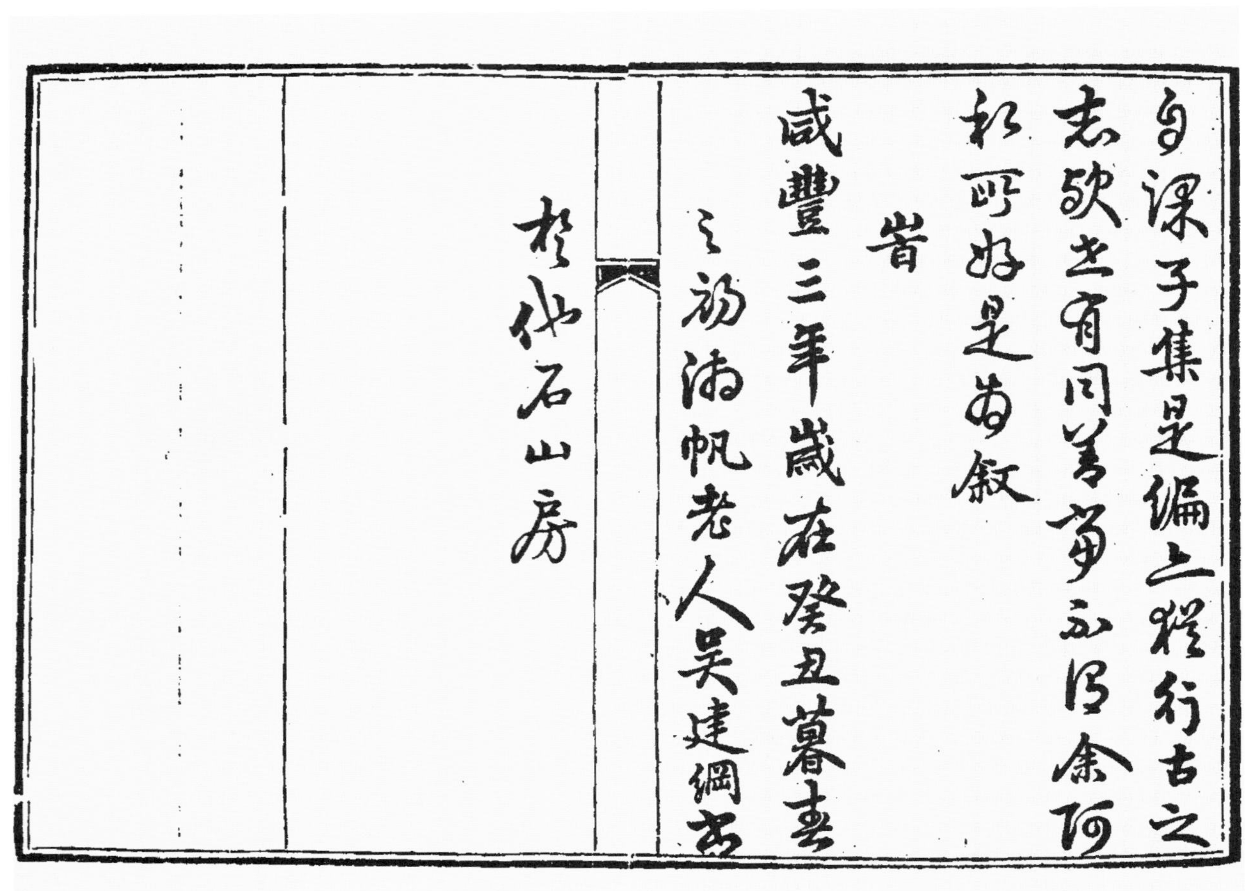
自課子集是編亦猶行古之
志歟世有同善當不謂余阿
私所好是為敘
旹
咸豐三年歲在癸丑暮春
之初湘帆老人吳建綱書
於他石山房

自课，子集是编，亦犹行古之志欤。世有同善，当不谓余阿私所好，是为叙。

时　咸丰三年岁在癸丑暮春之初　湘帆老人吴建纲书于他石山房

引言

嘗聞古之醫者識天時知氣運通四診之精微熟諸經之奇正洞見垣一方人神乎伎矣故自靈素傳書難經發難其文淵深古奥義理無不包括誠爲金匱之秘冊壽民之寶籙後人得其一二意旨遂以名家但其書有論無方特示人以大經大法令後學心領而神悟惟鍼灸之治語焉必詳

以鍼灸有定穴不得不辨明經絡指示榮俞使後之業此者得按經而取穴也以是知古聖人贊化調元躋生民於壽域何其用心之細而立法之密歟夫鍼灸由來久矣靈樞爲鍼灸之宗本自後明醫輩出殆且百家如扁鵲倉公張機元化以及東垣河間丹溪諸賢此皆名之最著者無不各有著述發明先聖之經義秦漢而下代有

引言

尝闻古之医者，识天时，知气运，通四诊之精微，熟诸经之奇正，洞见垣一方人，神乎伎矣。故自《灵》《素》传书，《难经》发难，其文渊深古奥，义理无不包括，诚为金匮之秘册，寿民之宝箓。后人得其一二意旨，遂以名家。但其书有论无方，特示人以大经大法，令后学心领而神悟。惟针灸之治，语焉必详，以针灸有定穴，不得不辨明经络，指示荣俞，使后之业此者得按经而取穴也。以是知古圣人赞化调元，跻生民于寿域，何其用心之细，而立法之密欤。夫针灸由来久矣，《灵枢》为针灸之宗本，自后明医辈出，殆且百家如扁鹊、仓公、张机、元化，以及东垣、河间、丹溪诸贤，此皆名之最著者，无不各有著述，发明先圣之经义。秦汉而下代有

傳人至明有越人張會卿集諸家之要旨
著爲類經而鍼灸之學益顯然猶有未盡
者惟我
國朝纂宗鑑一書爲醫林之總滙如衆水
之歸宗其言鍼灸審穴分寸的無差謬誠
哉卓越千古惜近世醫流學焉者寡治鍼
者百無一二治灸者十無二三惟湯液之
治比比皆然是豈湯液易而鍼灸難歟非

也凡人受天地之氣以生莫不具有經絡
臟腑其中病也或在經在絡入腑入臟則
必待明經絡臟腑者方可以去病豈爲湯
液者可舍經絡臟腑而別爲治乎吾知必
無是理也然則何爲治此者多而習彼者
寡蓋以湯液之治易於藏拙其用柔而取
效可緩即彼讀湯頭記本草者遂可以醫
名若夫鍼灸之治苟不明經絡兪穴無從

传人，至明有越人张会卿，集诸家之要旨，著为《类经》，而针灸之学益显。然犹有未尽者，惟我国朝，纂《宗鉴》一书，为医林之总汇，如众水之归宗，其言针灸审穴分寸，的无差谬，诚哉卓越千古。惜近世医流，学焉者寡，治针者百无一二，治灸者十无二三，惟汤液之治，比比皆然。是岂汤液易而针灸难欤？非也。凡人受天地之气以生，莫不具有经络脏腑。其中病也，或在经在络，入腑入脏，则必待明经络脏腑者，方可以去病，岂为汤液者可舍经络脏腑而别为治乎？吾知必无是理也。然则何为治此者多，而习彼者寡？盖以汤液之治，易于藏拙，其用柔而取效可缓，即彼读《汤头》、记《本草》者，遂可以医名。若夫针灸之治，苟不明经络俞穴，无从

下手且其用剛而得失易見人之不樂爲
此而樂爲彼者由此故也不知鍼灸湯液
其爲用不同而爲醫則一也獨是用鍼之
要先重手法手法不調不可以言鍼灸法
亦與鍼並重而其要在審穴審得其穴立
可起死回生所以古人合而言之分而用
之務期於中病而已矣是編置鍼言灸非
以鍼難而灸易以鍼之手法未可以言傳
灸之穴法尚可以度識也苟能精意講求
由灸而知鍼由鍼而知道紹先聖之淵源
補湯液所不及其功效豈淺鮮哉爰命孫
雲路草訂成編以爲家藏備要云爾
旹
咸豐元年歲次辛亥仲秋月古歙吳亦鼎
硯丞氏自誌

下手，且其用刚而得失易见，人之不乐为此而乐为彼者，由此故也。不知针灸、汤液其为用不同而为医则一也。独是用针之要，先重手法，手法不调不可以言针。灸法亦与针并重，而其要在审穴，审得其穴，立可起死回生。所以古人合而言之，分而用之，务期于中病而已矣。是编置针言灸，非以针难而灸易，以针之手法未可以言传，灸之穴法尚可以度识也。苟能精意讲求，由灸而知针，由针而知道，绍先圣之渊源，补汤液所不及，其功效岂浅鲜哉！爰命孙云路草订成编，以为家藏备要云尔。

时　咸丰元年岁次辛亥仲秋月　古歙吴亦鼎砚丞氏自志

神灸經綸目錄

第一卷

《神灸经纶》目录

第一卷

任脉　督脉　冲脉　带脉　阳跷脉　阴跷脉　阳维脉　阴维脉
周身经络部位歌　十五别络歌
脏腑井荥俞经合原穴　周身名位经脉骨度

第二卷

十二经脉起止

肺经穴歌　肺经穴图　肺经十一穴分寸
大肠经穴歌　大肠经穴图　大肠经二十穴分寸
胃经穴歌　胃经穴图　胃经四十五穴分寸
脾经穴歌　脾经穴图　脾经二十一穴分寸
心经穴歌　心经穴图　心经九穴分寸
小肠经穴歌　小肠经穴图　小肠经十九穴分寸
膀胱经穴歌　膀胱经穴图　膀胱经六十三穴分寸
心包经穴歌　心包经穴图

心包經九穴分寸
腎經穴歌

腎經穴圖
腎經二十七穴分寸

三焦穴歌
三焦穴圖

三焦經二十三穴分寸
膽經穴歌

膽經穴圖
膽經四十三穴分寸

肝經穴歌
肝經穴圖

肝經十四穴分寸
奇經八脉

任脉穴歌
任脉穴圖

任脉二十四穴分寸
督脉穴歌

督脉穴圖
督脉二十八穴分寸

衝脉穴歌
衝脉穴圖

衝脉十一穴分寸
帶脉穴歌

帶脉穴圖
帶脉三穴分寸

陽蹻穴歌
陽蹻穴圖

陽蹻脉十一穴分寸
陰蹻穴歌

陰蹻穴圖
陰蹻脉三穴分寸

陽維穴歌
陽維穴圖

陽維脉十三穴分寸
陰維穴歌

陰維穴圖
陰維脉七穴分寸

第三卷

心包经九穴分寸

肾经穴歌　肾经穴图　肾经二十七穴分寸

三焦穴歌　三焦穴图　三焦二十三穴分寸

胆经穴歌　胆经穴图　胆经四十三穴分寸

肝经穴歌　肝经穴图　肝经十四穴分寸

奇经八脉

任脉穴歌　任脉穴图　任脉二十四穴分寸

督脉穴歌　督脉穴图　督脉二十八穴分寸

冲脉穴歌　冲脉穴图　冲脉十一穴分寸

带脉穴歌　带脉穴图　带脉三穴分寸

阳跷穴歌　阳跷穴图　阳跷脉十一穴分寸

阴跷穴歌　阴跷穴图　阴跷脉三穴分寸

阳维穴歌　阳维穴图　阳维脉十三穴分寸

阴维穴歌　阴维穴图　阴维脉七穴分寸

第三卷

證治本義　傷寒脈證
兩感　合病
併病　壞病
過經不解　傷寒忌灸
傷寒宜灸　中風證畧
中風諸病灸穴　厥逆證畧
厥逆諸病灸治　首部證畧
首部諸病灸治　中身證畧
中身諸病灸治

第四卷

手足證畧　手足諸病灸治
二陰證畧　二陰諸病灸治
婦人證畧　婦人諸病灸治
小兒證畧　小兒諸病灸治
外科證畧　外科諸病灸治
醫願

证治本义　伤寒脉证
两感　合病　并病　坏病
过经不解　伤寒忌灸　伤寒宜灸
中风证略　中风诸病灸穴
厥逆证略　厥逆诸病灸治
首部证略　首部诸病灸治
中身证略　中身诸病灸治

第四卷

手足证略　手足诸病灸治
二阴证略　二阴诸病灸治
妇人证略　妇人诸病灸治
小儿证略　小儿诸病灸治
外科证略　外科诸病灸治　医愿

神灸經綸卷之一

說原　　古歙吳亦鼎硯丞編輯

粵稽古昔療民疾病有醫藥而無方書素問辨症論治經絡詳明靈樞多言鍼灸溫涼補瀉法密而用神自秦漢以下方書出而鍼灸之治鮮有傳人原鍼有九視病之輕重虛實用以手法刺淺刺深呼吸運動之間須要醫者與病人息息相通方能愈病非神而明之者莫能窺其奧旨灸法要在明症審穴症不明則無以知其病之在陽在陰穴不審則多有誤於傷氣傷血必精心體究然後可收灸治

之全功而見愈病之神速也凡人之血氣精神所以奉生而週於性命者也氣有阻逆則陽脉不和而神無所守血有凝滯則陰脉不和而精日有虧內傷於七情外感於六氣皆足為氣血病灸者溫煖經絡宣通氣血使逆者得順滯者得行誠前聖之妙用而惠人於無窮也且有風寒卒中危在須臾用藥有所不及灸得其要立可回生醫家取效見功莫過於此者後人難在取穴遂與鍼法並廢而不究心至病有可生而無生之之法任其枉死良可悲也夫灸取於火以火性熱而至速體柔而用剛能消陰翳走而不守善入臟腑取艾之辛香作炷能通十二經入三陰理

《神灸经纶》卷之一

古歙吴亦鼎砚丞编辑

说原

粤稽古昔，疗民疾病，有医药而无方书。《素问》辨症论治，经络详明；《灵枢》多言针灸，温凉补泻，法密而用神。自秦汉以下，方书出而针灸之治鲜有传人。原针有九，视病之轻重虚实，用以手法。刺浅刺深、呼吸运动之间，须要医者与病人息息相通，方能愈病，非神而明之者，莫能窥其奥旨。灸法要在明症审穴，症不明则无以知其病之在阳在阴，穴不审则多有误于伤气伤血。必精心体究，然后可收灸治之全功，而见愈病之神速也。凡人之血气精神，所以奉生而周于性命者也。气有阻逆，则阳脉不和而神无所守；血有凝滞，则阴脉不和而精日有亏。内伤于七情，外感于六气，皆足为气血病。灸者，温暖经络，宣通气血，使逆者得顺，滞者得行，诚前圣之妙用而惠人于无穷也。且有风寒卒中，危在须臾，用药有所不及，灸得其要，立可回生，医家取效见功莫过于此者。后人难在取穴，遂与针法并废，而不究心至病有可生而无生之之法，任其枉死，良可悲也。夫灸取于火，以火性热而至速，体柔而用刚，能消阴翳，走而不守，善入脏腑；取艾之辛香作炷，能通十二经，入三阴，理

氣血以治百病效如反掌學者不可不知也

蓄艾

凡物多用新鮮惟艾取陳久者良以艾性純陽新者氣味辛烈用以灸病恐傷血脉故必隨時收蓄風乾淨去塵垢擣成熟艾待三年之後燥氣解性溫和方可取用用時復以手細揉堅團作炷或大或小臨症隨宜酌用庶無有悮

下火

灸法下火宜用陽燧火珠承日取太陽之火其次用綫香火或麻油燈蠟燭火以艾莖燒點於炷艾潤灸瘡至愈不痛也其戞金擊石鑚燧入木之火皆不可用邵子云火無

體因物以爲體金石火傷神多汗桑火傷肌肉柘火傷氣脉棗火傷肉吐血橘火傷營衛經絡榆火傷骨失志竹火傷筋損目南齊書載武帝時有沙門從北齊賷赤火來其火赤於常火而小云以療疾貴賤爭取之灸至七炷多驗吳興楊道慶虛疾二十年灸之卽瘥咸稱爲聖火詔禁之不止不知此火何物之火也故灸病下火最宜選慎若急卒驚惶取用竹木之火非徒無益而反有損人以爲灸無功效而不知用火之過悮也

坐向

古法灸病令病人春坐東向西夏坐南向北秋坐西向東

气血，以治百病，效如反掌，学者不可不知也。

蓄艾

凡物多用新鲜，惟艾取陈久者良。以艾性纯阳，新者气味辛烈，用以灸病，恐伤血脉。故必随时收蓄，风干，净去尘垢，捣成熟艾，待三年之后，燥气解，性温和，方可取用，用时复以手细揉坚团作炷，或大或小，临症随宜酌用，庶无有误。

下火

灸法下火，宜用阳燧火珠，承日取太阳之火。其次用线香火，或麻油灯、蜡烛火，以艾茎烧点于炷艾润灸疮，至愈不痛也。其戛金击石、钻燧入木之火皆不可用。邵子云：火无体，因物以为体。金石火伤神多汗，桑火伤肌肉，柘火伤气脉，枣火伤肉吐血，橘火伤营卫经络，榆火伤骨失志，竹火伤筋损目。《南齐书》载：武帝时有沙门从北齐赍赤火来，其火赤于常火而小，云以疗疾，贵贱争取之，灸至七炷多验。吴与杨道庆虚疾二十年，灸之即瘥，咸称为圣火。诏禁之不止，不知此火何物之火也。故灸病下火，最宜选慎，若急卒惊惶，取用竹木之火，非徒无益，而反有损。人以为灸无功效，而不知用火之过误也。

坐向

古法灸病，令病人春坐东向西，夏坐南向北，秋坐西向东，

冬坐北向南後八易要春向東夏向南秋向西冬向北順
迎四時之生氣理爲近似然準此爲定向盡人所同但人
各有定命各有五行生尅制化不若遵 憲書九宫男女
定命坐旺迎生爲準的如一宫立命乾兌爲生坎爲旺坐
坎向乾或向兌皆爲生旺互用二宫立命離爲生坤艮爲
旺三四兩宫立命坎爲生震巽爲旺五宫立命男寄於艮
女寄於坤生旺與二八兩宫同六七兩宫立命坤艮爲生
乾兌爲旺八宫立命生旺同二宫九宫立命坤艮爲生離
爲旺照此安定坐向灸之乃有神驗

點穴分寸

千金云人有老少體有長短膚有肥瘦皆須精思度量準
而折之法以男左手女右手以中指第二節屈指兩紋尖
相去爲一寸童稚亦如之取稻稈心量或薄篾量皆易折
而不伸或以細繩蠟用亦可凡點穴皆要平正四體無使
歪斜灸時恐穴不正徒壞好肉爾若坐點則坐灸卧點則
卧灸立點則立灸反此則不得眞穴矣

早晚次序

天有陰陽日分晝夜陽生於子而盡於午陰生於午而盡
於子人身之陰陽亦與之應故灸法從陽必取陽旺之時
以正午下火爲最善正時既得次第須分如上下皆灸先

冬坐北向南。后八易，要春向东，夏向南，秋向西，冬向北，顺迎四时之生气，理为近似。然准此为定向，尽人所同。但人各有定命，各有五行生克制化，不若遵宪书九宫男女定命，坐旺迎生为准的。如一宫立命，乾兑为生，坎为旺，坐坎向乾，或向兑，皆为生旺互用；二宫立命，离为生，坤艮为旺；三四两宫立命，坎为生，震巽为旺；五宫立命，男寄于艮，女寄于坤，生旺与二八两宫同；六七两宫立命，坤艮为生，乾兑为旺；八宫立命，生旺同二宫；九宫立命，坤艮为生，离为旺。照此安定坐向，灸之乃有神验。

点穴分寸

《千金》云：人有老少，体有长短，肤有肥瘦，皆须精思度量，准而折之。法以男左手、女右手，以中指第二节屈指两纹尖相去为一寸，童稚亦如之。取稻杆心量或薄篾量，皆易折而不伸，或以细绳蜡用亦可。凡点穴，皆要平正四体，无使歪斜，灸时恐穴不正，徒坏好肉尔。若坐点则坐灸，卧点则卧灸，立点则立灸，反此则不得真穴矣。

早晚次序

天有阴阳，日分昼夜，阳生于子而尽于午，阴生于午而尽于子，人身之阴阳亦与之应。故灸法从阳，必取阳旺之时，以正午下火为最善。正时既得，次第须分，如上下皆灸，先

灸上後灸下陰陽經皆灸先灸陽後灸陰若顛倒錯亂則
輕者重淺者深致多變症
灸病吉日
丁卯　庚午　甲戌　丙子　丁丑　壬午　甲申
丙戌　丁亥　辛卯　壬辰　丙申　戊戌　己亥
庚子　辛丑　甲辰　乙巳　丙午　戊申　壬子
癸丑　乙卯　丙辰　己未　壬戌
成日　開日　執日　天醫日
忌辛未扁鵲死日　男忌除日　女忌破日
四季人神所在禁忌

神常在心　春在左脇　秋在右脇　冬在腰　夏在臍
逐日人神所在
初一日足大指　初二日外踝　初三日股內　初四日
在腰　初五日在口　初六日在小手小指　初七日在
內踝　初八日在腕　初九日在尻　初十日在背腰
十一日鼻柱　十二日髮際　十三日在牙　十四日在
胃　十五日徧身　十六日在胸　十七日氣衝　十八
日股內　十九日在足　二十日內踝　二十一日手小
指　二十二日外踝　二十三日在肝　二十四日手陽
明　二十五日在足　二十六日在胸　二十七日在膝

灸上，后灸下；阴阳经皆灸，先灸阳，后灸阴。若颠倒错乱，则轻者重，浅者深，致多变症。

灸病吉日

丁卯　庚午　甲戌　丙子　丁丑　壬午　甲申

丙戌　丁亥　辛卯　壬辰　丙申　戊戌　己亥

庚子　辛丑　甲辰　乙巳　丙午　戊申　壬子

癸丑　乙卯　丙辰　己未　壬戌

成日　开日　执日　天医日

忌辛未扁鹊死日　男忌除日　女忌破日

四季人神所在禁忌

神常在心　春在左胁　秋在右胁　冬在腰　夏在脐

逐日人神所在

初一日足大指　初二日外踝　初三日股内　初四日在腰　初五日在口　初六日在小手小指　初七日在内踝　初八日在腕　初九日在尻　初十日在背腰　十一日鼻柱　十二日发际　十三日在牙　十四日在胃　十五日遍身　十六日在胸　十七日气冲　十八日股内　十九日在足　二十日内踝　二十一日手小指　二十二日外踝　二十三日在肝　二十四日手阳明　二十五日在足　二十六日在胸　二十七日在膝

二十八日陰中　二十九日在脛　三十日在趺
十二時人神所在
子在左右內外踝　丑在頭　寅在耳　卯在面　辰在
項　巳在乳肩　午在脇　未在腹　申在心主　酉在
膝　戌在腰背　亥在股
灸炷大小多寡
生人體質有強弱虛實皮肉有厚薄堅柔不可不分別灸
之如頭與四肢肌肉淺薄若併灸之恐肢骨氣血難堪必
分日灸之或隔日灸之其炷宜小壯數亦不宜多背腹皮
肉深厚艾炷宜大壯壯數宜多使火氣充足始能去痼冷

疾也有病必當灸巨闕鳩尾二穴者必不可過三壯艾炷
如小麥恐火氣傷心也古人灸法有二報三報以至連年
不絕者前後相催其效尤速或自三壯五壯以至百壯者
由漸而增多多益善也
灸忌
灸病必先候脈辨症脈得數實症見躁煩口乾咽痛面赤
火盛新得汗後以及陰虛內熱等症俱不宜灸臂腳穴灸
多脫人真氣令人血脈枯竭四肢削瘦無力人有病欲灸
足三里者必年三十以上方許灸之恐年少火盛傷目故
凡灸頭必灸足三里者以足三里能下火氣也陰晦大風

二十八日阴中　二十九日在胫　三十日在跗

十二时人神所在

子在左右内外踝　丑在头　寅在耳　卯在面　辰在项　巳在乳肩　午在胁　未在腹　申在心主　酉在膝　戌在腰背　亥在股

灸炷大小多寡

生人体质有强弱虚实，皮肉有厚薄坚柔，不可不分别灸之。如头与四肢肌肉浅薄，若并灸之，恐肢骨气血难堪，必分日灸之，或隔日灸之。其炷宜小，壮数亦不宜多。背腹皮肉深厚，艾炷宜大，壮壮数宜多，使火气充足，始能去痼冷疾也。有病必当灸巨阙、鸠尾二穴者，必不可过三壮，艾炷如小麦，恐火气伤心也。古人灸法有二报、三报，以至连年不绝者，前后相催，其效尤速；或自三壮、五壮，以至百壮者，由渐而增，多多益善也。

灸忌

灸病必先候脉辨症。脉得数实，症见躁烦、口干、咽痛、面赤，火盛、新得汗后以及阴虚内热等症，俱不宜灸臂脚穴。灸多脱人真气，令人血脉枯竭，四肢削瘦无力。人有病欲灸足三里者，必年三十以上方许灸之，恐年少火盛伤目。故凡灸头必灸足三里者，以足三里能下火气也。阴晦、大风、

雷雨並人神所在忌日皆不宜灸然有病當急遽之時又宜權變

補瀉

凡用火補者勿吹其火必待其從容徹底自滅灸畢即可用膏貼之以養火氣若欲報者直待報畢貼之可也用火瀉者疾吹其火令火速滅須待灸瘡潰發然後貼膏此補瀉之法也灸瘡七日不發是氣血衰敗症不可治

灸後調養

灸後氣血宣通必須避風寒節飲食慎起居戒惱怒平心靜氣以養正祛邪壽世青編有五養說可以却病延年

一在養心心者萬法之宗一身之主生死之本善惡之源與天地相通爲神明之主宰而病否之所由係也葢一念萌動於中六識流轉於外不趨乎善則五內顛倒大疾纏身若夫達士則不然一心澄湛萬禍消除老子曰夫神好清而心擾之人心好靜而欲牽之常能遣其欲而心自靜澄其心而神自清自然六欲不生三毒消滅孟子曰養心莫善於寡欲所以妄想成病神仙莫醫正心之人鬼神亦憚養與不養故也目無妄視耳無妄聽口無妄言心無妄動貪嗔癡愛是非人我一切放下未事不可先迎遇事不宜過擾既事不可留住聽其來去

雷雨并人神所在忌日，皆不宜灸，然有病当急遽之时，又宜权变。

补泻

凡用火补者，勿吹其火，必待其从容彻底自灭，灸毕即可用膏贴之以养火气。若欲报者，直待报毕，贴之可也。用火泻者，疾吹其火，令火速灭，须待灸疮溃发，然后贴膏，此补泻之法也。灸疮七日不发，是气血衰败，症不可治。

灸后调养

灸后气血宣通，必须避风寒，节饮食，慎起居，戒恼怒，平心静气，以养正祛邪。《寿世青编》有五养说，可以却病延年。

〇在养心。心者万法之宗，一身之主，生死之本，善恶之源，与天地相通，为神明之主宰，而病否之所由系也。盖一念萌动于中，六识流转于外，不趋乎善则五内颠倒，大疾缠身。若夫达士则不然，一心澄湛，万祸消除。老子曰：夫神好清而心扰之，人心好静而欲牵之，常能遣其欲而心自静，澄其心而神自清，自然六欲不生，三毒消灭。孟子曰：养心莫善于寡欲，所以妄想成病，神仙莫医。正心之人，鬼神亦惮，养与不养故也。目无妄视，耳无妄听，口无妄言，心无妄动，贪嗔痴爱，是非人我，一切放下。未事不可先迎，遇事不宜过扰，既事不可留住，听其来去，

應以自然忿懥恐懼好樂憂患皆得其正此養心之法也

一在養肝肝者魂之處也其竅在目其位在震主春生發動之令也然木能動風故經曰諸風掉眩皆屬於肝又曰陽氣者煩勞則張精絕辟積於夏使人煎厥春氣方升而煩勞太過則氣張於外精絕於內春令邪辟之氣積久不散至夏則火旺而真陰如煎火炎而虛氣逆上故曰煎厥又曰肝氣失治善怒者名曰煎厥戒怒養陽使生生之氣相生於無窮又曰大怒則形氣絕而血菀於上使人薄厥菀結也怒氣傷肝肝為血海怒則氣上

氣逆則絕所以血菀上焦相廹曰薄氣逆曰厥氣血俱亂故為薄厥積於上勢必厥而吐也薄厥者氣血之多而盛者也所以肝藏血和則體澤衰則枯槁故養肝之要在於戒忿怒是攝生之第一法也

一在養脾脾者後天之本人身之倉廩也脾應中宮之土土為萬物之母如嬰兒初生一日不再食則飢七日不食則腸胃涸絕而死經曰安穀則昌絕穀則亡蓋穀氣入胃灑陳六府而氣至和調五臟而血生人之所資以為本者也然土惡濕而喜燥飲不可過過則濕重而不健食不可過過則壅滯而難化病由是生矣故飲食所

应以自然，忿懥恐惧，好乐忧患，皆得其正，此养心之法也。

〇在养肝。肝者，魂之处也。其窍在目，其位在震，主春生发动之令也。然木能动风，故经曰：诸风掉眩，皆属于肝。又曰：阳气者，烦劳则张，精绝，辟积于夏，使人煎厥。春气方升而烦劳太过，则气张于外，精绝于内。春令邪辟之气积久不散，至夏则火旺而真阴如煎，火炎而虚气逆上，故曰煎厥。又曰肝气失治，善怒者名曰煎厥，戒怒养阳，使生生之气相生于无穷。又曰：大怒则形气绝而血菀于上，使人薄厥。菀，结也。怒气伤肝，肝为血海，怒则气上，气逆则绝，所以血菀上焦。相迫曰薄，气逆曰厥，气血俱乱故为薄厥。积于上，势必厥而吐也。薄厥者，气血之多而盛者也。所以肝藏血，和则体泽，衰则枯槁，故养肝之要在于戒忿怒，是摄生之第一法也。

〇在养脾。脾者，后天之本，人身之仓廪也。脾应中宫之土，土为万物之母，如婴儿初生，一日不再食则饥，七日不食则肠胃涸绝而死。经曰：安谷则昌，绝谷则亡。盖谷气入胃，洒陈六府而气至，和调五脏而血生，人之所资以为本者也。然土恶湿而喜燥，饮不可过，过则湿重而不健；食不可过，过则壅滞而难化，病由是生矣。故饮食所以養生而食無厭亦能害生物理論曰穀氣勝元氣其人肥而不壽養生之術常令穀食氣少則病不生穀氣且然矧五味饜飫爲五內害乎甚而廣搜珍錯爭尚新奇恐其性味良毒與人臟府宜忌尤未可曉故西方大法使人戒殺茹素本無異道人能戒殺則性慈而善念舉茹素則心清而腸胃厚無嗔無貪邪淫不犯此養脾在於節食不可不知

一在養肺肺者臟之長也心之華蓋也其藏魄其主氣統領一身之氣者也經曰有所失亡所求不得則發肺鳴鳴則肺熱葉焦充之則耐寒暑傷之則百邪易侵隨事

痿矣故怒則氣上喜則氣緩悲則氣消恐則氣下驚則氣亂勞則氣耗思則氣結七情之害皆氣主之也直養無害而後得其浩然之正與天地相通與道義相配先王以至日閉關養其微也慎言語節飲食防其耗也氣之消息大矣哉

一在養腎腎者先天之本藏精與志之宅也仙經曰借問如何是元牝嬰兒初生先兩腎又曰元牝之門是爲天地根是故人未有此身先生兩腎蓋嬰兒未成先結胞胎其象中空一莖透起形如蓮蕊一莖即臍帶也蓮蕊即兩腎也爲五藏六府之本十二脉之根呼吸之主三

以养生，而食无厌亦能害生。《物理论》曰：谷气胜元气，其人肥而不寿。养生之术常令谷食气少则病不生，谷气且然，矧五味餍饫为五内害乎？甚而广搜珍错，争尚新奇，恐其性味良毒，与人脏府宜忌，尤未可晓。故西方大法使人戒杀茹素，本无异道。人能戒杀则性慈而善念举，茹素则心清而肠胃厚，无嗔无贪，邪淫不犯。此养脾在于节食，不可不知。

〇在养肺。肺者，脏之长也，心之华盖也。其藏魄，其主气，统领一身之气者也。经曰：有所失亡，所求不得，则发肺鸣，鸣则肺热叶焦。充之则耐寒暑，伤之则百邪易侵，随事痿矣。故怒则气上，喜则气缓，悲则气消，恐则气下，惊则气乱，劳则气耗，思则气结。七情之害，皆气主之也。直养无害而后得其浩然之正，与天地相通，与道义相配。先王以至日闭关，养其微也；慎言语，节饮食，防其耗也。气之消息大矣哉！

〇在养肾。肾者，先天之本，藏精与志之宅也。《仙经》曰：借问如何是元牝？婴儿初生先两肾。又曰：元牝之门是为天地根，是故人未有此身，先生两肾。盖婴儿未成，先结胞胎，其象中空，一茎透起，形如莲蕊。一茎即脐带也，莲蕊即两肾也。为五脏六腑之本，十二脉之根，呼吸之主，三

焦之原人資以爲始豈非天地之根乎而命寓焉者故
又曰命門天一生水故曰坎水夫人慾念一起熾若炎
火水火相尅則水熱火寒而靈臺之焰藉此以滅矣使
水先枯涸而木無所養則肝病火炎則土燥而脾敗脾
敗則肺金無資咳嗽之症成矣所謂五行受傷大本已
去欲求長生豈可得乎莊子曰人之大可畏者不知所
戒也養生之要首先寡欲嗟乎元氣有限情欲無窮内
經曰以酒爲漿以欲爲常醉以入房以竭其精此當戒
也然人之有欲如木之有蠹蠹甚則木折欲熾則身亡
仙經曰無勞爾神無搖爾精無使爾思慮營營可以長

生智者鑒之

卧時祝法

經云夜寢欲合眼以手撫心三過微祝曰太靈九宮太乙
守房百神安位魂魄和同長生不死塞滅邪凶祝畢而寢
此名九宮隱祝寢魂之法常能行之使人魂魄安然永獲
貞吉

治虛痨咒

孫真人云人病虛痨陰虛火旺易生忿怒莫能自制崑崙
大隱仙師有滅火咒曰上天下地有我一身生氣運動耳
目聰明神失氣散冥冥一心富貴安在妻孥匪親爲榮爲

焦之原，人资以为始，岂非天地之根乎？而命寓焉者，故又曰命门。天一生水，故曰坎水。夫人欲念一起，炽若炎火，水火相克则水热火寒，而灵台之焰藉此以灭矣。使水先枯涸而木无所养则肝病，火炎则土燥而脾败，脾败则肺金无资，咳嗽之症成矣。所谓五行受伤，大本已去，欲求长生，岂可得乎？庄子曰：人之大可畏者，不知所戒也。养生之要，首先寡欲。嗟乎！元气有限，情欲无穷。《内经》曰：以酒为浆，以欲[①]为常，醉以入房，以竭[②]其精，此当戒也。然人之有欲，如木之有蠹，蠹甚则木折，欲炽则身亡。《仙经》曰：无劳尔神，无摇尔精，无使尔思虑营营，可以长生，智者鉴之。

卧时祝法

经云：夜寝欲合眼，以手抚心三过，微祝曰：太灵九宫，太乙守房，百神安位，魂魄和同，长生不死，塞灭邪凶。祝毕而寝，此名九宫隐祝寝魂之法。常能行之，使人魂魄安然，永获贞吉。

治虚痨咒

孙真人云：人病虚痨，阴虚火旺，易生忿怒，莫能自制。昆仑大隐仙师有灭火咒曰：上天下地，有我一身。生气运动，耳目聪明。神失气散，冥冥一心。富贵安在，妻孥匪亲。为荣为

①欲：《素问·上古天真论》作“妄”。
②竭：《素问·上古天真论》此前尚有“欲”字。

辱任人旦評我今現在有喜無嗔靈臺仙子玉闕真君祛我煩惱助我精神真丹內結淨掃六塵默誦數遍五臟自覺清虛內火平熄久久誦之虛者實弱者強病可不治而愈

用艾

凡下艾時必先以蒜切片擦穴上然後安艾不然則運動之間其艾必落矣如着艾火痛不可忍預先以手指緊罩其穴處更以鐵物壓之即止或着火有眩暈者神氣虛也仍以冷物壓灸處其暈自甦再停良久以稀粥或姜湯與飲之以壯其神復如前法以終其事

灸瘡候發

灸法以陽勝陰着艾火後須要瘡發所患即瘥若見灸瘡不發用故鞋底焙熱熨之三日而發仍以小雞鰱魚豆腐等物與食其瘡必發若氣血衰弱者調之以藥餌又灸後瘡未發宜烏桕樹葉貼之瘡發痛不止用柏葉芙蓉葉端午日午時採陰乾爲細末每遇灸瘡黑蓋平脫水調少許如膏着紙貼之即愈若灸瘡出血用百草霜爲末摻之即止又洗法以葱葉薄荷煎水溫洗可逐風邪若瘡發黑爛疼痛用桃枝柳枝胡荽黃連煎水溫洗總之灸後瘡發病易已瘡不發病難已以人之元氣勝與不勝也

辱，任人旦评。我今现在，有喜无嗔。灵台仙子，玉阙真君。祛我烦恼，助我精神。真丹内结，净扫六尘。默诵数遍，五脏自觉清虚，内火平熄。久久诵之，虚者实，弱者强，病可不治而愈。

用艾

凡下艾时，必先以蒜切片擦穴上，然后安艾，不然则运动之间，其艾必落矣。如着艾火，痛不可忍，预先以手指紧罩其穴处，更以铁物压之即止。或着火有眩晕者，神气虚也。仍以冷物压灸处，其晕自苏，再停良久，以稀粥或姜汤与饮之，以壮其神，复如前法，以终其事。

灸疮候发

灸法以阳胜阴，着艾火后，须要疮发，所患即瘥。若见灸疮不发，用故鞋底焙热熨之，三日而发，仍以小鸡、鲢鱼、豆腐等物与食，其疮必发。若气血衰弱者，调之以药饵。又灸后疮未发，宜乌桕树叶贴之。疮发痛不止，用柏叶、芙蓉叶，端午日午时采，阴干为细末，每遇灸疮黑盖平脱水，调少许如膏，着纸贴之即愈。若灸疮出血，用百草霜为末，掺之即止。又洗法，以葱叶、薄荷煎水温洗，可逐风邪。若疮发黑烂疼痛，用桃枝、柳枝、胡荽、黄连煎水温洗。总之，灸后疮发病易已，疮不发病难已，以人之元气胜与不胜也。

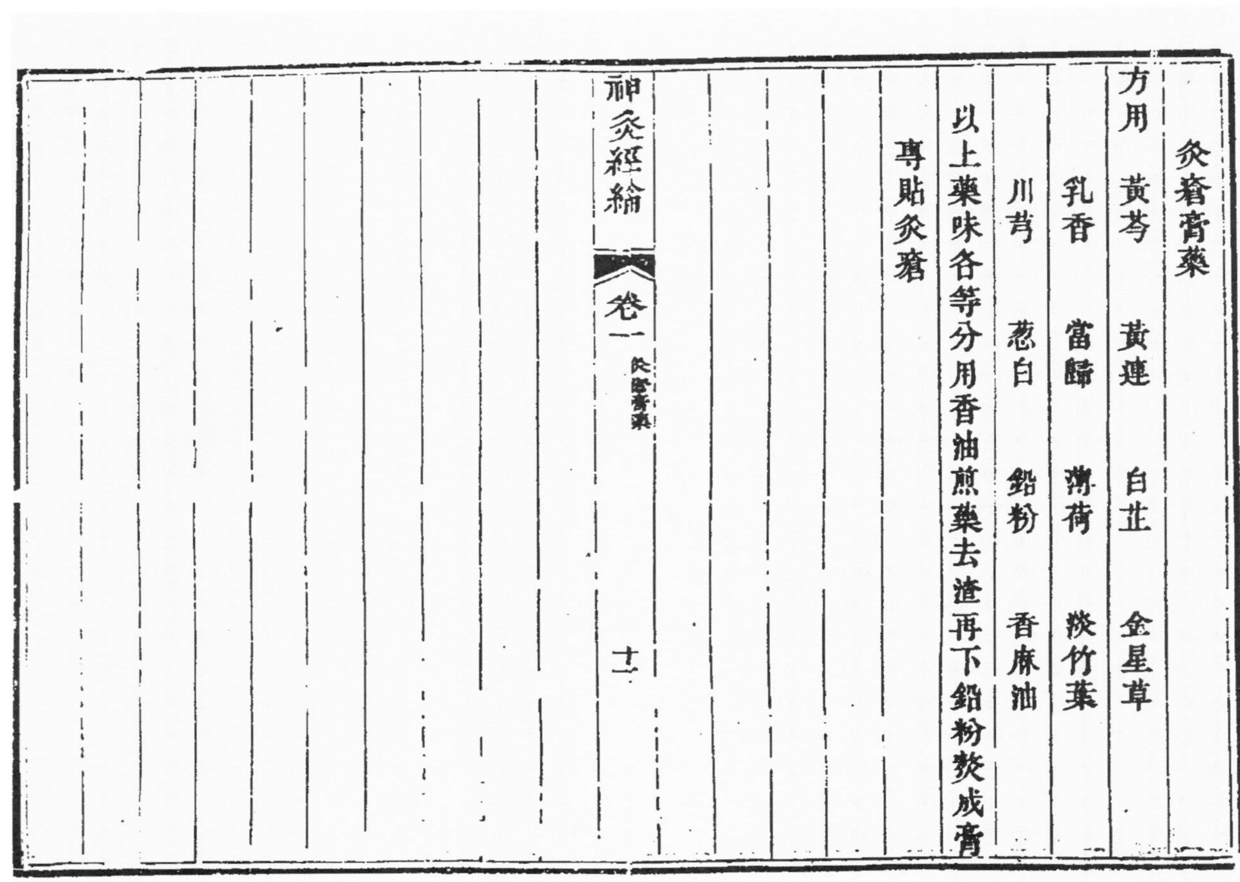

灸瘡膏藥
方用 黄芩 黄連 白芷 金星草
乳香 當歸 薄荷 淡竹葉
川芎 葱白 鉛粉 香麻油
以上藥味各等分用香油煎藥去渣再下鉛粉熬成膏
專貼灸瘡

神灸經綸 卷一 灸瘡膏藥 十二

灸疮膏药

方用：黄芩　黄连　白芷　金星草

乳香　当归　薄荷　淡竹叶

川芎　葱白　铅粉　香麻油

以上药味各等分，用香油煎药去渣，再下铅粉，熬成膏，专贴灸疮。

十二經循行經絡

手太陰肺

肺手太陰之脉起於中焦下絡大腸還循胃口上膈屬肺從肺系橫出腋下下循臑内行少陰心主之前下肘中循臂内上骨下廉入寸口上魚循魚際出大指之端其支者從腕後直出次指内廉出其端

手陽明大腸

大腸手陽明之脉起於大指次指之端循指上廉出合谷兩骨之間上入兩筋之中循臂上廉入肘外廉上臑外前廉上肩出髃骨之前廉上出於柱骨之會上下入缺盆絡

神灸經綸 卷一 手太陰 手陽明 足陽明 十二

肺下膈屬大腸其支者從缺盆上頭貫頰入下齒中還出挾口交人中左之右右之左上挾鼻孔

足陽明胃

胃足陽明之脉起於鼻之交頞中旁約太陽之脉下循鼻外上入齒中還出挾口環唇下交承漿却循頤後下廉出大迎循頰車上耳前過客主人循髮際至額顱其支者從大迎前下人迎循喉嚨入缺盆下膈屬胃絡脾其直者從缺盆下乳内廉下挾臍入氣街中其支者起於胃口下循腹裏下至氣街中而合以下髀關抵伏兔下膝臏中下循脛外廉下足跗入中指内間其支者下廉三寸而別下入

十二经循行经络

手太阴肺

肺手太阴之脉，起于中焦，下络大肠，还循胃口，上膈属肺。从肺系，横出腋下，下循臑内，行少阴、心主之前，下肘中，循臂内上骨下廉，入寸口，上鱼，循鱼际，出大指之端。其支者，从腕后直出次指内廉，出其端。

手阳明大肠

大肠手阳明之脉，起于大指次指之端，循指上廉，出合谷两骨之间，上入两筋之中，循臂上廉，入肘外廉，上臑外前廉，上肩，出髃骨之前廉，上出于柱骨之会上，下入缺盆，络肺，下膈，属大肠。其支者，从缺盆上头[1]，贯颊，入下齿中，还出挟口，交人中，左之右，右之左，上挟鼻孔。

足阳明胃

胃足阳明之脉，起于鼻之交頞中，旁约太阳之脉，下循鼻外，上入[2]齿中，还出挟口，环唇下交承浆，却循颐后下廉，出大迎，循颊车，上耳前，过客主人，循发际至额颅。其支者，从大迎前，下人迎，循喉咙，入缺盆，下膈，属胃，络脾。其直者，从缺盆下乳内廉，下挟脐，入气街中。其支者，起于胃口，下循腹里，下至气街中而合。以下髀关，抵伏兔，下膝膑中，下循胫外廉，下足跗，入中指内间。其支者，下廉三寸，而别下入

①头：《灵枢·经脉》作“颈”。

②上入：《灵枢·经脉》作“入上”。

中指外間其支者別跗上入大指間出其端

足太陰脾

脾足太陰之脉起於大指之端循指內側白肉際過核骨後上內踝前廉上踹內循脛骨後交出厥陰之前上膝股內前廉入腹屬脾絡胃上膈挾咽連舌本散舌下其支者復從胃別上膈注心中

手少陰心

心手少陰之脉起於心中出屬心系下膈絡小腸其支者從心系上挾咽繫目系其直者復從心系却上肺下出腋下下循臑內後廉行太陰心主之後下肘內循臂內後廉

抵掌後銳骨之端入掌內後廉循小指之內出其端

手太陽小腸

小腸手太陽之脉起於小指之端循手外側上腕出踝中直上循臂骨下廉出肘內側兩筋之間上循臑外後廉出肩解繞肩胛交肩上入缺盆絡心循咽下膈抵胃屬小腸其支者從缺盆循頸上頰至目銳眥却入耳中其支者別頰上䪼抵鼻至目內眥斜絡於顴

足太陽膀胱

膀胱足太陽之脉起於目內眥上額交巔其支者從巔至耳上角其直者從巔入絡腦還出別下項循肩髆內挾脊

中指外间。其支者，别跗上，入大指间，出其端。

足太阴脾

脾足太阴之脉，起于大指之端，循指内侧白肉际，过核骨后，上内踝前廉，上腨内，循胫骨后，交出厥阴之前，上膝股内前廉，入腹，属脾，络胃，上膈，挟咽，连舌本，散舌下。其支者，复从胃，别上膈，注心中。

手少阴心

心手少阴之脉，起于心中，出属心系，下膈络小肠。其支者，从心系上挟咽，系目系。其直者，复从心系，却上肺下，出腋下，下循臑内后廉，行太阴、心主之后，下肘内，循臂内后廉，抵掌后锐骨之端，入掌内后廉，循小指之内，出其端。

手太阳小肠

小肠手太阳之脉，起于小指之端，循手外侧上腕，出踝中，直上循臂骨下廉，出肘内侧两筋之间，上循臑外后廉，出肩解，绕肩胛，交肩上，入缺盆，络心，循咽，下膈，抵胃，属小肠。其支者，从缺盆循颈上颊，至目锐眦，却入耳中。其支者，别颊上䪼，抵鼻，至目内眦，斜络于颧。

足太阳膀胱

膀胱足太阳之脉，起于目内眦，上额，交巅。其支者，从巅至耳上角。其直者，从巅入络脑，还出别下项，循肩髆内，挟脊

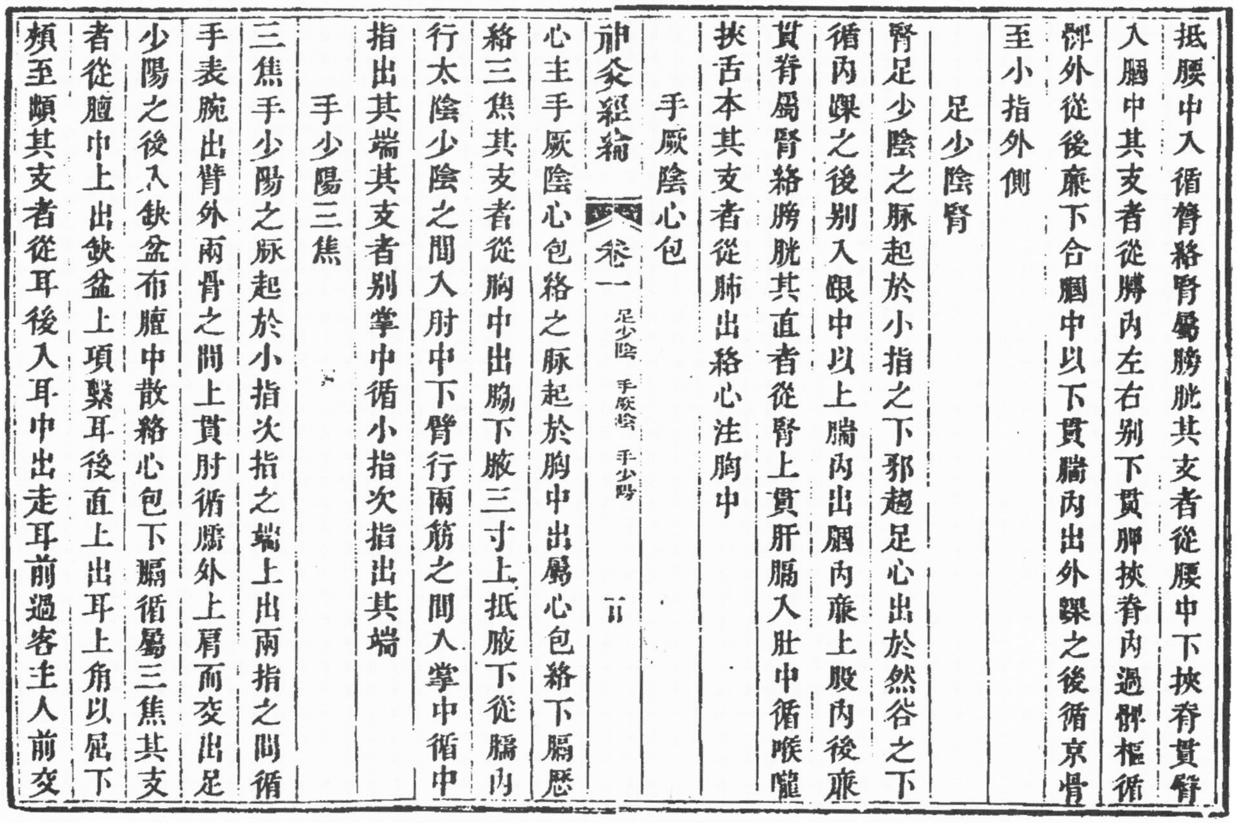

抵腰中，入循膂，络肾，属膀胱。其支者，从腰中下挟脊，贯臀，入腘中。其支者，从髆内左右，别下贯胛，挟脊内，过髀枢，循髀外，从后廉下合腘中。以下贯腨内，出外踝之后，循京骨，至小指外侧。

足少阴肾

肾足少阴之脉，起于小指之下，邪趋[1]足心，出于然谷之下，循内踝之后，别入跟中，以上腨内，出腘内廉，上股内后廉，贯脊，属肾，络膀胱。其直者，从肾上，贯肝膈，入肚[2]中，循喉咙，挟舌本。其支者，从肺，出络心，注胸中。

手厥阴心包

心主手厥阴心包络之脉，起于胸中，出属心包络，下膈，历络三焦。其支者，从胸中出胁，下腋三寸，上抵腋下，从臑内，行太阴、少阴之间，入肘中，下臂，行两筋之间，入掌中，循中指，出其端。其支者，别掌中，循小指次指，出其端。

手少阳三焦

三焦手少阳之脉，起于小指次指之端，上出两指之间，循手表腕，出臂外两骨之间，上贯肘，循臑外上肩，而交出足少阳之后，入缺盆，布膻中，散络心包，下膈，循属三焦。其支者，从膻中，上出缺盆，上项，系耳后，直上出耳上角，以屈下颊至䪼。其支者，从耳后，入耳中，出走耳前，过客主人，前交

①趋：《灵枢·经脉》作“走”。
②肚：《灵枢·经脉》作“肺”。

頰至目銳眥

足少陽膽

胆足少陽之脉起於目銳眥上抵頭角下耳後循頸行手少陽之前至肩上却交出手少陽之後入缺盆其支者從耳後入耳中出走耳前至目銳眥後其支者別銳眥下大迎合於手少陽抵於䪼下加頰車下頸合缺盆以下胸中貫膈絡肝屬胆循脇裏出氣街繞毛際入髀厭中其直者從缺盆下腋循胸過季脇下合髀厭中以下循髀陽出膝外廉下外輔骨之前直下抵絕骨之端下出外踝之前循足跗上入小指次指之間其支者別跗上入大指之間循

大指岐骨內出其端還貫爪甲出三毛

足厥陰肝

肝足厥陰之脉起於大指叢毛之際上循足跗上廉去內踝一寸上踝八寸交出太陰之後上膕內廉循股陰入毛中過陰器抵小腹挾胃屬肝絡胆上貫膈布脇肋循喉嚨之後上入頏顙連目系上出額與督脉會於巔其支者從目系下頰裏環唇內其支者復從肝別貫膈上注肺

奇經八脉循行經絡

任脉 素問骨空論曰任脉者起於中極之下以上毛際循腹裏上關元至咽喉上頤循面入目靈樞五音五味

颊，至目锐眦。

足少阳胆

胆足少阳之脉，起于目锐眦，上抵头角，下耳后，循颈，行手少阳之前，至肩上，却交出手少阳之后，入缺盆。其支者，从耳后，入耳中，出走耳前，至目锐眦后。其支者，别锐眦，下大迎，合于手少阳，抵于䪼，下加颊车，下颈，合缺盆。以下胸中，贯膈，络肝，属胆，循胁里，出气街，绕毛际，入髀厌中。其直者，从缺盆下腋，循胸，过季胁，下合髀厌中，以下循髀阳，出膝外廉，下外辅骨之前，直下抵绝骨之端，下出外踝之前，循足跗，上入小指次指之间。其支者，别跗上，入大指之间，循大指岐骨内，出其端，还贯爪甲，出三毛。

足厥阴肝

肝足厥阴之脉，起于大指丛毛之际，上循足跗上廉，去内踝一寸，上踝八寸，交出太阴之后，上腘内廉，循股阴，入毛中，过阴器，抵小腹，挟胃，属肝，络胆，上贯膈，布胁肋，循喉咙之后，上入颃颡，连目系，上出额，与督脉会于巅。其支者，从目系下颊里，环唇内。其支者，复从肝，别贯膈，上注肺。

奇经八脉循行经络

任脉

《素问·骨空论》曰：任脉者，起于中极之下，以上毛际，循腹里，上关元，至咽喉，上颐，循面入目。《灵枢·五音五味

篇曰衝脉任脉皆起於胞中上循背裏爲經絡之海其浮而外者循腹上行會於咽喉別而絡口脣

督脉　素問骨空論曰督脉者起於少腹以下骨中央女子入繫廷孔其孔溺孔之端也其絡循陰器合簒間繞簒後別繞臀至少陰與巨陽中絡者合少陰上股內後廉貫脊屬腎與太陽起於目內眥上額交巔上入絡腦還出別下項循肩髆內俠脊抵腰中入循膂絡腎其男子循莖下至簒與女子等其少腹直上者貫臍中央上貫心入喉上頤環脣上繫兩目之下中央

衝脉　素問骨空論曰衝脉者起於氣街並於少陰之經

俠臍上行至胸中而散靈樞衛氣篇曰請言氣街胸氣有街腹氣有街頭氣有街脛氣有街故氣在頭者止於腦氣在胸者止之膺與背腧氣在腹者止之背腧與衝脉在臍之左右之動脉者氣在脛者止之於氣街與承山踝上

帶脉　靈樞經脉別篇曰足少陰上至膕中別走太陽而合上至腎當十四椎出屬帶脉二十八難曰帶脉者起於季脇廻身一周

陽蹻脉　靈樞脉度篇曰蹻脉者少陰之別起於然谷之後上內踝之上直上循陰股入陰上循胸裏入缺盆上

篇》曰：冲脉、任脉皆起于胞中，上循背里，为经络之海。其浮而外者，循腹上行，会于咽喉，别而络口唇。

督脉

《素问·骨空论》曰：督脉者，起于少腹以下骨中央，女子入系廷孔。其孔，溺孔之端也。其络循阴器，合篡间，绕篡后，别绕臀，至少阴与巨阳中络者，合少阴上股内后廉，贯脊属肾，与太阳起于目内眦，上额交巅上，入络脑，还出别下项，循肩髆内，侠脊抵腰中，入循膂，络肾。其男子循茎下至篡，与女子等。其少腹直上者，贯脐中央，上贯心，入喉，上颐，环唇，上系两目之下中央。

冲脉

《素问·骨空论》曰：冲脉者，起于气街，并于少阴之经，侠脐上行，至胸中而散。《灵枢·卫气篇》曰：请言气街。胸气有街，腹气有街，头气有街，胫气有街。故气在头者，止于脑；气在胸者，止之膺与背腧；气在腹者，止之背腧与冲脉在脐之[①]左右之动脉者；气在胫者，止之于气街与承山踝上[②]。

带脉

《灵枢·经脉别篇》曰：足少阴，上至腘中，别走太阳而合，上至肾，当十四椎，出属带脉。《二十八难》曰：带脉者，起于季胁，回身一周。

阳跷脉

《灵枢·脉度篇》曰：跷脉者，少阴之别，起于然谷之后，上内踝之上直上，循阴股，入阴，上循胸里，入缺盆，上

①在脐之：《灵枢·经脉》“在”作“于”，“脐”后无“之”字。

②踝上：此下《灵枢·经脉》有“以下”二字。

出人迎之前入頄屬目内眥合於太陽蹻而上行氣並
相還則為濡目目氣不榮則目不合二十八難曰陽蹻
脉者起於跟中循外踝上行入風池
陰蹻脉　難經曰陰蹻脉者亦起於跟中由少陰别脉然
谷之穴上行内踝循陰股入胸腹上至咽喉睛明穴亦
會於太陽也
陽維脉　二十八難曰陽維陰維者維絡於身溢畜不能
環流灌溢諸經者也故陽維起於諸陽之會陰維起於
諸陰之交也
陰維脉　陰維起於足少陰經内踝上行築賓之穴循腹

至乳上結喉至廉泉穴維絡諸陰會於任脉也
週身經絡部位歌
脉絡週身十四經六經表裏督和任陰陽手足經皆六督
總諸陽任總陰諸陽行外陰行裏四肢腹背皆如此督由
脊骨過齗交臍腹中行任脉是足太陽經小指藏從跟入
膕會尻旁上行夾脊行分四前繫睛明脉最長少陽四指
端前起外踝陽關環跳裏從脇貫肩行曲鬢耳前耳後連
眥尾大指次指足陽明三里天樞貫乳行腹第三行通上
齒環脣俠鼻目顴迎足有三陰行内廉厥中少後太交前
腎出足心從内踝俠任胸腹上廉泉太厥兩陰皆足拇内

出人迎之前，入頄，属目内眦，合于太阳、阳[①]跷而上行，气并相还则为濡目，目[②]气不荣则目不合。《二十八难》曰：阳跷脉者，起于跟中，循外踝，上行入风池。

阴跷脉

《难经》曰：阴跷脉者，亦起于跟中[③]，由少阴别脉然谷之穴上行内踝，循阴股，入胸腹，上至咽喉、睛明穴，亦会于太阳也。

阳维脉

《二十八难》曰：阳维、阴维者，维络于身，溢蓄不能环流灌溢诸经者也。故阳维起于诸阳之会，阴维起于诸阴之交也。

阴维脉

阴维起于足少阴，经内踝上行筑宾之穴，循腹至乳，上结喉至廉泉穴，维络诸阴，会于任脉也。

周身经络部位歌

脉络周身十四经，六经表里督和任。阴阳手足经皆六，督总诸阳任总阴。
诸阳行外阴行里，四肢腹背皆如此。督由脊骨过龈交，脐腹中行任脉是。
足太阳经小指藏，从跟入腘会尻旁。上行夹脊行分四，前系睛明脉最长。
少阳四指端前起，外踝阳关环跳里。从胁贯肩行曲鬓，耳前耳后连眦尾。
大指次指足阳明，三里天枢贯乳行。腹第三行通上齿，环唇侠鼻目颧迎。
足有三阴行内廉，厥中少后太交前。肾出足心从内踝，侠任胸腹上廉泉。
太厥两阴皆足拇，内

①阳：原无，据《灵枢·经脉》补。
②目：《灵枢·经脉》无此字。
③跟中：此下《难经·二十八难》有"循内踝，上行至咽喉，交贯冲脉"十二字。

側外側非相聯大陰內側衝門去腹四行兮挨次編厥陰毛際循陰器斜絡期門乳肋間手外三陽誰在上陽明食指肩髃向頰中鑽入下牙床相逢鼻孔迎香旁三焦名指陽明後貼身週廻眉竹𣗋太陽小指下行低肩後盤旋耳顴遶還有三陰行臂內太陰大指肩前配厥從中指腋連胸極泉小內心經位手足三陽俱上頭三陰穴止乳胸遊惟有厥陰由顙後上巔會督下任流經脈從來皆直行絡從本部絡他經經凡十四絡十六請君次第記分明

十五別絡歌

手太陰別為列缺手少陰別即通里手厥陰別為內關手太陽別支正是手陽明別偏歷當手少陽別外關取足太陽別號飛陽足少陽別光明起足陽明別曰豐隆足太陰別公孫止足少陰別大鍾名足厥陰別蠡溝紀陽督之別號長強陰任之別為屏翳脾之大絡為大包十五絡穴全在此內經平人氣象篇更有胃絡名虛里

五臟六腑井榮俞經合原穴

井榮俞經合原者各經穴名也手足陽經有原穴手足陰經無原穴陰之俞穴即陰之原穴也

所出為井

肺井少商 脾井隱白 心井少衝 腎井湧泉

侧外侧非相联。大阴内侧冲门去，腹四行兮挨次编。

厥阴毛际循阴器，斜络期门乳肋间。手外三阳谁在上，阳明食指肩□向。

颊中钻入下牙床，相逢鼻孔迎香旁。三焦名指阳明后，贴身周回眉竹凑。

太阳小指下行低，肩后盘旋耳颧遶。还有三阴行臂内，太阴大指肩前配。

厥从中指腋连胸，极泉小内心经位。手足三阳俱上头，三阴穴止乳胸游。

惟有厥阴由颡后，上巅会督下任流。经脉从来皆直行，络从本部络他经。

经凡十四络十六，请君次第记分明。

十五别络歌

手太阴别为列缺，手少阴别即通里。手厥阴别为内关，手太阳别支正是。

手阳明别偏历当，手少阳别外关取。足太阳别号飞阳，足少阳别光明起。

足阳明别曰丰隆，足太阴别公孙止。足少阴别大钟名，足厥阴别蠡沟纪。

阳督之别号长强，阴任之别为屏翳。脾之大络为大包，十五络穴全在此。

《内经·平人气象篇》，更有胃络名虚里。

五脏六腑井荥俞经合原穴

井荥俞经合原者，各经穴名也。手足阳经有原穴，手足阴经无原穴，阴之俞穴即阴之原穴也。

所出为井

肺井少商　脾井隐白　心井少冲　肾井涌泉

心包井中衝　肝井大敦　太腸井商陽　胃井厲兌

小腸井少澤　膀胱井至陰　三焦井關冲　胆井竅陰

所流爲榮

肺榮魚際　脾榮大都　心榮少府　腎榮然谷

心包榮勞宮　肝榮行間　大腸榮二間·胃榮內庭

小腸榮前谷　膀胱榮通谷　三焦榮液門　胆榮俠溪

所注爲俞

肺俞太淵　脾俞太白　心俞神門　腎俞太谿

心包俞大陵　肝俞太冲　大腸俞三間·胃俞陷谷

小腸俞后溪　膀胱俞束骨　三焦俞中渚　胆俞臨泣

所行爲經

肺經經渠　脾經商邱　心經靈道　腎經復溜

心包經間使　肝經中封　大腸經陽谿　胃經解谿

小腸經陽谷　膀胱經崑崙　三焦經支溝　胆經陽輔

所入爲合

肺合尺澤　脾合陰陵泉　心合少海　腎合陰谷

心包合曲澤　肝合曲泉　大腸合曲池　胃合三里

小腸合小海　膀胱合委中　三焦合天井　胆合陽陵

所過爲原

大腸原合谷　胃原冲陽　小腸原腕骨　膀胱原京骨

心包井中冲　肝井大敦　太阳井商阳　胃井厉兑　小肠井少泽　膀胱井至阴　三焦井关冲　胆井窍阴

所流为荥

肺荥鱼际　脾荥大都　心荥少府　肾荥然谷　心包荥劳宫　肝荥行间　大肠荥二间　胃荥内庭　小肠荥前谷　膀胱荥通谷　三焦荥液门　胆荥侠溪

所注为俞

肺俞太渊　脾俞太白　心俞神门　肾俞太溪　心包俞大陵　肝俞太冲　大肠俞三间　胃俞陷谷　小肠俞后溪　膀胱俞束骨　三焦俞中渚　胆俞临泣

所行为经

肺经经渠　脾经商丘　心经灵道　肾经复溜　心包经间使　肝经中封　大肠经阳溪　胃经解溪　小肠经阳谷　膀胱经昆仑　三焦经支沟　胆经阳辅

所入为合

肺合尺泽　脾合阴陵泉　心合少海　肾合阴谷　心包合曲泽　肝合曲泉　大肠合曲池　胃合三里　小肠合小海　膀胱合委中　三焦合天井　胆合阳陵

所过为原

大肠原合谷　胃原冲阳　小肠原腕骨　膀胱原京骨

三焦原陽池　胆原坵墟

週身骨度尺寸今法

靈樞經骨度篇文所論長短皆古數也今按頭部折法以前髮際至後髮際折爲一尺二寸如髮際不明則取眉心直上後至大杼骨折作一尺八寸此爲直寸橫寸法以眼內角至外角此爲一寸頭部橫直寸法並依此

督脉神庭至太陽曲差穴曲差至少陽本神穴本神至陽明頭維穴各開一寸半自神庭至頭維各開四寸半

胸腹折法直寸以中行爲主自缺盆中天突穴起至岐骨際上中庭穴止折作八寸四分自髃骬上岐骨際下

至臍心折作八寸自臍心下至毛際曲骨穴折作五寸橫寸以兩乳相去折作八寸胸腹橫直寸法並依此

背部折法自大椎至尾骶通折三尺上七節各長一寸四分一釐共九寸八分七釐中七節各一寸六分一釐共一尺一寸二分七釐第十四節與臍平下七節各一寸二分六釐共八寸八分二釐通共二尺九寸九分六釐不足四釐者有餘未盡也

脊骨內澗一寸凡云第二行俠脊一寸半三行俠脊三寸者皆除脊一寸外淨以寸半三寸論故在二行當爲二寸在三行當爲三寸半也

三焦原阳池　胆原丘墟

周身骨度尺寸今法

《灵枢经·骨度》篇文所论长短，皆古数也。今按头部折法，以前发际至后发际折为一尺二寸，如发际不明则取眉心直上后至大杼骨，折作一尺八寸，此为直寸。横寸法，以眼内角至外角，此为一寸。头部横直寸法并依此。

督脉神庭至太阳曲差穴，曲差至少阳本神穴，本神至阳明头维穴，各开一寸半，自神庭至头维各开四寸半。

胸腹折法，直寸以中行为主，自缺盆中天突穴起，至岐骨际上中庭穴止，折作八寸四分；自髃骬上岐骨际下至脐心，折作八寸；自脐心下至毛际曲骨穴，折作五寸。横寸以两乳相去折作八寸，胸腹横直寸法并依此。

背部折法，自大椎至尾骶，通折三尺。上七节各长一寸四分一厘，共九寸八分七厘；中七节各一寸六分一厘，共一尺一寸二分七厘，第十四节与脐平；下七节各一寸二分六厘，共八寸八分二厘。通共二尺九寸九分六厘，不足四厘者，有余未尽也。

脊骨内阔一寸，凡云第二行侠脊一寸半，三行侠脊三寸者，皆除脊一寸外，净以寸半、三寸论，故在二行当为二寸，在三行当为三寸半也。

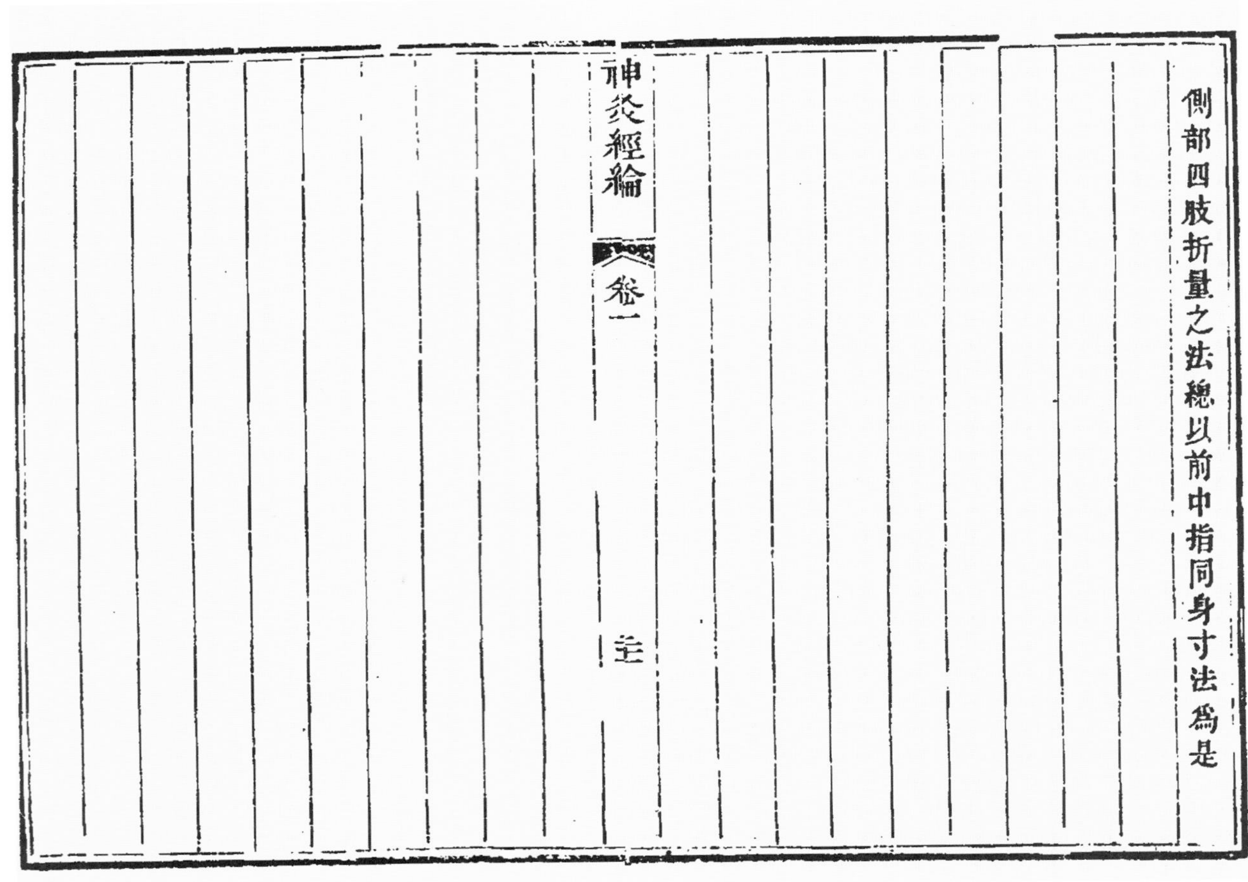

側部四肢折量之法總以前中指同身寸法為是

侧部四肢折量之法，总以前中指同身寸法为是。

週身名位經脉骨度

頭　頭爲諸陽之首凡物獨出之首皆名曰頭

腦　腦者頭骨之髓也足太陽膀胱脉絡腦足少陰腎屬髓海腦爲髓海髓海足頭輕多力不足腦轉耳鳴目眩脛痠怠卧

巔　巔者頭頂也足厥陰肝脉與督脉會於巔足太陽膀胱脉交巔足少陽胆脉亦交巔巔頂之首俗名天靈蓋

囟　囟者巔前之頭骨也小兒初生未闔名曰囟門已闔名曰囟骨即天靈蓋後之骨

頭角　額兩旁棱處之骨也足少陽胆筋脉皆上頭角

額顱　額前髮際之下兩眉之上名曰額一曰顙足陽明胃脉至額顱手陽明大腸筋上額左角手少陽三焦筋結額上角足太陽膀胱筋上額

髮　足少陰腎主髮又爲血之餘

面　凡前曰面凡後曰背五藏之精氣皆上熏於面故面白應肺脱氣脱血脱津液面皆白面赤應心面黃應脾面青應肝面黑應腎故黑者陰氣陽去面爲之黑　顴骨之下迎香穴之外爲面中央應手陽明大腸　兩顴之內面王之上應手少陽小腸小

周身名位经脉骨度

头：头为诸阳之首，凡物独出之首，皆名曰头。

脑：脑者，头骨之髓也。足太阳膀胱脉络脑，足少阴肾属髓海，脑为髓海。髓海足，头轻多力；不足，脑转耳鸣，目眩胫酸，怠卧。

巅：巅者，头顶也。足厥阴肝脉与督脉会于巅，足太阳膀胱脉交巅，足少阳胆脉亦交巅。巅，顶之首，俗名天灵盖。

囟：囟者，巅前之头骨也。小儿初生未合，名曰囟门，已合，名曰囟骨，即天灵盖后[①]之骨。

头角：额两旁棱处之骨也。足少阳胆筋脉皆上头角。

额颅：额前发际之下，两眉之上名曰额，一曰颡。足阳明胃脉至额颅，手阳明大肠筋上额左角，手少阳三焦筋结额上角，足太阳膀胱筋上额。

发：足少阴肾主发，又为血之余。

面：凡前曰面，凡后曰背。五脏之精气皆上熏于面，故面白应肺，脱气、脱血、脱津液，面皆白；面赤应心；面黄应脾；面青应肝；面黑应肾；故黑者阴气，阳去面为之黑。颧骨之下迎香穴之外为面中央，应手阳明大肠。两颧之内，面王之上，应手少[②]阳小肠。小

①后：此下《刺灸心法要诀》卷二有“合”字。
②少：应为“太”。

腸脉循頰上頔斜絡於顴小腸氣血盛面多肉而平氣血少面瘦色惡

顔　顔者眉目間名也眉心曰闕上應咽喉

眉　屬肝肝脉從目系上額肝胆相表裏足少陽風熱與痰則眉棱骨痛此症多傷目至兩耳出膿則危又應膀胱足太陽血氣盛眉佳有毫毛

目　目者司視之竅也肝竅在目故論目必首肝

睛窠　眼珠也藏府精氣皆上注目而爲睛血之精爲目窠之總絡

瞳神　骨之精爲童神屬腎腎水虧不能養肝英華不斂瞳神散大無光

黑珠　即瞳外黑輪屬肝爲筋之精內連目系目內廉深處爲目系肝火上衝兩輪紅痛

白珠　氣之精爲白眼黑輪外四圍白處皆屬肺肺火上騰白有紅筋

兩眥　外決面者爲銳眥內近鼻者爲內眥皆屬心小腸三焦筋脉俱至目銳眥胆脉起目銳眥筋亦結目銳眥小腸支脉至目內眥出膀胱脉起目內眥

眼皮　上下皆屬脾肌肉之精主約束胃細筋散於目下爲目下綱膀胱細筋爲目上綱目綱即上下目胞

肠脉循颊，上頔，斜络于颧。小肠气血盛，面多肉而平；气血少，面瘦色恶。

颜：颜者，眉目间名也，眉心曰阙，上应咽喉。

眉：属肝，肝脉从目系上额，肝胆相表里，足少阳风热与痰则眉棱骨痛，此症多伤目，至两耳出脓则危。又应膀胱，足太阳血气盛，眉佳有毫毛。

目：目者，司视之窍也。肝窍在目，故论目必首肝。

睛窠：眼珠也。脏府精气皆上注目而为睛，血之精为目窠之总络。

瞳神：骨之精为童神，属肾。肾水亏不能养肝，英华不敛，瞳神散大无光。

黑珠：即瞳外黑轮，属肝，为筋之精，内连目系。目内廉深处为目系，肝火上冲，两轮红痛。

白珠：气之精为白眼，黑轮外四围白处皆属肺。肺火上腾，白有红筋。

两眦：外决面者为锐眦，内近鼻者为内眦，皆属心。小肠、三焦筋脉俱至目锐眦，胆脉起目锐眦，筋亦结目锐眦，小肠支脉至目内眦出，膀胱脉起目内眦。

眼皮：上下皆属脾，肌肉之精，主约束。胃细筋散于目下为目下纲，膀胱细筋为目上纲。目纲即上下目胞

之兩瞼邊又名曰睫司目之開闔也

睫毛　屬脾脾胃氣虛目緊皮縮眼楞急小睫毛倒入眼中謂之倒睫拳毛

目淚　淚爲肝液風行水流肝風動則淚出又肝熱多淚如燒竹瀝遇火瀝出迎風出淚風火合也悲哀動中心氣與肝氣相廹致淚

目眵　眵屬肺氣結硬

目眶骨　目眶者目窠四圍之骨也上曰眉棱骨下即䪼骨䪼骨之外即顴骨

䪼　目下之眶骨顴骨內下連上牙床者也

頞　頞者鼻梁即山根也

鼻　鼻者司臭之竅也

山根　足陽明脉交山根山根曰下極應心

鼻柱　在山根下相家曰年壽應肝年壽左右應胆

面王　在鼻柱下相家曰準頭亦曰明堂屬土應脾明堂兩旁爲方上在迎香上曰鼻隧相家曰蘭臺廷尉應胃胃脉起鼻兩旁筋亦結鼻旁即此

鼻孔　大腸脉挾鼻孔小腸脉抵鼻膀胱筋結鼻下兩旁

顴　顴爲骨本兩顴發赤主腎敗膀胱胆大腸筋皆結顴胃筋合顴小腸經顴髎穴在頄下銳骨端陷中

之两睑边，又名曰睫，司目之开阖也。

睫毛：属脾。脾胃气虚，目紧皮缩，眼楞急小，睫毛倒入眼中，谓之倒睫拳毛。

目泪：泪为肝液。风行水流，肝风动则泪出，又肝热多泪，如烧竹沥遇火沥出。迎风出泪，风火合也。悲哀动中，心气与肝气相迫致泪。

目眵：眵属肺气结硬。

目眶骨：目眶者，目窠四围之骨也。上曰眉棱骨，下即䪼骨，䪼骨之外即颧骨。

䪼：目下之眶骨，颧骨内下连上牙床者也。

頞：頞者，鼻梁，即山根也。

鼻：鼻者，司臭之窍也。

山根：足阳明脉交山根，山根曰下极，应心。

鼻柱：在山根下。相家曰年寿应肝，年寿左右应胆。

面王：在鼻柱下，相家曰准头，亦曰明堂。属土，应脾。明堂两旁为方上，在迎香上曰鼻隧，相家曰兰台廷尉，应胃，胃脉起鼻两旁，筋亦结鼻旁即此。

鼻孔：大肠脉挟鼻孔，小肠脉抵鼻，膀胱筋结鼻下两旁。

颧：颧为骨本，两颧发赤主肾败。膀胱、胆、大肠筋皆结颧，胃筋合颧，小肠经颧髎穴，在頄下锐骨端陷中。

人中　下應膀胱子宮平淺無髭多無子大腸脉交人中督脉水溝穴在人中

頄　頄內鼻旁間近生門牙之骨也

顑　俗呼為腮口旁頰前肉之空軟處也

耳　司聽之竅也腎氣通耳腎元足則耳聰有病當於腎脉推之

蔽　耳門也

耳郭　耳輪也胃脉上耳前筋結耳前胆脉三焦脉俱走耳前筋從耳前屬目　小腸膀胱筋俱結耳後完骨胃脉之支胆脉三焦脉俱過耳後

頰　耳前顴側面兩旁之稱也大腸筋脉俱上頰小腸脉上頰胃筋循頰而上胆筋脉俱過頰肝脉下頰三焦當曲頰脉亦交頰胃頰車穴在耳下分

曲頰　頰之骨也曲如環形受頰車骨尾之鈎者也

頰車　下牙床骨也總載諸齒能咀食物故名頰車

口　司言食之竅也屬脾胃大腸脉交口畢竟脾為主蓋味入口藏於胃脾乃運化精液以養五臟故五臟之氣皆統於脾五臟偏盛皆驗於口

唇　口端也肝脾胃三經所主熱則紅甚寒則淡紅實則紅活虛則黃白脾燥唇乾脾熱唇裂肝風唇瞤動

人中：下应膀胱、子宫。平浅无髭，多无子。大肠脉交人中，督脉水沟穴在人中。

頄：頄内鼻旁间，近生门牙之骨也。

顑：俗呼为腮，口旁颊前肉之空软处也。

耳：司听之窍也。肾气通耳，肾元足则耳聪，有病当于肾脉推之。

蔽：耳门也。

耳郭：耳轮也。胃脉上耳前，筋结耳前，胆脉、三焦脉俱走耳前，筋从耳前属目，小肠、膀胱筋俱结耳后完骨，胃脉之支，胆脉、三焦脉俱过耳后。

颊：耳前颧侧面两旁之称也。大肠筋脉俱上颊，小肠脉上颊，胃筋循颊而上，胆筋脉俱过颊，肝脉下颊，三焦当曲颊，脉亦交颊，胃颊车穴在耳下分。

曲颊：颊之骨也。曲如环形，受颊车骨尾之钩者也。

颊车：下牙床骨也。总载诸齿，能咀食物，故名颊车。

口：司言食之窍也，属脾，胃、大肠脉交口，毕竟脾为主，盖味入口，藏于胃，脾乃运化精液以养五脏，故五脏之气皆统于脾，五脏偏盛皆验于口。

唇：口端也，肝、脾、胃三经所主。热则红甚，寒则淡红，实则红活，虚则黄白。脾燥唇干，脾热唇裂，肝风唇瞤动

不止脾寒唇青或揭七情動火傷血或心火傳脾
或厚味積傷脾唇腫白皮皴裂如蚕繭或唇下腫
如黑棗
吻　口之四周也口上有髭大腸主之
頤　口角後顱之下也頤上有鬚胆主之
頦　口之下唇至末之處俗名下把殼頦上有髯胃主之
頷　頦下結喉上兩側肉之空軟處也小腸筋結頷胆筋
脉俱過頷
齒　口齗所生之骨也內床曰齒外板曰牙牙齒腎之標
齒病宜歸腎而治齒先分病在牙床病在牙齒上

床屬胃喜寒惡熱下床屬大腸喜熱惡寒床病治
齒齒病治床諸不應
舌　舌爲心苗司味之竅也脾腎膀胱三焦筋脉所繫
舌本　舌之根也
頏顙　口內之上二孔司分氣之竅也
懸雍垂　張口視喉上似乳頭之小舌俗名碓嘴
喉　通聲息之路也在咽前通肺主出氣故曰肺系又曰
喉氣通天肺熱甚喉啞胃腎二脉循喉
咽　飲食之路也在喉後通胃主納食胃口在膈膜下咽
至胃長一尺六寸通謂之咽門咽門下有膈膜咽

不止，脾寒唇青或揭。七情动火伤血，或心火传脾，或厚味积伤脾，唇肿白皮，皱裂如蚕茧，或唇下肿如黑枣。

吻：口之四周也。口上有髭，大肠主之。

颐：口角后，颇之下也。颐上有须，胆主之。

颏：口之下唇至末之处，俗名下把壳，颏上有髯，胃主之。

颔：颏下结喉上两侧肉之空软处也。小肠筋结颔，胆筋脉俱过颔。

齿：口龈所生之骨也。内床曰齿，外板曰牙。牙齿，肾之标。齿病宜归肾，而治齿先分病在牙床，病在牙齿。上床属胃，喜寒恶热；下床属大肠，喜热恶寒。床病治齿，齿病治床，诸不应。

舌：舌为心苗，司味之窍也。脾、肾、膀胱、三焦筋脉所系。

舌本：舌之根也。

颃颡：口内之上二孔，司分气之窍也。

悬壅垂：张口视喉上，似乳头之小舌，俗名碓嘴。

喉：通声息之路也。在咽前通肺，主出气，故曰肺系。又曰喉气通天，肺热甚喉哑。胃、肾二脉循喉。

咽：饮食之路也。在喉后通胃，主纳食。胃口在膈膜下，咽至胃长一尺六寸，通谓之咽门。咽门下有膈膜，咽

氣通地心脾二脉挾咽令咽乾肝脉循喉後令咽乾

喉嚨　肺之系也

嗌　胃之系也咽之低處曰嗌小腸脉循咽令嗌痛三焦脉由喉令嗌腫

會厭　覆喉管之上竅似皮似膜上司開闔為聲音之戶食下咽不掩則錯凡舌抵上腭則會厭能掩喉喉咽嗌會厭四者缺一則飲食廢而死

結喉　喉之管頭也其人瘦者多外見頸前肥人則隱於肉內多不見也

上橫骨　在喉前宛宛中天突穴之外小灣橫骨旁接拄骨之骨

拄骨　膺上缺盆之外俗名骸子骨內接橫骨外接肩解

肩解　肩端之骨節解處也

髃骨　肩端之骨也即肩胛骨頭臼之上棱骨也其臼接臑骨上端俗曰肩頭其外曲卷翅骨肩後之棱骨也其下棱骨在背肉內

肩胛　即髃骨之末成片骨也亦名肩髆俗名鍬板子骨大小腸三焦筋脉俱至肩胆脉至肩上肩井穴屬胆膀胱筋肺筋皆結肩髃

气通地。心、脾二脉挟咽，令咽干；肝脉循喉后，令咽干。

喉咙：肺之系也。

嗌：胃之系也，咽之低处曰嗌。小肠脉循咽，令嗌痛；三焦脉由喉，令嗌肿。

会厌：覆喉管之上窍，似皮似膜。上司开阖，为声音之户。食下咽不掩则错，凡舌抵上腭则会厌能掩喉，喉、咽、嗌、会厌四者缺一则饮食废而死。

结喉：喉之管头也。其人瘦者，多外见颈前，肥人则隐于肉内，多不见也。

上横骨：在喉前宛宛中，天突穴之外小湾，横骨旁接拄骨之骨。

拄骨：膺上缺盆之外，俗名骨锁子骨。内接横骨，外接肩解。

肩解：肩端之骨节解处也。

髃骨：肩端之骨也，即肩胛骨头臼之上棱骨也。其臼接臑骨上端，俗曰肩头，其外曲卷。翅骨肩后之棱骨也，其下棱骨在背肉内。

肩胛：即髃骨之末成片骨也，亦名肩髆，俗名锹板子骨。大小肠、三焦筋脉俱至肩，胆脉至肩上，肩井穴属胆，膀胱筋、肺筋皆结肩髃。

臂　上身兩大支之通稱也一名曰肱俗名胳膊胳膊中節上下骨交接處名曰肘肘上之骨曰臑骨肘下之骨曰臂骨臂有正輔二骨輔骨在上短細偏外正骨居下長大偏內俱下接腕骨也

腕　臂掌骨接交處以其宛屈故名也當外側之骨名曰高骨一名銳骨亦名踝骨

魚　在掌外側之上大指節後肥魚隴起處其形如魚故謂之魚

手　手者上體所以持物也掌中為手心手之表為手背

掌骨　手衆指之本也掌之衆骨名壅骨合湊成掌非塊

然一骨也

手大指　屬肺肺脉自腋入臑至大指出其端肺筋即起於大指端少商穴之次穴在大指內側去爪甲如韭葉循手掌直上大指本節後有魚際穴為肺榮掌後橫紋頭有太淵穴為肺腧太淵後有經渠穴為肺經手腕後一寸五分有列缺穴為肺絡臂腕曲中有尺澤穴為肺合循內側上臑入腋其散筋復自腋上肩結於肩端骨髃中

食指　屬大腸大腸筋脉皆起於食指端商陽穴之次穴去爪甲如韭葉為大腸井溜於本節前內側名二

臂：上身两大支之通称也，一名曰肱，俗名胳膊。胳膊中节上下骨交接处名曰肘，肘上之骨曰臑，骨肘下之骨曰臂。骨臂有正辅二骨，辅骨在上，短细偏外，正骨居下，长大偏内，俱下接腕骨也。

腕：臂掌骨接交处，以其宛屈故名也。当外侧之骨名曰高骨，一名锐骨，亦名踝骨。

鱼：在掌外侧之上，大指节后肥鱼陇起处，其形如鱼，故谓之鱼。

手：手者，上体所以持物也。掌中为手心，手之表为手背。

掌骨：手众指之本也。掌之众骨名壅骨，合凑成掌，非块然一骨也。

手大指：属肺。肺脉自腋入臑，至大指出其端，肺筋即起于大指端少商穴之次，穴在大指内侧去爪甲如韭叶；循手掌直上大指本节后有鱼际穴，为肺荥；掌后横纹头有太渊穴，为肺腧；太渊后有经渠穴，为肺经；手腕后一寸五分有列缺穴，为肺络；臂腕曲中有尺泽穴，为肺合；循内侧上臑入腋，其散筋复自腋上肩，结于肩端骨髃中。

食指：属大肠。大肠筋脉皆起于食指端商阳穴之次，穴去爪甲如韭叶，为大肠井；溜于本节前内侧名二間穴為大腸榮注於本節後三間穴為大腸腧過於合谷穴為大腸原上側腕中有陽谿穴為大腸經腕後三寸有偏歴穴為大腸絡肘曲紋頭盡處有曲池穴為大腸合由是歴三里肘髎五里三穴直上結於肩之前髃

中指　屬包絡包絡之脉自腋循臑入肘臂至中指出其端其筋即起於中指內廉之末中衝穴之次穴去爪甲如韭葉為心之井心為天君其井腧等俱在包絡屈中指無名指兩者之間取勞宮穴為心榮掌後兩筋之間有大陵穴為心腧去腕二寸兩筋

間有內關穴為心主之絡去腕三寸有間使穴為心經上至肘曲中央陷中有曲澤穴為心合上循天泉穴之次結腋下

無名指　屬三焦三焦筋脉俱起無名指外廉關衝穴之次穴去爪甲如韭葉為三焦井溜於小指次指本節陷中名液門穴為三焦榮注於腋下一寸名中渚穴為三焦腧結於手腕中之陽池穴為三焦原直上腕後二寸名外關穴為三焦絡腕後三寸名支溝穴為三焦經結於肘外大骨陷中名天井穴為三焦合上臑至肩髎穴包絡脉之支別掌中循

间穴，为大肠荥；注于本节后三间穴，为大肠腧；过于合谷穴，为大肠原；上侧腕中有阳溪穴，为大肠经；腕后三寸有偏历穴，为大肠络；肘曲纹头尽处有曲池穴，为大肠合；由是历三里、肘髎、五里三穴直上结于肩之前髃。

中指：属包络。包络之脉自腋循臑入肘臂，至中指出其端，其筋即起于中指内廉之末中冲穴之次，穴去爪甲如韭叶，为心之井。心为天君，其井腧等俱在包络。屈中指、无名指两者之间取劳宫穴，为心荥；掌后两筋之间有大陵穴，为心腧；去腕二寸两筋间有内关穴，为心主之络；去腕三寸有间使穴，为心经；上至肘曲中央陷中有曲泽穴，为心合；上循天泉穴之次，结腋下。

无名指：属三焦。三焦筋脉俱起无名指外廉关冲穴之次，穴去爪甲如韭叶，为三焦井；溜于小指次指本节陷中名液门穴，为三焦荥；注于腋下一寸名中渚穴，为三焦腧；结于手腕中之阳池穴，为三焦原；直上腕后二寸名外关穴，为三焦络；腕后三寸名支沟穴，为三焦经；结于肘外大骨陷中名天井穴，为三焦合；上臑至肩髎穴。包络脉之支，别掌中，循

無名指出其端

小指　內側屬心外側屬小腸心脈循臑下肘出小指之端心筋起小指之端內側少衝穴之次穴去爪甲如韭葉直上入掌內後廉歷神門穴在掌後銳骨中又歷通里穴爲心絡在腕後一寸陷中又歷少海穴在肘後大骨外去肘端五分屈肘向頭得之又歷極泉穴在臂內腋下筋間　小腸筋脈俱起小指外側少澤穴之次穴去爪甲一分爲小腸井溜於小指外側本節前陷中名前谷穴爲小腸滎注於小指外側本節後名後谿穴爲小腸腧直上

至於腕起骨陷中有腕骨穴爲小腸原踝下有陽谷穴爲小腸經腕後五寸有支正穴爲小腸絡肘下銳骨之後有小海穴爲小腸合從是上臑歷肩解肩胛交肩上

爪甲　指之甲也足趾同肝主筋爪者筋之餘

岐骨　凡骨之兩叉者皆名岐骨手足同

肺　喉下爲肺喉在咽前主出氣喉系堅空連接肺管呼吸出入下通心肝之竅經云肺者相傅之官治節出焉其形四垂附着于脊之第三椎中有二十四空行列分布以行諸藏之氣爲藏之長爲心之蓋

无名指出其端。

小指：内侧属心，外侧属小肠。心脉循臑下肘，出小指之端，心筋起小指之端内侧少冲穴之次，穴去爪甲如韭叶，直上入掌内后廉，历神门穴，在掌后锐骨中又历通里穴为心络，在腕后一寸陷中又历少海穴，在肘后大骨外去肘端五分，屈肘向头得之，又历极泉穴，在臂内腋下筋间。

小肠筋脉俱起小指外侧少泽穴之次，穴去爪甲一分为小肠井；溜于小指外侧本节前陷中名前谷穴，为小肠荥；注于小指外侧本节后名后溪穴，为小肠腧；直上至于腕起骨陷中有腕骨穴，为小肠原；踝下有阳谷穴，为小肠经；腕后五寸有支正穴，为小肠络；肘下锐骨之后有小海穴，为小肠合；从是上臑，历肩解、肩胛，交肩上。

爪甲：指之甲也，足趾同。肝主筋，爪者筋之余。

岐骨：凡骨之两叉者，皆名岐骨，手足同。

肺：喉下为肺，喉在咽前，主出气。喉系坚空，连接肺管，呼吸出入，下通心肝之窍。经云：肺者，相傅之官，治节出焉。其形四垂，附着于脊之第三椎中，有二十四空，行列分布，以行诸脏之气，为脏之长，为心之盖。

又曰是經常多氣少血難經曰肺重三斤三兩六葉兩耳凡八葉主藏魂中藏經曰肺爲生氣之原乃五藏之華盖張介賓曰肺葉白瑩謂爲華盖以覆諸藏虛如蜂窠下無透竅吸之則滿呼之則虛一呼一吸消息自然司淸濁之運化爲人身之槖籥

膺　胸上兩旁高處曰膺胃脉到膺胆脉繫膺

胸　結喉下曰缺盆缺盆下曰胷在膺之下肺脉布胸中肺心筋結胷中脾筋脉皆散胷中肝脉上至胷胆脉下胷中腎脉入肺注胷中包絡脉起胷中筋散

胷中

心　心者君主之官神明出焉又云心居肺管之下膈膜之上附着脊之第五椎其合脉也其榮色也開竅於耳又曰開竅於舌又曰是經少血少氣難經曰心重十二兩有七孔三毛盛精汁三合主藏神張介賓曰心藏尖圓形如蓮蕊其中有孔多寡不同以導引天眞之氣下無透竅上通乎舌共有四系以通四藏心外有黃赤脂裹是爲心包絡心下有膈膜與脊周廻相着遮蔽濁氣使不得上熏心肺所謂膻中也

又曰：是经常多气少血。《难经》曰：肺重三斤三两，六叶两耳，凡八叶，主藏魄[①]。《中藏经》曰：肺为生气之原，乃五脏之华盖。张介宾曰：肺叶白莹，谓为华盖以覆诸脏，虚如蜂窠，下无透窍，吸之则满，呼之则虚，一呼一吸，消息自然，司清浊之运化，为人身之橐籥。

膺：胸上两旁高处曰膺。胃脉到膺，胆脉系膺。

胸：结喉下曰缺盆，缺盆下曰胸，在膺之下。肺脉布胸中，肺、心筋结胸中，脾筋脉皆散胸中，肝脉上至胸，胆脉下胸中，肾脉入肺注胸中，包络脉起胸中，筋散胸中。

心：心者，君主之官，神明出焉。又云：心居肺管之下，膈膜之上，附着脊之第五椎，其合脉也，其荣色也，开窍于耳，又曰开窍于舌。又曰：是经少血少气。《难经》曰：心重十二两，有七孔三毛，盛精汁三合，主藏神。张介宾曰：心脏尖圆，形如莲蕊，其中有孔，多寡不同，以导引天真之气，下无透窍，上通乎舌，共有四系，以通四脏。心外有黄赤脂裹，是为心包络。心下有膈膜，与脊周回相着，遮蔽浊气，使不得上熏心肺，所谓膻中也。

①魄：原作“魂”，据《难经·四十二难》改。

心包　位居心之四旁以捧護心卽兩乳之中膻中穴也凡筋脉由胸下膈自膈貫胸如肺心脾肝胆腎心包絡七經筋脉皆從此過三焦脉亦布膻中張介賔曰心包一藏難經言其無形滑壽曰心包一名手心主以藏象校之在心下横膜之上豎膜之下其與横膜相粘而黄脂裹者心也脂膜之外有細筋膜如絲與心肺相連者心包也此說爲是凡言無形者非　靈蘭秘典論有十二官獨少心包一官而有膻中者臣使之官喜樂出焉二句今考心包藏居膈上經始胸中正值膻中之所位居相火代君行事實臣使也此一官卽此經之謂與

髃骬　胸之衆骨名也

乳　膺上突起兩肉有頭婦人以乳兒者也乳房屬胃乳頭屬肝

鳩尾　卽蔽心骨也其質係脆骨在胸之下岐骨之間

膈　胷下腹上之界人心下有膈膜前齊鳩尾後齊十一椎周圍着脊所以遮隔濁氣俗名羅膈十二經脉惟膀胱脉不貫膈餘皆能令膈痛

肝　經云肝者將軍之官謀慮出焉又云肝居膈下上着脊之九椎下是經常多血少氣其合筋也其榮爪

心包：位居心之四旁，以捧护心，即两乳之中膻中穴也。凡筋脉由胸下膈，自膈贯胸，如肺、心、脾、肝、胆、肾、心包络七经筋脉皆从此过，三焦脉亦布膻中。张介宾曰：心包一脏，《难经》言其无形。滑寿曰：心包一名手心主，以脏象校之，在心下横膜之上，竖膜之下，其与横膜相黏而黄脂裹者，心也。脂膜之外有细筋膜如丝与心肺相连者，心包也。此说为是。凡言无形者，非。《灵兰秘典论》有十二官，独少心包一官，而有“膻中者，臣使之官，喜乐出焉”二句。今考心包脏居膈上，经始胸中，正值膻中之所，位居相火，代君行事，实臣使也。此一官，即此经之谓与。

髃骬：胸之众骨名也。

乳：膺上突起两肉有头，妇人以乳儿者也。乳房属胃，乳头属肝。

鸠尾：即蔽心骨也。其质系脆骨，在胸之下，岐骨之间。

膈：胸下腹上之界。人心下有膈膜，前齐鸠尾，后齐十一椎，周围着脊，所以遮隔浊气，俗名罗膈。十二经脉惟膀胱脉不贯膈，余皆能令膈痛。

肝：经云：肝者，将军之官，谋虑出焉。又云：肝居膈下，上着脊之九椎下，是经常多血少气，其合筋也，其荣爪

也主藏魂開竅於目其系上絡心肺下無竅難經
曰肝重二斤四兩左三葉右四葉凡七葉肝之爲
藏其治在左其藏在右脅右腎之前並胃着脊之
第九椎
膽　經云膽者中正之官決斷出焉又云是經多血少氣
又曰凡十一藏皆取决於膽也難經曰膽在肝之
短葉間重三兩三銖長三寸盛精汁三合中藏經
曰膽者清淨之府號曰將軍主藏而不瀉膽寒不
眠膽熱喜睡
脾　經云脾胃者倉廩之官五味出焉又云諫議之官知

周出焉又云脾藏意又云形如刀鐮與胃同膜而
附其上之左腧當十二椎下聞聲則動動則磨胃
而主運化其合肉也其榮唇也開竅於口又云是
經常多氣少血難經曰脾重二斤三兩廣扁三寸
長五寸有散膏半觔主裹血溫五藏中藏經曰脾
主消磨五穀養於四旁
胃　胃者水穀之海五藏六府之大原故胃氣爲一身之
本咽系柔空下接胃爲飲食之路咽至胃長一尺
六寸通曰咽門胃大一尺五寸徑五寸長二尺六
寸橫屈受水穀三斗五升常留穀二斗水一斗五

也，主藏魂，开窍于目，其系上络心肺，下无窍。《难经》曰：肝重二斤四两，左三叶，右四叶，凡七叶。肝之为脏，其治在左，其脏在右胁右肾之前，并胃着脊之第九椎。

胆：经云：胆者，中正之官，决断出焉。又云：是经多血少气。又曰：凡十一脏皆取决于胆也。《难经》曰：胆在肝之短叶间，重三两三铢，长三寸，盛精汁三合。《中藏经》曰：胆者，清净之府，号曰将军，主藏而不泻。胆寒不眠，胆热喜睡。

脾：经云：脾胃者，仓廪之官，五味出焉。又云：谏议之官，知周出焉。又云：脾藏意。又云：形如刀镰，与胃同膜而附其上之左腧，当十二椎下。闻声则动，动则磨胃而主运化，其合肉也，其荣唇也，开窍于口。又云：是经常多气少血。《难经》曰：脾重二斤三两，广扁三寸，长五寸，有散膏半斤，主裹血，温五脏。《中藏经》曰：脾主消磨五谷，养于四旁。

胃：胃者水谷之海，五脏六府之大原，故胃气为一身之本。咽系柔空，下接胃，为饮食之路。咽至胃长一尺六寸，通曰咽门，胃大一尺五寸，径五寸，长二尺六寸，横屈受水谷三斗五升，常留谷二斗，水一斗五升而滿又云是經多氣多血難經曰胃重二觔一兩張介賓曰胃之上口名曰賁門飲食之精氣從此上輸於脾肺宣布於諸脈胃之下口即小腸上口名曰幽門

三焦　經云上焦如霧中焦如漚下焦如瀆又云三焦者決瀆之官水道出焉又云是經少血多氣中藏經云三焦者人之三元之氣也號曰中清之府總領五藏六府營衛經絡內外左右上下之氣也三焦通則內外上下左右皆通也其於周身灌體和內調外榮左養右導上宣下莫大於此也

腹　膈之下曰腹俗名曰肚臍之下曰少腹亦名小腹

臍　人之初生胞蒂之處也臍上五寸上脘穴分即上焦臍上四寸爲中脘即中焦肺脈起中焦在此臍上二寸爲下脘即胃下口屬下焦是爲幽門傳入小腸舊說分三部正分此上中下三脘今乃曰中脘痛屬脾當臍痛屬腎小腹痛屬肝肝脾是矣當臍何以屬腎心脾筋結臍胃筋脉挾臍當臍明屬脾胃若腎之筋脉從腰貫脊並不及臍臍痛治腎舛謬誤人

腎　經云腎者作強之官伎巧出焉又云腎附於脊之十

升而满。又云：是经多气多血。《难经》曰：胃重二斤一两。张介宾曰：胃之上口名曰贲门，饮食之精气从此上输于脾、肺，宣布于诸脉，胃之下口即小肠上口，名曰幽门。

三焦：经云：上焦如雾，中焦如沤，下焦如渎。又云：三焦者，决渎之官，水道出焉。又云：是经少血多气。《中藏经》云：三焦者，人之三元之气也，号曰中清之府，总领五脏六府、营卫经络内外左右上下之气也。三焦通则内外上下左右皆通也。其于周身灌体，和内调外、荣左养右、导上宣下，莫大于此也。

腹：膈之下曰腹，俗名曰肚，脐之下曰少腹，亦名小腹。

脐：人之初生胞蒂之处也。脐上五寸上脘穴分即上焦，脐上四寸为中脘即中焦，肺脉起中焦在此，脐上二寸为下脘，即胃下口属下焦，是为幽门传人小肠。旧说分三部，正分此上、中、下三脘，今乃曰中脘痛属脾，当脐痛属肾，小腹痛属肝，肝脾是矣。当脐何以属肾？心、脾筋结脐，胃筋脉挟脐，当脐明属脾胃。若肾之筋脉从腰贯脊，并不及脐，脐痛治肾，舛谬误人。

肾：经云：肾者，作强之官，伎巧出焉。又云：肾附于脊之十

四椎下是經常少血多氣其合骨也其榮髮也開
竅於二陰難經曰腎有兩枚重一觔二兩主藏精
與志中藏經曰腎者精神之舍性命之根張介賓
云腎有兩枚形如豇豆相並而曲附於脊之兩旁
相去各一寸五分外有黄脂包裹各有帶二條上
條繫於心下條趨脊下大骨在脊骨之端如半手
許中有二穴是腎帶經過處上行脊髓至腦中連
於髓海

命門　人身之中有命門附脊骨對臍其右旁一小竅乃
三焦之氣所自出即先天無形之火曰腎間動氣
左旁一小竅乃真陰水氣所自出亦無形隨相火
而潛行周身以榮四末命門居中各開一寸五分
分左右腎兩腎中間一點真陽乃生身之根蒂中
有相火代心君行事故又曰小心

小腸　經云小腸者受盛之官化物出焉又云小腸後附
於脊前附於臍上左廻疊積十六曲大二寸半徑
八分分之少半長三丈二尺受穀二斗四升水六
升三合合之大半又云小腸上口在臍上二寸近
脊水穀由此而入復下一寸外附於臍爲水分穴
當小腸下口至是而泌別清濁水液滲入膀胱滓

四椎下，是经常少血多气，其合骨也，其荣发也，开窍于二阴。《难经》曰：肾有两枚，重一斤二两，主藏精与志。《中藏经》曰：肾者，精神之舍，性命之根。张介宾云：肾有两枚，形如豇豆，相并而曲附于脊之两旁，相去各一寸五分，外有黄脂包裹，各有带二条，上条系于心，下条趋脊下大骨，在脊骨之端如半手许，中有二穴，是肾带经过处，上行脊髓至脑中，连于髓海。

命门：人身之中有命门，附脊骨对脐，其右旁一小窍乃三焦之气所自出，即先天无形之火，曰肾间动气，左旁一小窍乃真阴水气所自出，亦无形，随相火而潜行周身以荣四末。命门居中，各开一寸五分，分左右肾，两肾中间一点真阳乃生身之根蒂，中有相火，代心君行事，故又曰小心。

小肠：经云：小肠者，受盛之官，化物出焉。又云：小肠后附于脊，前附于脐，上左回叠，积十六曲，大二寸半，径八分分之少半，长三丈二尺，受谷二斗四升，水六升三合合之大半。又云：小肠上口在脐上二寸近脊，水谷由此而入，复下一寸外附于脐，为水分穴，当小肠下口至是而泌别清浊，水液渗入膀胱，滓秽流入大肠。又云：是经多血少气。《难经》曰：小肠重三斤十四两。

大肠：经云：大肠者，传道之官，变化出焉。又云：回肠当脐，左[①]回十六曲，大四寸，径一寸半，长二丈一尺，受谷一斗，水七升半。又云：广肠附脊以受回肠，乃出滓秽之路，大八寸，径二寸半，长二尺八寸，受谷九升三合八分合之一，是经多气少血。《难经》曰：大肠重二斤十二两，肛门重十二两。张介宾曰：按回肠者以其回叠也，广肠者即回肠之更大者，直肠者又广肠之末节，下连肛门也。

膀胱：经云：膀胱者，州都之官，津液藏焉，气化则能出矣。又云：膀胱当十九椎，居肾之下，大肠之前，有下口，无上口，当脐上一寸水分穴处，为小肠下口，乃膀胱上际，水液由此别回肠，随气泌渗而入，其出入皆由气化，入气不化则水归大肠而为泄泻，出气不化则闭塞下窍而为癃肿，是经多血少气。《难经》曰：膀胱重九两二铢，纵广九寸，盛溺九升九合，口广二寸半。

宗筋：肝筋脉结阴器，络诸筋，脾胃筋聚阴器，肾筋结阴器。溺孔即前阴督脉起处。

---

①左：《素问·奇病论》注引《灵枢》《千金要方》卷十八第一作“右”。

毛際　宗筋上小腹下横骨間叢毛之際也下横骨俗名葢骨任脉由會陰上毛際衝脉起於氣街卽氣衝陽明經穴在毛際兩旁陽明血氣盛毛美而長氣血少則無毛肝筋脉入毛際胆脉繞毛際

睪丸　男子外腎宗筋下陰囊中兩丸也

篡　横骨之下兩股之前相合共結之凹也前後兩陰之間名下極穴又名屏翳穴會陰穴卽男女陰氣之所也

腦後骨　俗呼腦杓

枕骨　腦後骨之下隴起者是也其骨或棱或平或長或圓不一

完骨　耳後之棱骨名曰完骨在枕骨下兩旁之棱骨也

頸項　頸之莖也又曰頸者莖之側也項者莖之後也俗名脖項頸前有缺盆穴屬胃在横骨上左右各一爲十二經道路大小腸胃胆三焦脉俱入缺盆肺胃胆膀胱筋俱結缺盆　缺盆之中卽任脉之天突穴爲頸前居中第一行脉　缺盆之上有人迎穴喉間開一寸五分屬胃卽頸前第二行脉　人迎後一寸五分名扶突穴屬大腸卽頸中第三行脉　扶突穴後名天窓屬小腸卽頸中第四行脉

毛际：宗筋上，小腹下，横骨间，丛毛之际也。下横骨俗名盖骨，任脉由会阴上毛际，冲脉起于气街即气冲，阳明经穴在毛际两旁，阳明血气盛，毛美而长，气血少则无毛，肝筋脉入毛际，胆脉绕毛际。

睾丸：男子外肾，宗筋下阴囊中两丸也。

篡：横骨之下，两股之前相合共结之凹也。前后两阴之间名下极穴，又名屏翳穴、会阴穴，即男女阴气之所也。

脑后骨：俗呼脑勺。

枕骨：脑后骨之下陇起者是也。其骨或棱、或平、或长、或圆，不一。

完骨：耳后之棱骨名曰完骨，在枕骨下两旁之棱骨也。

颈项：颈之茎也。又曰：颈者，茎之侧也，项者，茎之后也，俗名脖项。颈前有缺盆穴属胃，在横骨上左右各一，为十二经道路。大小肠、胃、胆、三焦脉俱入缺盆，肺、胃、胆、膀胱筋俱结缺盆。缺盆之中即任脉之天突穴，为颈前居中第一行脉；缺盆之上有人迎穴，喉间开一寸五分，属胃，即颈前第二行脉；人迎后一寸五分名扶突穴，属大肠，即颈中第三行脉；扶突穴后名天窗，属小肠，即颈中第四行脉；

天窻後爲胆脉頸中無穴乃第五行脉　足少陽後名天牖穴屬三焦卽頸中第六行脉　天牖後名天柱穴屬膀胱爲頸中第七行脉　頸之中央督脉也穴名風府自前中一行至此爲第八行

頸骨　頭之莖骨肩骨上際之骨俗名天柱骨也

項骨　頭後莖骨之上三節圓骨也

背　後身大椎以下腰以上之通稱也

脊骨　脊膂骨也俗名脊樑骨督脉主脊大腸脉挾脊心脉與脊裏細脉相連貫脾筋着脊腎筋脉貫脊膀胱筋脉挾脊分左右上項其分左右也從脊開一

寸五分爲第二行對第三椎曰肺俞對第五椎曰心俞對第七椎曰膈俞對第九椎曰肝俞對第十椎曰胆俞對第十一椎曰脾俞對第十二椎曰胃俞對第十三椎曰三焦俞對第十四椎曰腎俞對第十六椎曰大腸俞對第十八椎曰小腸俞對第十九椎曰膀胱俞從脊開三寸爲第三行魄門對肺俞故肺藏魄神堂對心俞故心藏神魂門對肝俞故肝藏魂意舍對脾俞故脾藏意志舍對腎俞故腎藏志膏肓對第四椎

膂　夾脊骨兩旁肉也膀胱脉腎脉循膂

天窗后为胆脉，颈中无穴，乃第五行脉；足少阳后名天牖穴，属三焦，即颈中第六行脉；天牖后名天柱穴，属膀胱，为颈中第七行脉；颈之中央督脉也，穴名风府，自前中一行至此为第八行。

颈骨：头之茎骨，肩骨上际之骨，俗名天柱骨也。

项骨：头后茎骨之上三节圆骨也。

背：后身大椎以下，腰以上之通称也。

脊骨：脊膂骨也，俗名脊梁骨。督脉主脊，大肠脉挟脊，心脉与脊里细脉相连贯，脾筋着脊，肾筋脉贯脊，膀胱筋脉挟脊分左右上项。其分左右也，从脊开一寸五分为第二行，对第三椎曰肺俞，对第五椎曰心俞，对第七椎曰膈俞，对第九椎曰肝俞，对第十椎曰胆俞，对第十一椎曰脾俞，对第十二椎曰胃俞，对第十三椎曰三焦俞，对第十四椎曰肾愈，对第十六椎曰大肠俞，对第十八椎曰小肠俞，对第十九椎曰膀胱俞。从脊开三寸为第三行，魄门对肺俞，故肺藏魄；神堂对心俞，故心藏神；魂门对肝俞，故肝藏魂；意舍对脾俞，故脾藏意；志舍对肾俞，故肾藏志。膏肓对第四椎。

膂：夹脊骨两旁肉也。膀胱脉、肾脉循膂。

腋　肩之下脇之上際俗名肐肢窩肺筋脉入腋心小腸筋結腋胆筋走腋包絡脉抵腋

脇肋　脇者腋下至肋骨盡處之統名也曰肋者脇之單條骨之謂也總脇肋之總又名曰胠肝胆脉布脇胞絡筋脉挾脇脾筋結肋肝脉布肋

季脇　脇之下小肋骨也俗名軟肋肺脉抵季脇胆筋脉乘季脇

䏚　脇下無肋骨空軟處也胆脉乘䏚

腰骨　即脊骨十四椎下十五十六椎間尻上之骨也其形中凹上寛下窄方圓二三寸許兩旁四孔下接

尻骨上際腎脉入腰膀胱脉抵腰

胂　腰下兩旁踝骨上之肉也

臀　胂下尻旁大肉也膀胱脉貫臀筋結於臀

尻　腰骨下十七椎至二十一椎五節之骨也上四節紋之旁左右各四孔骨形內凹如瓦長四五寸許上寛下窄末節更小如人參蘆名尾閭一名骶端一名橛骨一名窮骨在肛門後其骨上外兩旁形如馬蹄附着兩踝骨上端俗名髈骨胆筋結於尻

肛　大腸下口也肛門接直腸直腸接大腸大腸與肺爲表裏肺氣充足方能傳送

腋：肩之下，胁之上际，俗名胳肢窝。肺筋脉入腋，心、小肠筋结腋，胆筋走腋，包络脉抵腋。

胁肋：胁者，腋下至肋骨尽处之统名也，曰肋者，胁之单条骨之谓也。总胁肋之总又名曰胠。肝胆脉布胁，胞络筋脉挟胁，脾筋结肋，肝脉布肋。

季胁：胁之下小肋骨也，俗名软肋。肺脉抵季胁，胆筋脉乘季胁。

䏚：胁下无肋骨空软处也。胆脉乘䏚。

腰骨：即脊骨十四椎下，十五、十六椎间尻上之骨也。其形中凹，上宽下窄，方圆二三寸许，两旁四孔，下接尻骨上际。肾脉入腰，膀胱脉抵腰。

胂：腰下两旁，髁[①]骨上之肉也。

臀：胂下尻旁大肉也。膀胱脉贯臀，筋结于臀。

尻：腰骨下十七椎至二十一椎五节之骨也。上四节纹之旁左右各四孔，骨形内凹如瓦，长四五寸许，上宽下窄，末节更小如人参芦，名尾闾，一名骶端，一名橛骨，一名穷骨，在肛门后，其骨上外两旁，形如马蹄，附着两髁骨上端，俗名髈骨。胆筋结于尻。

肛：大肠下口也。肛门接直肠，直肠接大肠，大肠与肺为表里，肺气充足，方能传送。

①髁：原作“踝”，据《医宗金鉴·刺灸心法要诀》卷二改。

下橫骨髁骨楗骨

下橫骨在少腹下其形如蓋故名蓋骨其骨左右兩大孔上兩分出向後之骨首如張扇下寸許附着於尻骨之上形如馬蹄之處名曰髁骨下兩分出向前之骨末如楗柱在於臀內名曰楗骨與尻骨成鼎足之勢爲坐之主骨也婦人俗名交骨其骨面名曰髖俠髖之臼名曰機又名髀樞外接股之髀骨也即環跳穴處此一處五名也

股　下身兩大支之通稱也俗名大腿小腿中節上下交接處名曰膝膝上之骨曰髀骨股之大骨也膝下之

骨曰胻骨脛之大骨也股肉屬脾筋屬肝骨屬腎

陰股　股之內側曰陰股脾肝腎筋脉俱循陰股

髀骨　膝上之大骨也上端如杵接於髀樞下端如鎚接於胻骨

胻骨　俗名臁脛骨也其骨兩根在前者名成骨又名骭骨形粗膝外突出之骨也在後者名輔骨形細膝內側之小骨也

伏兎　髀骨前膝之上起肉似伏兎故名

膝解　膝之節解也膝屬脾腎肝凡人逸則痿軟無力勞則痛如鍼刺脉洪數有力皆肝腎陰虛火盛所致

下横骨、髁骨、楗骨：下横骨在少腹下，其形如盖，故名盖骨。其骨左右两大孔上两分出向后之骨，首如张扇，下寸许，附着于尻骨之上，形如马蹄之处，名曰髁骨；下两分出向前之骨末如楗柱，在于臀内名曰楗骨，与尻骨成鼎足之势，为坐之主骨也。妇人俗名交骨，其骨面名曰髋，侠髋之臼名曰机，又名髀枢，外接股之髀骨也，即环跳穴处，此一处五名也。

股：下体两大支之通称也，俗名大腿、小腿。中节上下交接处名曰膝，膝上之骨曰髀骨，股之大骨也，膝下之骨曰胻骨，胫之大骨也。股肉属脾，筋属肝，骨属肾。

阴股：股之内侧曰阴股。脾、肝、肾、筋脉俱循阴股。

髀骨：膝上之大骨也，上端如杵，接于髀枢，下端如锤，接于胻骨。

胻骨：俗名臁，胫骨也。其骨两根，在前者名成骨，又名骭骨。形粗，膝外突出之骨也。在后者名辅骨，形细，膝内侧之小骨也。

伏兔：髀骨前膝之上起肉似伏兔，故名。

膝解：膝之节解也。膝属脾、肾、肝。凡人逸则痿软无力，劳则痛如针刺，脉洪数有力，皆肝肾阴虚火盛所致。

痿軟無力真病之形作痛如錐邪火之象
臏骨　膝上蓋骨也
連骸　膝外側二高骨也
膕　膝後屈處俗名腿凹
腨　下腿肚也一名腓腸俗名小腿肚屬足太陽膀胱
踝骨　踝者胻骨之下足附之上兩旁突出之高骨在外
為外踝在內為內踝
足　下體所以趨步也俗名脚
跗骨　足背也一名足趺俗稱脚面跗骨者足趾本節之
眾骨也

足心　即踵之中也
跟骨　足後跟之骨也
三毛　足大指爪甲後為三毛毛後橫紋為聚毛
踵　足下面着於地之謂也俗名脚底板
足趾　趾者足之指也其數五名為趾者別於手也大趾
之本節後內側圓骨形突者名核骨
足大指外側屬肝內側屬脾脾筋脈皆起於足大指隱
白穴為脾井溜於節後陷中大都穴為脾滎注於內
側核骨下太白穴為脾俞循大指本節後一寸公孫
穴為脾絡歷內踝前三分陷中商邱穴為脾經由是

痿软无力，真病之形，作痛如锥，邪火之象。

膑骨：膝上盖骨也。

连骸：膝外侧二高骨也。

腘：膝后屈处，俗名腿凹。

腨：下腿肚也，一名腓肠，俗名小腿肚，属足太阳膀胱。

踝骨：踝者，胻骨之下，足附之上两旁突出之高骨，在外为外踝，在内为内踝。

足：下体所以趋步也，俗名脚。

跗骨：足背也，一名足趺，俗称脚面。跗骨者，足趾本节之众骨也。

足心：即踵之中也。

跟骨：足后跟之骨也。

三毛：足大指爪甲后为三毛，毛后横纹为聚毛。

踵：足下面着于地之谓也，俗名脚底板。

足趾：趾者，足之指也，其数五，名为趾者，别于手也。大趾之本节后内侧圆骨形突者名核骨。

足大指外侧属肝，内侧属脾。脾筋脉皆起于足大指隐白穴，为脾井；溜于节后陷中大都穴，为脾荥；注于内侧核骨下太白穴，为脾俞；循大指本节后一寸公孙穴，为脾络；历内踝前三分陷中商丘穴，为脾经；由是循經骨後結於膝內輔骨陷中陰陵泉之次爲脾合從此直上至陰股結於髀箕門穴之次臀下曰髀肝筋脉皆起於足大指外側叢毛之際大敦穴爲肝井溜於大指縫中行間穴爲肝榮行跗上注於本節後二寸動脉中太衝穴爲肝俞結於內踝前一寸中封穴之次爲肝經循踝上五寸蠡溝穴爲肝絡直上內輔骨下橫紋盡處曲泉穴爲肝合上陰股五里陰廉之次

舊說足中指屬胃胃筋起於中指內側厲兌穴爲胃井溜於次指外側陷中內庭穴爲胃榮注於內庭後二寸陷谷穴爲胃俞過於跗上去內庭五寸衝陽穴爲胃原故胃病足跗腫痛足中指不用自足跗直上循足脛歷腕上繫草鞋處解谿穴爲胃經又歷外踝上八寸豐隆穴爲胃絡結於膝下三寸三里穴爲胃合上膝循伏兎結於髀髀前膝上起肉處爲伏兎後爲髀關其脉自伏兎直下抵足跗入中指內間其支者別跗上入大指間出其端　按足陽明是足大指之次指不是中指必傳寫之誤胃脉起於鼻之交頞中下行至陷谷陷谷穴在足大指次指間本節後陷中內庭穴在足大指次指外間陷中厲兌穴在足大指次

循胫[1]骨后结于膝内辅骨陷中阴陵泉之次，为脾合。从此直上至阴股，结于髀箕门穴之次，臀下曰髀。肝筋脉皆起于足大指外侧丛毛之际大敦穴，为肝井；溜于大指缝中行间穴，为肝荥；行跗上注于本节后二寸动脉中太冲穴，为肝俞；结于内踝前一寸中封穴之次，为肝经；循踝上五寸蠡沟穴，为肝络；直上内辅骨下横纹尽处曲泉穴，为肝合；上阴股五里、阴廉之次。

旧说足中指属胃。胃筋起于中指内侧厉兑穴，为胃井；溜于次指外侧陷中内庭穴，为胃荥；注于内庭后二寸陷谷穴，为胃俞；过于跗上去内庭五寸冲阳穴，为胃原，故胃病足跗肿痛，足中指不用。自足跗直上循足胫，历腕上系草鞋处解溪穴，为胃经；又历外踝上八寸丰隆穴，为胃络；结于膝下三寸三里穴，为胃合。上膝循伏兔结于髀，髀前膝上起肉处为伏兔，后为髀关。其脉自伏兔直下抵足跗，入中指内间。其支者，别跗上，入大指间，出其端。

按：足阳明是足大指之次指，不是中指，必传写之误。胃脉起于鼻之交颏中，下行至陷谷，陷谷穴在足大指次指间本节后陷中，内庭穴在足大指次指外间陷中，厉兑穴在足大指次

[1] 胫：原作"经"，据《灵枢·经脉》改。

指之端去瓜甲如韭葉三穴明是次指與中指不屬
以是知中字之誤然則中指何屬經云其支者下膝
三寸而別以下入中指外間　此支自膝下三寸循
三里穴之外別行而下入中指外間與前之內庭厲
兌合是中指亦屬胃也
足四指屬胆胆筋起足四指外端竅陰穴之次爲胆井
指岐骨間有俠谿穴爲胆榮俠谿上寸半有臨泣穴
爲胆俞俠谿上四寸五分有邱墟穴爲胆原外踝上
四寸陽輔穴爲胆經外踝上五寸光明穴爲胆絡循
胆至膝外廉下膝一寸陽陵泉穴爲胆合從是上走
髀分爲兩岐前者結伏兔後者結於尻直者上季脇
其脈自髀陽直下出膝外廉循脛抵外踝至足跗入
第四指之間其支者別跗上入大指貫瓜甲後三毛
故足少陽血氣盛脛毛長外踝肥血氣少脛無毛外
踝瘦病則膝脛外踝及大節諸節皆痛
足小指指下屬腎外側屬膀胱　腎筋脉俱起小指之
下斜趨足心湧泉穴爲腎井又側趨內側內踝前一
寸大骨下有然谷穴爲腎榮結於跟踵踵即跟之突
出者跟即踵上鞕筋處陷中有大谿穴爲腎俞自跟
別至跟後踵中大骨上兩筋間有大鍾穴爲腎絡踝

指之端，去爪甲如韭叶，三穴明是次指，与中指不属，以是知“中”字之误。然则中指何属？经云：其支者，下膝三寸而别，以下入中指外间。此支自膝下三寸，循三里穴之外别行而下，入中指外间，与前之内庭、厉兑合，是中指亦属胃也。

足四指属胆。胆筋起足四指外端窍阴穴之次，为胆井；指岐骨间有侠溪穴，为胆荥；侠溪上寸半有临泣穴，为胆俞；侠溪上四寸五分有丘墟穴，为胆原；外踝上四寸阳辅穴为胆经；外踝上五寸光明穴为胆络；循胫至膝外廉，下膝一寸阳陵泉穴为胆合。从是上走髀，分为两岐，前者结伏兔，后者结于尻，直者上季胁。其脉自髀阳直下出膝外廉，循胫抵外踝，至足跗，入第四指之间。其支者，别跗上，入大指，贯爪甲后三毛。故足少阳血气盛，胫毛长，外踝肥；血气少，胫无毛，外踝瘦。病则膝、胫、外踝及大节诸节皆痛。

足小指指下属肾，外侧属膀胱。肾筋脉俱起小指之下，斜趋足心涌泉穴，为肾井；又侧趋内侧内踝前一寸大骨下有然谷穴，为肾荥；结于跟踵，踵即跟之突出者，跟即踵上硬筋处。陷中有太溪穴为肾俞；自跟别至跟后踵中大骨上两筋间有大钟穴，为肾络；踝

上二寸復溜穴爲腎經上腨出膕內廉結於內輔骨
下陰谷穴之次爲腎合從是並大陰之筋上循陰股
膀胱筋起小指外側去爪甲一分至陰穴之次爲膀
胱井歷本節之前陷中有通谷穴爲膀胱滎本節之
後陷中有束骨穴爲膀胱俞外側大骨之下有京骨
穴爲膀胱原外踝後骨跟上有崑崙穴爲膀胱經循
跟直上至外踝上七寸有飛陽穴爲膀胱絡貫腨結
於膕膕卽委中在膝腕內約紋中爲膀胱合由膕直
上結於臀其脉從腰抵膕出小指外側故膀胱病膕
似結腨如裂足小指不能舉用

上二寸复溜穴为肾经，上腨出腘内廉，结于内辅骨下阴谷穴之次，为肾合。从是并大阴之筋，上循阴股。膀胱筋起小指外侧，去爪甲一分至阴穴之次，为膀胱井；历本节之前陷中有通谷穴，为膀胱荥；本节之后陷中有束骨穴，为膀胱俞；外侧大骨之下有京骨穴，为膀胱原；外踝后骨跟上有昆仑穴，为膀胱经；循跟直上至外踝上七寸有飞扬穴，为膀胱络，贯腨，结于腘，腘即委中，在膝腕内约纹中，为膀胱合；由腘直上结于臀，其脉从腰抵腘，出小指外侧，故膀胱病，腘似结，腨如裂，足小指不能举用。

神灸經綸卷之二

古歙吳亦鼎硯丞編輯

十二經脉起止

經始太陰而厥陰最後穴先中府而終則期門原夫肺脉胸中始生出腋下而行於少商絡食指而接手陽明大腸起自商陽終迎香於鼻外胃歷承泣而降尋厲兌於足經脾自足之隱白趨大包於腋下心由極泉而出注小指之少衝小腸兮起端於少澤維肩後上絡乎聽宮膀胱穴自睛明出至陰於足外腎以湧泉發脉通俞府於前胸心包起乳後之天池絡中衝於手中指三焦始名指之外側從關衝而絲竹空胆從童子髎穴連竅陰於足之四指肝因大敦而上至期門而復歸太陰以終

《神灸经纶》卷之二

古歙吴亦鼎砚丞编辑

十二经脉起止

经始太阴而厥阴最后，穴先中府而终则期门。原夫肺脉胸中始生，出腋下而行于少商，络食指而接手阳明；大肠起自商阳，终迎香于鼻外；胃历承泣而降，寻厉兑于足经；脾自足之隐白，趋大包于腋下；心由极泉而出，注小指之少冲；小肠兮起端于少泽，维肩后上络乎听宫；膀胱穴自睛明，出至阴于足外；肾以涌泉发脉，通俞府于前胸；心包起乳后之天池，络中冲于手中指；三焦始名指之外侧，从关冲而丝竹空；胆从童子髎穴，连窍阴于足之四指；肝因大敦而上，至期门而复归太阴以终。

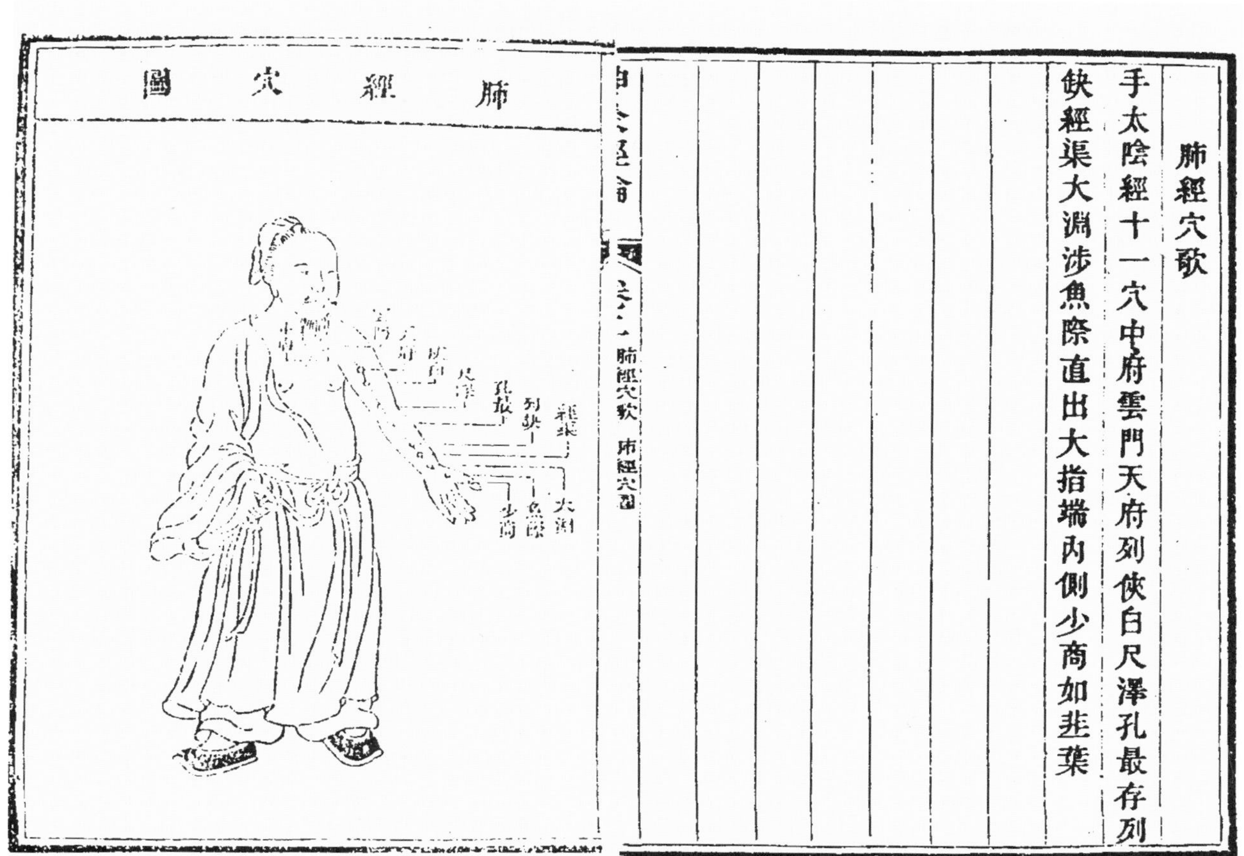
肺經穴圖

肺經穴歌

手太陰經十一穴中府雲門天府列俠白尺澤孔最存列缺經渠大淵涉魚際直出大指端內側少商如韭葉

肺经穴歌

手太阴经十一穴，中府云门天府列。

侠白尺泽孔最存，列缺经渠太渊涉。

鱼际直出大指端，内侧少商如韭叶。

肺经穴图（图见上）

肺經十一穴分寸

中府　穴在任脉中行華蓋穴旁直開去六寸乳上三肋間陷中動脉應手仰而取之灸三壯五壯

雲門　穴在手陽明大腸經巨骨之下夾氣戸旁二寸去中行六寸陷中動脉應手舉臂取之灸五壯　千金云灸五十壯

天府　從雲門穴下循臑内腋下三寸動脉陷中以鼻尖點脉取之　此穴禁灸灸之令人氣逆

俠白　從天府穴下行肘中約紋上去五寸動脉中灸五壯

尺澤　從俠白穴下行肘中約紋上屈肘横紋筋骨罅中動脉應手灸三壯五壯　甄權云臂屈伸横紋間筋骨罅中不宜灸

孔最　從尺澤穴下行腕前約紋上七寸上骨下骨間陷中灸五壯

列缺　從孔最穴循外側行腕後側上一寸五分以兩手交叉當食指末筋骨罅中從腕後别走陽明直出食指内廉出其端灸三壯

經渠　從列缺穴循行寸口陷中禁灸灸則傷人神明

太淵　從經渠穴内循手掌後陷中每日平旦寅時脉從

肺经十一穴分寸

中府：穴在任脉中行华盖穴旁直开去六寸，乳上三肋间陷中动脉应手，仰而取之。灸三壮、五壮。

云门：穴在手阳明大肠经巨骨之下，夹气户旁二寸，去中行六寸陷中动脉应手，举臂取之。灸五壮。《千金》云：灸五十壮。

天府：从云门穴下循臑内，腋下三寸动脉陷中，以鼻尖点脉取之。此穴禁灸，灸之令人气逆。

侠白：从天府穴下行，肘中约纹上去五寸动脉中。灸五壮。

尺泽：从侠白穴下行，肘中约纹上屈肘横纹筋骨罅中动脉应手。灸三壮、五壮。甄权云：臂屈伸横纹间筋骨罅中，不宜灸。

孔最：从尺泽穴下行，腕前约纹上七寸，上骨下骨间陷中。灸五壮。

列缺：从孔最穴循外侧行腕后侧上一寸五分，以两手交叉，当食指末筋骨罅中。从腕后别走阳明，直出食指内廉，出其端。灸三壮。

经渠：从列缺穴循行寸口陷中。禁灸，灸则伤人神明。

太渊：从经渠穴内循手掌后陷中。每日平旦寅时，脉从

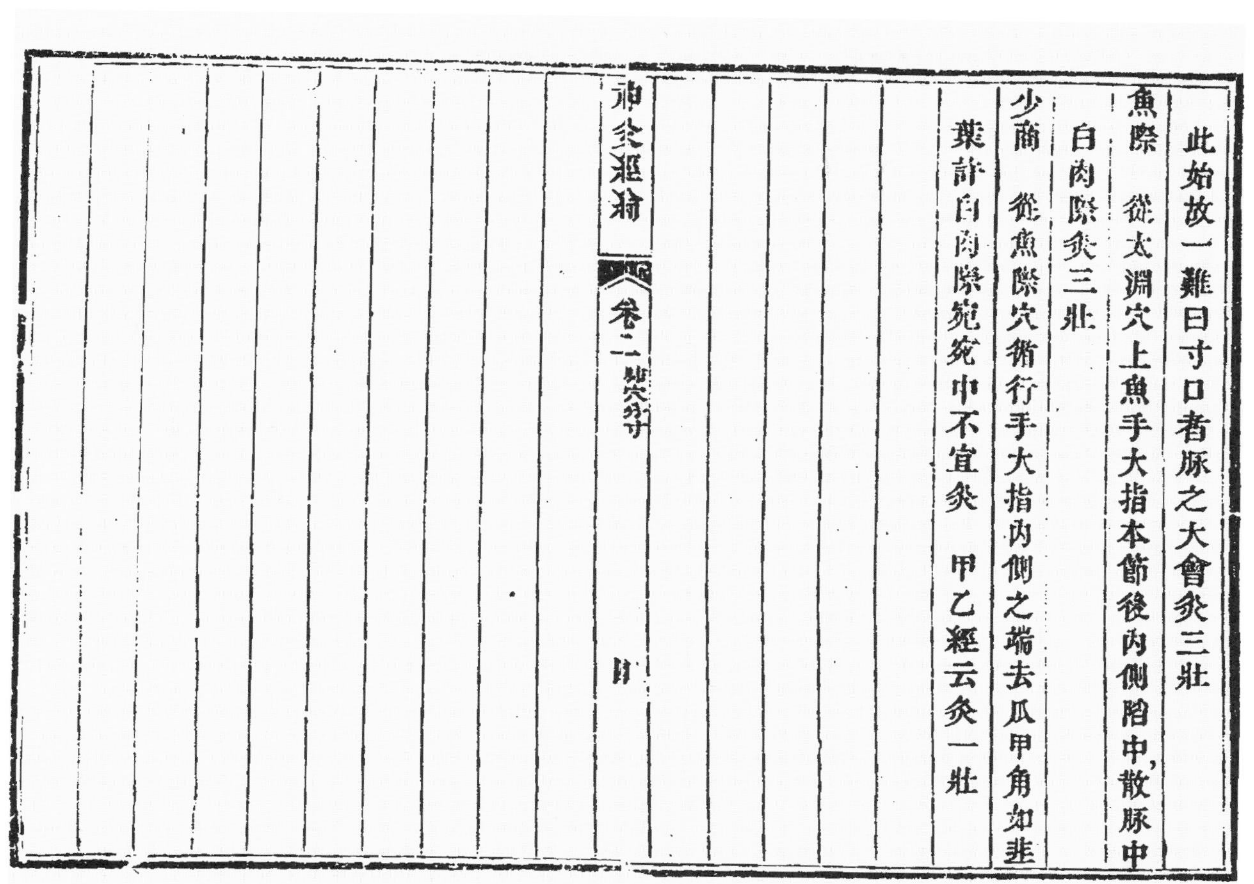
此始故一難曰寸口者脉之大會灸三壯
魚際 從太淵穴上魚手大指本節後內側陷中，散脉中白肉際灸三壯
少商 從魚際穴循行手大指內側之端去爪甲角如韭葉許白肉際宛宛中不宜灸 甲乙經云灸一壯
神灸經綸 卷二 ……

此始。故《一难》曰：寸口者，脉之大会。灸三壮。

鱼际：从太渊穴上鱼，手大指本节后内侧陷中，散脉中白肉际。灸三壮。

少商：从鱼际穴循行手大指内侧之端，去爪甲角如韭叶许白肉际宛宛中。不宜灸。《甲乙经》云：灸一壮。

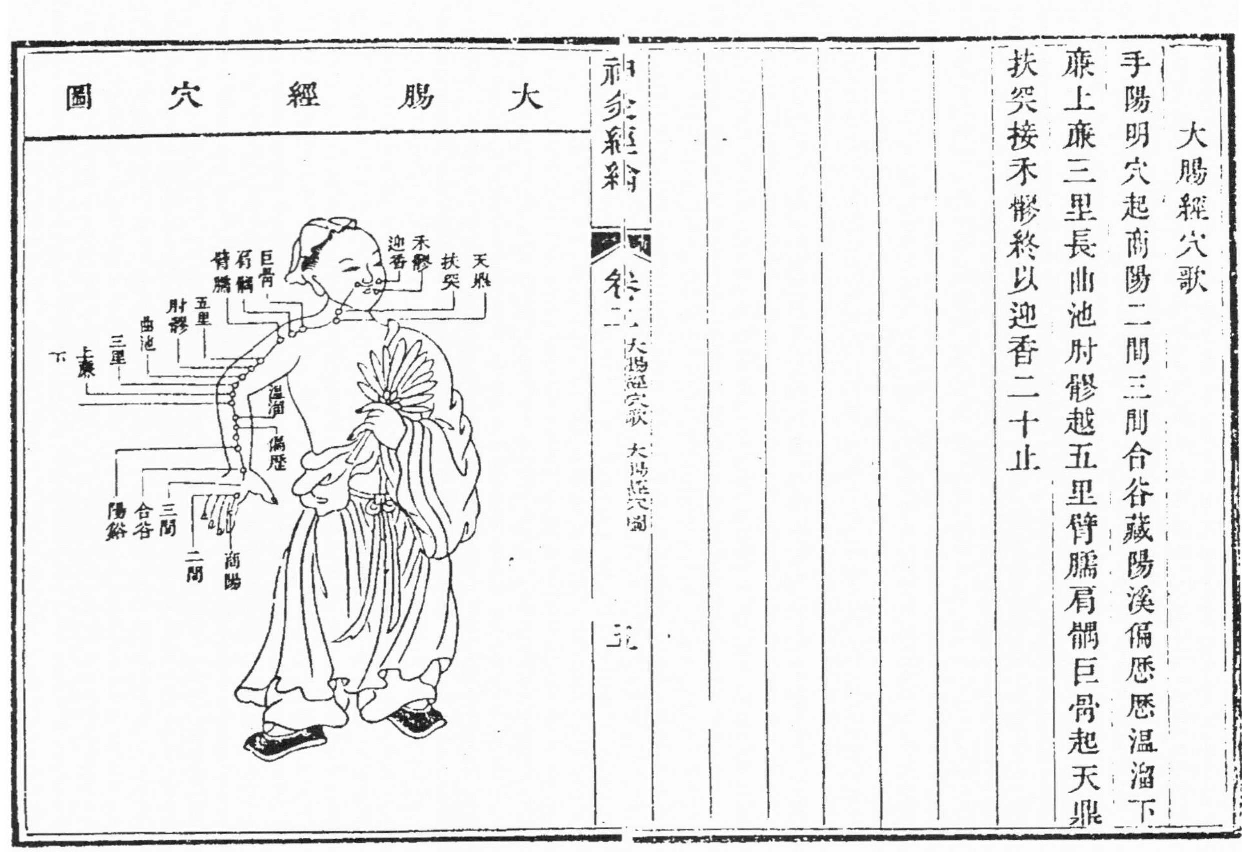
大腸經穴歌

手陽明穴起商陽二間三間合谷藏陽溪偏歷歷溫溜下廉上廉三里長曲池肘髎越五里臂臑肩髃巨骨起天鼎扶突接禾髎終以迎香二十止

神灸經綸　卷二　大腸經穴歌　大腸經穴圖　五九

大腸經穴圖

大肠经穴歌

手阳明穴起商阳，二间三间合谷藏。

阳溪偏历历温溜，下廉上廉三里长。

曲池肘髎越五里，臂臑肩髃巨骨起。

天鼎扶突接禾髎，终以迎香二十止。

大肠经穴图（图见上）

大腸經二十穴分寸
商陽一名絶陽 穴在手食指内側端後去爪甲如韭葉許灸
三壯
二間一名間谷 從商陽循食指本節前内側陷中灸三壯
三間一名少谷 從二間循食指本節後内側陷中灸三壯
合谷一名虎口 從三間循行手大指次指岐骨間陷中灸三
壯
陽溪一名中魁 從合谷循行手腕中上側兩筋間陷中張大
指次指取之灸三壯
偏歷 從陽溪上行手腕後上側三寸灸三壯

溫溜一名逆注一名蛇頭 從偏歷上行三寸手陽明郄灸三壯
下廉 從溫溜上行二寸五分輔銳肉分灸三壯
上廉 從下廉上行一寸曲池下三分灸五壯
三里 從上廉上行一寸銳肉之端按之肉起灸三壯
曲池 從手三里上行在肘外輔骨屈肘曲骨之中以手
拱胸取之灸三壯
肘髎 從曲池上行在肘大骨外廉陷中與天井相並相
去一寸四分灸三壯
五里 從肘髎循行肘上三寸向裏大脈中央一云在天
府下五寸灸三壯

大肠经二十穴分寸

商阳一名绝阳：穴在手食指内侧端后，去爪甲如韭叶许。灸三壮。

二间一名间谷：从商阳循食指本节前内侧陷中。灸三壮。

三间一名少谷：从二间循食指本节后内侧陷中。灸三壮。

合谷一名虎口：从三间循行手大指次指岐骨间陷中。灸三壮。

阳溪一名中魁：从合谷循行手腕中上侧两筋间陷中，张大指次指取之。灸三壮。

偏历：从阳溪上行手腕后上侧三寸。灸三壮。

温溜一名逆注，一名蛇头：从偏历上行三寸，手阳明郄。灸三壮。

下廉：从温溜上行二寸五分，辅锐肉分。灸三壮。

上廉：从下廉上行一寸，曲池下三分[1]。灸五壮。

三里：从上廉上行一寸锐肉之端，按之肉起。灸三壮。

曲池：从手三里上行，在肘外辅骨屈肘曲骨之中，以手拱胸取之。灸三壮。

肘髎：从曲池上行，在肘大骨外廉陷中，与天井相并相去一寸四分。灸三壮。

五里：从肘髎循行肘上三寸，向里大脉中央。一云在天府下五寸。灸三壮。

---

①曲池下三分：此定位有误，《针灸资生经》等针灸著作均以“曲池下三寸”为手三里所在。又，自温溜至三里四穴，其位置描述均与《针灸甲乙经》《针灸资生经》等古籍有异，恐本书有误。

臂臑　從五里上行四寸兩筋兩骨罅宛宛陷中伸臂平手取之灸三壯
肩髃　從臂臑上行髆骨頭肩端上兩骨罅處宛宛中舉臂取之有空灸三壯至七七壯
巨骨　從肩髃上行臂端兩叉骨間陷中灸三壯五壯
天鼎　從巨骨循頸缺盆上直行扶突下一寸灸三壯
扶突　從天鼎上直行曲頰下一寸人迎後一寸五分仰而取之灸三壯
禾髎　從扶突貫頰直鼻孔下水溝旁五分灸三壯此穴一名長頻

迎香一名冲陽　從禾髎上一寸鼻孔旁五分禁灸

臂臑：从五里上行四寸，两筋两骨罅宛宛陷中，伸臂平手取之。灸三壮。

肩髃：从臂臑上行，髆骨头肩端上两骨罅处宛宛中，举臂取之有空。灸三壮至七七壮。

巨骨：从肩髃上行，臂端两叉骨间陷中。灸三壮、五壮。

天鼎：从巨骨循颈，缺盆上直行，扶突下一寸。灸三壮。

扶突：从天鼎上直行，曲颊下一寸，人迎后一寸五分，仰而取之。灸三壮。

禾髎：从扶突贯颊，直鼻孔下水沟旁五分。灸三壮。此穴一名长频。

迎香一名冲阳：从禾髎上一寸，鼻孔旁五分。禁灸。

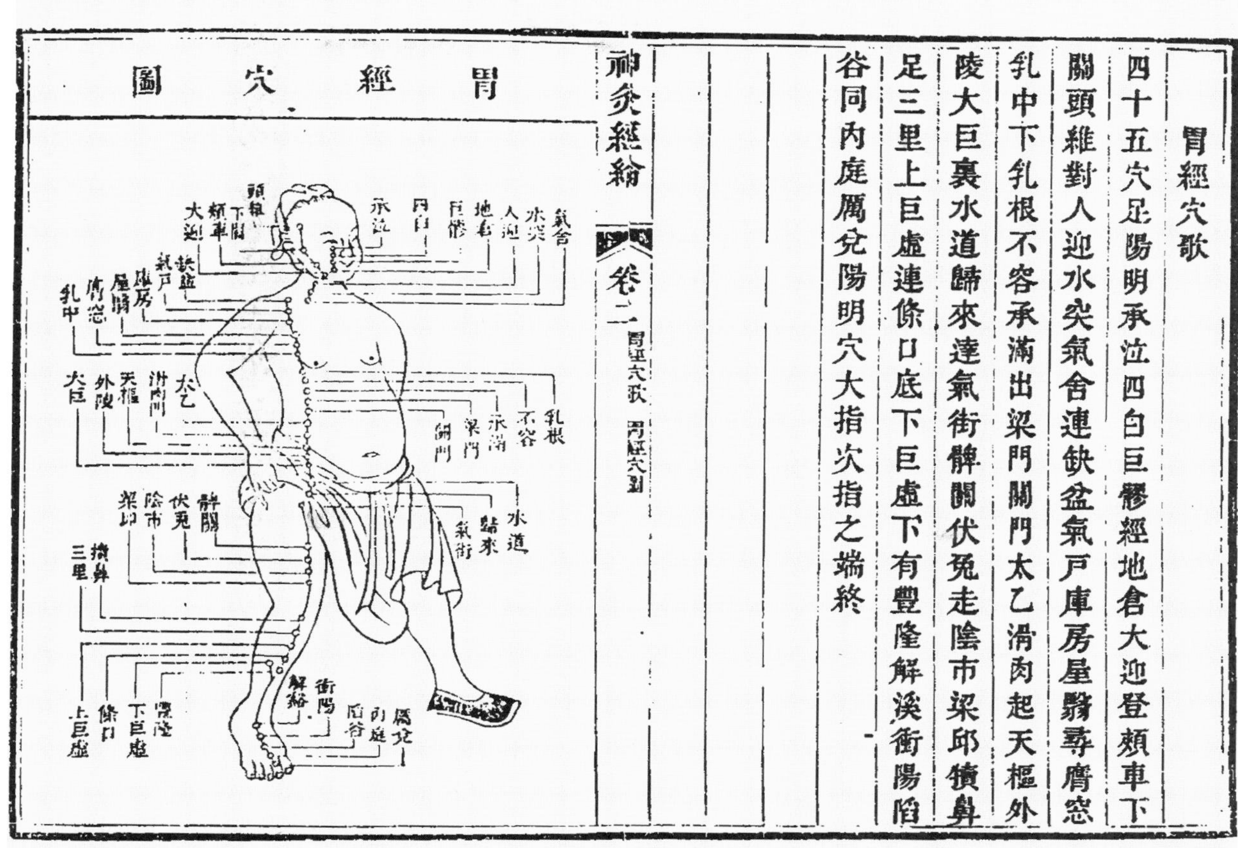

胃經穴歌

四十五穴足陽明承泣四白巨髎經地倉大迎登頰車下關頭維對人迎水突氣舍連缺盆氣戶庫房屋翳尋膺窗乳中下乳根不容承滿出梁門關門太乙滑肉起天樞外陵大巨裏水道歸來達氣街髀關伏兎走陰市梁邱犢鼻足三里上巨虛連條口底下巨虛下有豐隆解溪衝陽陷谷同內庭厲兌陽明穴大指次指之端終

胃经穴歌

四十五穴足阳明，承泣四白巨髎经。

地仓大迎登颊车，下关头维对人迎。

水突气舍连缺盆，气户库房屋翳寻。

膺窗乳中下乳根，不容承满出梁门。

关门太乙滑肉起，天枢外陵大巨里。

水道归来达气街，髀关伏兔走阴市。

梁邱犊鼻足三里，上巨虚连条口底。

下巨虚下有丰隆，解溪冲阳陷谷同。

内庭厉兑阳明穴，大指次指之端终。

胃经穴图（图见上）

胃經四十五穴分寸

承泣一名面髎一名䶏穴 穴在目下七分目下胞陷中上直瞳子正視取之禁灸

四白 從承泣直下三分頄空骨內亦直瞳子取之禁灸

甲乙經曰灸七壯

巨髎 從四白下行俠鼻孔旁八分亦直瞳子取之灸七壯

地倉一名會維 從巨髎下行俠口吻旁四分外許近下微有動脈灸七壯重者七七壯病左治右病右治左炷宜小如粗釵脚

大迎一名髓孔 從地倉行顋頷下前一寸三分骨陷中動脈灸三壯

頰車一名機關一名齒牙 從大迎行耳下曲頰端近前八分陷中側卧開口取之灸三壯或七壯至七七壯炷如小麦

下關 從頰車上行耳前動脈側卧合口有空取之灸三壯

頭維 從下關上行額角入髮際以督脈中行神庭穴旁開四寸半禁灸

人迎一名天五會 從頭維下行頸下俠結喉旁一寸五分大動脈應手伸頭取之禁灸

胃经四十五穴分寸

承泣一名面髎，一名鼷穴：穴在目下七分，目下胞陷中，上直瞳子，正视取之。禁灸。

四白：从承泣直下三分，颊空骨内，亦直瞳子取之。禁灸。《甲乙经》曰：灸七壮。

巨髎：从四白下行侠鼻孔旁八分，亦直瞳子取之。灸七壮。

地仓一名会维：从巨髎下行侠口吻旁四分外许，近下微有动脉。灸七壮，重者七七壮。病左治右，病右治左，炷宜小如粗钗脚。

大迎一名髓孔：从地仓行腮颔下前一寸三分，骨陷中动脉。灸三壮。

颊车一名机关，一名齿牙：从大迎行耳下曲颊端近前八分陷中，侧卧开口取之。灸三壮或七壮，至七七壮，炷如小麦。

下关：从颊车上行耳前动脉，侧卧合口有空取之。灸三壮。

头维：从下关上行额角入发际，以督脉中行神庭穴旁开四寸半。禁灸。

人迎一名天五会：从头维下行颈下，侠结喉旁一寸五分大动脉应手，伸头取之。禁灸。

水突一名水門 從人迎下直行頸大筋前內貼氣喉灸三壯
氣舍 從水突下直行頸大筋前結喉下一寸許陷中貼
骨尖上有缺處灸三壯
缺盆一名天蓋 從氣舍下行肩上橫骨陷中爲五藏六腑之
道灸三壯
氣戶 從缺盆下行巨骨下一寸旁開中行四寸陷中仰
而取之灸三壯五壯
庫房 從氣戶下行一寸六分亦旁開中行四寸陷中仰
而取之灸三壯五壯
屋翳 從庫房下行一寸六分亦旁開中行四寸陷中仰

而取之灸五壯
膺窗 從屋翳下行一寸六分亦旁開中行四寸陷中仰
而取之灸五壯
乳中 從膺窗下行當乳頭之中禁灸
乳根 從乳下行一寸六分亦旁開中行四寸陷中仰而
取之灸三壯五壯
不容 從乳根行在第四肋端幽門旁一寸五分去中行
二寸對巨闕灸五壯
承滿 從不容下一寸亦旁開中行二寸對上脘灸五壯
梁門 從承滿下一寸亦旁開中行二寸灸五壯

水突一名水门：从人迎下直行颈大筋前内贴气喉。灸三壮。

气舍：从水突下直行颈大筋前结喉下一寸许陷中，贴骨尖上有缺处。灸三壮。

缺盆一名天盖：从气舍下行肩上横骨陷中，为五脏六腑之道。灸三壮。

气户：从缺盆下行巨骨下一寸，旁开中行四寸陷中，仰而取之。灸三壮、五壮。

库房：从气户下行一寸六分，亦旁开中行四寸陷中，仰而取之。灸三壮、五壮。

屋翳：从库房下行一寸六分，亦旁开中行四寸陷中，仰而取之。灸五壮。

膺窗：从屋翳下行一寸六分，亦旁开中行四寸陷中，仰而取之。灸五壮。

乳中：从膺窗下行，当乳头之中。禁灸。

乳根：从乳下行一寸六分，亦旁开中行四寸陷中，仰而取之。灸三壮、五壮。

不容：从乳根行在第四肋端，幽门旁一寸五分，去中行二寸，对巨阙。灸五壮。

承满：从不容下一寸，亦旁开中行二寸，对上脘。灸五壮。

梁门：从承满下一寸，亦旁开中行二寸。灸五壮。

關門　從梁門下一寸亦旁開中行二寸對中脘灸五壯

太乙　從關門下一寸亦旁開中行二寸對下脘灸五壯

滑肉門　從太乙下一寸去中行二寸對水分灸五壯

天樞一名長溪一名穀門　從滑肉門下一寸俠臍旁二寸許陷中去肓腧一寸五分千金云魂魄之舍不可鍼孕婦不可灸久冷痛癖可灸百壯

外陵　從天樞下一寸去中行二寸對陰交灸五壯

大巨一名腋門　從外陵下一寸去中行二寸灸五壯

水道　從大巨下三寸去中行二寸灸五壯

歸來　從水道下二寸去中行二寸灸五壯

氣街一名氣衝　從歸來行在腿班中有肉核名鼠谿直上一寸動脈應手亦旁開中行二寸灸七壯炷如大麥

髀關　從氣街下行膝上一尺二寸許中行左右各三指按捺上有肉起如伏兔之狀故名伏兔在此肉起後交紋中灸三壯　一云禁灸

伏兔　從髀關下行膝上六寸起肉間正跪坐而取之禁灸千金云狂邪鬼語灸百壯或五十壯

陰市　從伏兔下行三寸在伏兔之下陷中拜揖而取之禁灸

梁邱　從陰市下行一寸兩筋間灸三壯

关门：从梁门下一寸，亦旁开中行二寸，对中脘①。灸五壮。

太乙：从关门下一寸，亦旁开中行二寸，对下脘。灸五壮。

滑肉门：从太乙下一寸，去中行二寸，对水分。灸五壮。

天枢一名长溪，一名谷门：从滑肉门下一寸，侠脐旁二寸许陷中，去肓俞一寸五分。《千金》云：魂魄之舍，不可针。孕妇不可灸。久冷痛癖，可灸百壮。

外陵：从天枢下一寸，去中行二寸，对阴交。灸五壮。

大巨一名腋门：从外陵下一寸，去中行二寸，灸五壮。

水道：从大巨下三寸，去中行二寸。灸五壮。

归来：从水道下二寸，去中行二寸。灸五壮。

气街一名气冲：从归来行在腿班中有肉核，名鼠溪，直上一寸动脉应手，亦旁开中行二寸。灸七壮，炷如大麦。

髀关：从气街下行膝上一尺二寸许，中行左右各三指，按捺上有肉起如伏兔之状，故名。伏兔在此肉起后交纹中。灸三壮。一云禁灸。

伏兔：从髀关下行膝上六寸起肉间，正跪坐而取之。禁灸。《千金》云：狂邪鬼语，灸百壮或五十壮。

阴市：从伏兔下行三寸，在伏兔之下陷中，拜揖而取之。禁灸。

梁邱：从阴市下行一寸两筋间。灸三壮。

①中脘：《类经图翼》卷六作“建里”，义长。

犢鼻　從梁邱下行過膝蓋骨下胻骨上陷中俗名膝眼
此處陷中兩旁有孔狀如牛鼻在外側者故名灸三壯
足三里　從犢鼻下行髀骨外側大筋內宛宛中坐而豎
膝低跗取之千金云灸二百壯至五百壯本云灸三壯
小兒忌灸
上巨虛　從足三里下行三寸兩筋骨陷中舉臂取之灸
三壯
條口　從上巨虛下行二寸舉足取之灸三壯
下巨虛　從條口下行二寸兩筋骨陷中蹲地舉足取之
灸三壯

豐隆　從下巨虛復斜向後上行在足外踝上八寸骱骨
外廉陷中灸三壯
解谿　從豐隆內循下足腕上中行陷中在冲陽後一寸五分灸三壯
冲陽　從解谿下行足跗上即脚面也高骨間動脉灸三壯
陷谷　從冲陽下行二寸至足大指之次指本節後陷中
去內庭二寸灸三壯
內庭　從陷谷下至足大指之次指本節前岐骨外間陷
中灸三壯
厲兌　從內庭下行足大指次指之端去爪甲如韭葉許
灸一壯

犊鼻：从梁邱下行，过膝盖骨，下胻骨上陷中，俗名膝眼，此处陷中两旁有孔，状如牛鼻，在外侧者故名。灸三壮。

足三里：从犊鼻下行胻[①]骨外侧大筋内宛宛中，坐而竖膝低跗取之。《千金》云：灸二百壮至五百壮。《本》云：灸三壮，小儿忌灸。

上巨虚：从足三里下行三寸两筋骨陷中，举足[②]取之。灸三壮。

条口：从上巨虚下行二寸，举足取之。灸三壮。

下巨虚：从条口下行二寸两筋骨陷中，蹲地举足取之。灸三壮。

丰隆：从下巨虚复斜向后上行，在足外踝上八寸，骱骨外廉陷中。灸三壮。

解溪：从丰隆内循下足腕上中行陷中，在冲阳后一寸五分。灸三壮。

冲阳：从解溪下行足跗上，即脚面也，高骨间动脉。灸三壮。

陷谷：从冲阳下行二寸，至足大指之次指本节后陷中，去内庭二寸。灸三壮。

内庭：从陷谷下至足大指之次指本节前岐骨外间陷中。灸三壮。

厉兑：从内庭下行足大指次指之端，去爪甲如韭叶许。灸一壮。

①胻：原作“髀”，据《医宗金鉴·刺灸心法要诀》卷三改。
②足：原作“臂”，据《医宗金鉴·刺灸心法要诀》卷三改。

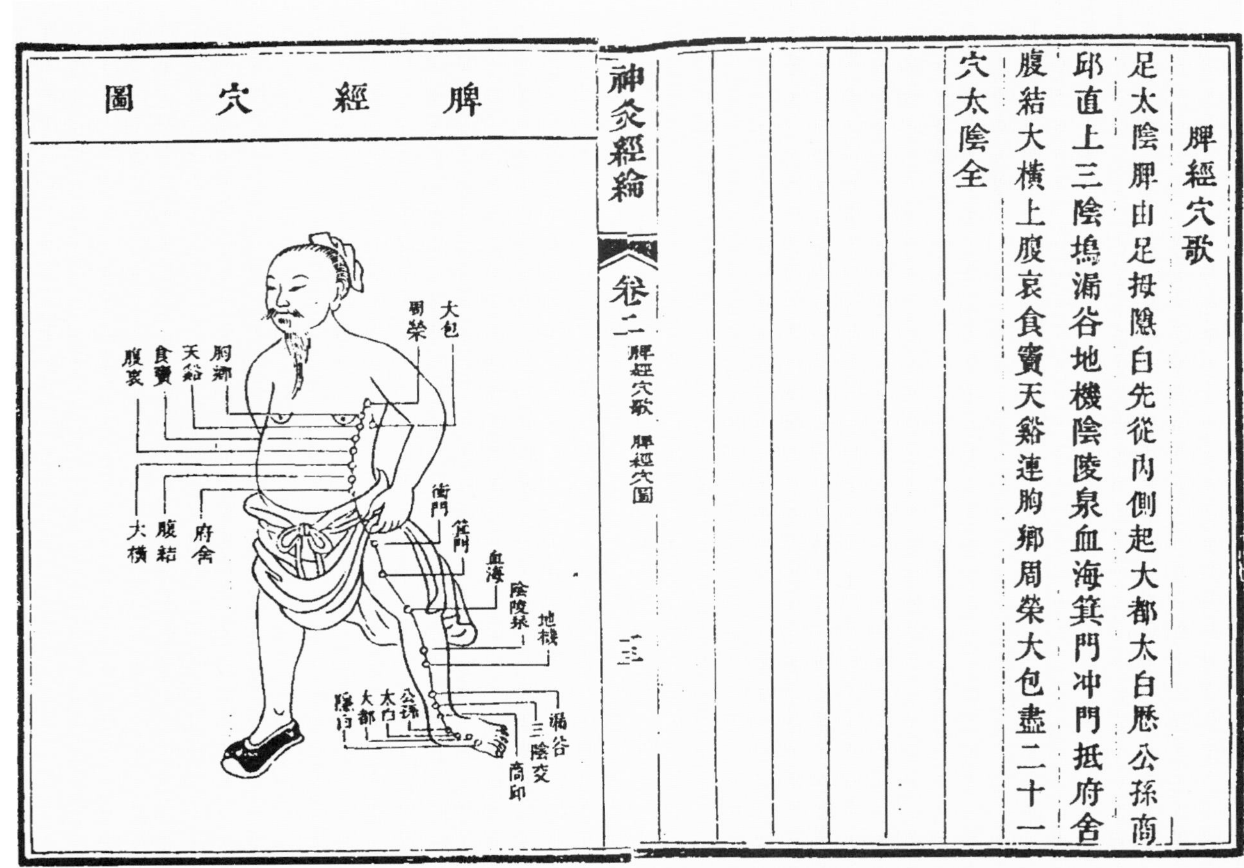

神灸經綸　卷二　脾經穴歌　脾經穴圖

脾經穴歌

足太陰脾由足拇隱白先從內側起大都太白歷公孫商邱直上三陰塢漏谷地機陰陵泉血海箕門冲門抵府舍腹結大横上腹哀食竇天谿連胸鄉周榮大包盡二十一穴太陰全

脾经穴歌

足太阴脾由足拇，隐白先从内侧起。

大都太白历公孙，商丘直上三阴坞。

漏谷地机阴陵泉，血海箕门冲门抵。

府舍腹结大横上，腹哀食窦天溪连。

胸乡周荣大包尽，二十一穴太阴全。

脾经穴图（图见上）

脾經二十一穴分寸

隱白　穴在足大指內側端後去爪甲角如韭葉許灸三壯

大都　從隱白行足大指內側次指末骨縫赤白肉際陷中灸三壯

太白　從大都行足大指後內側內踝前橫骨下赤白肉際陷中灸三壯

公孫　從太白上行足大指本節後一寸內踝前陷中灸三壯

商邱　從公孫上行內踝下微前陷中灸三壯

三陰交　從商邱上行內踝尖上三寸夾骨陷中灸三壯

漏谷一名太陰絡　從三陰交上行三寸夾骨陷中灸三壯

地機一名脾舍　從漏谷上行五寸在膝下五寸內側夾骨陷中灸五壯

陰陵泉　從地機上行膝下內側曲膝橫紋頭陷中灸三壯

血海一名百蟲窠　從陰陵泉上行在膝臏上一寸內廉白肉際陷中灸五壯

箕門　從血海上行在魚腹上越兩筋間陰股內廉動脈應手不禁重按灸三壯

脾经二十一穴分寸

隐白：穴在足大指内侧端后，去爪甲角如韭叶许。灸三壮。

大都：从隐白行足大指内侧次节[1]末骨缝，赤白肉际陷中。灸三壮。

太白：从大都行足大指后内侧，内踝前核[2]骨下赤白肉际陷中，灸三壮。

公孙：从太白上行足大指本节后一寸，内踝前陷中。灸三壮。

商丘：从公孙上行内踝下，微前陷中。灸三壮。

三阴交：从商丘上行内踝尖上三寸，夹骨陷中。灸三壮。

漏谷一名太阴络：从三阴交上行三寸，夹骨陷中。灸三壮。

地机一名脾舍：从漏谷上行五寸，在膝下五寸内侧，夹骨陷中，灸五壮。

阴陵泉：从地机上行膝下内侧，曲膝横纹头陷中，灸三壮。

血海一名百虫窠：从阴陵泉上行，在膝膑上一寸内廉白肉际陷中。灸五壮。

箕门：从血海上行，在鱼腹上越两筋间，阴股内廉动脉应手，不禁重按。灸三壮。

①节：原作"指"，据《医宗金鉴·刺灸心法要诀》卷三改。

②核：原作"横"，据《医宗金鉴·刺灸心法要诀》卷三改。

衝門一名慈宮　從箕門上行橫骨兩端約紋中動脉去腹中行旁開三寸半灸五壯

府舍　從衝門上行七分去腹中行亦旁開三寸半灸五壯

腹結一名腹屈　從府舍上行三寸去腹中行三寸半灸五壯

大橫　從腹結上行一寸三分去中行三寸半灸五壯

腹哀　從大橫上行三寸半在日月下一寸五分去中行三寸半灸五壯

食竇　從腹哀上行三寸或從乳上三肋間動脉應手處往下六寸四分去胸中行旁開六寸舉臂取之灸五壯

天谿　從食竇上行一寸六分去胸中行旁開六寸仰而取之灸五壯

胸鄉　從天谿上行一寸六分去胸中行旁開六寸仰而取之灸五壯

周榮　從胸鄉上行一寸六分去胸中行旁開六寸仰而取之灸五壯

大包　從周榮外斜下行過少陽胆經淵液穴下三寸至腋下六寸許出九肋間季脇端灸三壯

冲门一名慈宫：从箕门上行，横骨两端约纹中动脉，去腹中行旁开三寸半。灸五壮。

府舍：从冲门上行七分，去腹中行亦旁开三寸半。灸五壮。

腹结一名腹屈：从府舍上行三寸，去腹中行三寸半。灸五壮。

大横：从腹结上行一寸三分，去中行三寸半。灸五壮。

腹哀：从大横上行三寸半，在日月下一寸五分，去中行三寸半。灸五壮。

食窦：从腹哀上行三寸，或从乳上三肋间动脉应手处往下六寸四分，去胸中行旁开六寸，举臂取之。灸五壮。

天溪：从食窦上行一寸六分，去胸中行旁开六寸，仰而取之。灸五壮。

胸乡：从天溪上行一寸六分，去胸中行旁开六寸，仰而取之。灸五壮。

周荣：从胸乡上行一寸六分，去胸中行旁开六寸，仰而取之。灸五壮。

大包：从周荣外斜下行，过少阳胆经渊液穴下三寸，至腋下六寸许，出九肋间季胁端。灸三壮。

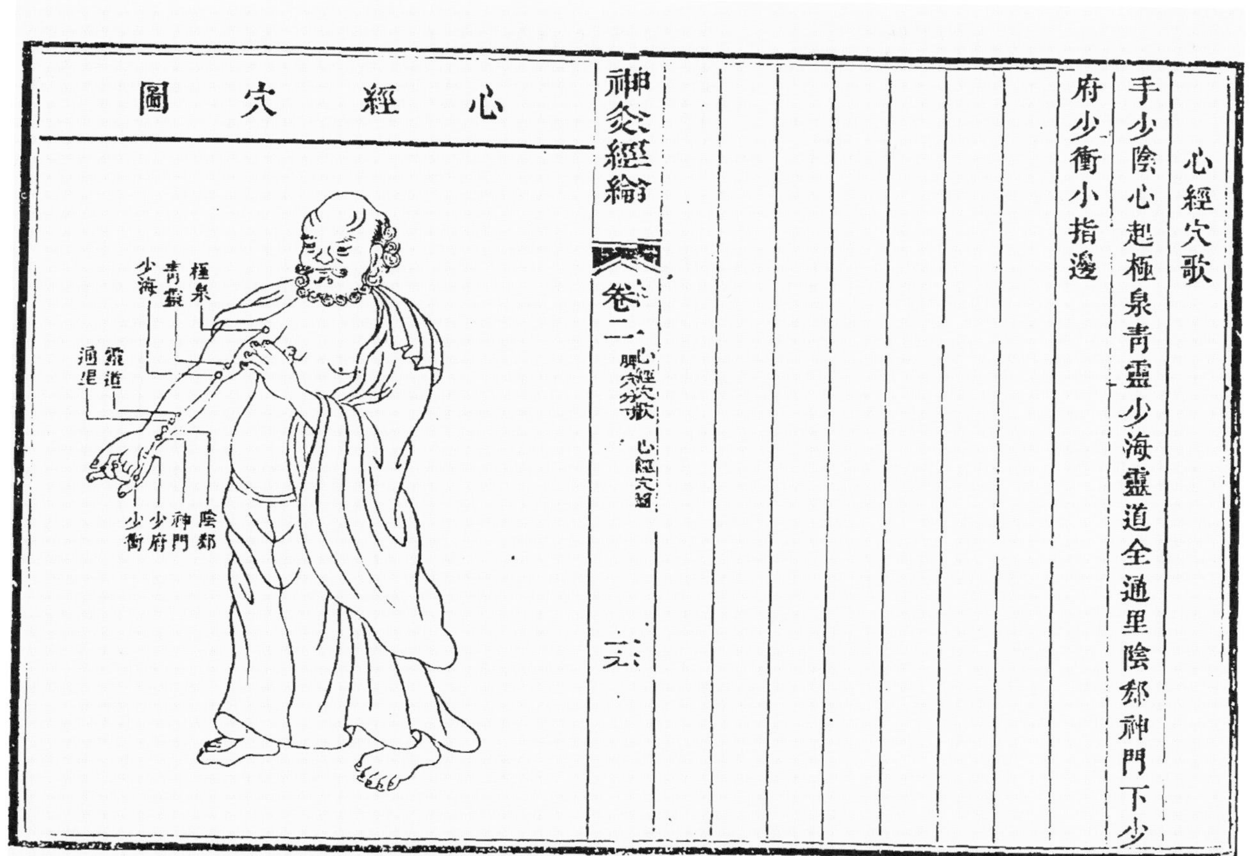
心經穴歌

手少陰心起極泉青靈少海靈道全通里陰郄神門下少府少衝小指邊

神灸經綸 卷二 心經穴歌 心經穴圖

心經穴圖

心经穴歌

手少阴心起极泉，青灵少海灵道全。

通里阴郄神门下，少府少冲小指边。

心经穴图（图见上）

心經九穴分寸

極泉　穴在腋下臂內筋間動脈引胸中灸七壯

青靈　從極泉下行至肘在脇上三寸伸肘舉臂取之灸三壯

少海一名曲節　從青靈下行肘內廉節後大骨外上去肘端五分肘內橫紋頭屈肘向頭取之灸三壯一云禁灸

靈道　從少海下行掌後一寸五分灸三壯

通里　從靈道下行五分循腕側外腕後一寸陷中灸三壯

陰郄一名手少陰郄　從通里內行五分掌後脈中去腕五分當小指之後灸三壯

神門一名兌冲一名中都　從陰郄行掌後銳骨端陷中灸三壯或七壯炷如小麥

少府　從神門行手小指本節末外側骨縫陷中灸三壯

少衝　從少府行小指內側端去爪甲如韭葉許灸一壯一日三壯

心经九穴分寸

极泉：穴在腋下，臂内筋间，动脉引胸中。灸七壮。

青灵：从极泉下行至肘，在肘[1]上三寸，伸肘举臂取之。灸三壮。

少海一名曲节：从青灵下行肘内廉，节后大骨外上去肘端五分，肘内横纹头，屈肘向头取之。灸三壮。一云禁灸。

灵道：从少海下行掌后一寸五分。灸三壮。

通里：从灵道下行五分，循腕侧外腕后一寸陷中。灸三壮。

阴郄一名手少阴郄：从通里内行五分掌后脉中，去腕五分，当小指之后。灸三壮。

神门一名兑冲，一名中都：从阴郄行掌后锐骨端陷中。灸三壮或七壮，炷如小麦。

少府：从神门行手小指本节末外侧骨缝陷中。灸三壮。

少冲：从少府行小指内侧端，去爪甲如韭叶许。灸一壮，一日三壮。

①肘：原作“胁”，据《医宗金鉴·刺灸心法要诀》卷三改。

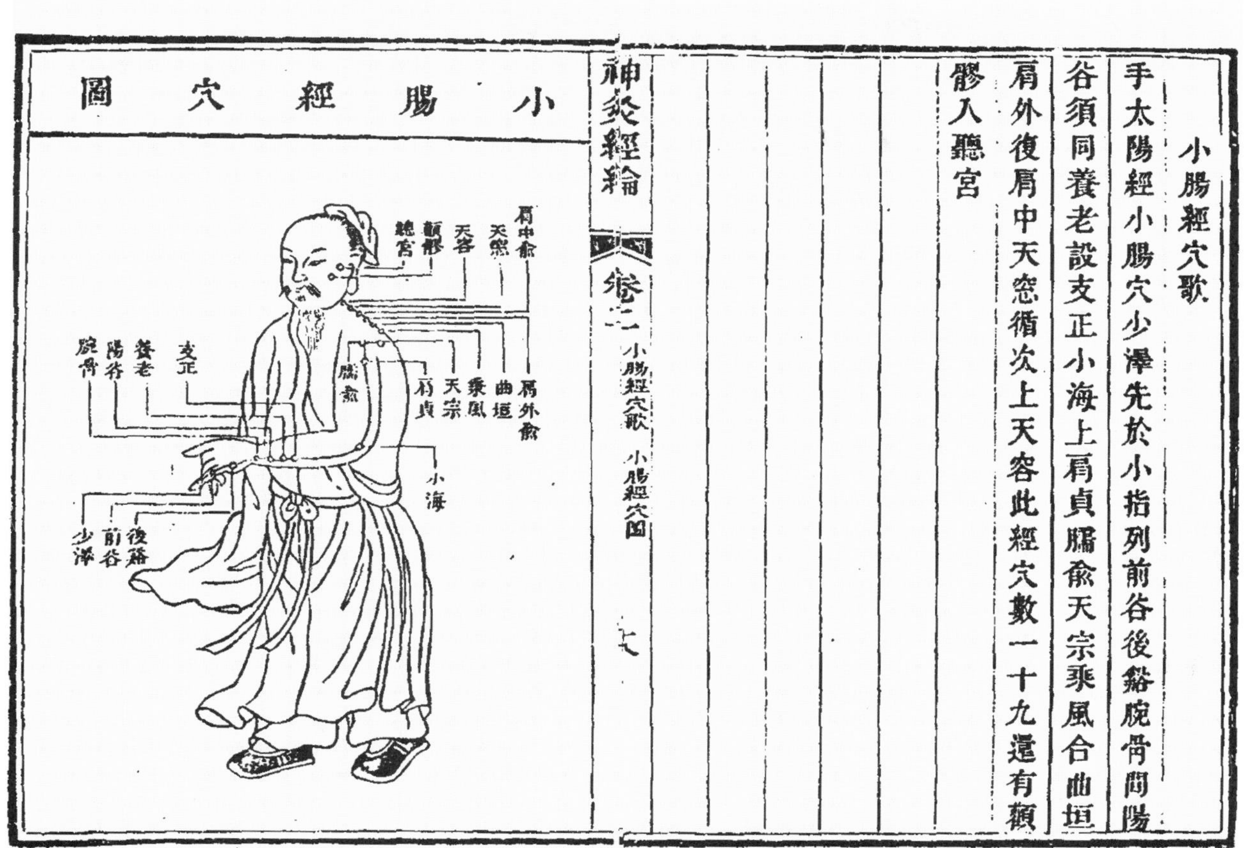
小腸經穴歌

手太陽經小腸穴少澤先於小指列前谷後谿腕骨間陽谷須同養老設支正小海上肩貞臑俞天宗乘風合曲垣肩外復肩中天窗循次上天容此經穴數一十九還有顴髎入聽宮

神灸經綸 卷二 小腸經穴歌 小腸經穴圖 七

小腸經穴圖

小肠经穴歌

手太阳经小肠穴，少泽先于小指列。

前谷后溪腕骨间，阳谷须同养老设。

支正小海上肩贞，臑俞天宗秉[1]风合。

曲垣肩外复肩中，天窗循次上天容。

此经穴数一十九，还有颧髎入听宫。

小肠经穴图（图见上）

①秉：原作“乘”，据《医宗金鉴·刺灸心法要诀》卷三改。

小腸經十九穴分寸
少澤　穴在手小指外側端去爪甲角一分陷中一名小舌
灸一壯
前谷　從少澤上行手小指外側本節前陷中灸三壯
後谿　從前谷上行手小指本節後外側橫紋尖上陷中
仰手握拳取之灸三壯
腕骨　從後谿上行手掌外側腕前起骨下罅縫陷中灸
三壯
陽谷　從腕骨上行手掌外側腕下銳骨下陷中灸三壯
養老　從陽谷上行手下銳骨上一空腕後一寸許陷中

灸三壯
支正　從養老上行外廉四寸灸三壯
小海　從支正上行肘外大骨外去肘端五分陷中屈手
向頭取之灸五壯七壯
肩貞　從小海上行肩曲髀骨下大骨旁兩骨解開肩端
後陷中灸三壯
臑俞　從肩貞上行肩端臑上肩骨下髀骨上廉陷中舉
臂取之灸三壯
天宗　從臑俞上行肩骨下陷中灸三壯
秉風　從天宗上行肩上小髃骨舉臂有空灸三壯

小肠经十九穴分寸

少泽：穴在手小指外侧端，去爪甲角一分陷中。一名小吉[①]。灸一壮。

前谷：从少泽上行手小指外侧，本节前陷中。灸三壮。

后溪：从前谷上行手小指本节后外侧横纹尖上陷中，仰手握拳取之。灸三壮。

腕骨：从后溪上行手掌外侧腕前起骨下罅缝陷中。灸三壮。

阳谷：从腕骨上行手掌外侧腕下锐骨下陷中。灸三壮。

养老：从阳谷上行手下锐骨上一空，腕后一寸许陷中。灸三壮。

支正：从养老上行外廉四寸。灸三壮。

小海：从支正上行肘内[②]大骨外，去肘端五分陷中，屈手向头取之。灸五壮、七壮。

肩贞：从小海上行肩曲胛[③]骨下大骨旁两骨解间，肩端后陷中。灸三壮。

臑俞：从肩贞上行肩端，臑上肩骨下髀骨上廉陷中，举臂取之。灸三壮。

天宗：从臑俞上行肩骨下陷中。灸三壮。

秉风：从天宗上行肩上小髃骨，举臂有空。灸三壮。

---

①吉：原作"舌"，据《针灸甲乙经》卷三第二十九改。

②内：原作"外"，据《针灸甲乙经》卷三第二十九改。

③胛：原作"髀"，据《医宗金鉴·刺灸心法要诀》卷三改。下同。

曲垣　從乘風上行肩中央曲胛陷中按之應手痛灸三壯

肩外俞　從曲垣上行肩胛上廉去脊旁開三寸陷中灸三壯

肩中俞　從肩外俞上行肩胛內廉去脊督脉之大椎穴旁開二寸陷中灸十壯

天窓一名窓籠　從肩中俞上行頸大筋前曲頰下動脉應手陷中灸三壯

天容　從天窓上行耳下曲頰後灸三壯

顴髎一名兌骨　從天容上行面頄骨下廉銳骨端陷中禁灸

聽宮一名多所聞　從顴髎上行耳中之珠大如赤小豆灸三壯

曲垣：从秉[1]风上行肩中央曲胛陷中，按之应手痛。灸三壮。

肩外俞：从曲垣上行肩胛上廉，去脊旁开三寸陷中。灸三壮。

肩中俞：从肩外俞上行肩胛内廉，去脊督脉之大椎穴旁开二寸陷中。灸十壮。

天窗一名窗笼：从肩中俞上行颈大筋前，曲颊下动脉应手陷中。灸三壮。

天容：从天窗上行耳下曲颊后。灸三壮。

颧髎一名兑骨：从天容上行面，頄骨下廉锐骨端陷中。禁灸。

听宫一名多所闻：从颧髎上行耳中之珠大如赤小豆。灸三壮。

①秉：原作“乘”，据《医宗金鉴·刺灸心法要诀》卷三改。

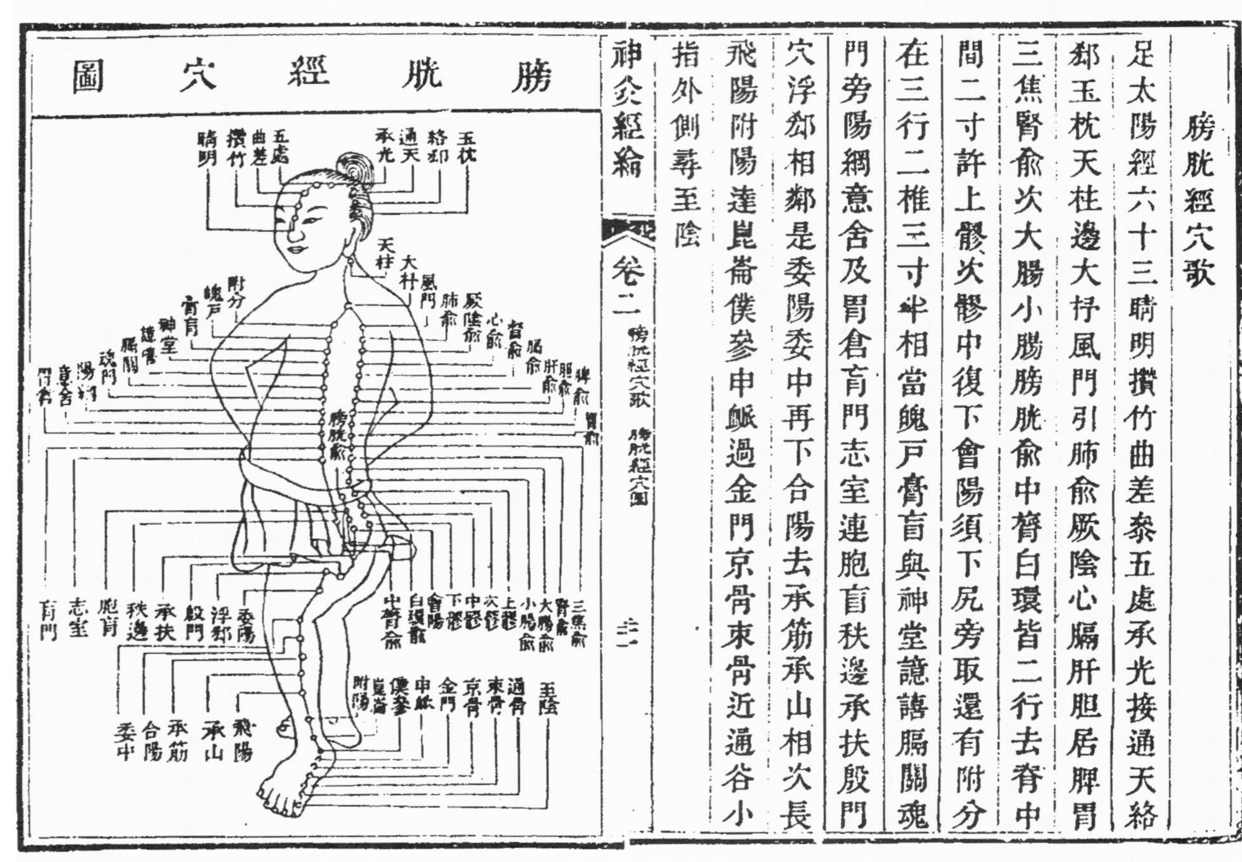

膀胱經穴圖

膀胱經穴歌

足太陽經六十三睛明攢竹曲差叅五處承光接通天絡郄玉枕天柱邊大杼風門引肺俞厥陰心膈肝胆居脾胃三焦腎俞次大腸小腸膀胱俞中膂白環皆二行去脊中間二寸許上髎次髎中復下會陽須下尻旁取還有附分在三行二椎三寸半相當魄戸膏肓與神堂譩譆膈關魂門旁陽綱意舍及胃倉肓門志室連胞肓秩邊承扶殷門穴浮郄相鄰是委陽委中再下合陽去承筋承山相次長飛陽附陽達崑崙僕參申脈過金門京骨束骨近通谷小指外側尋至陰

神灸經綸 卷二 膀胱經穴歌 膀胱經穴圖

膀胱经穴歌

足太阳经六十三，睛明攒竹曲差参。五处承光接通天，络郄[①]玉枕天柱边。

大杼风门引肺俞，厥阴心膈肝胆居。脾胃三焦肾俞次，大肠小肠膀胱俞。

中膂白环皆二行，去脊中间二寸许。上髎次髎中复下，会阳须下尻旁取。

还有附分在三行，二椎三寸半相当。魄户膏肓与神堂，譩譆膈关魂门旁。

阳纲意舍及胃仓，肓门志室连胞肓。秩边承扶殷门穴，浮郄相邻是委阳。

委中再下合阳去，承筋承山相次长。飞阳附阳达昆仑，仆参申脉过金门。

京骨束骨近通谷，小指外侧寻至阴。

膀胱经穴图（图见上）

①络郄："络却"别名。

膀胱經六十三穴分寸

睛明 穴在目內眥外一分宛宛中灸三壯一曰禁灸

攢竹 從睛明上行眉頭陷者中不宜灸

曲差一名鼻冲、從攢竹上行髮際間俠督脉之神庭穴旁開一寸五分正頭取之灸三壯五壯

五處 從曲差後行五分俠督脉之上星穴旁開一寸五分灸三壯一云禁灸

承光 從五處後行一寸五分禁灸

通天一名天白 從承光後行一寸五分俠督脉之百會穴旁開一寸五分灸三壯

絡郄 從通天後行一寸五分灸三壯

玉枕 從絡郄後行一寸五分灸三壯

天柱 從玉枕俠項後大筋外廉下行髮際陷中禁灸

大杼 從天柱下行以項後第一椎下兩旁相去脊中各二寸陷中正坐取之灸五壯七壯

風門一名熱府 從大杼下行二椎下兩旁相去脊中各二寸正坐取之灸五壯

肺俞 從風門下行三椎下去脊中各二寸又以手搭背左取右右取左當中指末是穴正坐取之千金云肺俞對乳引繩度之灸三壯一曰百壯

膀胱经六十三穴[①]分寸

睛明：穴在目内眦外一分宛宛中。灸三壮。一日禁灸。

攒竹：从睛明上行眉头陷者中。不宜灸。

曲差一名鼻冲：从攒竹上行发际间，侠督脉之神庭穴旁开一寸五分，正头取之。灸三壮、五壮。

五处：从曲差后行五分，侠督脉之上星穴旁开一寸五分。灸三壮。一云禁灸。

承光：从五处后行一寸五分。禁灸。

通天一名天白：从承光后行一寸五分，侠督脉之百会穴旁开一寸五分。灸三壮。

络郄：从通天后行一寸五分。灸三壮。

玉枕：从络郄后行一寸五分[②]。灸三壮。

天柱：从玉枕侠项后大筋外廉，下行发际陷中。禁灸。

大杼：从天柱下行，以项后第一椎下两旁相去脊中各二寸陷中，正坐取之。灸五壮、七壮。

风门一名热府：从大杼下行，二椎下两旁相去脊中各二寸，正坐取之。灸五壮。

肺俞：从风门下行，三椎下去脊中各二寸，又以手搭背，左取右，右取左，当中指末是穴，正坐取之。《千金》云：肺俞对乳，引绳度之，灸三壮，一日百壮。

---

①六十三穴：应为六十七穴，缺眉冲、督俞、气海俞、关元俞。然督俞、气海俞、关元俞分别在本节膈俞与大小肠俞穴之条内，故实为六十六穴。

②一寸五分：《针灸甲乙经》卷三第三作“七分”。

厥陰俞　從肺俞行四椎下去脊中二寸正坐取之灸七壯

心俞　從厥陰俞行五椎下去脊中二寸正坐取之甲乙經曰禁灸千金方言風中心急灸心俞百壯

膈俞　心俞之下有督俞在第六椎下去脊中二寸從督俞行七椎下亦去脊中二寸皆正坐取之灸三壯

肝俞　從膈俞行九椎下去脊中二寸正坐取之灸三壯

膽俞　從肝俞行十椎下去中行二寸正坐取之灸三壯

脾俞　從膽俞行十一椎下去中二寸正坐取之灸三壯

胃俞　從脾俞行十二椎下去中二寸正坐取之灸三壯

三焦俞　從胃俞行十三椎下去中行二寸正坐取之灸三壯五壯

腎俞　從三焦俞行十四椎下與臍平去脊二寸正坐取之灸三壯一日灸隨年數

大腸俞　腎俞之下有氣海俞在十五椎下去脊二寸從氣海俞行十六椎下去脊中二寸伏而取之灸三壯

小腸俞　大腸俞下有關元俞在十七椎下去脊中二寸此從關元俞行十八椎下去脊二寸伏而取之灸三壯

膀胱俞　從小腸俞行十九椎下去脊中二寸伏而取之灸三壯

厥阴俞：从肺俞行四椎下，去脊中二寸，正坐取之。灸七壮。

心俞：从厥阴俞行五椎下，去脊中二寸，正坐取之。《甲乙经》曰：禁灸。《千金方》言：风中心，急灸心俞百壮。

膈俞[①]：心俞之下有督俞，在第六椎下，去脊中二寸。从督俞行七椎下，亦去脊中二寸，皆正坐取之。灸三壮。

肝俞：从膈俞行九椎下，去脊中二寸，正坐取之。灸三壮。

胆俞：从肝俞行十椎下，去中行二寸，正坐取之。灸三壮。

脾俞：从胆俞行十一椎下，去中二寸，正坐取之。灸三壮。

胃俞：从脾俞行十二椎下，去中二寸，正坐取之。灸三壮。

三焦俞：从胃俞行十三椎下，去中行二寸，正坐取之。灸三壮、五壮。

肾俞：从三焦俞行十四椎下与脐平，去脊二寸，正坐取之。灸三壮，一曰灸随年数。

大肠俞[②]：肾俞之下有气海俞，在十五椎下去脊二寸。从气海俞行十六椎下，去脊中二寸，伏而取之。灸三壮。

小肠俞[③]：大肠俞下有关元俞，在十七椎下去脊中二寸。此从关元俞行十八椎下，去脊二寸，伏而取之。灸三壮。

膀胱俞：从小肠俞行十九椎下，去脊中二寸，伏而取之。灸三壮。

---

①膈俞：含“督俞”穴。

②大肠俞：含“气海俞”穴。

③小肠俞：含“关元俞”穴。

中膂俞一名脊内俞　從膀胱俞行二十椎下去脊中二寸俠
脊胛起肉間伏而取之灸三壯
白環俞　從中膂俞行二十一椎下去脊中二寸伏而取
之灸三壯甲乙言不可灸
上髎　從白環俞行腰髁骨下一寸俠脊兩旁第一空陷
中灸七壯
次髎　從上髎行俠脊旁第二空陷中灸七壯
中髎　從次髎行俠脊旁第三空陷中灸七壯
下髎　從中髎行俠脊旁第四空陷中灸三壯
會陽　從下髎行陰尾尻骨兩旁五分許一名利機灸五壯

附分　自大杼別脉其支者從肩膊內循行第二椎下附
項內廉兩旁相去脊中各三寸半正坐取之灸五壯
魄戶　從附分下行第三椎下去脊中各三寸半正坐取
之灸五壯
膏肓　從魄戶下行第四椎下五椎上此穴居中去脊中
各三寸半正坐曲脊取之千金翼云先令病人正坐曲
脊伸兩手以臂著膝前令正直手大指與膝頭齊以物
支肘勿令臂動乃從胛骨上角摸索至胛骨下頭其間
當有四肋三間依胛骨之際相去骨際如容側指許按
其中一間空處自覺牽引肩中是其穴也左右各灸至

中膂俞一名脊内俞：从膀胱俞行二十椎下，去脊中二寸，侠脊胛起肉间，伏而取之。灸三壮。

白环俞：从中膂俞行二十一椎下，去脊中二寸，伏而取之。灸三壮。《甲乙》言：不可灸。

上髎：从白环俞行腰髁骨下一寸，侠脊两旁第一空陷中。灸七壮。

次髎：从上髎行侠脊旁第二空陷中。灸七壮。

中髎：从次髎行侠脊旁第三空陷中。灸七壮。

下髎：从中髎行侠脊旁第四空陷中。灸三壮。

会阳：从下髎行阴尾尻骨两旁五分许。一名利机。灸五壮。

附分：自大杼别脉，其支者从肩膊内循行第二椎下，附项内廉两旁，相去脊中各三寸半[①]，正坐取之。灸五壮。

魄户：从附分下行第三椎下，去脊中各三寸半，正坐取之。灸五壮。

膏肓：从魄户下行第四椎下、五椎上，此穴居中，去脊中各三寸半，正坐曲脊取之。《千金翼》云：先令病人正坐曲脊，伸两手以臂着膝前，令正直，手大指与膝头齐，以物支肘，勿令臂动，乃从胛骨上角摸索至胛骨下头，其间当有四肋三间，依胛骨之际相去骨际如容侧指许，按其中一间空处，自觉牵引肩中，是其穴也。左右各灸至

①三寸半：《针灸甲乙经》卷三第九作“三寸”。

百壯或三五百壯多至千壯當氣下襲襲然如流水之降若停痰宿疾亦必下也若病人已困不能正坐當令側卧挽上臂令前索孔穴灸之又取法以右手搭左肩上中指稍所不及處是穴左取亦然

神堂　從膏肓下行第五椎下去脊中各三寸半陷中正坐取之灸五壯

譩譆　從神堂下行第六椎下去脊中各三寸半正坐取之灸五壯

膈關　從譩譆下行第七椎下去脊中各三寸半正坐開肩取之灸五壯

魂門　從膈關下行第九椎下去脊中各三寸半陷中正坐取之灸三壯

陽綱　穴在十椎下去取同魂門　灸三壯七壯

意舍　穴在十一椎下去取同上灸七壯一云五十壯至百壯

胃倉　穴在十二椎下去取同上灸五壯一云五十壯

肓門　穴在十三椎下又肋間陷中前與鳩尾相對去取同上灸三壯

志室　穴在十四椎下陷中去取同上灸三壯七壯

胞肓　穴在十九椎下陷中去脊中各三寸半伏而取之

百壮，或三五百壮，多至千壮，当气下袭袭然如流水之降，若停痰宿疾亦必下也。若病人已困，不能正坐，当令侧卧挽上臂，令前索孔穴灸之。又取法：以右手搭左肩上，中指稍所不及处是穴，左取亦然。

神堂：从膏肓下行第五椎下，去脊中各三寸半陷中，正坐取之。灸五壮。

譩譆：从神堂下行第六椎下，去脊中各三寸半，正坐取之。灸五壮。

膈关：从譩譆下行第七椎下，去脊中各三寸半，正坐开肩取之。灸五壮。

魂门：从膈关下行第九椎下，去脊中各三寸半陷中，正坐取之。灸三壮。

阳纲：穴在十椎下，去取同魂门。灸三壮、七壮。

意舍：穴在十一椎下，去取同上。灸七壮，一云五十壮至百壮。

胃仓：穴在十二椎下，去取同上。灸五壮，一云五十壮。

肓门：穴在十三椎下，又肋间陷中，前与鸠尾相对，去取同上。灸三壮。

志室：穴在十四椎下陷中，去取同上。灸三壮、七壮。

胞肓：穴在十九椎下陷中，去脊中各三寸半，伏而取之。

灸五壯七壯
秩邊 穴在二十一椎下陷中去脊中各三寸半伏而取
之灸五壯
承扶一名肉郄一名皮部一名陰關 從秩邊下行在尻臀下陰股上
約紋中灸三壯
殷門 從承扶下行六寸膕上兩筋之間灸三壯一云在
浮郄下二寸又云六寸
浮郄 從殷門外循斜上一寸屈膝得之灸三壯又云在
委陽上一寸
委陽 從浮郄下行仍在承扶穴下六寸屈膝取之委陽

穴也而與會陽下合膕中也灸三壯
委中 從委陽下行膕中央約紋動脈陷中令人仰頞至
地伏卧取之灸三壯一云禁灸
合陽 從委中下行膝膕約紋下三寸灸五壯
承筋一名腨腸一名直腸 從合陽下行腨腸中央陷中腳跟上七
寸灸三壯
承山一名魚腹 從承筋下行腿肚下尖分肉間陷中灸五壯
至七七壯
飛陽一名厥陽 從承山斜行足外踝後上七寸陷中灸三壯
附陽 從飛陽下行足外踝上三寸筋骨之間灸三壯一

灸五壮、七壮。

秩边：穴在二十一椎下陷中，去脊中各三寸半，伏而取之。灸五壮。

承扶一名肉郄，一名皮部，一名阴关：从秩边下行，在尻臀下阴股上约纹中。灸三壮。

殷门：从承扶下行六寸，腘上两筋之间。灸三壮。一云在浮郄下二寸，又云六寸。

浮郄：从殷门外循斜上一寸，屈膝得之。灸三壮。又云在委阳上一寸。

委阳：从浮郄下行，仍在承扶穴下六寸，屈膝取之。委阳穴也，而与会阳下合腘中也。灸三壮。

委中：从委阳下行，腘中央约纹动脉陷中，令人仰頞至地，伏卧取之。灸三壮，一云禁灸。

合阳：从委中下行，膝腘约纹下三寸。灸五壮。

承筋一名腨肠，一名直肠：从合阳下行腨肠中央陷中，脚跟上七寸。灸三壮。

承山一名鱼腹：从承筋下行，腿肚下尖分肉间陷中。灸五壮，至七七壮。

飞阳一名厥阳：从承山斜行足外踝后上七寸陷中。灸三壮。

附阳：从飞阳下行，足外踝上三寸筋骨之间。灸三壮，一

云七壯
崑崙 從附陽下行足外踝後五分跟骨上陷中細動脉
應手灸三壯
僕參一名安邪 從崑崙下行足跟骨下陷中拱足取之灸七
壯
申脉 從僕參行足外踝下五分陷中容爪甲許白肉際
灸三壯
金門一名關梁 從申脉下行一寸灸三壯一云七壯炷如小
麥
京骨 從京門行足外側大骨下赤白肉際陷中按而得

之小指本節後大骨名京骨其穴在骨下灸七壯
束骨 從京骨行足小指外側本節後陷中赤白肉際灸
三壯
通谷 從束骨行足小指外側本節後陷中灸三壯
至陰 從通谷行足小指外側去爪甲角如韭葉灸三壯
五壯

云七壮。

昆仑：从附阳下行，足外踝后五分跟骨上陷中，细动脉应手。灸三壮。

仆参一名安邪：从昆仑下行，足跟骨下陷中，拱足取之。灸七壮。

申脉：从仆参行足外踝下五分陷中，容爪甲许白肉际。灸三壮。

金门一名关梁：从申脉下行一寸。灸三壮，一云七壮，炷如小麦。

京骨：从金门[1]行足外侧大骨下赤白肉际陷中，按而得之，小指本节后大骨名京骨，其穴在骨下。灸七壮。

束骨：从京骨行足小指外侧本节后陷中赤白肉际。灸三壮。

通谷：从束骨行足小指外侧本节前[2]陷中。灸三壮。

至阴：从通谷行足小指外侧，去爪甲角如韭叶。灸三壮、五壮。

①金门：原作“京门”，据《医宗金鉴·刺灸心法要诀》卷三改。

②前：原作“后”，据《医宗金鉴·刺灸心法要诀》卷三改。

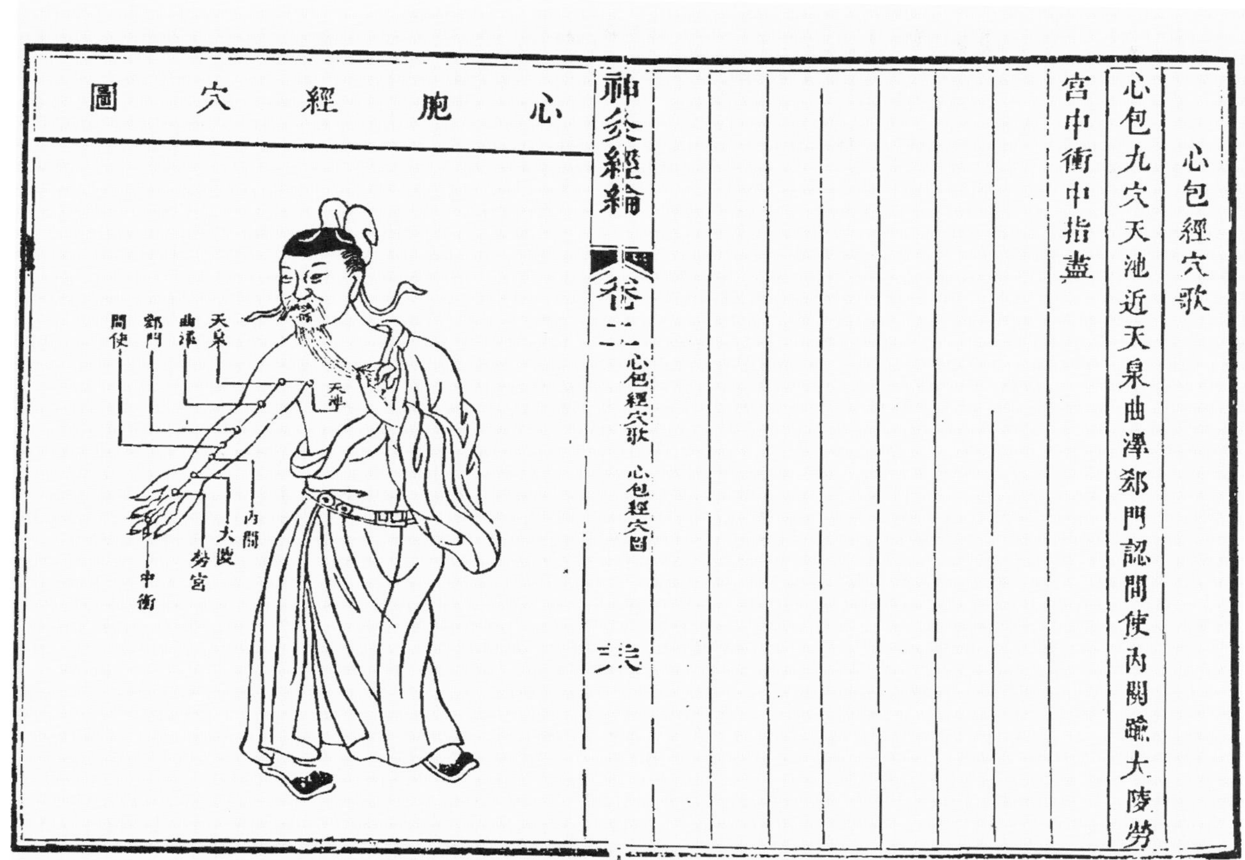
心包經穴歌

心包九穴天池近天泉曲澤郄門認間使內關踰大陵勞宮中衝中指盡

神灸經綸　卷二　心包經穴歌　心包經穴圖

心胞經穴圖

心包经穴歌

心包九穴天池近，天泉曲泽郄门认。

间使内关踰大陵，劳宫中冲中指尽。

心包经穴图（图见上）

心包經九穴分寸

天池　穴在乳旁二寸許直腋下行三寸脇之撅起肋骨間一名天會灸三壯

天泉一名天濕在曲腋下去肩臂二寸舉臂取之灸三壯

曲澤　從天泉下行肘內廉大筋內側橫紋頭下陷中動脉灸三壯

郄門　從曲澤下行掌後去腕五寸灸五十壯

間使　從郄門下行掌後去腕三寸兩筋間陷中灸五壯

內關　從間使下行掌後去腕二寸兩筋間灸五壯

大陵　從內關下行掌後骨下橫紋中兩筋間陷中灸三壯

勞宮一名五里一名掌中從大陵下行掌中央動脉屈無名指取之灸三壯

中衝　從勞宮下行手中指之端去爪甲角如韭葉許陷中灸一壯

心包经九穴分寸

天池：穴在乳旁二寸[1]许，直腋下行三寸，胁之撅起肋骨间。一名天会。灸三壮。

天泉一名天湿：在曲腋下，去肩臂二寸，举臂取之。灸三壮。

曲泽：从天泉下行，肘内廉大筋内侧横纹头下陷中动脉。灸三壮。

郄门：从曲泽下行，掌后去腕五寸。灸五十壮。

间使：从郄门下行，掌后去腕三寸两筋间陷中。灸五壮。

内关：从间使下行，掌后去腕二寸两筋间。灸五壮。

大陵：从内关下行，掌后骨下横纹中两筋间陷中。灸三壮。

劳宫一名五里，一名掌中：从大陵下行，掌中央动脉，屈无名指取之。灸三壮。

中冲：从劳宫下行，手中指之端，去爪甲角如韭叶许陷中。灸一壮

---

①乳旁二寸：《针灸甲乙经》卷三第十八作"乳后一寸"。

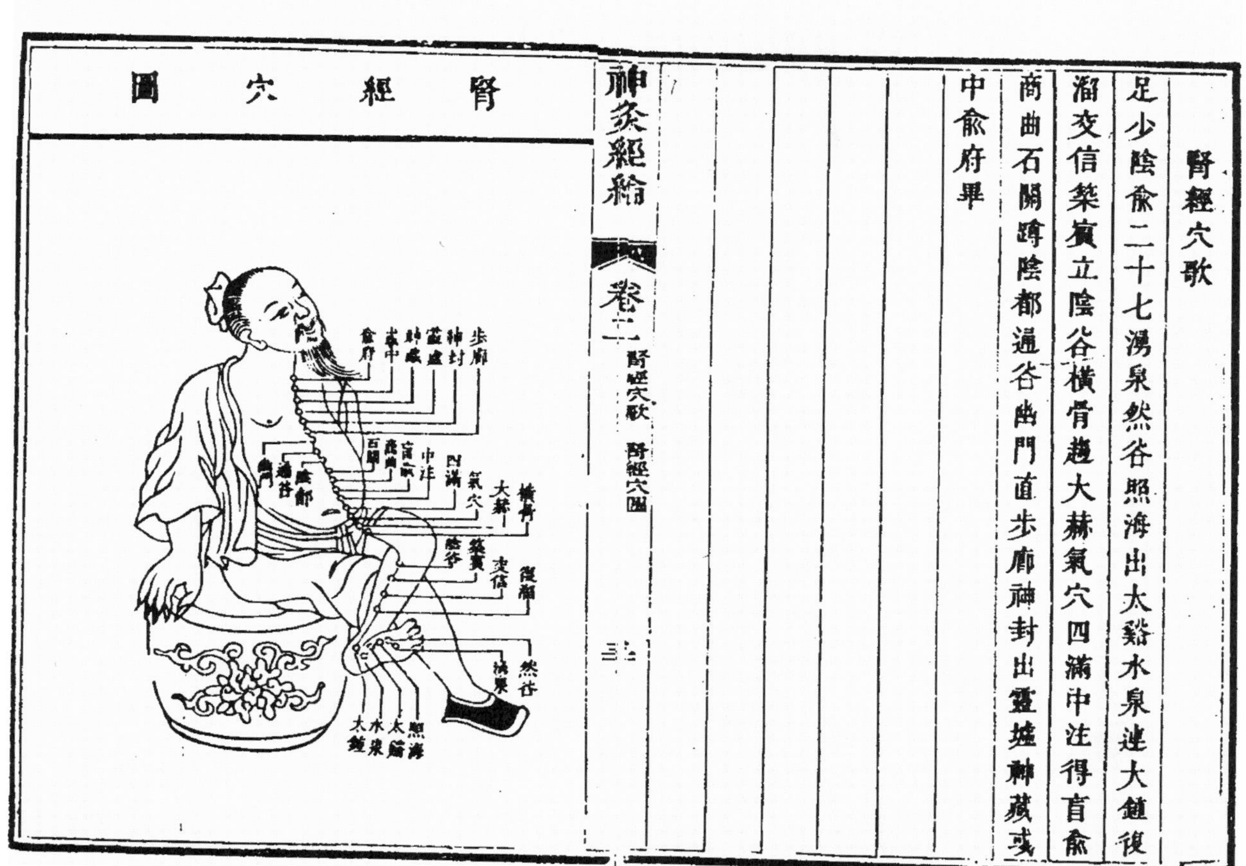

腎經穴圖

神灸經綸　卷二　腎經穴歌　腎經穴圖

腎經穴歌

足少陰俞二十七湧泉然谷照海出太谿水泉連大鍾復
溜交信築賓立陰谷橫骨趨大赫氣穴四滿中注得肓俞
商曲石關蹲陰都通谷幽門直步廊神封出靈墟神藏彧
中俞府畢

肾经穴歌

足少阴俞二十七，涌泉然谷照海出。

太溪水泉连大钟，复溜交信筑宾立。

阴谷横骨趋大赫，气穴四满中注得。

肓俞商曲石关蹲，阴都通谷幽门直。

步廊神封出灵墟，神藏彧中俞府毕。

肾经穴图（图见上）

腎經二十七穴分寸

湧泉一名地冲穴在足心陷中伸腿屈足卷指宛宛中灸三壯

然谷從湧泉上行足內踝前起大骨下陷中灸三壯

太谿從然谷行足內踝後五分跟骨上動脉陷中灸三壯

大鍾從太谿行足跟後跟中大骨上兩筋間灸三壯

水泉從大鍾行太谿下一寸內踝下灸五壯

照海從水泉行足內踝下四分前後有筋上有踝骨下有軟骨之中陷中灸三壯

復溜一名伏白一名昌陽從照海行足內踝後上除踝一寸陷者中前傍骨是復溜後傍骨是交信二穴止隔一筋灸五壯七壯

交信從復溜斜外正行復溜穴之後二寸許後傍筋灸三壯

築賓從交信斜外上行過三陰交穴上腨分中腨俗名腿肚灸五壯

陰谷從築賓上行膝下內輔骨後大筋下小筋上按之應手屈膝得之灸三壯

橫骨從陰谷上行入腹陰上橫骨中宛曲如仰月中央去任脉之中行旁開五分一名下橫灸三壯

肾经二十七穴分寸

涌泉一名地冲：穴在足心陷中，伸腿屈足卷指宛宛中。灸三壮。

然谷：从涌泉上行，足内踝前起大骨下陷中。灸三壮。

太溪：从然谷行足内踝后五分，跟骨上动脉陷中。灸三壮。

大钟：从太溪行足跟后，跟中大骨上两筋间。灸三壮。

水泉：从大钟行太溪下一寸，内踝下。灸五壮。

照海：从水泉行足内踝下四分[①]，前后有筋，上有踝骨，下有软骨之中陷中。灸三壮。

复溜一名伏白，一名昌阳：从照海行足内踝后，上除踝一寸[②]陷者中。前傍骨是复溜，后傍骨是交信，二穴止隔一筋。灸五壮、七壮。

交信：从复溜斜外正行复溜穴之后二寸许[③]，后傍筋。灸三壮。

筑宾：从交信斜外上行过三阴交穴，上腨分中。腨，俗名腿肚。灸五壮。

阴谷：从筑宾上行膝下内辅骨后，大筋下小筋上，按之应手，屈膝得之。灸三壮。

横骨：从阴谷上行入腹阴上横骨中，宛曲如仰月中央，去任脉之中行旁开五分。一名下横。灸三壮。

①从水泉行足内踝下四分：《针灸甲乙经》卷三第三十二作“在足内踝下一寸”。

②除踝一寸：《灵枢·经脉》作“上内踝二寸”。

③复溜穴之后二寸许：《针灸甲乙经》卷三第三十二作“在内踝上二寸”。

大赫一名陰維一名陰關 從橫骨上行一寸去中行五分灸五壯
氣穴一名胞門一名子戶 從大赫上行一寸去中行五分灸五壯
四滿一名髓府 從氣穴上行分寸同上灸三壯
中注 從四滿上行分寸同上灸三壯
肓俞 從中注上行一寸直臍旁去臍中五分灸五壯
商曲 從肓俞上行二寸亦去中行旁開五分灸五壯
石關 從商曲上行一寸去中行旁開五分灸三壯
陰都一名食宮 從石關上行分寸同上灸三壯
通谷 從陰都上行一寸陷中去中行旁開五分灸五壯
幽門一名上門 從通谷上一寸去巨闕旁各五分陷中灸五壯

步廊 從幽門上行一寸六分陷者中去中行旁開二寸
仰而取之灸五壯
神封 從步廊上行分寸同上仰而取之灸五壯
靈墟 從神封上行分寸同上仰而取之灸五壯
神藏 從靈墟上行一寸六分亦去中行旁開二寸陷中
仰而取之灸五壯
彧中 從神藏上行分寸同上仰而取之灸五壯
俞府 從彧中上行巨骨之下俠任脉之璇璣中行旁開
二寸陷中仰而取之灸五壯

大赫一名阴维，一名阴关：从横骨上行一寸，去中行五分。灸五壮。

气穴一名胞门，一名子户：从大赫上行一寸，去中行五分。灸五壮。

四满一名髓府：从气穴上行，分寸同上。灸三壮。

中注：从四满上行，分寸同上。灸三壮。

肓俞：从中注上行一寸，直脐旁，去脐中五分。灸五壮。

商曲：从肓俞上行二寸，亦去中行旁开五分。灸五壮。

石关：从商曲上行一寸，去中行旁开五分。灸三壮。

阴都一名食宫：从石关上行，分寸同上。灸三壮。

通谷：从阴都上行一寸陷中，去中行旁开五分。灸五壮。

幽门一名上门：从通谷上一寸，去巨阙旁各五分陷中。灸五壮。

步廊：从幽门上行一寸六分陷者中，去中行旁开二寸，仰而取之。灸五壮。

神封：从步廊上行，分寸同上，仰而取之，灸五壮。

灵墟：从神封上行，分寸同上，仰而取之，灸五壮。

神藏：从灵墟上行一寸六分，亦去中行旁开二寸陷中，仰而取之。灸五壮。

彧中：从神藏上行，分寸同上，仰而取之。灸五壮。

俞府：从彧中上行巨骨之下，侠任脉之璇玑，中行旁开二寸陷中，仰而取之。灸五壮。

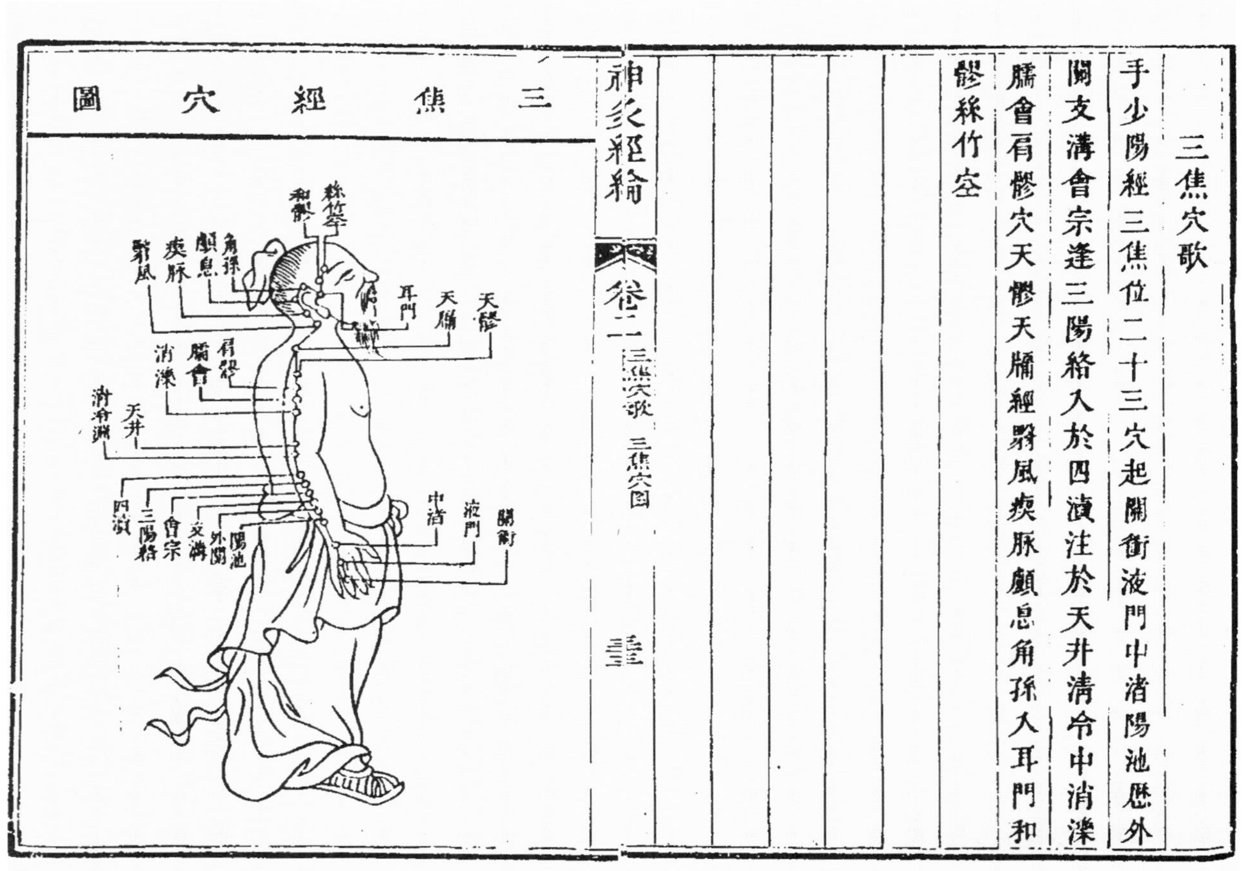
三焦穴歌

手少陽經三焦位二十三穴起關衝液門中渚陽池歷外關支溝會宗逢三陽絡入於四瀆注於天井清冷中消濼臑會肩髎穴天髎天牖經翳風瘈脉顱息角孫入耳門和髎絲竹空

神灸經綸　卷二　三焦穴歌　三焦穴圖

三焦經穴圖

三焦穴歌

手少阳经三焦位，二十三穴起关冲。
液门中渚阳池历，外关支沟会宗逢。
三阳络入于四渎，注于天井清冷中。
消泺臑会肩髎穴，天髎天牖经翳风。
瘛脉颅息角孙入，耳门和髎丝竹空。

三焦经穴图（图见上）

三焦經二十三穴分寸

關衝　穴在手四指外端去爪甲如韭葉許灸三壯

液門　從關衝上行手小指次指岐骨間陷中握拳取之灸三壯

中渚　從液門上行一寸陷中握拳取之灸三壯

陽池一名別陽　從中渚由四指末節直上行手表腕上陷中灸三壯

外關　從陽池上行手腕後二寸兩骨間陷中灸三壯

支溝一名飛處　從外關上行一寸兩骨間陷中灸七壯

會宗　從支溝外開一寸以支溝會宗二穴相並平直空中相離一寸灸三壯

三陽絡一名通間　從會宗內斜上行一寸臂上大交脉灸五壯

四瀆　從三陽絡上行肘前五寸外廉陷中灸三壯

天井　從四瀆斜外上行肘外大骨尖後肘上一寸兩筋叉骨罅中屈肘拱胸取之灸三壯

清冷淵　從天井上行一寸伸肘舉臂取之灸三壯

消濼　從清冷淵上行肩下臂外肘上分肉間灸五壯

臑會一名臑髎　從消濼上行臑外去肩端三寸宛宛中灸五壯

三焦经二十三穴分寸

关冲：穴在手四指外端，去爪甲如韭叶许。灸三壮。

液门：从关冲上行，手小指次指岐骨间陷中，握拳取之。灸三壮。

中渚：从液门上行一寸陷中，握拳取之。灸三壮。

阳池一名别阳：从中渚由四指末节直上行，手表腕上陷中。灸三壮。

外关：从阳池上行，手腕后二寸两骨间陷中。灸三壮。

支沟一名飞处：从外关上行一寸，两骨间陷中。灸七壮。

会宗：从支沟外开一寸，以支沟、会宗二穴相并，平直空中相离一寸。灸三壮。

三阳络一名通间：从会宗内斜上行一寸[1]，臂上大交脉。灸五壮。

四渎：从三阳络上行，肘前五寸外廉陷中。灸三壮。

天井：从四渎斜外上行，肘外大骨尖后肘上一寸，两筋叉骨罅中，屈肘拱胸取之。灸三壮。

清冷渊：从天井上行一寸，伸肘举臂取之。灸三壮。

消泺：从清冷渊上行肩下臂外，肘上分肉间。灸五壮。

臑会一名臑髎：从消泺上行臑外，去肩端三寸宛宛中。灸五壮。

①从会宗内斜上行一寸：《针灸甲乙经》卷三第二十八作"支沟上一寸"。

肩髎　從臑會上行肩端臑上陷中斜舉臂取之灸三壯
天髎　從肩髎上行肩缺盆中直是少陽經之肩井穴後一寸灸三壯
天牖　從天髎上行頸大筋外缺盆上天容後天柱前完骨下髮際中夾耳後一寸不宜灸
翳風　從天牖上行耳後尖角陷中按之引耳中痛灸七壯
瘈脉一名資生　從翳風上行耳後中間雞足青絡脉中灸七壯
顱息　從瘈脉行耳後上間青絡脉中灸七壯甲乙經曰

灸三壯
角孫　從顱息上行耳上上間髮際下開口有空灸三壯
耳門　從角孫繞行耳前起肉當耳缺處陷中禁灸
和髎　從耳門行耳前兌髮下橫動脉中兌髮下卽髮角也灸三壯
絲竹空　從和髎上行肩後陷中禁灸

肩髎：从臑会上行，肩端臑上陷中，斜举臂取之。灸三壮。

天髎：从肩髎上行，肩缺盆中直是少阳经之肩井穴后一寸。灸三壮。

天牖：从天髎上行，颈大筋外缺盆上，天容后、天柱前，完骨下发际中夹耳后一寸。不宜灸。

翳风：从天牖上行，耳后尖角陷中，按之引耳中痛。灸七壮。

瘈脉一名资生：从翳风上行，耳后中间鸡足青络脉中。灸七壮。

颅息：从瘈脉行耳后上间青络脉中。灸七壮。《甲乙经》曰：灸三壮。

角孙：从颅息上行耳上上间发际下，开口有空。灸三壮。

耳门：从角孙绕行耳前起肉，当耳缺处陷中。禁灸。

和髎：从耳门行耳前锐发下横动脉中，锐发下即发角也。灸三壮。

丝竹空：从和髎上行眉[1]后陷中。禁灸。

---

①眉：原作"肩"，据《针灸甲乙经》卷三第十改。

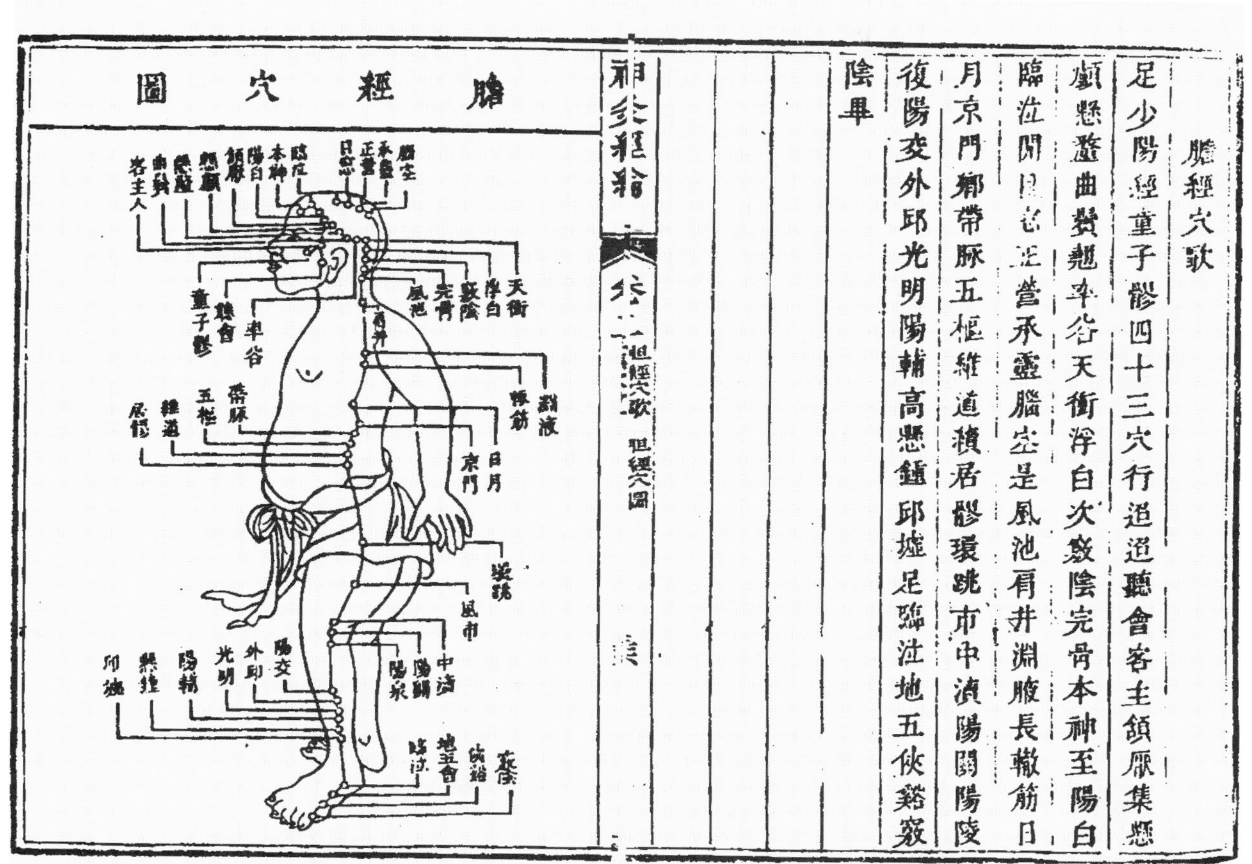
膽經穴圖

神灸經綸　卷三　胆經穴歌　胆經穴圖

膽經穴歌

足少陽經童子髎四十三穴行迢迢聽會客主頷厭集懸顱懸釐曲鬢翹率谷天衝浮白次竅陰完骨本神至陽白臨泣開目窗正營承靈腦空是風池肩井淵腋長輒筋日月京門鄉帶脈五樞維道續居髎環跳市中瀆陽關陽陵復陽交外邱光明陽輔高懸鍾邱墟足臨泣地五俠谿竅陰畢

胆经穴歌

足少阳经童子髎，四十三穴行迢迢。

听会客主颔厌集，悬颅悬厘曲鬓翘。

率谷天冲浮白次，窍阴完骨本神至。

阳白临泣开目窗，正营承灵脑空是。

风池肩井渊腋长，辄筋日月京门乡。

带脉五枢维道续，居髎环跳市中渎。

阳关阳陵复阳交，外邱光明阳辅高。

悬钟邱墟足临泣，地五侠溪窍阴毕。

胆经穴图（图见上）

膽經四十三穴分寸

童子髎 一名太陽 一名前關 穴在目銳眥去眥五分灸三壯

聽會 從童子髎下外斜行耳前起骨上面下一寸耳珠下動脈宛宛中開口有空側卧張口取之灸三壯

客主人 一名上關 從聽會上直行一寸開口有空側卧張口取之灸三壯

頷厭 從客主人上內斜行兩太陽曲角上廉灸三壯

懸顱 從頷厭後行耳前曲角上兩太陽之中灸三壯

懸釐 從懸顱後行耳前曲角上兩太陽下廉灸三壯

曲鬢 從懸釐後行耳前入髮際曲隅陷中鼓頷有空灸三壯

率谷 從曲鬢後行耳上入髮際寸半陷者宛宛中嚼牙取之灸三壯

天衝 從率谷後行耳後三分許入髮際二寸灸三壯

浮白 從天衝下行耳後入髮際一寸灸三壯

竅陰 一名枕骨 從浮白下行耳後完骨上枕骨下搖動有空灸三壯

完骨 從竅陰行耳後入髮際四分灸三壯

本神 從完骨折上行神庭三寸直耳上入髮際四分灸七壯

胆经四十三穴[①]分寸

童子髎一名太阳，一名前关：穴在目锐眦，去眦五分。灸三壮。

听会：从童子髎下外斜行耳前起骨上，面下一寸耳珠下动脉宛宛中，开口有空，侧卧张口取之。灸三壮。

客主人一名上关：从听会上直行一寸，开口有空，侧卧张口取之。灸三壮。

颔厌：从客主人上内斜行，两太阳曲角上廉。灸三壮。

悬颅：从颔厌后行，耳前曲角上两太阳之中。灸三壮。

悬厘：从悬颅后行，耳前曲角上两太阳下廉。灸三壮。

曲鬓：从悬厘后行，耳前入发际曲隅陷中，鼓颔有空。灸三壮。

率谷：从曲鬓后行，耳上入发际寸半陷者宛宛中，嚼牙取之。灸三壮。

天冲：从率谷后行，耳后三分许入发际二寸。灸三壮。

浮白：从天冲下行，耳后入发际一寸。灸三壮。

窍阴一名枕骨：从浮白下行，耳后完骨上枕骨下，摇动有空。灸三壮。

完骨：从窍阴行耳后，入发际四分。灸三壮。

本神：从完骨折上行，神庭三寸，直耳上入发际四分。灸七壮。

①四十三穴：实为四十四穴，“风市”穴在“环跳”穴条内有论述。

陽白　從本神行眉上一寸直瞳子灸三壯
臨泣　從陽白上直行入髮際五分陷中正睛取之灸三
壯一曰禁灸
目窗一名至榮　從臨泣後行一寸灸五壯
正營　從目窗後行一寸灸三壯
承靈　從正營後行一寸五分灸五壯
腦空一名顳顬　從承靈後行一寸五分灸五壯
風池　從腦空下行耳後下髮際陷中大筋外廉按之引
於耳中灸三壯七壯炷宜小
肩井　從風池下行肩上會其支者合缺盆上大骨前一

寸半以三指按取當中指下陷中灸三壯
淵腋一名泉腋　從肩井下行腋下三寸宛宛中舉臂取之禁
灸
輒筋　從淵腋下行復行前一寸三肋端橫直蔽骨旁七
寸五分半直兩乳側卧屈上足取之灸三壯
日月一名神光　從輒筋行乳下二肋端縫下五分灸五壯
京門一名氣腧一名氣府　從日月行監骨腰中季脇本俠脊臍上
五分旁開九寸半側卧屈上足伸下足舉臂取之灸三
壯
帶脉　從京門下行季脇下一寸八分陷中臍上二分旁

阳白：从本神行眉上一寸，直瞳子。灸三壮。

临泣：从阳白上直行入发际五分陷中，正睛取之。灸三壮，一曰禁灸。

目窗一名至荣：从临泣后行一寸，灸五壮。

正营：从目窗后行一寸。灸三壮。

承灵：从正营后行一寸五分。灸五壮。

脑空一名颞颥：从承灵后行一寸五分。灸五壮。

风池：从脑空下行耳后下发际陷中，大筋外廉，按之引于耳中。灸三壮、七壮，炷宜小。

肩井：从风池下行肩上，会其支者合缺盆，上大骨前一寸半，以三指按取，当中指下陷中。灸三壮。

渊腋一名泉腋：从肩井下行，腋下三寸宛宛中，举臂取之。禁灸。

辄筋：从渊腋下行，复行前一寸，三肋端，横直蔽骨旁七寸五分半①，直两乳，侧卧屈上足取之。灸三壮。

日月一名神光：从辄筋行乳下二肋端缝下五分。灸五壮。

京门一名气腧，一名气府：从日月行监骨腰中季胁本，侠脊，脐上五分，旁开九寸半，侧卧屈上足伸下足，举臂取之。灸三壮。

带脉：从京门下行季胁下一寸八分陷中，脐上二分，旁

①半：《传悟灵济录》卷上作“平”字，属下句读。

開八寸半灸五壯
五樞　從帶脉下三寸一曰水道旁寸半陷中灸五壯
維道一名外樞　從五樞下行過肝經之章門穴下五寸三分
灸三壯
居髎　從維道下行三寸監骨上陷中灸三壯
環跳　從居髎下行髀樞中側卧伸下足屈上足取之灸
三壯　環跳穴下行膝上外廉兩筋中以手着腿中指
盡處風市穴也
中瀆　從風市下髀骨外膝上外廉五寸分肉間陷中灸
五壯

陽關　從中瀆下行膝上二寸犢鼻外陷中禁灸
陽陵泉　從陽關下行膝下一寸外廉陷中尖骨前筋骨
間蹲坐取之灸七壯
陽交一名別陽一名足髎　從陽陵泉下行足外踝上七寸內斜三
陽分肉間灸三壯
外邱　從陽交行外踝上七寸外斜灸三壯
光明　從外邱下行外踝上五寸灸三壯
陽輔一名分肉　從光明下行一寸輔骨前絕骨端內斜三分
灸三壯
懸鐘一名絕骨　從陽輔下行三寸外踝骨尖動脉中尋按取

开八寸半。灸五壮。

五枢：从带脉下三寸，一曰水道旁寸半陷中。灸五壮。

维道一名外枢：从五枢下行，过肝经之章门穴下五寸三分。灸三壮。

居髎：从维道下行三寸，监骨上陷中。灸三壮。

环跳：从居髎下行髀枢中，侧卧伸下足、屈上足取之。灸三壮。环跳穴下行膝上外廉两筋中，以手着腿，中指尽处风市穴也。

中渎：从风市下髀骨外，膝上外廉五寸分肉间陷中。灸五壮。

阳关：从中渎下行膝上二寸①犊鼻外陷中。禁灸。

阳陵泉：从阳关下行膝下一寸外廉陷中，尖骨前筋骨间，蹲坐取之。灸七壮。

阳交一名别阳，一名足髎：从阳陵泉下行足外踝上七寸，内斜三阳分肉间。灸三壮。

外邱：从阳交行外踝上七寸外斜。灸三壮。

光明：从外邱下行，外踝上五寸。灸三壮。

阳辅一名分肉：从光明下行一寸，辅骨前绝骨端内斜三分。灸三壮。

悬钟一名绝骨：从阳辅下行三寸②，外踝骨尖动脉中，寻按取

①从中渎下行膝上二寸：《针灸甲乙经》卷三第三十四作“阳陵泉上三寸”。
②阳辅下行三寸：《针灸甲乙经》卷三第三十四作“在外踝上三寸”。

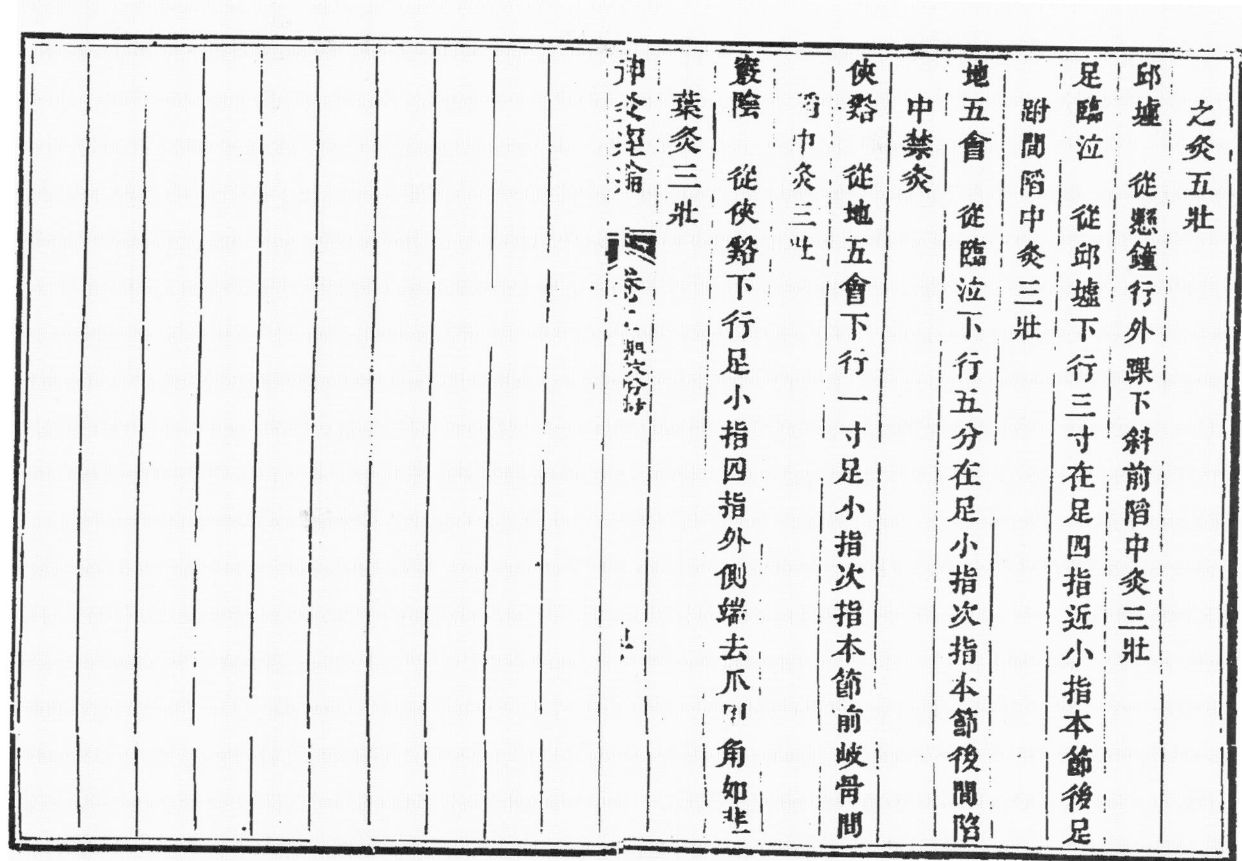
之灸五壯
邱墟　從懸鐘行外踝下斜前陷中灸三壯
足臨泣　從邱墟下行三寸在足四指近小指本節後足跗間陷中灸三壯
地五會　從臨泣下行五分在足小指次指本節後間陷中禁灸
俠谿　從地五會下行一寸足小指次指本節前岐骨間陷中灸三壯
竅陰　從俠谿下行足小指四指外側端去爪甲角如韭葉灸三壯

之。灸五壮。

丘墟：从悬钟行外踝下斜前陷中。灸三壮。

足临泣：从丘墟下行三寸，在足四指近小指本节后，足跗间陷中。灸三壮。

地五会：从临泣下行五分，在足小指次指本节后间陷中。禁灸。

侠溪：从地五会下行一寸，足小指次指本节前岐骨间陷中。灸三壮。

窍阴：从侠溪下行足小指四指外侧端，去爪甲角如韭叶。灸三壮。

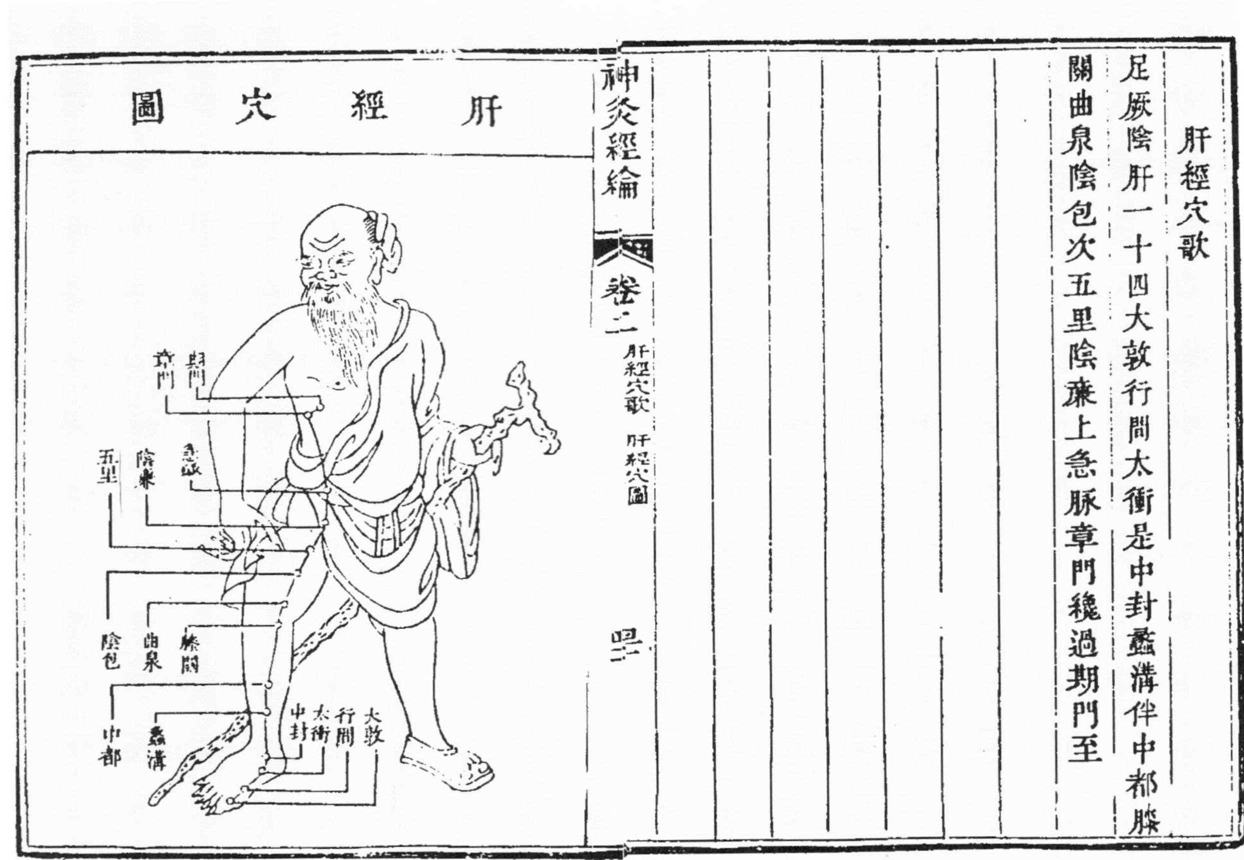
肝經穴歌

足厥陰肝一十四大敦行間太衝是中封蠡溝伴中都膝關曲泉陰包次五里陰廉上急脉章門纔過期門至

神灸經綸　卷二　肝經穴歌　肝經穴圖

肝經穴圖

肝经穴歌

足厥阴肝一十四，大敦行间太冲是。

中封蠡沟伴中都，膝关曲泉阴包次。

五里阴廉上急脉，章门才过期门至。

肝经穴图（图见上）

肝經十四穴分寸

大敦　穴在足大指端去爪甲後如韭葉許外側聚毛中一云內側為隱白外側為大敦灸三壯

行間　從大敦上行足大指次指岐骨縫間動脉應手陷中灸三壯

太衝　從行間上行二寸足跗間動脉應手陷中灸三壯

中封　從太衝上行足內踝前一寸筋裏宛宛中一名懸泉灸三壯千金云五十壯

蠡溝一名交儀　從中封上行內踝上五寸灸三壯

中都一名中郄　從蠡溝上行二寸當胻骨中灸五壯

膝關　從中都上行挾鼻下二寸旁陷者中灸五壯

曲泉　從膝關上行膝內輔骨下大筋上小筋下陷中屈膝橫紋頭取之灸三壯

陰包　從曲泉上行膝上四寸股內廉兩筋間踡足取之看膝內側有槽中灸三壯

五里　從陰包上行在足陽明之氣衝穴下三寸陰股中動脉應手灸五壯

陰廉　從五里上行羊矢下斜裏三分直上氣衝下二寸動脉陷中灸三壯　羊矢在陰旁股內約紋縫中皮肉間有核如羊矢故名

肝经十四穴分寸

大敦：穴在足大指端，去爪甲后如韭叶许，外侧聚毛中。一云内侧为隐白，外侧为大敦。灸三壮。

行间：从大敦上行，足大指次指岐骨缝间动脉应手陷中。灸三壮。

太冲：从行间上行二寸，足跗间动脉应手陷中。灸三壮。

中封：从太冲上行，足内踝前一寸筋里宛宛中。一名悬泉。灸三壮。《千金》云：五十壮。

蠡沟一名交仪：从中封上行，内踝上五寸。灸三壮。

中都一名中郄：从蠡沟上行二寸，当胻骨中。灸五壮。

膝关：从中都上行，挟鼻下二寸旁陷者中。灸五壮。

曲泉：从膝关上行，膝内辅骨下大筋上小筋下陷中，屈膝横纹头取之。灸三壮。

阴包：从曲泉上行，膝上四寸股内廉两筋间，蜷足取之，看膝内侧有槽中。灸三壮。

五里：从阴包上行，在足阳明之气冲穴下三寸，阴股中动脉应手。灸五壮。

阴廉：从五里上行羊矢下斜里三分直上，气冲下二寸动脉陷中。灸三壮。羊矢在阴旁股内约纹缝中，皮肉间有核如羊矢，故名。

急脉　從陰廉上行陰上中行兩旁相去二寸半按之隱指而堅甚按則痛引上下此厥陰之大絡故曰厥陰急脉卽睾之系也可灸而不可刺　經脉篇曰足厥陰循股陰入毛中過陰器　又曰其别者循脛上睾結於莖然此實厥陰之正脉而會於陽明者也按此穴自甲乙經以下諸書皆無是遺誤也今增入之

章門一名長平一名脇髎　從急脉上行足太陰脾經之大横穴外季脇直臍軟骨端臍上二寸兩旁開六寸側卧屈上足伸下足舉臂取之　一云肘尖盡處是穴　一云在臍上一寸八分兩旁各八寸半季脇端　一云在臍上二

寸兩旁各六寸寸法以胸前乳間横折八寸約取之灸三壯　一云百壯

期門　從章門上行足陽明胃經之不容穴旁一寸五分上直乳第二肋端灸五壯七壯

急脉：从阴廉上行阴上中行两旁相去二寸半，按之隐指而坚，甚按则痛引上下，此厥阴之大络，故曰厥阴急脉即睾之系也，可灸而不可刺。《经脉篇》曰：足厥阴循股阴，入毛中，过阴器。又曰：其别者，循胫上睾，结于茎。然此实厥阴之正脉而会于阳明者也。按：此穴自《甲乙经》以下，诸书皆无，是遗误也，今增入之。

章门一名长平，一名胁髎：从急脉上行，足太阴脾经之大横穴外季胁直脐软骨端，脐上二寸两旁开六寸，侧卧屈上足、伸下足，举臂取之。一云肘尖尽处是穴。一云在脐上一寸八分，两旁各八寸半季胁端。一云在脐上二寸两旁各六寸。寸法以胸前乳间横折八寸约取之。灸三壮，一云百壮。

期门：从章门上行，足阳明胃经之不容穴旁一寸五分，上直乳第二肋端。灸五壮、七壮。

奇經八脉

經論督脉尺寸中央三部俱浮直上直下督脉起於下極之腧並於脊裏上至風府入腦上巔循額至鼻柱極於上齒縫中齗交穴張潔古曰督者都也爲陽脉之都綱

任脉寸口脉緊細實長至關又曰寸口邊丸丸任者妊也爲陰脉之海起於中極之下循腹裏由關元上咽至承漿下齗交極目下承泣穴爲陰脉之都綱也

衝脉尺寸中央俱牢直上直下起於氣街挾臍左右上行至胸中而散爲十二經之根本故稱經脉之海亦稱血海

陽蹻脉寸部左右彈起於足跟中上外踝循脇上肩夾口吻至目極於耳後風池穴

陰蹻脉尺部左右彈起於足跟上內踝循陰上胸至咽極於目內眥睛明穴

帶脉關部左右彈起於季脇周圍一周如束帶然

陰維脉尺外斜上至寸起於諸陰之交發於內踝上五寸循股入小腹循脇上胸至頂前而終

陽維脉尺內斜上至寸起於諸陽之會發於足外踝下一寸五分循膝上髀厭抵少腹循頭入耳至本神而

奇经八脉

经论：督脉，尺寸中央三部俱浮，直上直下。督脉起于下极之腧，并于脊里，上至风府，入脑上巅，循额至鼻柱，极于上齿缝中龈交穴。张洁古曰：督者，都也，为阳脉之都纲。

任脉：寸口脉紧细实长至关。又曰：寸口边丸丸。任者，妊也，为阴脉之海，起于中极之下，循腹里，由关元上咽，至承浆，下龈交，极目下承泣穴，为阴脉之都纲也。

冲脉：尺寸中央俱牢，直上直下。起于气街，挟脐左右上行，至胸中而散，为十二经之根本，故称经脉之海，亦称血海。

阳跷脉：寸部左右弹。起于足跟中，上外踝，循胁，上肩，夹口吻，至目，极于耳后风池穴。

阴跷脉：尺部左右弹。起于足跟，上内踝，循阴，上胸，至咽，极于目内眦睛明穴。

带脉：关部左右弹。起于季胁，周围一周，如束带然。

阴维脉：尺外斜上至寸。起于诸阴之交，发于内踝上五寸，循股入小腹，循胁，上胸，至顶前而终。

阳维脉：尺内斜上至寸。起于诸阳之会，发于足外踝下一寸五分，循膝上髀厌，抵少腹，循头，入耳，至本神而

止

彙辨云奇經者在十二經脉之外無臟腑與之配偶故曰奇夫藏府之脉寸關尺有定位浮中沉有定體弦鈎毛石有定形此則另爲一脉形狀固異而隧道亦殊病證不同而診治自别

李時珍云八脉不拘制于十二經正經之脉隆盛則溢於奇經故秦越人比之天雨降下溝渠溢滿霶沛妄行流於河澤陽維主一身之表陰維主一身之裏以乾坤言也陽蹻主一身左右之陽陰蹻主一身左右之陰以東西言也督主身後之陽任衝主身前之陰以南北言也帶脉横束諸脉以六合言也

止。

《汇辨》云：奇经者，在十二经脉之外，无脏腑与之配偶，故曰奇。夫脏府之脉，寸关尺有定位，浮中沉有定体，弦钩毛石有定形。此则另为一脉，形状固异而隧道亦殊，病证不同而诊治自别。

李时珍云：八脉不拘制于十二经，正经之脉隆盛则溢于奇经。故秦越人比之天雨降下，沟渠溢满，雾沛妄行，流于河泽。阳维主一身之表，阴维主一身之里，以乾坤言也。阳跷主一身左右之阳，阴跷主一身左右之阴，以东西言也。督主身后之阳，任冲主身前之阴，以南北言也。带脉横束诸脉，以六合言也。

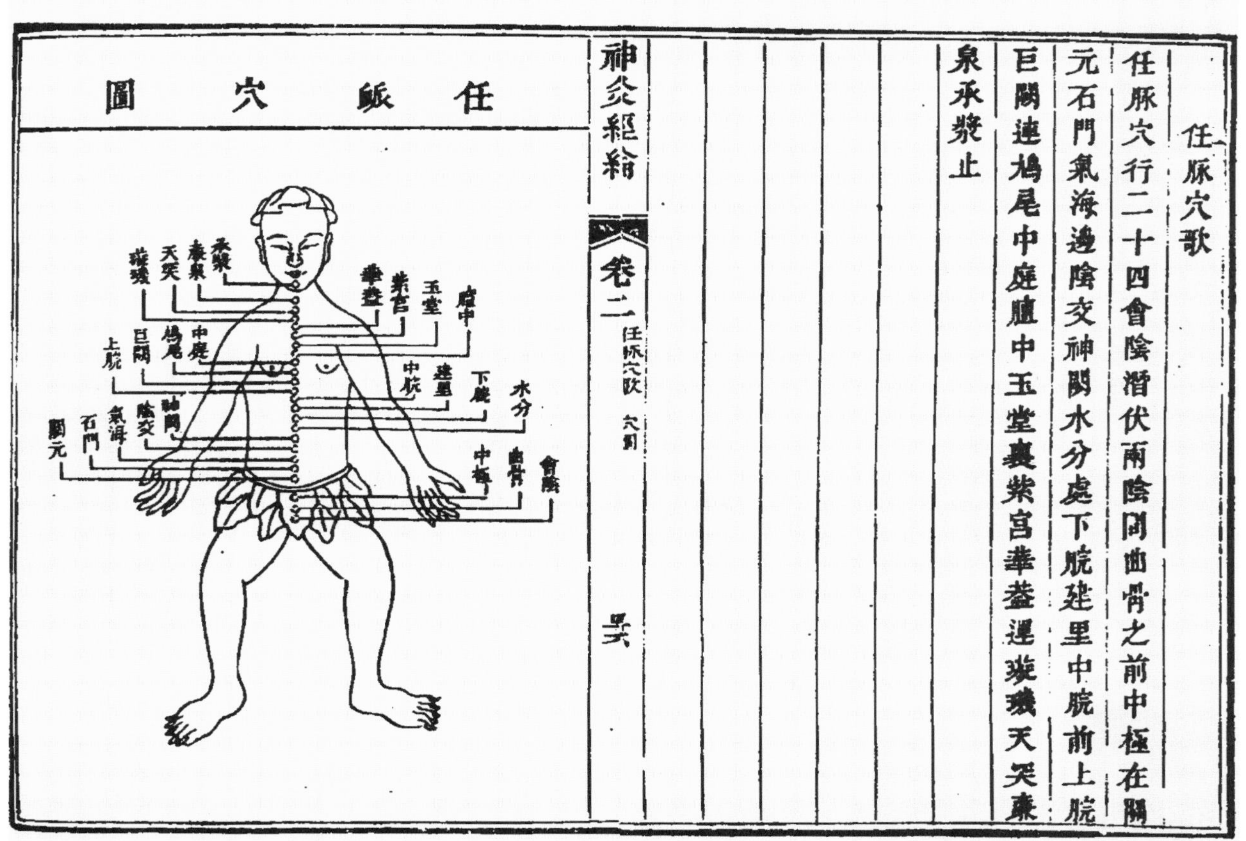

任脉穴歌

任脉穴行二十四，会阴潜伏两阴间。

曲骨之前中极在，关元石门气海边。

阴交神阙水分处，下脘建里中脘前。

上脘巨阙连鸠尾，中庭膻中玉堂里。

紫宫华盖运璇玑，天突廉泉承浆止。

任脉穴图（图见上）

任脉二十四穴分寸

會陰一名屏翳 穴在前陰後陰之中間任督衝三脉所起督由會陰而行背任由會陰而行腹衝由會陰而行足灸三壯

曲骨 從會陰上行横骨上毛際陷中動脉應手臍下五寸灸三壯七壯

中極一名玉泉一名氣原 從曲骨上行在臍下四寸灸三壯一云百壯

關元一名大中極 從中極上行在臍下三寸此穴當人身上下四旁之中灸七壯

石門一曰命門一曰精露一曰丹田一曰利機 從關元上行在臍下二寸灸五壯

氣海 從石門上行在臍下一寸五分宛宛中灸五壯孕婦忌

陰交一名少關一名横戶 從氣海上行在臍下一寸灸五壯一云百壯

神闕一名氣舍 從陰交上行當臍之中灸三壯

水分 從神闕上行臍上一寸灸五壯

下脘 從水分上行臍上二寸灸五壯

建里 從下脘上行臍上三寸灸五壯

任脉二十四穴分寸

会阴一名屏翳：穴在前阴、后阴之中间，任、督、冲三脉所起，督由会阴而行背，任由会阴而行腹，冲由会阴而行足。灸三壮。

曲骨：从会阴上行横骨上毛际陷中，动脉应手，脐下五寸。灸三壮、七壮。

中极一名玉泉，一名气原：从曲骨上行，在脐下四寸。灸三壮，一云百壮。

关元一名大中极：从中极上行，在脐下三寸，此穴当人身上下四旁之中。灸七壮。

石门一曰命门，一曰精露，一曰丹田，一曰利机：从关元上行，在脐下二寸。灸五壮。

气海：从石门上行，在脐下一寸五分宛宛中。灸五壮，孕妇忌。

阴交一名少关，一名横户：从气海上行，在脐下一寸。灸五壮，一云百壮。

神阙一名气舍：从阴交上行，当脐之中。灸三壮。

水分：从神阙上行，脐上一寸。灸五壮。

下脘：从水分上行，脐上二寸。灸五壮。

建里：从下脘上行，脐上三寸。灸五壮。

中脘　從建里上行臍上四寸灸七壯一云二七壯至百壯

上脘　從中脘上行臍上五寸灸五壯

巨闕　從上脘上行在岐骨下二寸灸七壯

鳩尾一名䯏骬一名尾翳　從巨闕上行一寸禁灸一云灸三壯

中庭　從鳩尾上行一寸陷中灸五壯

膻中　從中庭上行一寸六分橫兩乳間陷中灸七壯

玉堂一名玉英　從膻中上行一寸六分陷中灸五壯

紫宮　從玉堂上行一寸六分陷中仰而取之灸五壯

華蓋　從紫宮上行一寸六分陷中灸五壯

璇璣　從華蓋上行一寸陷中仰而取之灸五壯

天突一名玉戶　從璇璣上行一寸在結喉下三寸宛宛中灸三壯

廉泉一名本池一名舌本　從天突上行在頷下結喉上中央舌本下仰而取之灸三壯

承漿一名天池一名懸漿　從廉泉上行在頤前下唇棱下陷中灸七壯

中脘：从建里上行，脐上四寸。灸七壮，一云二七壮至百壮。

上脘：从中脘上行，脐上五寸。灸五壮。

巨阙：从上脘上行，在岐骨下二寸。灸七壮。

鸠尾一名䯏骬，一名尾翳：从巨阙上行一寸。禁灸，一云灸三壮。

中庭：从鸠尾上行一寸陷中。灸五壮。

膻中：从中庭上行一寸六分，横两乳间陷中。灸七壮。

玉堂一名玉英：从膻中上行一寸六分陷中。灸五壮。

紫宫：从玉堂上行一寸六分陷中，仰而取之。灸五壮。

华盖：从紫宫上行一寸六分陷中。灸五壮。

璇玑：从华盖上行一寸陷中，仰而取之。灸五壮。

天突一名玉户：从璇玑上行一寸，在结喉下三寸宛宛中。灸三壮。

廉泉一名本池，一名舌本：从天突上行，在颔下结喉上中央舌本下，仰而取之。灸三壮。

承浆一名天池，一名悬浆：从廉泉上行，在颐前下唇棱下陷中。灸七壮。

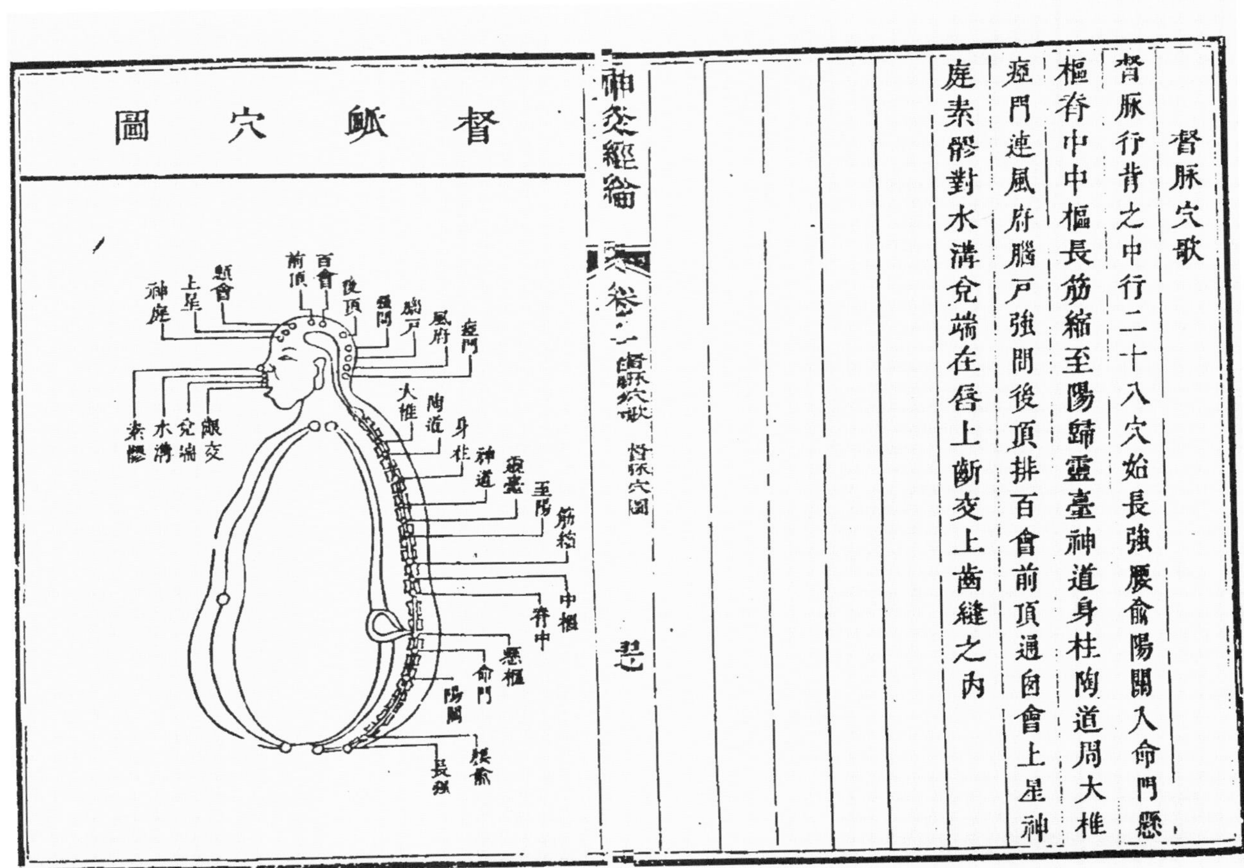

督脈穴歌

督脈行背之中行二十八穴始長強腰俞陽關入命門懸樞脊中中樞長筋縮至陽歸靈臺神道身柱陶道周大椎瘂門連風府腦戶強間後頂排百會前頂通囟會上星神庭素髎對水溝兌端在唇上齗交上齒縫之內

督脉穴歌

督脉行背之中行，二十八穴始长强。

腰俞阳关入命门，悬枢脊中中枢长。

筋缩至阳归灵台，神道身柱陶道周。

大椎哑门连风府，脑户强间后顶排。

百会前顶通囟会，上星神庭素髎对。

水沟兑端在唇上，龈交上齿缝之内。

督脉穴图（图见上）

督脈二十八穴分寸

長強一名氣之陰郄一名橛骨靈樞謂之窮骨亦名骨骶 穴在脊骶骨端督脈之別起於長強者即繞纂後外合大陽循行尾閭間伏地取之灸三壯

腰俞 從長強貫脊上行二十一椎下灸五壯

陽關 穴在十六椎下灸三壯

命門一名屬累 穴在十四椎下灸三壯

懸樞 穴在十三椎下灸三壯

脊中一名神宗一名脊俞 穴在十一椎下禁灸

中樞 穴在十椎下禁灸

筋縮 穴在九椎下灸三壯

至陽 穴在七椎下灸三壯

靈臺 穴在六椎下灸三壯

神道 穴在五椎下灸五壯

身柱 穴在三椎下灸五壯

陶道 穴在一椎下灸五壯

大椎一名百勞 穴在一椎之上灸五壯

瘂門 穴在頂後入髮際五分宛宛中仰頭取之禁灸

風府一名舌本 從瘂門入髮際一寸大筋內宛宛中禁灸

腦戶一名合顱 從風府上行一寸五分枕骨上禁灸

督脉二十八穴分寸

长强一名气之阴郄，一名橛骨，《灵枢》谓之穷骨，亦名骨骶：穴在脊骶骨端，督脉之别起于长强者，即绕纂后，外合大阳，循行尾间间，伏地取之。灸三壮。

腰俞：从长强贯脊上行二十一椎下。灸五壮。

阳关：穴在十六椎下。灸三壮。

命门一名属累：穴在十四椎下。灸三壮。

悬枢：穴在十三椎下。灸三壮。

脊中一名神宗，一名脊俞：穴在十一椎下。禁灸。

中枢：穴在十椎下。禁灸。

筋缩：穴在九椎下。灸三壮。

至阳：穴在七椎下。灸三壮。

灵台：穴在六椎下。灸三壮。

神道：穴在五椎下。灸五壮。

身柱：穴在三椎下，灸五壮。

陶道：穴在一椎下，灸五壮。

大椎一名百劳：穴在一椎之上。灸五壮。

哑门：穴在项[①]后入发际五分宛宛中，仰头取之。禁灸。

风府一名舌本：从哑门入发际一寸大筋内宛宛中。禁灸。

脑户一名合颅：从风府上行一寸五分枕骨上。禁灸。

①项：原作“顶”，据《千金翼方》卷二十六第二改。

強間一名大羽從腦戶上行一寸五分灸五壯
後頂　從強間上行一寸五分灸五壯
百會　從後頂上行一寸五分直兩耳尖頂陷中灸五壯
一曰頭頂不得過七壯
前頂　從百會前行一寸五分灸五壯
顖會　從前頂前行一寸五分灸五壯
上星一名神堂從囟會前行一寸灸五壯
神庭　從上星至前髮際灸三壯
素髎一名面王從前髮際上至鼻端準頭前後髮際合骨度共
一尺二寸禁灸

神灸經綸　卷二　督脈分寸　卅一

水溝一名人中穴在鼻下人中陷中灸三壯炷如小麥
兌端　穴在上唇端灸三壯炷如大麥
齦交　穴在唇內上齒縫中灸三壯

强间一名大羽：从脑户上行一寸五分。灸五壮。

后顶：从强间上行一寸五分。灸五壮。

百会：从后顶上行一寸五分，直两耳尖顶陷中。灸五壮，一曰头顶不得过七壮。

前顶：从百会前行一寸五分。灸五壮。

囟会：从前顶前行一寸五分。灸五壮。

上星一名神堂：从囟会前行一寸。灸五壮。

神庭：从上星至前发际。灸三壮。

素髎一名面王：从前发际下[①]至鼻端准头，前后发际合骨度共一尺二寸。禁灸。

水沟一名人中：穴在鼻下人中陷中。灸三壮，炷如小麦。

兑端：穴在上唇端。灸三壮，炷如大麦。

龈交：穴在唇内上齿缝中。灸三壮。

①下：原作“上”，据《医宗金鉴·刺灸心法要诀》卷六改。

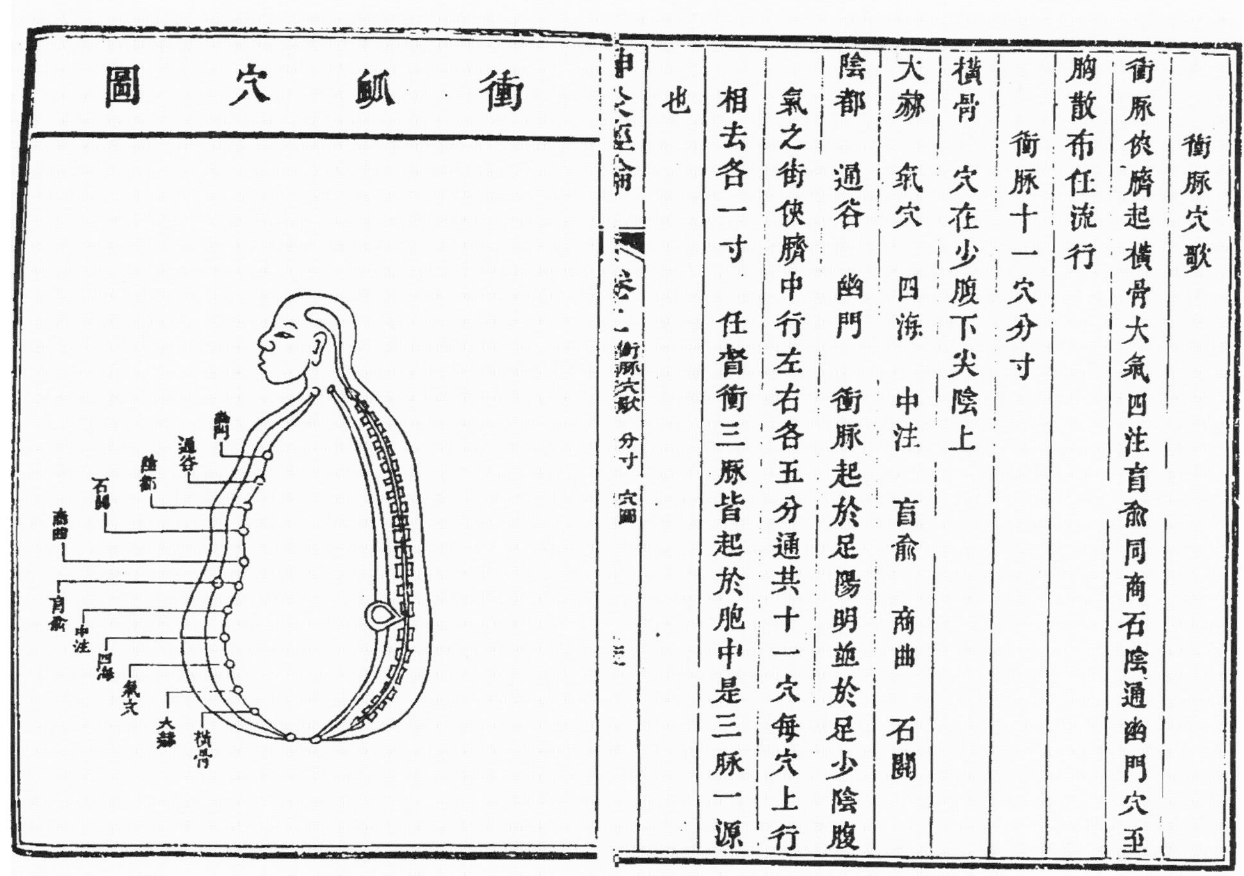

衝脈穴歌

衝脈俠臍起橫骨大氣四注肓俞同商石陰通幽門穴至胸散布任流行

衝脈十一穴分寸

橫骨 穴在少腹下尖陰上

大赫 氣穴 四海 中注 肓俞 商曲 石關 陰都 通谷 幽門 衝脈起於足陽明並於足少陰腹氣之街俠臍中行左右各五分通共十一穴每穴上行相去各一寸 任督衝三脈皆起於胞中是三脈一源也

衝脈穴圖

冲脉穴歌

冲脉侠脐起横骨，大气四注肓俞同。

商石阴通幽门穴，至胸散布任流行。

冲脉十一穴分寸

横骨：穴在少腹下尖阴上。

大赫　气穴　四满[1]　中注　肓俞　商曲　石关　阴都　通谷　幽门

冲脉起于足阳明，并于足少阴腹气之街，侠脐中行左右各五分，通共十一穴，每穴上行相去各一寸。任、督、冲三脉皆起于胞中，是三脉一源也。

冲脉穴图（图见上）

①四满：原作“四海”，据《医宗金鉴·刺灸心法要诀》卷六改。

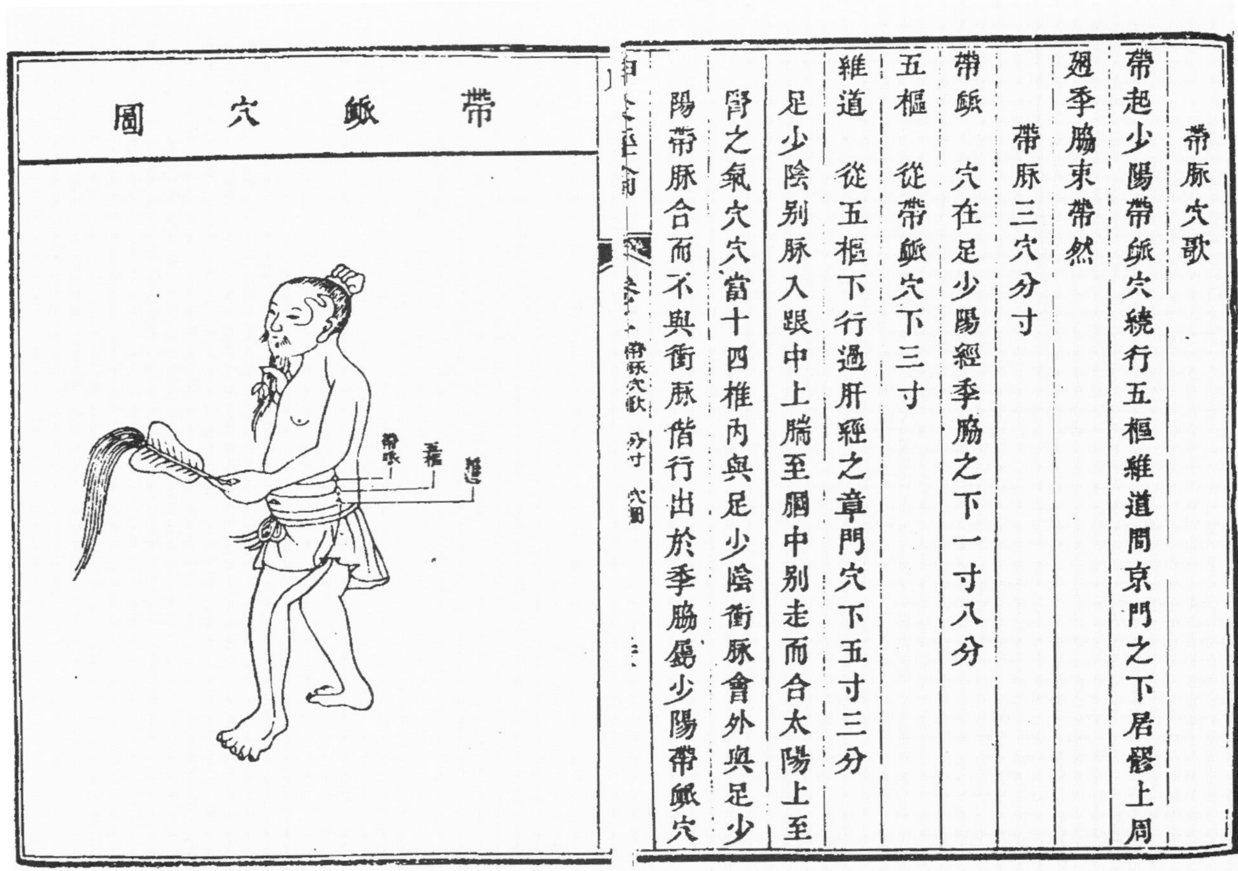
帶脉穴歌
帶起少陽帶脈穴繞行五樞維道間京門之下居髎上周廻季脇束帶然
帶脉三穴分寸
帶脈　穴在足少陽經季脇之下一寸八分
五樞　從帶脈穴下三寸
維道　從五樞下行過肝經之章門穴下五寸三分
足少陰別脉入跟中上腨至膕中別走而合太陽上至腎之氣穴穴當十四椎內與足少陰衝脉會外與足少陽帶脉合而不與衝脉偕行出於季脇屬少陽帶脈穴

帶脈穴圖

带脉穴歌

带起少阳带脉穴，绕行五枢维道间。

京门之下居髎上，周回季胁束带然。

带脉三穴分寸

带脉：穴在足少阳经季胁之下一寸八分。

五枢：从带脉穴下三寸。

维道：从五枢下行，过肝经之章门穴下五寸三分。

足少阴别脉入跟中，上腨至腘中，别走而合太阳，上至肾之气穴，穴当十四椎，内与足少阴冲脉会，外与足少阳、带脉合，而不与冲脉偕行，出于季胁，属少阳带脉穴。

带脉穴图（图见上）

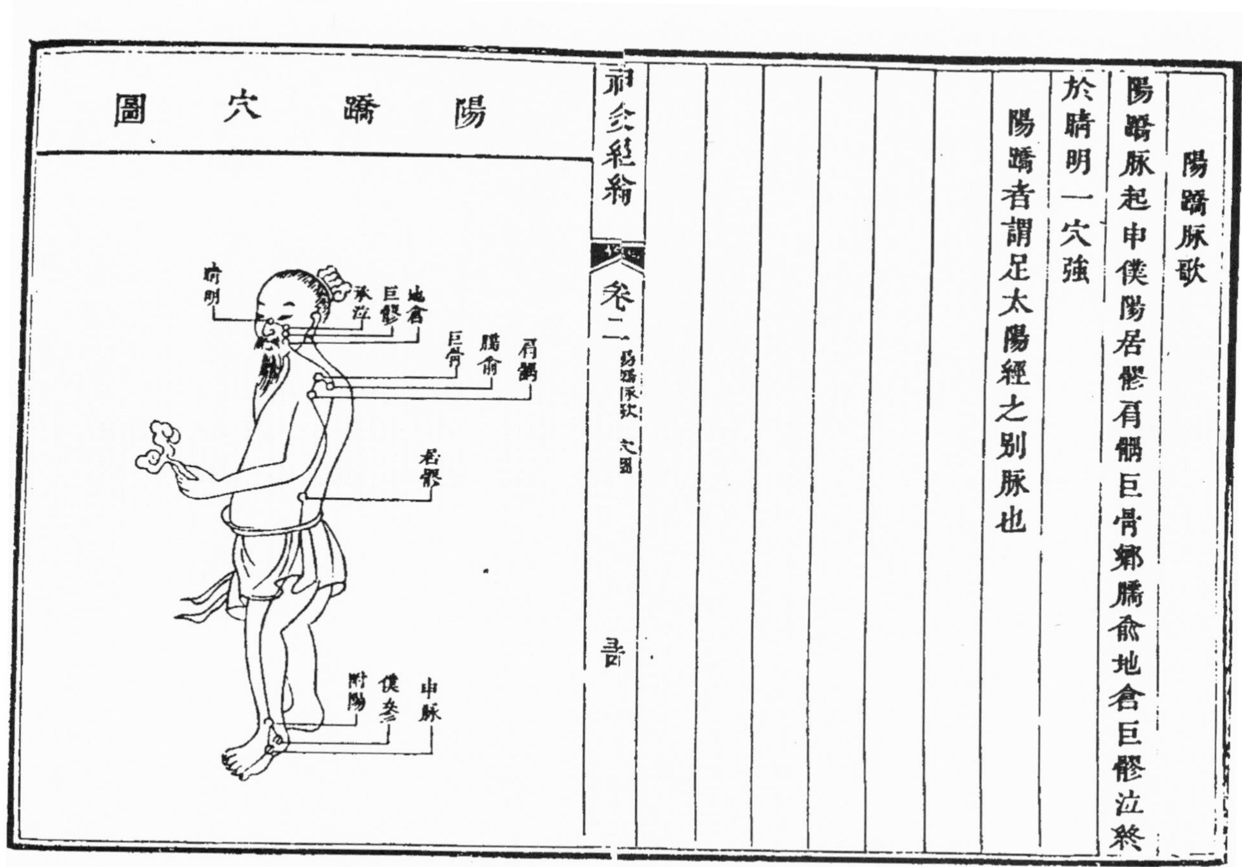

陽蹻脉歌

陽蹻脉起申僕陽居髎肩髃巨骨鄉臑俞地倉巨髎泣終於睛明一穴強

陽蹻者謂足太陽經之別脉也

陽蹻穴圖

阳跷脉歌

阳跷脉起申仆阳，居髎肩髃巨骨乡。

臑俞地仓巨髎泣，终于睛明一穴强。

阳跷者，谓足太阳经之别脉也。

阳跷穴图（图见上）

陽蹻脉十一穴分才

申脉　穴在足太陽膀胱經足外踝下五分陷中

僕参　從申脉繞後跟骨下

附陽　從僕参又前斜足外踝上三寸

居髎　從附陽穴又與足少陽會於季脇軟骨端下八寸三分

肩髃　從居髎又與手陽明會於膊骨頭肩端上

巨骨　從肩髃上行肩尖上兩乂骨

臑俞　從巨骨又與手足太陽陽維會肩後大骨下胛上廉

地倉　從臑俞又與手足陽明會於夾口脗旁四分

巨髎　從地倉穴行於鼻孔旁八分

承泣　從巨髎又與任脉足陽明會於目下七分

睛明　從承泣又與足太陽足陽明陰蹻會於目內眥外一分禁灸

阳跷脉十一穴分寸

申脉：穴在足太阳膀胱经足外踝下五分陷中。

仆参：从申脉绕后跟骨下。

附阳：从仆参又前斜足外踝上三寸。

居髎：从附阳穴又与足少阳会于季胁软骨端下八寸三分。

肩髃：从居髎又与手阳明会于膊骨头肩端上。

巨骨：从肩髃上行肩尖上两叉骨。

臑俞：从巨骨又与手足太阳、阳维会肩后大骨下胛上廉。

地仓：从臑俞又与手足阳明会于夹口吻旁四分。

巨髎：从地仓穴行于鼻孔旁八分。

承泣：从巨髎又与任脉、足阳明会于目下七分。

睛明：从承泣又与足太阳、足阳明、阴跷会于目内眦外一分。禁灸。

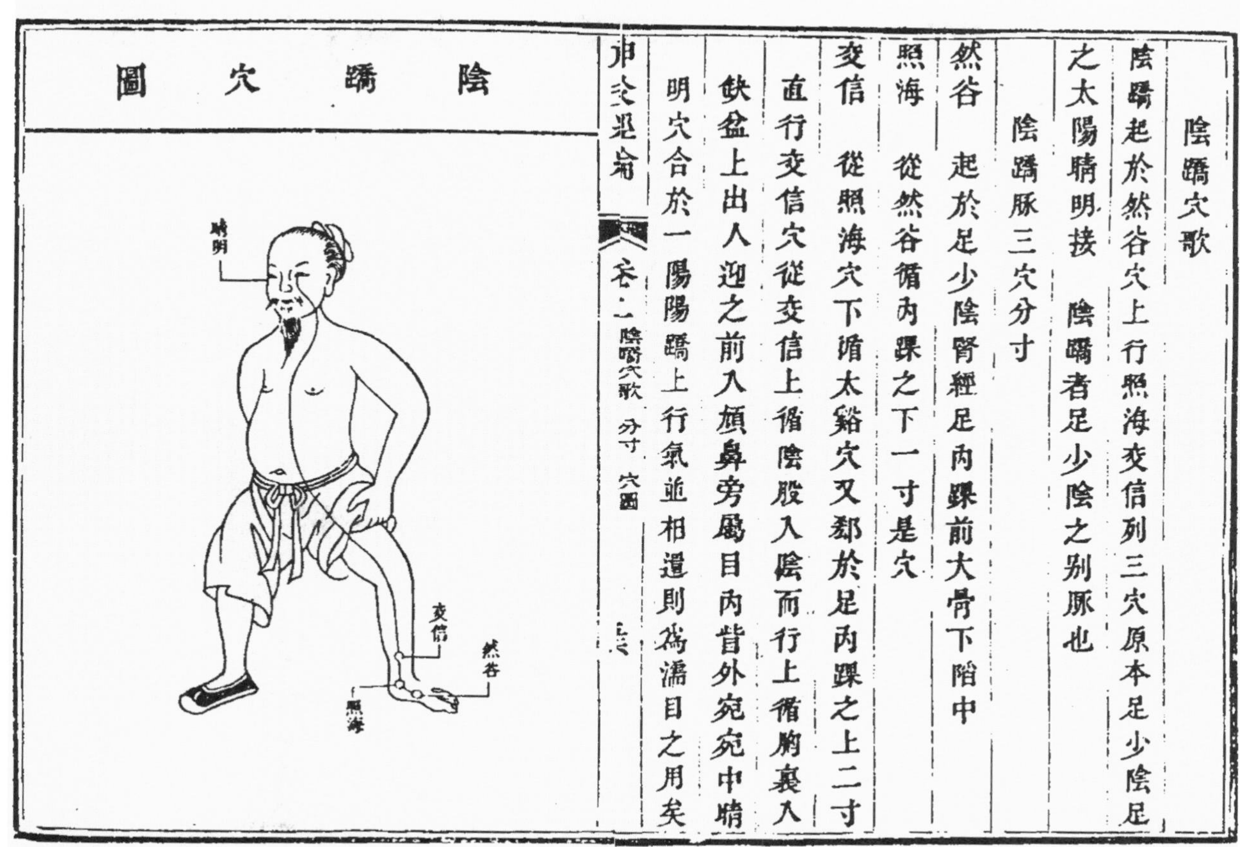
陰蹻穴歌

陰蹻起於然谷穴上行照海交信列三穴原本足少陰足之太陽睛明接　陰蹻者足少陰之別脉也

陰蹻脉三穴分寸

然谷　起於足少陰腎經足內踝前大骨下陷中

照海　從然谷循內踝之下一寸是穴

交信　從照海穴下循太谿穴又郄於足內踝之上二寸直行交信穴從交信上循陰股入陰而行上循胸裏入缺盆上出人迎之前入頄鼻旁屬目內眥外宛宛中睛明穴合於一陽陽蹻上行氣並相還則為濡目之用矣

神灸經綸　卷之二　陰蹻穴歌　分寸　穴圖

陰蹻穴圖

阴跷穴歌

阴跷起于然谷穴，上行照海交信列。

三穴原本足少阴，足之太阳睛明接。

阴跷者，足少阴之别脉也。

阴跷脉三穴分寸

然谷：起于足少阴肾经足内踝前大骨下陷中。

照海：从然谷循内踝之下一寸是穴。

交信：从照海穴下循太溪穴，又郄于足内踝之上二寸，直行交信穴，从交信上循阴股入阴而行，上循胸里，入缺盆，上出人迎之前，入頄鼻旁，属目内眦外宛宛中睛明穴，合于一阳、阳跷上行，气并相还则为濡目之用矣。

阴跷穴图（图见上）

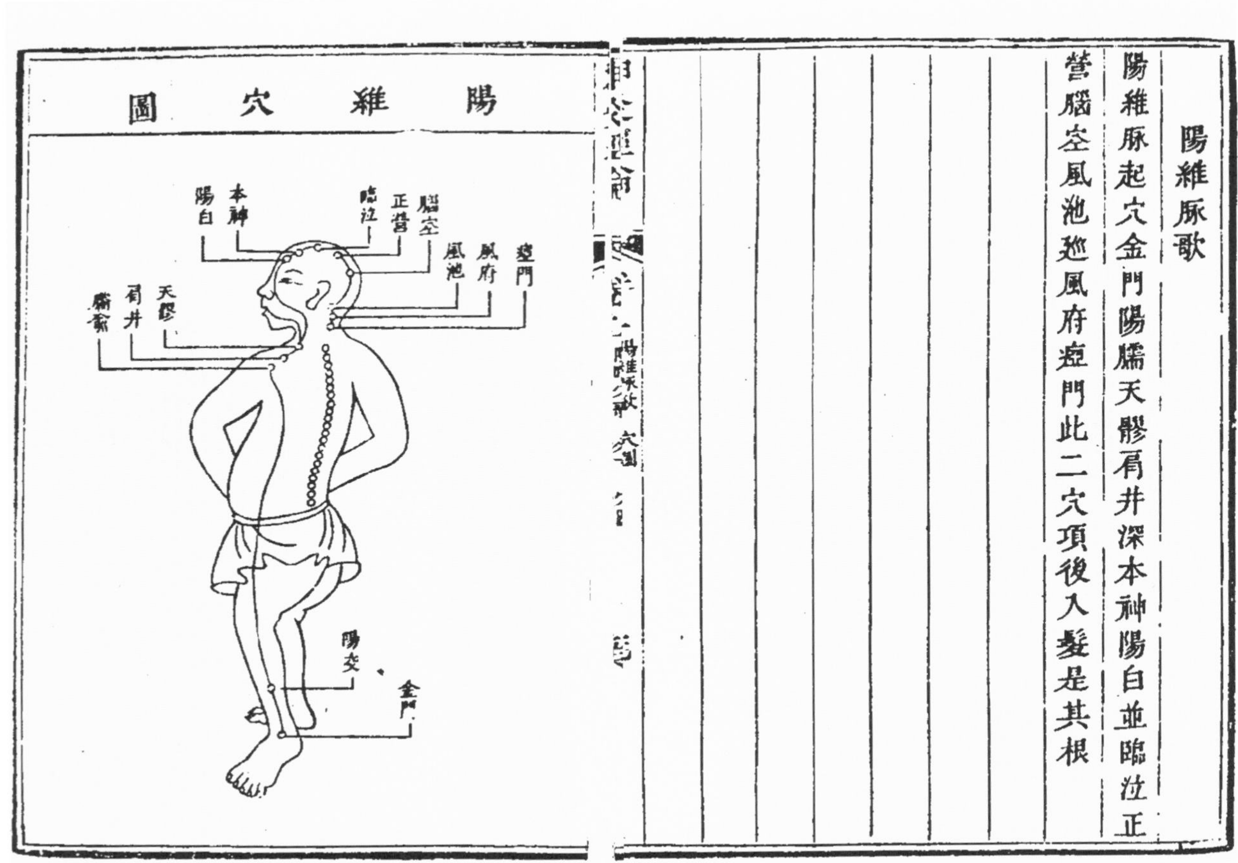
陽維穴圖

陽維脉歌

陽維脉起穴金門陽臑天髎肩井深本神陽白並臨泣正營腦空風池廵風府瘂門此二穴項後入髮是其根

阳维脉歌

阳维脉起穴金门，阳臑天髎肩井深。

本神阳白并临泣，正营脑空风池巡。

风府哑门此二穴，项后入发是其根。

阳维穴图（图见上）

陽維脉十三穴分寸

金門 穴卽足太陽膀胱經之足外踝下一寸

陽交 從金門行于足少陽膽經足外踝上七寸

臑俞 與手足太陽及蹻脉會於肩後大骨下胛上廉

天髎 與手足少陽會于缺盆中上毖骨際

肩井 又會于肩上陷中

陽白 從肩井穴上頭與足少陽會于眉上一寸

本神 臨泣 二穴從陽白上行于目上直入髮際

正營 從臨泣上行二寸

腦空 從正營循行枕骨下

風池 從腦空下行至耳後大筋外廉

風府 瘂門 二穴與督脉會于項後

阳维脉十三穴分寸

金门：穴即足太阳膀胱经之足外踝下一寸。

阳交：从金门行于足少阳胆经，足外踝上七寸。

臑俞：与手足太阳及跷脉会于肩后大骨下胛上廉。

天髎：与手足少阳会于缺盆中上毖骨际。

肩井：又会于肩上陷中。

阳白：从肩井穴上头与足少阳会于眉上一寸。

本神、临泣：二穴从阳白上行于目上，直入发际。

正营：从临泣上行二寸。

脑空：从正营循行枕骨下。

风池：从脑空下行至耳后大筋外廉。

风府、哑门：二穴与督脉会于项后。

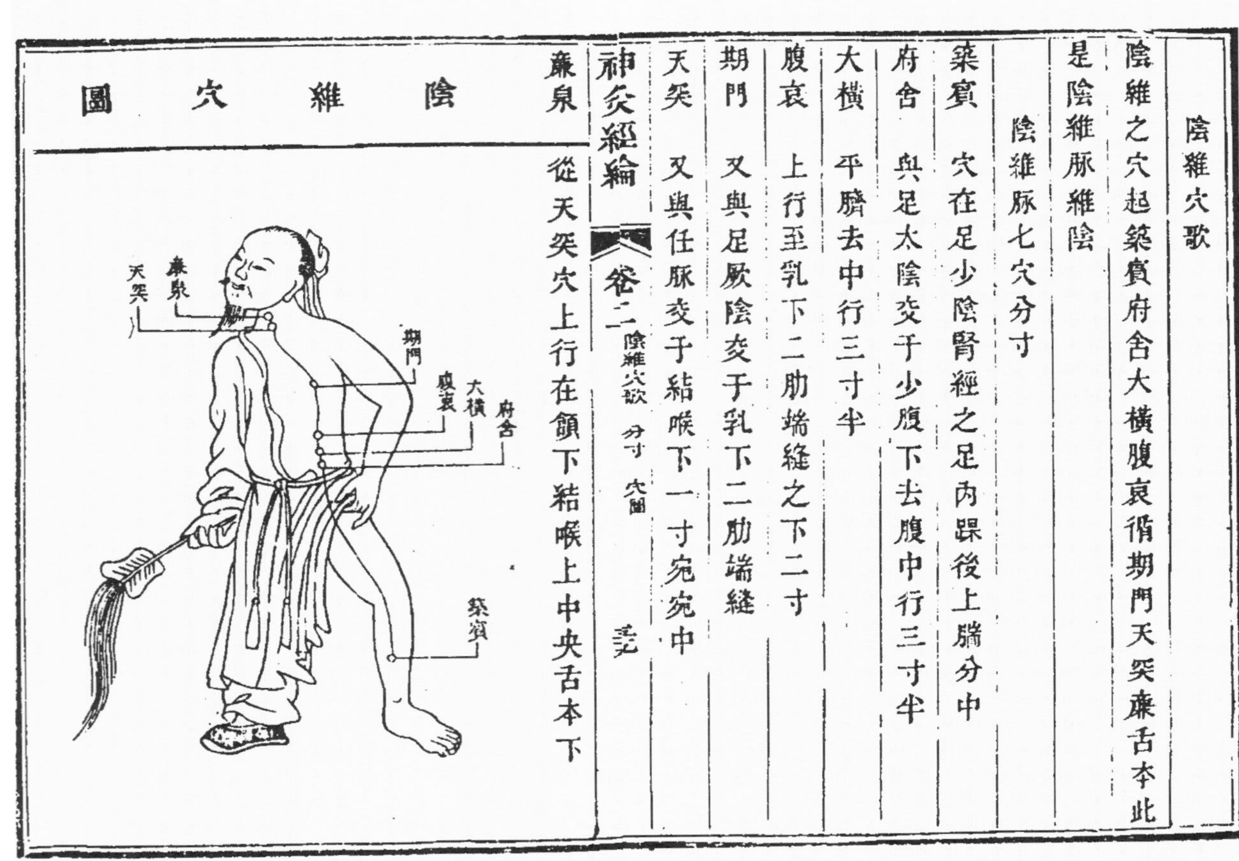
陰維穴歌

陰維之穴起築賓府舍大橫腹哀循期門天突廉舌本此是陰維脉維陰

陰維脉七穴分寸

築賓　穴在足少陰腎經之足內踝後上腨分中

府舍　與足太陰交于少腹下去腹中行三寸半

大橫　平臍去中行三寸半

腹哀　上行至乳下二肋端縫之下二寸

期門　又與足厥陰交于乳下二肋端縫

天突　又與任脉交于結喉下一寸宛宛中

神灸經綸　卷二　陰維穴歌　分寸　穴圖

廉泉　從天突穴上行在頷下結喉上中央舌本下

陰維穴圖

阴维穴歌

阴维之穴起筑宾，府舍大横腹哀循。

期门天突廉舌本，此是阴维脉维阴。

阴维脉七穴分寸

筑宾：穴在足少阴肾经之足内踝后上腨分中。

府舍：与足太阴交于少腹下，去腹中行三寸半。

大横：平脐去中行三寸半。

腹哀：上行至乳下二肋端缝之下二寸。

期门：又与足厥阴交于乳下二肋端缝。

天突：又与任脉交于结喉下一寸宛宛中。

廉泉：从天突穴上行，在颔下结喉上中央舌本下。

阴维穴图（图见上）

神灸經綸卷之三

古歙吳亦鼎硯丞 編輯

證治本義

夫症者證也取證於外以驗其中必心無疑似病無遁情乃可以云治也苟證有未明而漫爲施治其能不誤人者寡矣所以古人立四診之法望以證其形色聞以證其音聲問其起居飲食而得所因切其脉象至息而知所病如此內外詳審皆有明證然後從而治之無不得心應手故夫醫之治病必若禹之治水疏之瀹之決之排之順水之性而無庸私智穿鑿爲也凡人身之經隧行有常度一失

其平則陰陽不和陰勝則陽病陽勝則陰病經義昭然有條不紊設診治者取證未確必至病在陰而反灸其陽病在陽而反灸其陰宜灸多者反與之少則火力不及而病不能除宜灸少者反與之多則火力太過而病反增劇更有禁灸之穴灸之損人尤不可不慎昔倉公論齊文王病引脉法曰年二十脉氣當趨三十當疾步四十當安坐五十當安卧六十以上氣當大董文王年未滿二十方脉氣之趨也而徐之不應天道四時後聞醫灸之卽篤此論病之過也故年二十是謂易質法不當砭灸砭灸至氣逐又言齊北宮司空命婦出於病意診其脉曰病氣疝客於膀

《神灸经纶》卷之三

古歙吴亦鼎砚丞编辑

证治本义

夫症者，证也。取证于外，以验其中。必心无疑似，病无遁情，乃可以云治也。苟证有未明而漫为施治，其能不误人者寡矣。所以古人立四诊之法，望以证其形色，闻以证其音声，问其起居饮食而得所因，切其脉象至息而知所病，如此内外详审，皆有明证，然后从而治之，无不得心应手。故夫医之治病，必若禹之治水，疏之瀹之，决之排之，顺水之性而无庸私智穿凿为也。凡人身之经隧，行有常度，一失其平，则阴阳不和。阴胜则阳病，阳胜则阴病，经义昭然，有条不紊。设诊治者，取证未确，必至病在阴而反灸其阳，病在阳而反灸其阴。宜灸多者反与之少，则火力不及而病不能除；宜灸少者反与之多，则火力太过而病反增剧。更有禁灸之穴，灸之损人，尤不可不慎。昔仓公论齐文王病，引《脉法》曰：年二十脉气当趋，三十当疾步，四十当安坐，五十当安卧，六十以上气当大董。文王年未满二十，方脉气之趋也，而徐之，不应天道四时，后闻医灸之即笃，此论病之过也。故年二十，是谓易质，法不当砭灸，砭灸至气逐。又言齐北宫司空命妇出于病，意诊其脉曰：病气疝客于膀胱難於前後溲而溺赤灸其足厥陰之脉左右各一所即不遺溺而溲清以是知灸有所宜亦有所不宜在施治者具有灼見方可爲人決死生撥亂反正而不失爲良醫然此事誠有未易言者天有四時過不及之氣地有東西南北寒熱燥濕之不同人有老幼少壯膏粱藜藿之迥異又有先富後貧先貴後賤所遇不遂所欲病機發於隱微治之者或同病異治或異病同治非生有靈敏之質何能盡見人之五藏癥結難經曰知一爲下工知二爲中工知三爲上工上工者十全九中工者十全八下工者十全六由是觀之醫有脉證不明而能爲人全治者乎無有也人所

生病奇變百出有一病即有一名名不正則言不順言不順則事不成古之人所以見垣一方者無他焉明證善治而已矣

十二經主病經文

手太陰病肺脹滿膨膨而喘欬缺盆中痛甚則交兩手而瞀此爲臂厥是主肺所生病者欬上氣喘渴煩心胸滿臑臂內前廉痛厥掌中熱氣盛有餘則肩背痛風寒汗出中風小便數而欠氣虛則肩背痛寒少氣不足以息溺色變

手陽明大腸病則齒痛頸腫是主津液所生病者目黃口乾鼽衄喉痺肩前臑痛大指次指痛不用氣有餘則當脉

胱，难于前后溲而溺赤，灸其足厥阴之脉左右各一所，即不遗溺而溲清。以是知灸有所宜，亦有所不宜，在施治者具有灼见，方可为人决死生，拨乱反正而不失为良医。然此事诚有未易言者，天有四时过不及之气，地有东西南北寒热燥湿之不同，人有老幼少壮膏粱藜藿之迥异，又有先富后贫，先贵后贱，所遇不遂所欲，病机发于隐微，治之者或同病异治，或异病同治，非生有灵敏之质，何能尽见人之五脏症结？

《难经》曰：知一为下工，知二为中工，知三为上工。上工者十全九，中工者十全八，下工者十全六。由是观之，医有脉证不明而能为人全治者乎？无有也。人所生病奇变百出，有一病即有一名，名不正则言不顺，言不顺则事不成，古之人所以见垣一方者，无他焉，明证善治而已矣。

十二经主病经文

手太阴病肺胀满，膨膨而喘咳，缺盆中痛，甚则交两手而瞀，此为臂厥。是主肺所生病者，咳，上气，喘渴，烦心，胸满，臑臂内前廉痛厥，掌中热。气盛有余则肩背痛，风寒，汗出，中风，小便数而欠；气虚则肩背痛、寒，少气不足以息，溺色变。

手阳明大肠病则齿痛，颈肿。是主津液所生病者，目黄，口干，鼽衄，喉痹，肩前臑痛，大指次指痛不用。气有余则当脉

所過者熱腫虛則寒慄不復
足陽明胃病則洒洒振寒善呻數欠顔黑病至則惡人與
火聞木聲則惕然而驚心欲動獨閉戶塞牖而處甚則欲
上高而歌棄衣而走賁響腹脹是爲骭厥是主血所生病
者狂瘧溫淫汗出鼽衄口喎唇胗頸腫喉痺大腹水腫膝
臏腫痛循膺乳氣街股伏兔骭外廉足跗上皆痛中指不
用氣盛則身以前皆熱其有餘於胃則消穀善飢溺色黃
氣不足則身以前皆寒慄胃中寒則脹滿
足太陰脾病舌本強食則嘔胃脘痛腹脹善噫得後與氣
則快然如衰身體皆重是主脾所生病者舌本痛體不能

動搖食不下煩心心下急痛溏瘕泄水閉黃疸不能臥強
立股膝內腫厥足大指不用
手少陰心病嗌乾心痛渴而欲飲是爲臂厥是主心所生
病者目黃脇痛臑臂內後廉痛厥掌中熱痛
手太陽小腸病嗌痛頷腫不可以顧肩似拔臑似折是主
液所生病者耳聾目黃頰腫頸項肩臑肘臂外後廉痛
足太陽膀胱病則衝頭痛目似脫項如拔脊痛腰似折髀
不可以曲膕如結腨如裂是爲踝厥是主筋所生病者痔
瘧狂顛疾頭顖項痛目黃淚出鼽衄項背腰尻膕腨腳皆
痛小指不用

所过者热肿，虚则寒栗不复。

足阳明胃病则洒洒振寒，善呻，数欠，颜黑，病至则恶人与火，闻木声则惕然而惊，心欲动，独闭户塞牖而处，甚则欲上高而歌，弃衣而走，贲响腹胀，是为骭厥。是主血所生病者，狂，疟，温淫，汗出，鼽衄，口喎唇胗，颈肿喉痹，大腹水肿，膝膑肿痛，循膺、乳、气街、股、伏兔、骭外廉、足跗上皆痛，中指不用。气盛则身以前皆热，其有余于胃，则消谷善饥，溺色黄；气不足则身以前皆寒栗，胃中寒则胀满。

足太阴脾病舌本强，食则呕，胃脘痛，腹胀善噫，得后与气则快然如衰，身体皆重。是主脾所生病者，舌本痛，体不能动摇，食不下，烦心，心下急痛，溏瘕泄，水闭，黄疸，不能卧，强立股膝内肿厥，足大指不用。

手少阴心病嗌干，心痛，渴而欲饮，是为臂厥。是主心所生病者，目黄，胁痛，臑臂内后廉痛厥，掌中热痛。

手太阳小肠病嗌痛，颔肿，不可以顾，肩似拔，臑似折。是主液所生病者，耳聋，目黄，颊肿，颈、项、肩、臑、肘、臂外后廉痛。

足太阳膀胱病则冲头痛，目似脱，项如拔，脊痛，腰似折，髀不可以曲，腘如结，腨如裂，是为踝厥。是主筋所生病者，痔，疟，狂，颠疾，头囟项痛，目黄，泪出，鼽衄，项、背、腰、尻、腘、腨、脚皆痛，小指不用。

足少陰腎病飢不欲食面如漆柴咳唾則有血喝喝而喘坐而欲起目䀮䀮如無所見心如懸若飢狀氣不足則善恐心惕惕如人將捕之是爲骨厥是主腎所生病者口熱舌乾咽腫上氣嗌乾及痛煩心心痛黃疸腸澼脊股內後廉痛痿厥嗜卧足下熱而痛

手厥陰心包絡病手心熱臂肘攣急腋腫甚則胸脇支滿心中憺憺大動面赤目黃喜笑不休是主脉所生病者煩心心痛掌中熱

手少陽三焦病耳聾渾渾焞焞嗌腫喉痺是主氣所生病者汗出目銳眥痛頰腫耳後肩臑肘臂外皆痛小指次指

神灸經綸　卷三　十二經主病經文

不用

足少陽膽病口苦善太息心脇痛不能轉側甚則面微有塵體無膏澤足外反熱是爲陽厥是主骨所生病者頭痛頷痛目銳眥痛缺盆中腫痛脇下腫馬刀俠瘻汗出振寒瘧胸脇肋髀膝外至脛絕骨外踝前及諸節皆痛

足厥陰肝病腰痛不可以俛仰丈夫㿗疝婦人少腹腫甚則嗌乾面塵脫色是主肝所生病者胸滿嘔逆飧泄狐疝遺溺閉癃

奇經八脉主病經文

督脉主病實則脊強虛則頭重王叔和以爲腰背強痛不

足少阴肾病饥不欲食，面如漆柴，咳唾则有血，喝喝而喘，坐而欲起，目䀮䀮如无所见，心如悬若饥状，气不足则善恐，心惕惕如人将捕之，是为骨厥。是主肾所生病者，口热，舌干，咽肿，上气，嗌干及痛，烦心，心痛，黄疸，肠澼，脊、股内后廉痛，痿厥，嗜卧，足下热而痛。

手厥阴心包络病手心热，臂肘挛急，腋肿，甚则胸胁支满，心中憺憺大动，面赤，目黄，喜笑不休。是主脉所生病者，烦心，心痛，掌中热。

手少阳三焦病则耳聋，浑浑焞焞，嗌肿，喉痹。是主气所生病者，汗出，目锐眦痛，颊肿，耳后、肩、臑、肘、臂外皆痛，小指次指不用。

足少阳胆病口苦，善太息，心胁痛，不能转侧，甚则面微有尘，体无膏泽，足外反热，是为阳厥。是主骨所生病者，头痛，额痛，目锐眦痛，缺盆中肿痛，胁下肿，马刀侠瘿，汗出振寒，疟，胸、胁、肋、髀、膝外至胫、绝骨、外踝前及诸节皆痛。

足厥阴肝病腰痛不可以俯仰，丈夫㿗疝，妇人少腹肿，甚则嗌干，面尘脱色。是主肝所生病者，胸满，呕逆，飧泄，狐疝，遗溺，闭癃。

奇经八脉主病经文

督脉主病，实则脊强，虚则头重。王叔和以为腰背强痛，不

得俛仰大人顛癇小兒風癇尺寸中央三部皆浮且直上直下爲強長之象故主外邪

任脉主病男子内結七疝女子帶下瘕聚王叔和以爲少腹繞臍引陰中痛又曰寸口脉丸丸主腹中有氣如指上搶心俛仰拘急緊細實長者中寒而氣結也

衝脉主病靈樞曰衝脉血盛則滲灌皮膚生毫毛女子數脫血不營其口唇故髯鬚不生宦者去其宗筋傷其衝脉故鬚亦不生越人曰衝脉爲病逆氣而裏急或作躁熱皆衝脉逆也王叔和曰衝督用事則十二經不復朝於寸口其人必恍惚狂癡

神灸經綸　卷三　奇經主病經文　七

陽蹻脉主病越人曰陰緩而陽急王叔和註云當從外踝以上急内踝以上緩又曰寸口前部左右彈者陽蹻也苦腰背痛顛癇僵仆惡風枯痿痺體強

陰蹻主病越人曰陽緩而陰急王叔和註云當從内踝以上急外踝以上緩又曰寸口脉後部左右彈者陰蹻也苦顛癇寒熱皮膚淫痺少腹痛裏急腰及髖窌下連陰痛男子陰疝女人漏下

帶脉主病越人曰腹滿腰溶溶如坐水中明堂曰女人少腹痛裏急瘈瘲月事不調赤白帶下

陰維脉主病王叔和云苦顛癇僵仆失音肌肉皮痒汗出

得俯仰，大人颠病，小儿风痫，尺寸中央三部皆浮，且直上直下，为强长之象，故主外邪。

任脉主病，男子内结七疝，女子带下瘕聚。王叔和以为少腹绕脐引阴中痛。又曰：寸口脉丸丸，主腹中有气如指上抢心，俯仰拘急，紧细实长者，中寒而气结也。

冲脉主病，《灵枢》曰：冲脉血盛则渗灌皮肤，生毫毛。女子数脱血，不营其口唇，故髯须不生，宦者去其宗筋，伤其冲脉，故须亦不生。越人曰：冲脉为病，逆气而里急，或作躁热，皆冲脉逆也。王叔和曰：冲督用事则十二经不复朝于寸口，其人必恍惚狂痴。

阳跷脉主病，越人曰：阴缓而阳急。王叔和注云：当从外踝以上急，内踝以上缓。又曰：寸口前部左右弹者，阳跷也，苦腰背痛，癫痫僵仆，恶风，枯痿痹，体强。

阴跷主病，越人曰：阳缓而阴急。王叔和注云：当从内踝以上急，外踝以上缓。又曰：寸口脉后部左右弹者，阴跷也。苦颠痫寒热，皮肤淫痹，少腹痛，里急，腰及髋窌下连阴痛，男子阴疝，女人漏下。

带脉主病，越人曰：腹满，腰溶溶如坐水中。《明堂》曰：女人少腹痛，里急，瘛疭，月事不调，赤白带下。

阴维脉主病，王叔和云：苦颠痫，僵仆，失音，肌肉皮痒，汗出

惡風身洗洗然也又曰陰維脉沉大而實主胸中痛脇下滿心痛脉如貫珠者男子脇下實腰中痛女子陰中痛或有瘡

陽維脉主病王叔和曰苦肌肉痺痒皮膚痛下部不仁汗出而寒顛仆羊鳴手足相引甚者不能言張潔古曰衛爲陽主表陽維受邪爲病在表故作寒熱營爲陰主裏陰維受邪爲病在裏故苦心痛陰陽相維則營衛和諧營衛不諧則悵然失志不能自收持矣

恶风，身洗洗然也。又曰：阴维脉，沉大而实，主胸中痛，胁下满，心痛；脉如贯珠者，男子胁下实，腰中痛，女阴中痛或有疮。

阳维脉主病，王叔和曰：苦肌肉痹痒，皮肤痛，下部不仁，汗出而寒，颠仆羊鸣，手足相引，甚者不能言。张洁古曰：卫为阳主表，阳维受邪为病在表，故作寒热；营为阴主里，阴维受邪为病在里，故苦心痛。阴阳相维则营卫和谐，营卫不谐则怅然失志，不能自收持矣。

傷寒脉證

漢張仲景先師通內經精義抉其奧旨著傷寒論脉證詳明立法制方條分縷悉如太陽病發熱惡寒頭項痛腰脊強惡心拘急體痛骨節疼則知是太陽經表症標病也若加發熱煩渴小便不利則知是太陽腑病經傳裏症本病熱結膀胱也若或有汗惡風不惡寒則知是傷風而非傷寒也其脉浮緊有力爲傷寒浮緩無力爲傷風其要在脉静爲不傳脉躁盛爲欲傳也傷風脉當浮緩而反緊盛者其證熱盛而煩手足皆温則知是傷風而得傷寒脉躁盛爲傳也傷寒脉當浮緊而反浮緩者其證不煩少熱四肢厥冷則知是傷寒元氣虛而得傷風脉也若或身熱惡寒頭疼而脉反沉則知是太陽得少陰脉也若無頭痛但有身熱惡寒而脉沉則知病還在少陰經也如陽明病身熱微惡寒頭額目痛鼻乾不眠則是陽明經表症標病也若皆身熱煩渴欲飲汗出惡熱則知是陽明傳裏證本病也若潮熱自汗譫語發渴不惡寒反惡熱揭去衣被揚手擲足或發癍黄狂亂大便燥實不通或手足乍温乍冷腹滿硬痛喘急則知是正陽明胃腑傳裏本實病也其脉微洪爲標洪數爲本沉數爲實也如少陽病頭角痛目眩胸脅痛耳聾寒熱嘔而口苦心下滿悶則知是少陽經病也其

伤寒脉证

汉张仲景先师，通《内经》精义，抉其奥旨，著《伤寒论》，脉证详明，立法制方，条分缕悉。

如太阳病发热恶寒，头项痛，腰脊强，恶心，拘急体痛，骨节疼，则知是太阳经表症，标病也；若加发热烦渴，小便不利，则知是太阳腑病经传里症，本病，热结膀胱也；若或有汗，恶风不恶寒，则知是伤风而非伤寒也。其脉浮紧有力为伤寒，浮缓无力为伤风，其要在脉静为不传，脉躁盛为欲传也。伤风脉当浮缓而反紧盛者，其证热盛而烦，手足皆温则知是伤风而得伤寒，脉躁盛为传也。伤寒脉当浮紧而反浮缓者，其证不烦，少热，四肢厥冷，则知是伤寒元气虚而得伤风脉也。若或身热恶寒头疼，而脉反沉，则知是太阳得少阴脉也，若无头痛，但有身热恶寒，而脉沉，则知病还在少阴经也。

如阳明病身热微恶寒，头额目痛，鼻干，不眠，则是阳明经表症，标病也；若皆身热，烦渴欲饮，汗出恶热，则知是阳明传里证，本病也；若潮热，自汗，谵语，发渴，不恶寒反恶热，揭去衣被，扬手掷足，或发癍黄，狂乱，大便燥实不通或手足乍温乍冷，腹满硬痛，喘急，则知是正阳明胃腑传里本实病也，其脉微洪为标，洪数为本，沉数为实也。

如少阳病头角痛，目眩，胸胁痛，耳聋，寒热，呕而口苦，心下满闷则知是少阳经病也，其脈乃弦數焉如太陰病身體壯熱腹痛咽乾手足温或自利不渴則知是陽經熱邪傳太陰經標病也若加燥渴腹滿身目黄小水赤大便燥實不通則知是太陰經傳本病也若初病起頭不疼口不渴身不熱怯寒手冷中脘腹滿痛吐瀉小便清白或嘔噦則知是太陰經直中本病也若初病起無熱不渴止有胷膈膹脹滿面唇皆無光澤或嘔胸急痛手足冷自覺不舒快少情緒則知是太陰經飲食生冷傷於脾胃而爲内傷寒也其脈沉緩爲標沉實爲本沉細直中也其内傷寒亦沉細焉如少陰病引衣踡卧而惡寒或舌乾口燥譫語發渴大便不通則知是陽經熱邪

傳少陰標病若或身熱面赤足冷脈沉則知是腎經自受夾陰傷寒標與本俱病也若加煩燥欲坐卧泥水中雖欲飲而不受面赤脈沉足冷則知是陰極發躁本病也若身熱面赤足冷煩躁欲飲揭去衣被脈數大無力則知是虚陽伏陰標與本病也若初病起頭不疼口不渴身不熱就便怕寒厥冷踡卧或臍腹痛而吐瀉或戰慄面如刀刮則知是腎經直中本病也若無熱惡寒面色青小腹絞痛足冷脈沉踡卧不渴或吐利甚則舌捲囊縮昏沉不省手足指甲皆青冷過肘膝心下脹滿湯藥不受則知是腎經夾陰中寒本病也若身面赤足冷脉沉身疼痛下利清穀則

脉乃弦数焉。

如太阴病身体壮热，腹痛，咽干，手足温，或自利不渴，则知是阳经热邪传太阴经标病也；若加燥渴，腹满，身目黄，小水赤，大便燥实不通，则知是太阴经传本病也；若初病起头不疼，口不渴，身不热，怯寒手冷，中脘腹满痛，吐泻，小便清白或呕哕，则知是太阴经直中本病也；若初病起无热不渴，止有胸膈膹胀满，面唇皆无光泽，或呕，胸急痛，手足冷，自觉不舒快、少情绪，则知是太阴经饮食生冷伤于脾胃而为内伤寒也；其脉沉缓为标，沉实为本，沉细直中也，其内伤寒亦沉细焉。

如少阴病引衣蜷卧而恶寒，或舌干口燥，谵语发渴，大便不通，则知是阳经热邪传少阴标病；若或身热面赤，足冷脉沉，则知是肾经自受夹阴伤寒，标与本俱病也；若加烦躁，欲坐卧泥水中，虽欲饮而不受，面赤脉沉，足冷，则知是阴极发躁本病也；若身热面赤，足冷烦躁欲饮，揭去衣被，脉数大无力，则知是虚阳伏阴，标与本病也；若初病起头不疼，口不渴，身不热，就便怕寒，厥冷蜷卧，或脐腹痛而吐泻，或战栗面如刀刮，则知是肾经直中本病也；若无热恶寒，面色青，小腹绞痛，足冷，脉沉，蜷卧不渴，或吐利甚则舌卷囊缩，昏沉不省，手足指甲皆青，冷过肘膝，心下胀满，汤药不受，则知是肾经夹阴中寒本病也；若身面赤，足冷，脉沉，身疼痛，下利清谷，则知是陰利寒證俗呼漏底者也其脉沉實有力爲陽經熱邪傳入少陰標病也脉沉細無力爲直中寒證數大無力爲虚陽伏陰其夾陰傷寒陰極發躁脉皆沉也如厥陰病發熱惡寒似瘧狀則知是陽經熱邪傳入厥陰經標病也若煩滿囊縮消渴舌卷譫妄大便不通手足乍温乍冷則是陽經熱邪傳入厥陰經本病也若初病起頭不疼口不渴身不熱就便怕寒四肢厥冷或小腹至陰疼痛或吐瀉體痛嘔噦涎沫甚則手足指甲面唇皆青冷過肘膝舌卷囊縮則知是厥陰經直中本病也其脉浮緩爲標沉實有力爲本微細無力或伏絶爲直中也此六經之脉證有標有本臨症明辨學者宜盡心焉

兩感

張介賓曰病有兩感於寒者一日則太陽與少陰表裏俱病凡頭痛發熱惡寒者邪在表口乾而渴者邪在裏二日則陽明與太陰表裏俱病凡身熱目痛鼻乾不眠者邪在表腹滿不欲食者邪在裏三日則少陽與厥陰俱病凡耳聾脇痛寒熱而嘔者邪在表煩滿囊縮而厥水漿不入邪在裏凡兩感者或三日或六日營衛不行藏府不通昏不知人胃氣乃盡故當死也拯救之計但當辨其緩急或解其外或和其中或因虚固本使元陽不敗孰先孰後臨證

知是阴利寒证，俗呼漏底者也；其脉沉实有力为阳经热邪传入少阴标病也，脉沉细无力为直中寒证，数大无力为虚阳伏阴，其夹阴伤寒阴极发躁，脉皆沉也。

如厥阴病发热恶寒似疟状，则知是阳经热邪传入厥阴经标病也；若烦满囊缩，消渴，舌卷，谵妄，大便不通，手足乍温乍冷，则是阳经热邪传入厥阴经本病也；若初病起头不疼，口不渴，身不热，就便怕寒，四肢厥冷，或小腹至阴疼痛，或吐泻体痛，呕哕涎沫，甚则手足指甲面唇皆青，冷过肘膝，舌卷囊缩，则知是厥阴经直中本病也；其脉浮缓为标，沉实有力为本，微细无力或伏绝为直中也。

此六经之脉证有标有本，临症明辨，学者宜尽心焉。

两感

张介宾曰：病有两感于寒者，一日则太阳与少阴表里俱病，凡头痛、发热、恶寒者，邪在表；口干而渴者，邪在里。二日则阳明与太阴表里俱病，凡身热、目痛、鼻干、不眠者，邪在表；腹满不欲食者，邪在里。三日则少阳与厥阴俱病，凡耳聋、胁痛、寒热而呕者，邪在表；烦满囊缩而厥、水浆不入，邪在里。凡两感者，或三日或六日，营卫不行，脏府不通，昏不知人，胃气乃尽，故当死也。拯救之计，但当辨其缓急，或解其外，或和其中，或因虚固本使元阳不败，孰先孰后，临证酌宜不可槩言方治也　兩感者本表裏之同病今見有少陰先潰於內而太陽繼之於外卽縱情肆欲之兩感也太陰受傷於裏而陽明重感於表者卽勞倦竭力飲食不調之兩感也厥陰氣逆於藏少陽復病於府者卽七情不愼疲筋敗血之兩感也

合病

張介賓云合病者乃二陽三陽同病病之相合者也如初起發熱惡寒頭痛者此太陽之症而更兼不眠卽太陽陽明合病也若兼嘔噁卽太陽少陽合病若發熱不眠嘔噁者卽陽明少陽合病也若三者俱全便是三陽合病其病

同故必辨其脉証犯何逆然後得以法而治其逆也

過經不解

傷寒證以七日爲一候仲景云太陽病頭痛至七日以上自愈者以行其經盡故也卽內經七日太陽病衰頭痛少愈之旨也喻昌云過經不解者由七八日以後至十三日已後病過一候二候猶不痊解也然邪在身中日久勢必結聚於三陽太陽爲多少陽次之陽明又次之及至三陰則生死反掌不若此之久持矣

傷寒忌灸

太陽病以火刼汗邪風被火熱血氣流溢失其常度兩陽

酌宜，不可凿言方治也。两感者，本表里之同病，今见有少阴先溃于内而太阳继之于外，即纵情肆欲之两感也，太阴受伤于里而阳明重感于表者，即劳倦竭力饮食不调之两感也，厥阴气逆于脏少阳复病于府者，即七情不慎疲筋败血之两感也。

合病

张介宾云：合病者，乃二阳三阳同病，病之相合者也。如初起发热、恶寒、头痛者，此太阳之症，而更兼不眠即太阳阳明合病也，若兼呕恶即太阳少阳合病，若发热不眠呕恶者，即阳明少阳合病也，若三者俱全便是三阳合病，其病同故必辨其脉证犯何逆，然后得以法而治其逆也。

过经不解

伤寒证以七日为一候。仲景云：太阳病头痛至七日以上自愈者，以行其经尽故也。即《内经》七日太阳病衰，头痛少愈之旨也。喻昌云：过经不解者，由七八日以后，至十三日以后，病过一候，二候犹不痊解也。然邪在身中，日久势必结聚于三阳，太阳为多，少阳次之，阳明又次之，及至三阴则生死反掌，不若此之久持矣。

伤寒忌灸

太阳病以火劫汗，邪风被火热，血气流溢，失其常度，两阳

相熏灼其身發黃云云

太陽病二日反躁反熨其背而大汗出大熱入胃胃中水竭躁煩必發譫語云云

太陽病以火熏之不得汗其人必躁到經不解必圊血名爲火邪

微數之脉慎不可灸

脉浮宜以汗解用火灸之邪無從出因火而盛

傷寒宜灸

少陰病得之二三日口中和其背惡寒者當灸之

常器之云足太陽鬲關二穴専灸背惡寒其背在第七椎下兩旁相去各三寸陷中正坐取之灸五壯

少陰病吐利手足不厥冷反發熱者不死脉不至灸少陰七壯

常器之云當灸少陰太谿二穴經曰腎之原出於太谿其穴在內踝後跟骨動脉陷中

少陰病下利便膿血者可刺

常器之云可刺足少陰幽門交信二處

郭雍曰可灸考幽門二穴在鳩尾下一寸巨闕兩旁各五分陷者中治瀉利膿血刺五分灸五壯交信二穴在內踝上二寸少陰前太陰後亷筋骨間治瀉利赤白刺

相熏灼，其身发黄云云。

太阳病二日反躁，反熨其背而大汗出，大热入胃，胃中水竭，躁烦必发谵语云云。

太阳病以火熏之，不得汗，其人必躁，到经不解必圊血，名为火邪。

微数之脉，慎不可灸。

脉浮，宜以汗解，用火灸之，邪无从出，因火而盛。

伤寒宜灸

少阴病得之二三日，口中和。其背恶寒者，当灸之。常器之云：足太阳鬲关二穴专灸背恶寒，其背在第七椎下两旁相去各三寸陷中，正坐取之。灸五壮。

少阴病，吐利，手足不厥冷反发热者，不死，脉不至，灸少阴七壮。常器之云：当灸少阴太溪二穴。经曰：肾之原出于太溪。其穴在内踝后跟骨动脉陷中。

少阴病，下利便脓血者可刺。常器之云：可刺足少阴幽门、交信二处。郭雍曰：可灸考幽门二穴，在鸠尾下一寸，巨阙两旁各五分陷者中，治泻利脓血。刺五分，灸五壮。交信二穴在内踝上二寸，少阴前太阴后廉筋骨间，治泻利赤白。刺

四分留五呼灸三壯

少陰病下利脉微濇嘔而汗出必數更衣反少者當温其上灸之

常器之云灸太衝郭雍云灸太谿此穴皆不治嘔而汗出裏急下利惟幽門主治乾噦嘔吐裏急下利亦當灸幽門爲是

傷寒六七日脉微手足厥冷而煩燥灸厥陰厥不還者死

常器之云可灸太衝以太衝二穴爲足厥陰之所注凡病診太衝脉可決人之生死其穴在足大指本節後二寸跗間陷者中動脉應手是其穴也灸三壯

傷寒脉促厥逆者可灸之

常器之云太衝穴前條手足厥逆灸太衝此條亦手足厥逆亦當灸太衝

傷寒頭痛身熱灸

二間 合谷 神道

風池 期門 間使

足三里

傷寒汗不出目紅耳聾胸痛頷腫口禁灸

俠溪 復溜

傷寒發熱煩燥口乾灸

四分，留五呼，灸三壮。

少阴病，下利，脉微涩，呕而汗出，必数更衣反少者，当温其上灸之。常器之云：灸太冲。郭雍云：灸太溪。此穴皆不治呕而汗出，里急下利，惟幽门主治干哕，呕吐，里急下利，亦当灸幽门为是。

伤寒六七日，脉微，手足厥冷而烦躁，灸厥阴。厥不还者，死。常器之云：可灸太冲。以太冲二穴为足厥阴之所注，凡病诊太冲脉可决人之生死，其穴在足大指本节后二寸，跗间陷者中动脉应手是其穴也。灸三壮。

伤寒，脉促，厥逆者可灸之。常器之云：太冲穴。前条手足厥逆，灸太冲，此条亦手足厥逆，亦当灸太冲。

伤寒头痛身热，灸：二间、合谷、神道、风池、期门、间使、足三里。

伤寒汗不出、目红、耳聋、胸痛、颔肿、口禁，灸：侠溪、复溜。

伤寒发热，烦躁，口干，灸：

曲澤　陰竅

嘔吐氣逆

曲澤

手足逆冷

大都

遍身發熱

百勞

發狂

百會　間使　復溜

陰谷　足三里

陰症

期門　間使　氣海

關元

聲啞

天突　期門　間使

耳聾

腎俞　偏歷　聽會

小便閉

陰谷　關元　陰陵泉

舌捲囊縮

曲泽、阴窍。

呕吐气逆：曲泽。

手足逆冷：大都。

遍身发热：百劳。

发狂：百会、间使、复溜、阴谷、足三里。

阴症：期门、间使、气海、关元。

声哑：天突、期门、间使。

耳聋：肾俞、偏历、听会。

小便闭：阴谷、关元、阴陵泉。

舌卷囊缩：

天突　廉泉　腎俞
合谷　復溜　然谷
血海
腹脹
大白　復溜　足三里
餘熱
曲池　間使　後溪
婦人熱入血室
期門

中風證畧

經曰風爲百病之長善入數變其中人也有中腑中臟眞中類中之不同後之論治者有主痰主火主氣虚之各異要求其所自無不由中氣之虚外邪乃得乘其虚而襲之眞中之症西北方風高往往有之故客於脉者則爲厲風客於臟腑之俞則爲偏風風氣循風腑而上則爲腦風自腦戸而合於太陽則爲目風飲酒汗出見風則爲漏風入房汗出當風則爲内風入於腸胃則爲腸風外客腠理則爲泄風其名不同其治亦異類中者狀如中風但無痛苦寒熱而肢節忽廢神氣言語倏忽失常此非外風所致乃

天突、廉泉、肾俞、合谷、复溜、然谷、血海。

腹胀：大白、复溜、足三里。

余热：曲池、间使、后溪。

妇人热入血室：期门。

中风证略

经曰：风为百病之长，善入数变。其中人也，有中腑、中脏、真中、类中之不同，后之论治者，有主痰、主火、主气虚之各异，要求其所自，无不由中气之虚，外邪乃得乘其虚而袭之。真中之症，西北方风高，往往有之，故客于脉者则为厉风，客于脏腑之俞则为偏风，风气循风腑而上则为脑风，自脑户而合于太阳则为目风，饮酒汗出见风则为漏风，入房汗出当风则为内风，入于肠胃则为肠风，外客腠理则为泄风，其名不同，其治亦异。类中者，状如中风，但无痛，苦寒热而肢节忽废，神气言语倏忽失常，此非外风所致，乃肝邪風木所化戕賊中土故忽然卒倒昏不知人口眼歪僻痰涎上壅甚則口開心絶手撒脾絶目合肝絶遺尿腎絶聲如鼾睡肺絶五症全者死不治又見有吐沫直視面色如粧者肉脱筋痛者不治若非預防於平時而欲圖功於末路則幸而生全者良亦苦矣

中風灸穴

氣塞痰湧昏危不省人事

百會　風池　大椎

肩井　間使　曲池

足三里　肩髃　環跳

絶骨

手足攣痺心神昏亂將有中風之候不論是風與氣可依次灸此則愈

合谷　風市　崑崙

手三里　關元　丹田

卒中風

神闕　凡卒中風者此穴最佳羅天益云中風服藥只可扶持要收全功灸火爲良蓋不惟追散風邪宣通血脉其於回陽益氣之功眞有莫能盡述者

風癇

肝邪风木所化，戕贼中土，故忽然卒倒，昏不知人，口眼歪僻，痰涎上壅。甚则口开心绝，手撒脾绝，目合肝绝，遗尿肾绝，声如鼾睡肺绝，五症全者死不治。又见有吐沫，直视，面色如妆者，肉脱筋痛者，不治。若非预防于平时，而欲图功于末路，则幸而生全者，良亦苦矣。

中风灸穴

气塞痰涌，昏危不省人事：百会、风池、大椎、肩井、间使、曲池、足三里、肩髃、环跳、绝骨。

手足挛痹，心神昏乱，将有中风之候，不论是风与气，可依次灸此则愈：合谷、风市、昆仑、手三里、关元、丹田。

卒中风：神阙，凡卒中风者，此穴最佳。罗天益云：中风服药只可扶持，要收全功，灸火为良。盖不惟追散风邪，宣通血脉，其于回阳益气之功，真有莫能尽述者。

风痫：

前神聰　去前頂五分自神庭至此穴共四寸灸三壯

後神聰　去百會一寸灸三壯

口禁不開

機關　在耳下八分近前千金翼云凡中風口禁不開灸此二穴五壯卽愈一云灸　頰車　承漿　合谷

偏風半身不遂左患灸右右患灸左

肩髃　肩井　百會

客主人　承漿　地倉

三里　三間　二間

陽陵泉　陽輔　口歪列缺

風市　曲池　環跳

足三里　絶骨　崑崙

手足髓孔　千金云手髓孔在腕後尖骨頭宛宛中足髓孔在足外踝後一寸俱主治痿追風半身不遂灸百壯

口眼喎斜

頰車　地倉　水溝

承漿　聽會　合谷

凡口喎向右者是左脉中風而緩也宜灸左喎陷中二七壯喎向左者是右脉中風而緩也宜灸右喎陷

前神聪，去前顶五分，自神庭至此穴共四寸，灸三壮。后神聪　去百会一寸，灸三壮。

口禁不开：机关，在耳下八分近前。《千金翼》云：凡中风口禁不开，灸此二穴五壮即愈。一云：灸颊车、承浆、合谷。

偏风半身不遂，左患灸右，右患灸左：肩髃、肩井、百会、客主人、承浆、地仓、三里、三间、二间、阳陵泉、阳辅、口歪列缺、风市、曲池、环跳、足三里、绝骨、昆仑、手足髓孔。《千金》云：手髓孔在腕后尖骨头宛宛中，足髓孔在足外踝后一寸。俱主治痿追风，半身不遂，灸百壮。

口眼㖞斜：颊车、地仓、水沟、承浆、听会、合谷。凡口㖞向右者，是左脉中风而缓也，宜灸左㖞陷中二七壮；㖞向左者，是右脉中风而缓也，宜灸右㖞陷

中二七壯炷如麥粒

瘖瘂

天突　靈道　陰谷

復溜　豐隆　然谷

戴眼

神庭　脊骨三椎五椎各灸五七壯齊下火立效

癱瘓

肩髃　合谷　曲池

環跳　風市　足三里

絕骨　陽陵泉　崑崙

肩井　中渚　陽輔

角弓反張

百會　神門　間使

僕參　命門

風痺不仁

天井　尺澤　少海

陽輔　中渚　環跳

太衝

預防中風

風池　百會　曲池

中二七壮，炷如麦粒。

瘖哑：天突、灵道、阴谷、复溜、丰隆、然谷。

戴眼：神庭，脊骨三椎、五椎，各灸五七壮。齐下火立效。

瘫痪：肩髃、合谷、曲池、环跳、风市、足三里、绝骨、阳陵泉、昆仑、肩井、中渚、辅。

角弓反张：百会、神门、间使、仆参、命门。

风痹不仁：天井、尺泽、少海、阳辅、中渚、环跳、太冲。

预防中风：风池、百会、曲池，

合谷　肩髃　風市
足三里　絶骨　環跳

厥逆證畧

厥者四肢厥冷逆者氣血逆亂夫人厥則陽氣并於上陰氣并於下生氣通天論曰陽氣者煩勞則張精絶辟積於夏使人煎厥大怒則形氣絶而血菀於上使人薄厥大奇論曰脉至如喘名曰暴厥厥逆一症内經特重而詳言之如云卒厥暴厥皆厥逆之總名也如云寒厥熱厥分厥逆之陰陽也連經連臟論厥逆之生死也再若諸經臟腑之辨又極明顯後世又有氣厥血厥酒厥痰厥色厥食厥無

非本之經義仲景傷寒論厥逆與内經有異臟厥蚘厥皆傷寒症也内經之厥重在元氣故熱厥當補陰寒厥當補陽傷寒之厥辨在邪氣故寒厥宜温熱厥可攻也二者不可不察至若尸厥一症乃外邪卒中之惡候凡四時不正之氣及山魔土煞五尸魔魅之屬皆是也犯之者忽然手足厥冷肌膚寒慄面目青黑精神不守或口噤妄言痰涎壅塞或頭旋運倒不省人事即名飛尸卒厥宜用鍼法若用艾灸則莫如秦承祖灸鬼法及華陀救陽脱法爲妙

厥逆灸治

暴厥冷逆

合谷、肩髃、风市、足三里、绝骨、环跳。

厥逆证略

厥者，四肢厥冷；逆者，气血逆乱。夫人厥则阳气并于上，阴气并于下。《生气通天论》曰：阳气者，烦劳则张，精绝辟积于夏，使人煎厥，大怒则形气绝，而血菀于上，使人薄厥。《大奇论》曰：脉至如喘，名曰暴厥。厥逆一症，《内经》特重而详言之。如云卒厥、暴厥皆厥逆之总名也，如云寒厥、热厥，分厥逆之阴阳也，连经连脏论厥逆之生死也，再若诸经脏腑之辨，又极明显，后世又有气厥、血厥、酒厥、痰厥、色厥、食厥，无非本之经义。仲景《伤寒论》厥逆与《内经》有异，脏厥、蛔厥皆伤寒症也。《内经》之厥重在元气，故热厥当补阴，寒厥当补阳；伤寒之厥辨在邪气，故寒厥宜温，热厥可攻也，二者不可不察。至若尸厥一症，乃外邪卒中之恶候，凡四时不正之气，及山魔土煞五尸魔魅之属皆是也。犯之者忽然手足厥冷，肌肤寒栗，面目青黑，精神不守，或口噤妄言，痰涎壅塞，或头旋运倒，不省人事，即名飞尸卒厥，宜用针法，若用艾灸，则莫如秦承祖灸鬼法及华陀救阳脱法为妙。

厥逆灸治

暴厥冷逆：

氣海　腎俞　肝俞
陽溪　人中　膻中
百會
一法以繩圍男左女右臂腕將繩從大椎向下度至脊中繩頭盡處是穴灸二十一壯　尸厥灸此亦妙

尸厥卒倒氣脫
百會　人中　合谷
間使　氣海　關元

扁鵲治虢太子疾取三陽五會更熨兩脇下即甦

腎厥頭痛筋攣不嗜卧

關元灸百壯

卒忤
肩井　巨闕　水溝小炷三壯
神門小炷三壯　又灸中惡等症其穴在乳後三寸男左女右灸之

陰厥脛直
照海　陽陵泉

鬼魅狐惑
鬼哭穴　取將手兩大指相並縛定用艾炷於兩甲角反甲後肉四處騎縫着火灸之則患者哀告我自去爲效

气海、肾俞、肝俞、阳溪、人中、膻中、百会。一法：以绳围男左女右臂腕，将绳从大椎向下度至脊中绳头尽处是穴。灸二十一壮。尸厥灸此亦妙。

尸厥卒倒气脱：百会、人中、合谷、间使、气海、关元。

扁鹊治虢太子疾，取三阳五会，更熨两胁下即苏。

肾厥头痛，筋挛不嗜卧：关元灸百壮。

卒忤：肩井、巨阙、水沟小炷三壮、神门小炷三壮。又灸中恶等症其穴在乳后三寸，男左女右灸之。

阴厥胫直：照海、阳陵泉。

鬼魅狐惑：鬼哭穴，取将手两大指相并缚定，用艾炷于两甲角反甲后肉四处骑缝着火灸之，则患者哀告我自去为效。

面青腹痛嘔吐瀉利舌捲囊縮手指甲唇青心下結硬脹
滿冷汗不止四體如冰厥逆昏沉不省人事脉伏絕者
氣海　穴在臍下一寸五分　丹田　穴在臍下二寸
關元　穴在臍下三寸　用大艾炷灸二七壯得手足
温煖脉至知人事無汗要有汗出即生不煖不省脉
不至者死

中暑神昏

症見卒倒無知名曰暑風大率有虚實兩途實者痰
之實也平素積痰充滿經絡一旦感召盛暑痰阻其
氣卒倒流涎此濕暍合病之最劇者也宜先吐其痰

後清其暑猶易為也虚者陽之虚也平素陽氣衰微
不振陰寒久已用事一旦感召盛暑邪凑其虚此濕
暍病得自虚寒者也宜回陽藥中兼清其暑最難為
也丹溪謂夏令火盛之時爍石流金何陰寒之有此
其見偏主於熱治宜清凉灸法似不可用然亦不盡
然也天有非時之氣人即有非時之病如夏行秋令
冬行春令寒時得熱症熱時得寒症往往有之況盛
暑之氣外陽而內陰中之者卒暴面垢冷汗出手足
微冷或吐或瀉或喘或滿甚至不省人事宜灸
百會　中脘　三里

面青腹痛，呕吐泻利，舌卷囊缩，手指甲、唇青，心下结硬胀满，冷汗不止，四体如冰，厥逆昏沉，不省人事，脉伏绝者：气海，穴在脐下一寸五分。丹田，穴在脐下二寸。关元，穴在脐下三寸。用大艾炷灸二七壮，得手足温暖，脉至知人事，无汗要有汗出即生，不暖、不省、脉不至者死。

中暑神昏：症见卒倒无知，名曰暑风。大率有虚实两途，实者痰之实也，平素积痰充满经络，一旦感召盛暑，痰阻其气，卒倒流涎，此湿暍合病之最剧者也，宜先吐其痰，后清其暑，犹易为也；虚者阳之虚也，平素阳气衰微不振，阴寒久已用事，一旦感召盛暑，邪凑其虚，此湿暍病得自虚寒者也，宜回阳药中兼清其暑，最难为也。丹溪谓：夏令火盛之时，烁石流金，何阴寒之有？此其见偏主于热，治宜清凉，灸法似不可用，然亦不尽然也。天有非时之气，人即有非时之病，如夏行秋令，冬行春令，寒时得热症，热时得寒症，往往有之，况盛暑之气，外阳而内阴，中之者，卒暴面垢，冷汗出，手足微冷，或吐或泻，或喘或满，甚至不省人事，宜灸百会、中脘、三里、

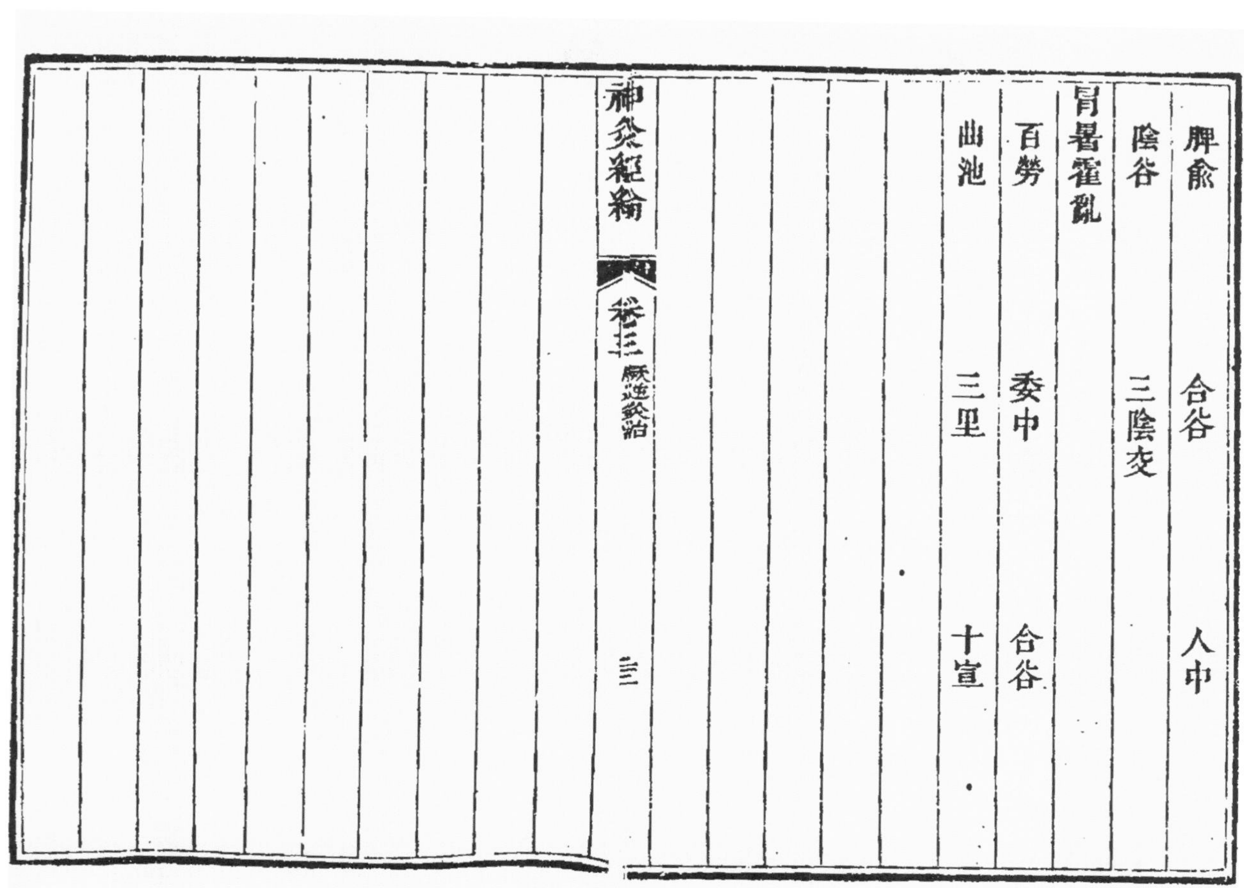
脾俞　合谷　人中
陰谷　三陰交
冒暑霍亂
百勞　委中　合谷
曲池　三里　十宣

神灸經綸　卷三　厥逆證治　三

脾俞、合谷、人中、阴谷、三阴交。

冒暑霍乱：百劳、委中、合谷、曲池、三里、十宣。

首部證畧

人之有首猶山之有巔以其高出衆體之上爲諸陽之總會也靈樞曰明堂者鼻也闕者眉間也庭者顔也蕃者頰側也蔽者耳門也又曰肺氣通於鼻心氣通於舌肝氣通於目脾氣通於口腎氣通於耳五臟不和則七竅不通故凡人之疾病吉凶無不上見於面觀其色之勝復生尅卽知其病之輕重淺深經曰赤色出顴大如拇指者病雖小愈必卒死黑色出於庭大如拇指必不病而卒死庭者南方火位黑乃北方水色水來尅火是陽神已離其所舍將何以固其生乎顴之左爲肝顴之右爲肺其骨屬腎病小

愈而兩顴見赤色是爲木火自焚水乾金鑠敗於內必形諸外知其卒死也必矣若滿面通紅氣盛者屬陽若兩顴鮮赤如指如縷而餘地不赤者陰虛也面色白者爲氣虛白兼淡黃而氣不足者必失血面白色枯氣血俱敗面青兼白爲陽虛陰勝面黃潤而微赤者濕熱而黃而兼青者此木邪犯土多不可治久病面轉黃蒼此欲愈也久病面色如煤不開者終不吉也面色青蒼者主疼痛平人面色如灰塵眼下青黑者必將有重病女人面色青者主肝強脾弱經絡不調女人顴頰鮮紅名帶桃花此陰中有虛火多淫而無子是皆病之不在面而色著於面也至若首之

首部证略

人之有首，犹山之有巅，以其高出众体之上，为诸阳之总会也。

《灵枢》曰：明堂者，鼻也；阙者，眉间也；庭者，颜也；蕃者，颊侧也；蔽者，耳门也。又曰：肺气通于鼻，心气通于舌，肝气通于目，脾气通于口，肾气通于耳，五脏不和则七窍不通。故凡人之疾病吉凶，无不上见于面，观其色之胜复生克，即知其病之轻重浅深。经曰：赤色出颧，大如拇指者，病虽小愈必卒死；黑色出于庭，大如拇指，必不病而卒死。庭者，南方火位，黑乃北方水色，水来克火，是阳神已离其所舍，将何以固其生乎？颧之左为肝，颧之右为肺，其骨属肾，病小愈而两颧见赤色，是为木火自焚，水干金铄，败于内必形诸外，知其卒死也必矣。若满面通红气盛者，属阳；若两颧鲜赤如指如缕，而余地不赤者，阴虚也；面色白者为气虚；白兼淡黄而气不足者，必失血；面白色枯，气血俱败；面青兼白，为阳虚阴胜；面黄润而微赤者，湿热；面黄而兼青者，此木邪犯土，多不可治；久病面转黄苍，此欲愈也；久病面色如煤不开者，终不吉也；面色青苍者，主疼痛；平人面色如灰尘，眼下青黑者，必将有重病；女人面色青者，主肝强脾弱，经络不调；女人颧颊鲜红，名带桃花，此阴中有虚火，多淫而无子。是皆病之不在面而色着于面也。至若首之

頭腦七竅各自見病逐一詳別而類彙之於後

一頭痛內經所謂臟腑經脉之氣逆上亂於頭之淸道致眞氣不得運行壅遏經隧而痛者也如因風木痛者則抽掣惡風或有汗而痛因暑熱痛者或有汗或無汗則皆惡熱而痛因濕而痛者則頭重遇天陰尤甚因痰飲而痛者亦頭昏重憒憒欲吐因寒而痛絀急惡寒更有氣虛而痛者遇勞則甚其脉大有血虛而痛者善驚惕其脉芤診頭痛者審久暫明表裏因證而詳辨之不可執也仲景傷寒論則惟三陽有頭痛厥陰亦有頭痛而太少二陰則無之其痛亦各有所主太陽在後陽明在前少陽在側厥陰之脉會於巔則巔頂痛此又外感之所當辨者至若內傷則足六經及手少陰少陽皆有之又不得以三陽爲拘矣東垣壯歲病頭痛每發時兩顴盡黃眩運目不欲開懶於言語身體沉重兀兀欲吐數日方過潔古老人曰此厥陰太陰合而爲病名曰風痰爲之灸俠谿二穴各二七壯不旬日愈

一頭風眩運偏頭痛素問所言頭疼巔疾下虛上實過在足少陰巨陽甚則入腎徇蒙招尤目眩耳聾下實上虛過在足少陽厥陰甚則入肝下虛者腎虛也故腎虛則頭痛上虛者肝虛也故肝虛則頭暈徇蒙者如以物蒙

头脑七窍各自见病，逐一详别而类汇之于后。

〇头痛。《内经》所谓脏腑经脉之气，逆上乱于头之清道，致真气不得运行，壅遏经隧而痛者也。如因风木痛者，则抽掣恶风，或有汗而痛；因暑热痛者，或有汗，或无汗，则皆恶热而痛；因湿而痛者，则头重，遇天阴尤甚；因痰饮而痛者，亦头昏重、愦愦欲吐；因寒而痛，绌急恶寒；更有气虚而痛者，遇劳则甚，其脉大；有血虚而痛者，善惊惕，其脉芤。诊头痛者，审久暂，明表里，因证而详辨之，不可执也。仲景《伤寒论》则惟三阳有头痛，厥阴亦有头痛，而太少二阴则无之。其痛亦各有所主，太阳在后，阳明在前，少阳在侧，厥阴之脉会于巅则巅顶痛，此又外感之所当辨者。至若内伤则足六经及手少阴、少阳皆有之，又不得以三阳为拘矣。东垣壮岁病头痛，每发时两颧尽黄，眩运，目不欲开，懒于言语，身体沉重，兀兀欲吐，数日方过，洁古老人曰：此厥阴、太阴合而为病，名曰风痰。为之灸侠溪二穴各二七壮，不旬日愈。

〇头风、眩运、偏头痛。《素问》所言头疼巅疾，下虚上实，过在足少阴、巨阳，甚则入肾；徇蒙招尤，目眩耳聋，下实上虚，过在足少阳、厥阴，甚则入肝。下虚者，肾虚也，故肾虚则头痛；上虚者，肝虚也，故肝虚则头晕。徇蒙者，如以物蒙其首招摇不定目眩耳聾皆暈之狀也風氣循風府而上則爲腦風新沐中風爲首風頭半邊痛鼻塞不聞香臭常流淸涕時作臭氣謂之偏頭風左屬風又爲血虛右屬痰又爲熱若頭痛起核塊聲如雷鳴則謂之雷頭風頭腫大如斗則謂之大頭風是天行時疫也陽明受邪首面大腫也又天門眞痛上引泥丸謂之眞頭痛死不治若心肝壅熱上攻目睛則頭目皆痛胸膈風痰上攻者亦然

一眼目有五輪八廓之别五輪應五行金精結爲氣輪木精結爲風輪火精結爲血輪土精結爲肉輪水精結爲

水輪八廓應八卦乾居西北絡通大腸之府故曰傳道廓坎正北方絡通膀胱之府故曰津液廓艮位東北絡通上焦之府故曰會陰廓震正東方絡通胆府故曰淸淨廓巽位東南絡通中焦之府故曰養化廓離正南方絡通小腸之府故曰胞陽廓坤位西南絡通胃府故曰水穀廓兌正西方絡通下焦之府故曰關泉廓此由臟府配合與内經相發明也邪中於項因逢其身之虛其入深則隨眼系以入于腦入于腦則腦轉腦轉則引目系急目系急則目眩以轉矣脉度篇曰蹻脉氣不榮則目不合决氣篇曰氣脫者目不明又言目痛者白眼赤

其首，招摇不定，目眩耳聋，皆晕之状也。风气循风府而上则为脑风；新沐中风为首风；头半边痛，鼻塞不闻香臭，常流清涕，时作臭气，谓之偏头风，左属风又为血虚，右属痰又为热；若头痛起核块，声如雷鸣，则谓之雷头风；头肿大如斗，则谓之大头风，是天行时疫也，阳明受邪，首面大肿也；又天门真痛，上引泥丸，谓之真头痛，死不治；若心肝壅热，上攻目睛，则头目皆痛，胸膈风痰上攻者亦然。

〇眼目。有五轮八廓之别，五轮应五行，金精结为气轮，木精结为风轮，火精结为血轮，土精结为肉轮，水精结为水轮。入廓应八卦，乾居西北，络通大肠之府，故曰传道廓；坎正北方，络通膀胱之府，故曰津液廓；艮位东北，络通上焦之府，故曰会阴廓；震正东方，络通胆府，故曰清净廓；巽位东南，络通中焦之府，故曰养化廓；离正南方，络通小肠之府，故曰抱[1]阳廓；坤位西南，络通胃府，故曰水谷廓；兑正西方，络通下焦之府，故曰关泉廓。此由脏府配合与《内经》相发明也。邪中于项，因逢其身之虚，其入深则随眼系以入于脑，入于脑则脑转，脑转则引目系急，目系急则目眩以转矣。《脉度篇》曰：跷脉气不荣则目不合。《决气篇》曰：气脱者，目不明。又言：目痛者，白眼赤

①抱：原作“胞”，据《秘传眼科龙木论》改。

脉法于陽瞳子黑眼法于陰風熱上攻爲陽症見紅腫
重生翳膜精氣内損爲陰症目昏澁眩運甚成内障若
青盲又與内障有異並無紅腫赤痛翳膜等症而但視
不見物是乃六腑幽邃之源欝遏靈明不得發露失神
胆澁病也人見其目如平人珠青如故只自有目如無
目耳故曰青盲又迎風赤爛眼症見風則赤爛無風則
否與風弦赤爛入脾絡之深者不同凡治目灸法景岳
載取諸穴最良

一耳聾症有因諸經之火壅塞淸道有因恚怒憂欝肝胆
氣逆有因風寒外感亂其營衛有因驚損竅閉或患聤

耳潰膿不止而壞其竅者有因年衰或病後或勞倦過
度者辨其在經在藏暴聾久聾在經暴聾者易治在臟
久聾者難治

一鼻爲肺竅若七情内欝六淫外侵或飲食勞倦則肺氣
不宣通淸道壅塞而爲病矣故鼻中肉贅臭不可近痛
不可摇是爲痔瘜由陽明執滯留結而然經曰胆移熱
于腦則辛頞鼻淵鼻淵者濁涕下不止也故又名腦漏
治之宜早久則難愈

一齒牙病上牙屬足陽明下牙屬手陽明牙痛者濕熱蓄
于腸胃而上壅於經虫痛者由肥甘濕熱化生牙虫以

脉法于阳，瞳子黑眼法于阴。风热上攻为阳，症见红肿，重生翳膜；精气内损为阴，症目昏涩，眩运，甚成内障。若青盲又与内障有异，并无红肿、赤痛、翳膜等症，而但视不见物，是乃六腑幽邃之源，郁遏灵明不得发露，失神胆涩病也，人见其目如平人，珠青如故，只自有目如无目耳，故曰青盲。又迎风赤烂眼症，见风则赤烂，无风则否，与风弦赤烂入脾络之深者不同。凡治目灸法，景岳载取诸穴最良。

〇耳聋症。有因诸经之火，壅塞清道；有因恚怒忧郁，肝胆气逆；有因风寒外感，乱其营卫；有因惊损窍闭，或患聤耳溃脓不止而坏其窍者；有因年衰，或病后，或劳倦过度者。辨其在经、在脏、暴聋、久聋，在经、暴聋者易治，在脏、久聋者难治。

〇鼻，为肺窍，若七情内郁，六淫外侵，或饮食劳倦，则肺气不宣通，清道壅塞而为病矣。故鼻中肉赘，臭不可近，痛不可摇，是为痔瘜，由阳明执滞留结而然。经曰：胆移热于脑，则辛频鼻渊。鼻渊者，浊涕下不止也，故又名脑漏，治之宜早，久则难愈。

〇齿牙病。上牙属足阳明，下牙属手阳明。牙痛者，湿热蓄于肠胃而上壅于经；虫痛者，由肥甘湿热化生牙虫，以致蝕損蛀空牙敗而痛腎虛牙痛者其病不在經而在臟所謂腎衰則齒豁精固則齒堅是也又牙縫出血不止固屬胃火然亦有陰虛於下格陽於上誤作火治必至不救

一頰唇病頰屬手足少陽三焦胆手太陽小腸足陽明胃又屬足厥陰肝頰因風落少陽病也人有欠伸頰車蹉脫口開不能合醉以酒乘睡以皂角末搐鼻嚏透則正唇病屬脾燥則乾熱則裂風則瞤寒則揭唇有緩縱下垂者脾下也脾氣不能振舉故下緩不休

一咽喉喉主納氣氣從金化變動爲燥燥則澁澁則閉塞而不仁故在喉謂之痺咽主納食從土化變動爲濕濕則泥泥則壅脹而不通故在咽謂之腫痺者喉中不通言語不出而天氣閉塞也腫痛者不能納唾與食而地氣閉塞也喉癬多虛火游行無制陰氣大虛陽氣飛越虛損人見此爲海枯津竭甚爲危候

一舌病靈樞曰足太陰是動則病舌本強孫景思云舌者心氣之所主脾脉之所通二臟不和風邪中之則舌強不能言壅熱攻之則舌不能轉傷寒熱毒攻心與傷寒病後失於調攝則舌縱不收又曰舌者聲音之機也人有風寒外感火鬱于内而氣閉失音者有氣血内虧水

致蚀损蛀空，牙败而痛；肾虚牙痛者，其病不在经而在脏，所谓肾衰则齿豁，精固则齿坚是也；又牙缝出血不止固属胃火，然亦有阴虚于下，格阳于上，误作火治，必至不救。

○颊唇病。颊属手足少阳三焦胆、手太阳小肠、足阳明胃，又属足厥阴肝。颊因风落少阳病也。人有欠伸，颊车蹉脱，口开不能合，醉以酒，乘睡，以皂角末搐鼻，嚏透则正。唇病属脾，燥则干，热则裂，风则瞤，寒则揭。唇有缓纵下垂者，脾下也，脾气不能振举，故下缓不休。

○咽喉。喉主纳气，气从金化，变动为燥，燥则涩，涩则闭塞而不仁，故在喉谓之痹；咽主纳食，从土化，变动为湿，湿则泥，泥则壅胀而不通，故在咽谓之肿。痹者，喉中不通，言语不出，而天气闭塞也。肿痛者，不能纳唾与食，而地气闭塞也。喉癣多虚火游行无制，阴气大虚，阳气飞越，虚损人见此为海枯津竭，甚为危侯。

○舌病。《灵枢》曰：足太阴是动则病，舌本强。孙景思云：舌者，心气之所主，脾脉之所通，二脏不和，风邪中之则舌强不能言，壅热攻之则舌不能转，伤寒热毒攻心与伤寒病后失于调摄，则舌纵不收。又曰：舌者，声音之机也。人有风寒外感火郁于内而气闭失音者，有气血内亏水

乾金燥而久嗽音啞者暫病失音易治久病致瘖難治若夫叫號歌哭熱極飲冷或暴吸風寒則又當別論

一頭項強痛經云諸痙項強皆屬于濕又足少陽之脉從耳後入耳中其支者加頰車下頸合缺盆手三陽脉俱與耳頰相通故頸強頰腫引耳痛多由邪客三陽經絡頸漏者頸上有孔或腫或不腫或痛或不痛時流水或膿血是有虛寒有邪熱當與瘰癧參治

干金燥而久嗽音哑者，暂病失音易治，久病致喑难治。若夫叫号歌哭，热极饮冷，或暴吸风寒，则又当别论。

〇头项强痛。经云：诸痉项强，皆属于湿；又足少阳之脉从耳后，入耳中，其支者，加颊车，下颈合缺盆；手三阳脉俱与耳颊相通，故颈强颊肿引耳痛多由邪客三阳经络。颈漏者颈上有孔，或肿或不肿，或痛或不痛，时流水或脓血，是有虚寒有邪热，当与瘰疬参治。

首部證治

頭痛

百會 顖會 丹田

氣海 上星 神庭

曲差 後頂 率谷

風池 上穴擇灸一穴即可愈

偏頭痛

風門 通里 列缺

腦空

頭風眩暈久痛不愈

陽溪 豐隆 解溪

髮際穴在肩上三寸灸三壯

偏正頭疼

腦空 風池 列缺

大淵 合谷 解溪

頭面腫

陷谷 厲兑

目眩不能閉

腦空 解溪 通里

地倉

首部证治

头痛：百会、囟会、丹田、气海、上星、神庭、曲差、后顶、率谷、风池。上穴择灸一穴即可愈。

偏头痛：风门、通里、列缺、脑空。

头风眩晕，久痛不愈：阳溪、丰隆、解溪、发际穴在肩上三寸，灸三壮。

偏正头疼：脑空、风池、列缺、太渊、合谷、解溪。

头面肿：陷谷、厉兑。

目眩不能闭：脑空、解溪、通里、地仓。

頭目痛
外關　後溪
目痛紅腫不明
合谷　二間　肝俞
足三里
目昏生翳
角孫　足三里
青盲眼
肝俞　胆俞　腎俞
養老　商陽　光明

風爛眼
肝俞　胆俞　腎俞
絕谷　光明
耳聾
腎俞　竅陰　上星風聾二七壯
翳風痛聾七壯　聽宮　外關
偏歷　合谷　陽維穴在耳後引耳令前弦上是穴千金治耳風雷鳴灸五十壯
耳暴聾
液門　足三里

头目痛：外关、后溪。

目痛红肿不明：合谷、二间、肝俞、足三里。

目昏生翳：角孙、足三里。

青盲眼：肝俞、胆俞、肾俞、养老、商阳、光明。

风烂眼：肝俞、胆俞、肾俞、绝谷、光明。

耳聋：肾俞、窍阴、上星风聋二七壮、翳风痛聋七壮、听宫、外关、偏历、合谷、阳维穴在耳后，引耳令前，弦上是穴。《千金》治耳风雷鸣，灸五十壮。

耳暴聋：液门、足三里。

聤耳
聽宮　頰車　合谷
鼻瘜鼻痔
上星流清濁涕　顖會　百會
風池　人中　大椎
通天左鼻灸右右鼻灸左左右病俱灸灸後當去一塊形如朽骨其痺自愈灸炷如小麥大七壯
鼻淵
上星　曲差　風門
合谷
鼻塞

顖會　上星　風門
顖會一穴自七壯至七七壯灸至四日漸退七日愈
口齒痏蝕生瘡
承漿
齒牙痛
承漿　頰車耳垂下盡骨上是穴三壯如神
肩髃隨左右灸之　列缺七壯立止　三里
大淵風牙痛　魚際　申脈
二間　陽谷上牙痛　合谷
陽溪　液門　三間下齒痛七壯

聤耳：听宫、颊车、合谷。

鼻瘜鼻痔：上星流清浊涕、囟会、百会、风池、人中、大椎、通天左鼻灸右，右鼻灸左，左右病俱灸。灸后当去一块形如朽骨，其痹自愈。灸炷如小麦大，七壮。

鼻渊：上星、曲差、风门、合谷。

鼻塞：囟会、上星、风门。囟会一穴自七壮至七七壮，灸至四日渐退，七日愈。

口齿痏蚀生疮：承浆。

齿牙痛：承浆，颊车耳垂下尽骨上是穴，三壮如神，肩髃随左右灸之，列缺七壮立止，三里，太渊风牙痛，鱼际，申脉，二间，阳谷上牙痛，合谷，阳溪，液门，三间下齿痛，七壮，

足三里上齒痛七七壯　大溪　內庭下牙痛
地倉　崑崙
腎虛牙痛出血不止
頰車　合谷　足三里
大溪
眼目諸疾
足三里　三間　二間
落頰風
率谷三壯炷宜小
頰腫

神灸經綸　卷三　牙痛出血目疾　落頰風頰腫　唇緩喉痹癬　舌縱　舌強　圭

地倉
唇緩不休
地倉
喉痹喉癬
通里　然谷　厲兌
竅陰
舌縱
陰谷
舌強
竅陰

足三里上齿痛，七七壮，太溪，内庭下牙痛，地仓，昆仑。

肾虚牙痛，出血不止：颊车、合谷、足三里、太溪。

眼目诸疾：足三里、三间、二间。

落颊风：率谷三壮，炷宜小。

颊肿：地仓。

唇缓不休：地仓。

喉痹喉癣：通里、然谷、厉兑、窍阴。

舌纵：阴谷。

舌强：窍阴。

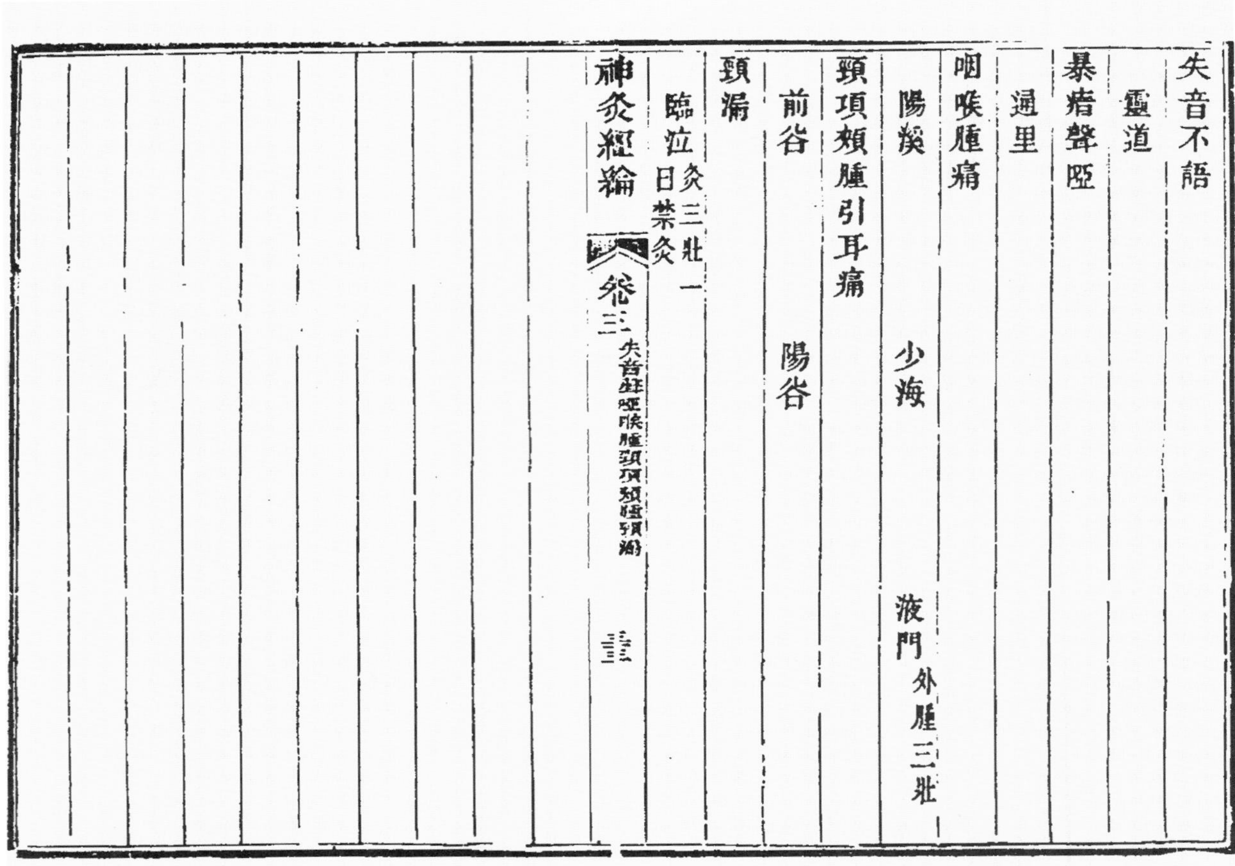
失音不語
靈道
暴瘖聲啞
通里
咽喉腫痛
陽谿　少海　液門外腫三壯
頸項頰腫引耳痛
前谷　陽谷
頸漏
臨泣灸三壯一日禁灸
神灸經綸　卷三　失音瘖啞喉腫頸項頰腫頸漏　圭

失音不语：灵道。

暴喑声哑：通里。

咽喉肿痛：阳溪、少海、液门外肿三壮。

颈项颊肿引耳痛：前谷、阳谷

颈漏：临泣灸三壮，一曰禁灸。

中身證畧

中身者外而胸脅腹背腰臍內而五臟六腑一有所病統屬於中原其病之所起必有所因外因者由於春之風夏之熱暑長夏之濕秋之燥冬之寒也當其時而至則爲正氣非其時而至或過盛則爲淫邪凡此六淫爲病皆屬外因亦有因於八風相感如冬至日正北大剛風立春日東北凶風春分日正東嬰兒風立夏日東南弱風夏至日正南大弱風立秋日西南謀風秋分日正西剛風立冬日西北折風應時而至主生養萬物不應時而至主殺害萬物若人感受內生重病外生癰疽凡此八風爲病亦屬外因

故曰外因六淫八風感也內因者起於耳聽淫聲眼觀邪色鼻聞惡臭舌貪滋味心思過度意念妄生皆損人神凡此六慾爲病皆屬內因又有喜過傷心怒過傷肝思過傷脾悲過傷肺恐過傷腎憂久則氣結卒驚則氣縮凡此七情爲病亦屬內因故曰內因六慾共七情也不內外因者由於飲食不節起居不慎過飲醇酒則生火消灼陰液過飲茶水則生濕停飲過食五辛則損氣血傷飢失飽則傷脾胃凡此皆飲食之致病也晝日過勞挑輕負重跌撲閃墜等類損其身形夜不靜息強力入房勞傷精氣凡此皆起居之致病也其有起于膏粱厚味者多令人榮衛不從

中身证略

中身者，外而胸胁腹背腰脐，内而五脏六腑，一有所病，统属于中。原其病之所起必有所因。外因者，由于春之风，夏之热暑，长夏之湿，秋之燥，冬之寒也。当其时而至则为正气，非其时而至或过盛则为淫邪，凡此六淫为病皆属外因。亦有因于八风相感，如冬至日正北大刚风，立春日东北凶风，春分日正东婴儿风，立夏日东南弱风，夏至日正南大弱风，立秋日西南谋风，秋分日正西刚风，立冬日西北折风。应时而至，主生养万物，不应时而至，主杀害万物。若人感受，内生重病，外生痈疽。凡此八风为病，亦属外因。故曰：外因六淫八风感也。内因者，起于耳听淫声，眼观邪色，鼻闻恶臭，舌贪滋味，心思过度，意念妄生，皆损人神。凡此六欲为病，皆属内因。又有喜过伤心，怒过伤肝，思过伤脾，悲过伤肺，恐过伤肾，忧久则气结，卒惊则气缩[1]，凡此七情为病，亦属内因。故曰内因六欲共七情也。不内外因者，由于饮食不节，起居不慎，过饮醇酒则生火、消灼阴液，过饮茶水则生湿停饮，过食五辛则损气血，伤饥失饱则伤脾胃，凡此皆饮食之致病也。昼日过劳，挑轻负重，跌扑闪坠等类损其身形，夜不静息，强力入房，劳伤精气，凡此皆起居之致病也。其有起于膏粱厚味者，多令人荣卫不从，

①卒惊则气缩：《素问·举痛论》作“惊则气乱”。

火毒內結起於藜藿薄食者多令人腎氣不充氣血虧少
凡此亦屬不內外因也夫民病百千變化其受病之原皆
不出於三因茲集前後証畧數則非三因之外別有致病
之由蓋以病有類集治有攸分故爲辨別科條縷析名目
逐症分疏於後俾施治者明於辨症而無所疑惑焉
一胸爲肺分心脾腎肝胆胞絡七經之筋脉俱上至胸胸
滿短氣陽實喘促不卧虛滿則心下痞而不痛胸痛者
多屬肝之虛痛引脇背肝實不能轉側善太息餘經能
令胸滿短氣而亦不痛仲景云胸痺心下痞留氣結在
胸胸滿脇下逆搶心非若中滿者外有腹脹之形也雞

胸乃屬肺病脹滿有痰肺熱也脹滿無痰肺虛也皆胸
膈高起故名雞胸
一脇痛有左右之分左右者陰陽之道路也左爲肝肝主
血血留止滯則左痛右爲肺肺主氣肝邪入肺氣不流
通則右痛然亦有左痛不耑主于血右痛不耑于氣但
按之痛不按亦痛者血也膨痛時止噯即寬暢少時復
痛者氣也若痰食致痛皆在右脇必有痰食之症與氣
血凝滯不同明者自辨更有房勞過度腎虛羸怯之人
胸脇間多隱隱微痛此腎虛不能納氣氣虛不能生血
陰陽循行之道有阻滯所以作痛若不知正本尋源而

火毒内结；起于藜藿薄食者，多令人肾气不充，气血亏少，凡此亦属不内外因也。夫民病百千变化，其受病之原皆不出于三因，兹集前后证略数则，非三因之外，别有致病之由，盖以病有类集，治有攸分，故为辨别科条，缕析名目，逐症分疏于后，俾施治者明于辨症而无所疑惑焉。

〇胸。为肺分，心、脾、肾、肝、胆、胞络七经之筋脉俱上至胸，胸满短气，阳实喘促不卧，虚满则心下痞而不痛。胸痛者，多属肝之虚，痛引胁背，肝实不能转侧，善太息，余经能令胸满短气而亦不痛。仲景云：胸痹心下痞，留气结在胸，胸满胁下逆抢心，非若中满者，外有腹胀之形也。鸡胸乃属肺病，胀满有痰，肺热也；胀满无痰，肺虚也；皆胸膈高起，故名鸡胸。

〇胁痛。有左右之分。左右者，阴阳之道路也。左为肝，肝主血，血留止滞则左痛；右为肺，肺主气，肝邪入肺，气不流通则右痛。然亦有左痛不专主于血，右痛不专于气，但按之痛、不按亦痛者，血也；膨痛时止，嗳即宽畅，少时复痛者，气也。若痰食致痛皆在右胁，必有痰食之症，与气血凝滞不同，明者自辨。更有房劳过度，肾虚羸怯之人，胸胁间多隐隐微痛，此肾虚不能纳气，气虚不能生血，阴阳循行之道有阻滞，所以作痛。若不知正本寻源，而

執一不化則犯虛虛之戒矣
一腹堅硬是由脾陽下陷濁陰之氣乘之按之如石亦不痛但苦脹滿氣結飲食不化小兒多有此症大抵寒則收引或因傷食而成若有塊硬痛是虫痛也又有衝脉爲痛氣溢於大腸繞臍而痛有脾傷傳腎少腹寃然而痛故曰繞臍痛大腸病也臍下冷痛者腎病也
一腰背痛經云巨陽虛則頭項腰背痛又曰足之三陽從頭走足足之三陰從足走腹諸經所過皆能爲痛有風寒濕熱挫閃瘀血氣滯痰積由外以致內者標病也若房室勞傷腎虛而痛者本病也腰者腎之府轉搖不能腎將敗矣肩背分野屬肺喘咳逆氣肩背痛肺燥也當肩背一片冷痛此有痰飲氣積故也背心紅腫痛者風熱也紅屬火邪腫爲風勝經云歲火太過民病肩背熱按背心爲督脉循行部分督脉貫脊絡腎風氣從風府而下積而化熱故取肩井肺俞之穴灸而散之又外邪與流行榮衛真氣相擊搏則百節痠疼筋骨攣痛下部虛冷三陰不足故腰膝痠痛凡人真氣失調少有所虧則五邪六淫皆得乘間而入所以聖人諄諄告戒令人養攝真元爲衛生却病之上妙方也
一虛勞之疾爲精血內奪百脉空虛先賢經義條分縷析

神灸經綸 卷三 中身證略 三九

执一不化，则犯虚虚之戒矣。

○腹坚硬。是由脾阳下陷，浊阴之气乘之，按之如石，亦不痛，但苦胀满气结，饮食不化。小儿多有此症，大抵寒则收引，或因伤食而成。若有块硬痛，是虫痛也。又有冲脉为痛，气溢于大肠，绕脐而痛；有脾伤传肾，少腹冤然而痛。故曰绕脐痛，大肠病也；脐下冷痛者，肾病也。

○腰背痛。经云：巨阳虚则头项腰背痛①。又曰：足之三阳，从头走足；足之三阴，从足走腹。诸经所过，皆能为痛。有风寒湿热，挫闪瘀血，气滞痰积，由外以致内者，标病也；若房室劳伤，肾虚而痛者，本病也。腰者，肾之府，转摇不能，肾将败矣。肩背分野属肺，喘咳逆气，肩背痛，肺燥也，当肩背一片冷痛，此有痰饮气积故也。背心红肿痛者，风热也，红属火邪，肿为风胜。经云：岁火太过，民病肩背热。按背心为督脉循行部分，督脉贯脊络肾，风气从风府而下，积而化热，故取肩井肺俞之穴，灸而散之。又外邪与流行荣卫真气相击搏，则百节酸疼，筋骨挛痛，下部虚冷，三阴不足，故腰膝酸痛。凡人真气失调，少有所亏，则五邪六淫皆得乘间而入，所以圣人谆谆告戒，令人养摄真元，为卫生却病之上妙方也。

○虚痨之疾。为精血内夺，百脉空虚，先贤经义，条分缕析，

①巨阳虚则头项腰背痛：《素问·热论》曰“巨阳受之，故头项痛腰脊强”。

諄諄垂示後人秦越人發虛損之論謂虛而感寒則損其陽陽虛則陰盛損則自上而下一損損于肺皮聚而毛落二損損于心血脉不能榮養藏府三損損于胃飲食不爲肌膚過于胃則不可治虛而感熱則損其陰陰虛則陽盛損則自下而上一損損于腎骨痿不起于床二損損于肝筋緩不能自收持三損損于脾飲食不能消化過于脾則不可治此秦越人歸重脾胃爲治虛勞之妙諦也至漢張仲景明立虛勞門謂五勞虛極羸瘦腹滿不能飲食食傷憂傷飲傷房室傷飢傷勞傷經絡榮衛氣傷內有乾血肌膚甲錯兩目黯黑緩中補虛大

黃䗪虫丸主之意以虛勞發熱未有不由瘀血者而瘀血未有不由內傷者治病必求其本惟仲景得之矣巢氏病源謂有虛勞有蒸病有注勞有五勞六極七傷蒸有五蒸二十四蒸注有三十六種九十九種分門異治後人以岐路之多茫然莫知適從大要無非酒色勞倦七情飲食所致故或先傷其氣氣傷必及於精或先傷於精精傷必及於氣精虛者陰虛也其病爲躁煩頭紅面赤唇乾舌燥咽痛口瘡吐血衄血便血尿血大便燥結小水痛澁等症氣虛者陽虛也其病爲怯寒憔悴氣短神疲頭運目眩嘔惡食少腹痛飧泄二便不禁甚至

谆谆垂示后人。秦越人发虚损之论，谓虚而感寒则损其阳，阳虚则阴盛，损则自上而下，一损损于肺，皮聚而毛落；二损损于心，血脉不能荣养脏腑；三损损于胃，饮食不为肌肤，过于胃则不可治。虚而感热则损其阴，阴虚则阳盛，损则自下而上，一损损于肾，骨痿不起于床；二损损于肝，筋缓不能自收持；三损损于脾，饮食不能消化，过于脾则不可治。此秦越人归重脾胃为治虚劳之妙谛也。至汉张仲景，明立虚劳门，谓五劳虚极，羸瘦腹满，不能饮食，食伤、忧伤、饮伤、房室伤、饥伤、劳伤、经络荣卫气伤，内有干血，肌肤甲错，两目黯黑，缓中补虚，大黄䗪虫丸主之。意以虚劳发热，未有不由瘀血者，而瘀血未有不由内伤者，治病必求其本，惟仲景得之矣。巢氏《病源》谓有虚劳，有蒸病，有注劳，有五劳六极七伤。蒸有五蒸，二十四蒸；注有三十六种，九十九种，分门异治。后人以岐路之多，茫然莫知适从。大要无非酒色劳倦，七情饮食所致，故或先伤其气，气伤必及于精；或先伤于精，精伤必及于气。精虚者，阴虚也。其病为躁烦，头红面赤，唇干舌燥，咽痛，口疮，吐血，衄血，便血，尿血，大便燥结，小水痛涩等症。气虚者，阳虚也。其病为怯寒憔悴，气短神疲，头运目眩，呕恶食少，腹痛，飧泄，二便不禁，甚至

咳嗽吐痰遺精盜汗氣喘聲瘖筋骨疼痛心神恍惚飢
肉盡削夢與鬼交婦人月閉等症久虛不復則爲損損
極不復則爲勞故知勞瘵之候未有不由氣血虧損而
成氣不生血血瘀則營虛營虛則發熱久熱則蒸其所
瘀之血化而爲虫遂成傳尸癆症其症令人寒熱盜汗
夢與鬼交遺精白濁髮乾而聳或腹內有塊或腦後兩
邊有小結核復連數個或聚或散沉沉默默咳嗽痰涎
或咯膿血如肺痿肺癰狀或腹痛下利羸瘦困倦不自
勝持積月累年以致於死死復傳注親屬乃至滅門符
藥罔效知此者惟取膏肓俞四花穴及早灸之可否幾

半晚亦不濟矣凡灸虛勞取其助益陽氣若脉洪陽盛
者又不可灸臨症審之
一自汗盜汗未有不由心腎而得者也經云汗者心之液
又云腎主五液心爲陽虛則不能衛外而爲固則外傷
而自汗不分寤寐不因勞動發散溱溱然自出乃陰蒸
於陽也腎爲陰陰虛不能內營而秘藏則內傷而盜汗
即內經所云寢汗也人寤衛氣行於陰則腠理益疏故
熟睡汗出醒則漸收乃陽蒸於陰也凡虛勞發熱頰紅
汗自出津液消涸虛火益炎血氣所存者寡矣若傷寒
陽明欲作實必自汗邪傳少陽居半表半裏之間亦見

咳嗽吐痰，遗精盗汗，气喘声喑，筋骨疼痛，心神恍惚，饥肉尽削，梦与鬼交，妇人月闭等症。久虚不复则为损，损极不复则为劳，故知劳瘵之候，未有不由气血亏损而成。气不生血，血瘀则营虚，营虚则发热，久热则蒸，其所瘀之血化而为虫，遂成传尸痨症。其症令人寒热，盗汗，梦与鬼交，遗精白浊，发干而耸，或腹内有块，或脑后两边有小结核，复连数个，或聚或散，沉沉默默，咳嗽痰涎，或咯脓血如肺痿、肺痈状，或腹痛下利，羸瘦困倦，不自胜持，积月累年，以致于死，死复传注亲属，乃至灭门，符药罔效。知此者，惟取膏肓俞、四花穴，及早灸之，可否几半，晚亦不济矣。凡灸虚劳，取其助益阳气，若脉洪阳盛者，又不可灸，临症审之。

○自汗盗汗。未有不由心肾而得者也。经云：汗者，心之液。又云：肾主五液。心为阳，虚则不能卫外而为固，则外伤而自汗，不分寤寐，不因劳动发散，溱溱然自出，乃阴蒸于阳也；肾为阴，阴虚不能内营而秘藏，则内伤而盗汗，即《内经》所云寝汗也，人寤卫气行于阴则腠理益疏，故熟睡汗出，醒则渐收，乃阳蒸于阴也。凡虚劳发热，颊红汗自出，津液消涸，虚火益炎，血气所存者寡矣。若伤寒阳明欲作实，必自汗，邪传少阳，居半表半里之间亦见

盜汗此又當別論
一血症有咳嘔吐咯唾痰涎帶血衂血便血尿血腸風臟毒又有耳目齒牙毛孔諸見血經云榮者水穀之精也和調五藏灑陳六府乃能入於脉也源源而來生化於脾總統於心藏受於肝宣布於肺施泄於腎灌溉一身故曰血者神氣也得之則存失之則亡分而言之欬血出於肺肺又不獨欬血而亦唾血蓋肺主氣氣逆爲欬腎主水水化液爲唾二藏相關病則俱病若涎唾中有少血散漫者此腎從相火炎上之血也若血如紅縷在痰中欬而出者此肺絡受熱傷之血也甚至欬白血色

淺紅似肉似肺死不治咯血者不嗽而咯出血也咯與唾少異唾出於氣上無所阻咯出於痰氣鬱於喉嚨之下滯不得出咯而乃出求其所屬之藏咯唾同出於腎也若上膈壅熱紫黑成塊則嘔而出氣虛不攝隨氣上越則吐而出此嘔吐皆出於胃也經云陽絡傷則血外溢血外溢則衂血陰絡傷則血內溢血內溢則後血積熱於膀胱則閉癃溺血滲透腸中則爲腸風血熱上廹則見諸耳目口舌又毛孔出血名曰血汗卽肌衂又名脉溢是爲極虛之候故凡血症之治須察陰陽虛實有火無火若脉浮洪數實有火者不可艾灸恐以火濟火

盗汗，此又当别论。

〇血症。有咳、呕吐、咯唾痰涎带血，衄血、便血、尿血，肠风脏毒，又有耳、目、齿、牙、毛孔诸见血。经云：荣者，水谷之精也，和调五脏，洒陈六腑，乃能入于脉也。源源而来，生化于脾，总统于心，藏受于肝，宣布于肺，施泄于肾，灌溉一身，故曰：血者，神气也，得之则存，失之则亡。分而言之，咳血出于肺，肺又不独咳血而亦唾血，盖肺主气，气逆为咳，肾主水，水化液为唾，二脏相关，病则俱病。若涎唾中有少血散漫者，此肾从相火炎上之血也，若血如红缕在痰中咳而出者，此肺络受热伤之血也，甚至咳白，血色浅红，似肉似肺，死不治。咯血者，不嗽而咯出血也。咯与唾少异，唾出于气，上无所阻，咯出于痰，气郁于喉咙之下，滞不得出，咯而乃出。求其所属之脏，咯、唾同出于肾也。若上膈壅热，紫黑成块，则呕而出，气虚不摄，随气上越则吐而出，此呕吐皆出于胃也。经云：阳络伤则血外溢，血外溢则衄血；阴络伤则血内溢，血内溢则后血。积热于膀胱则闭癃、溺血，渗透肠中则为肠风，血热上迫则见诸耳、目、口、舌，又毛孔出血名曰血汗，即肌衄，又名脉溢，是为极虚之候。故凡血症之治，须察阴阳虚实，有火无火。若脉浮洪数，实有火者，不可艾灸，恐以火济火，

而反促其危亡也
一鼓脹病岐伯曰水始起也目窠上微腫其頸脉微動時咳陰股間寒足脛腫腹乃大以手按其腹隨手而起如裹水之狀此其候也膚脹者寒氣客於皮膚腹大身盡腫按其腹窅而不起鼓脹者身腹大與膚脹同色蒼黃腹筋起腸覃者寒氣客於腸外與衛氣相搏因有所繫癖而內著惡氣乃起瘜肉乃生始大如雞卵稍以益大至其成如懷子之狀按之則堅推之則移月事以時下石瘕生於胞中寒氣客於子門子門閉塞氣不得通惡血當瀉不瀉衃以留止日以益大狀如懷子月事不以

時下皆生於女子可導而下仲景云風水其脉自浮骨節疼痛惡風皮水其脉亦浮胕腫按之沒指不惡風正水其脉沉遲外症自喘石水其脉自沉腹滿不喘黃汗其脉沉遲身發熱胸滿四肢頭面腫久不愈必至癰腫內經云陰氣在上則生䐜脹夫陰氣者地氣也宜在於下今反騰於上如雲霧濃布將天之陽光蒙翳一片陰晦之象結而不開必將大作雷電繼以風雨然後霧收雲散離照光天悟此可得內經治脹之法矣古人論治有五臟之分有陰陽之别與夫風濕寒鬱積滯血蠱飲食勞倦之不一其因審証明晰然後按法施治庶無虛

而反促其危亡也。

〇鼓胀病。岐伯曰：水始起也，目窠上微肿[①]，其颈脉微动，时咳，阴股间寒，足胫肿，腹乃大[②]，以手按其腹，随手而起，如裹水之状，此其候也。肤胀者，寒气客于皮肤，腹大身尽肿，按其腹窅而不起；鼓胀者，身腹大与肤胀同，色苍黄，腹筋起；肠覃者，寒气客于肠外，与卫气相搏[③]，因有所系，癖而内著，恶气乃起，瘜肉乃生。始大如鸡卵，稍以益大，至其成如怀子之状，按之则坚，推之则移，月事以时下，石瘕生于胞中，寒气客于子门，子门闭塞，气不得通，恶血当泻不泻，衃以留止，日以益大，状如怀子，月事不以时下，皆生于女子，可导而下。仲景云：风水，其脉自浮，骨节疼痛，恶风；皮水，其脉亦浮，胕肿，按之没指，不恶风；正水，其脉沉迟，外症自喘；石水，其脉自沉，腹满不喘；黄汗，其脉沉迟，身发热，胸满，四肢头面肿，久不愈，必至痈肿。《内经》云：阴气在上，则生䐜胀。夫阴气者，地气也，宜在于下，今反腾于上，如云雾浓布，将天之阳光蒙翳，一片阴晦之象，结而不开，必将大作雷电，继以风雨，然后雾收云散，离照光天。悟此，可得《内经》治胀之法矣。古人论治有五脏之分，有阴阳之别，与夫风湿寒郁，积滞血蛊，饮食劳倦之不一，其因审证明晰，然后按法施治，庶无虚

①目窠上微肿：此下《灵枢·水胀》有“如新卧起之状”六字。
②腹乃大：此下《灵枢·水胀》有“其水已成矣”五字。
③搏：此下《灵枢·水胀》有“气不得荣”四字。

虛實實之誤
一積聚痞塊無形而虛爲痞有形而實爲塊東垣云夫痞
者心下滿而不痛是也太陰者濕也主壅塞乃土乘心
下爲痞滿也積者推而不移病在五藏聚者推而移動
病在六府肝積在左脇之下名爲肥氣肺積在右脇之
下名爲息賁心積起臍上上入心下大如臂名爲伏梁
脾積在胃脘大如盤名曰痞氣腎積在臍下上冲心而
痛名曰奔豚又有寒熱酒食水氣血蠱之積其症不同
其治亦異經云察其邪氣所在而調治之正謂此也
一心腹痛脹内經所謂九種心痛者五藏胃脘與痰虫食

積爲九也又謂胃脘當心而痛後人因此一語遂將二
者混爲一例不知心爲君主之官神靈之舍不能受邪
其受者乃手心主包絡也如包絡引邪直犯心之正經
而痛者則謂之真心痛必死不可治凡藏府經脉挾其
淫氣自支脉乘於心而爲痛者必有各府藏病形與之
相應如靈樞謂厥心痛與背相控善瘈如從後觸其心
傴僂者腎心痛也厥心痛腹脹胸滿心尤痛甚胃心痛
也厥心痛如以錐針刺其心心痛甚者脾心痛也厥心
痛色蒼蒼如死狀終日不得太息肝心痛也厥心痛臥
若徙居動作痛益甚色不變肺心痛也故心痛各有病

虚实实之误。

○积聚痞块。无形而虚为痞，有形而实为块。东垣云：夫痞者，心下满而不痛是也。太阴者，湿也，主壅塞，乃土乘心下为痞满也。积者，推而不移，病在五脏；聚者，推而移动，病在六府。肝积，在左胁之下，名为肥气；肺积，在右胁之下，名为息贲；心积，起脐上，上入心下，大如臂，名为伏梁；脾积，在胃脘，大如盘，名曰痞气；肾积，在脐下，上冲心而痛，名曰奔豚。又有寒热、酒食、水气、血蛊之积，其症不同，其治亦异。经云：察其邪气所在而调治之，正谓此也。

○心腹痛胀。《内经》所谓九种心痛者，五脏胃脘与痰虫食积为九也，又谓胃脘当心而痛。后人因此一语，遂将二者混为一例。不知心为君主之官，神灵之舍，不能受邪，其受者乃手心主包络也，如包络引邪直犯心之正经而痛者，则谓之真心痛，必死，不可治。凡脏腑经脉，挟其淫气，自支脉乘于心而为痛者，必有各脏腑病形与之相应。如《灵枢》谓厥心痛，与背相控，善瘈，如从后触其心，伛偻者，肾心痛也；厥心痛，腹胀胸满，心尤痛甚，胃心痛也；厥心痛，如以锥针刺其心，心痛甚者，脾心痛也；厥心痛，色苍苍如死状，终日不得太息，肝心痛也；厥心痛，卧若徒徒[1]居，动作痛益甚，色不变，肺心痛也。故心痛各有病

①徒：原作"徙"，据《灵枢·厥病》《针灸甲乙经》卷九第二改。

狀不得與胃脘痛混一而論也蓋胃爲水谷之海三陽之總司五藏六府十二經脉皆受氣於此初病在經久病入絡其或滿或脹或食不下或嘔或吞酸或大便難或瀉利面色浮而黃者皆胃之本病也其有淫邪相乘於胃病狀雖與心痛相類但其間必有胃之本病參雜而見之於外也東垣云夫心胃痛及腹中諸痛皆因勞力過甚飲食失節中氣不足寒氣乘虛而入客之故卒然而作大痛然腹痛有部分藏府有高下如中脘痛者太陰也臍腹痛者少陰也少腹痛者厥陰也審其有形無形在藏在府隨其高下而治之更循各藏部分穴腧

而灸之則又在人之有確見也

一膈噎症非由外邪所致乃憂思勞欲七情鬱結而成張鷄峰所謂神思間病若不垂簾返照內觀靜養一切排遣物過不留則五火叢生氣逆梗塞血液日枯而清濁相干亂於胸中飲食不得下矣夫咽嗌梗塞氣不順利水飲不行食物難入其槁在吸門名曰膈其或食下則胃脘作痛煩悶不安須臾吐出食而安其槁在賁門名曰噎二者皆屬上焦東垣云陽氣不得上出者曰塞五藏之所生陰也血也陰氣不得下降者曰噎六府之所生陽也氣也陽氣結於上陰液衰於下因成此膈噎之

状，不得与胃脘痛混一而论也。盖胃为水谷之海，三阳之总司，五脏六腑十二经脉皆受气于此，初病在经，久病入络，其或满，或胀，或食不下，或呕，或吞酸，或大便难，或泻利，面色浮而黄者，皆胃之本病也。其有淫邪相乘于胃，病状虽与心痛相类，但其间必有胃之本病参杂而见之于外也。东垣云：夫心胃痛及腹中诸痛，皆因劳力过甚，饮食失节，中气不足，寒气乘虚而入客之，故卒然而作大痛。然腹痛有部分，脏腑有高下。如中脘痛者，太阴也；脐腹痛者，少阴也；少腹痛者，厥阴也。审其有形无形，在脏在腑，随其高下而治之，更循各脏部分穴腧而灸之，则又在人之有确见也。

〇膈噎症。非由外邪所致，乃忧思劳欲，七情郁结而成。张鸡峰所谓：神思间病，若不垂帘返照，内观静养，一切排遣，物过不留，则五火丛生，气逆梗塞，血液日枯，而清浊相干，乱于胸中，饮食不得下矣。夫咽嗌梗塞，气不顺利，水饮不行，食物难入，其槁在吸门，名曰膈；其或食下，则胃脘作痛，烦闷不安，须臾吐出食而安，其槁在贲门，名曰噎。二者皆属上焦。东垣云：阳气不得上出者曰塞，五脏之所生阴也，血也。阴气不得下降者，曰噎。六腑之所生阳也、气也，阳气结于上，阴液衰于下，因成此膈噎之

症經云三陽結謂之膈三陽大小腸膀胱也三陽熱結
津液不能上供肺用故吸門塞而食不入治者當先識
此
一反胃症食雖可下良久復出其槁在幽門乃中焦病或
朝食暮吐暮食朝吐完谷不化小便赤大便難或如羊
矢其槁在闌門病屬下焦傷寒註以晨食入胃胃虛不
能尅化至暮胃氣行裏與邪相搏則食反出也王太僕
註內經謂食不得入是有火也食入反出是無火也巢
氏亦云臟冷則脾不磨而宿食不化其氣逆而成反胃
此皆主於胃氣虛寒用辛香大熱之劑若脉數火氣炎

上多升少降邪熱不殺谷或傷食傷飲者又不可執為
虛寒而不知通變也
一霍亂者由陰陽清濁二氣相干亂於腸胃心腹卒痛嘔
吐下利憎寒壯熱頭痛腫暈先心痛則先吐先腹痛則
先利心腹俱痛吐利並作甚至轉筋入腹則斃矣此症
多發於夏末秋初四時間或有之實因殘暑新涼并時
行不正之氣干犯胃陽陡然上吐下瀉湯藥有所不及
惟灸法取效如神又有干霍亂症上不得吐下不得瀉
腹中痛甚俗名絞腸紗急以塩湯灌之令其大吐庶有
可生切莫與谷食雖米飲一呷入口即死必吐瀉過二

症。经云：三阳结谓之膈。三阳，大、小肠、膀胱也，三阳热结，津液不能上供肺用，故吸门塞而食不入，治者当先识此。

〇反胃症。食虽可下，良久复出，其槁在幽门，乃中焦病；或朝食暮吐，暮食朝吐，完谷不化，小便赤，大便难，或如羊矢，其槁在阑门，病属下焦。《伤寒注》以晨食入胃，胃虚不能克化，至暮胃气行里，与邪相搏，则食反出也。王太仆注《内经》谓：食不得入，是有火也；食入反出，是无火也。巢氏亦云：脏冷则脾不磨，而宿食不化，其气逆而成反胃。此皆主于胃气虚寒，用辛香大热之剂。若脉数火气炎上，多升少降，邪热不杀谷，或伤食伤饮者，又不可执为虚寒而不知通变也。

〇霍乱者。由阴阳清浊二气相干，乱于肠胃，心腹卒痛，呕吐下利，憎寒壮热，头痛肿晕，先心痛则先吐，先腹痛则先利，心腹俱痛吐利并作，甚至转筋入腹则毙矣。此症多发于夏末秋初，四时间或有之，实因残暑新凉，并时行不正之气，干犯胃阳，陡然上吐下泻，汤药有所不及，惟灸法取效如神。又有干霍乱症，上不得吐，下不得泻，腹中痛甚，俗名绞肠纱。急以盐汤灌之，令其大吐，庶有可生，切莫与谷食，虽米饮一呷，入口即死，必吐泻过二

三時直至飢甚方與稀粥從緩調理可也
一嘔吐者東垣云皆屬於胃然亦有分別如嘔者陽明也
陽明多血多氣故有聲有物氣血俱病也吐者太陽也
太陽多血少氣故有物無聲乃血病也乾嘔者少陽也
少陽多氣少血故有聲無物乃氣病也究三者之源皆
因脾氣虛弱或因寒氣客胃加之飲食所傷而致也又
有因上焦傷風開其腠理經氣失道邪氣內着身背皆
熱肘臂牽痛其氣不續膈間厭悶食入即先嘔而後下
名曰漏氣有下焦實大小便不通氣逆不續嘔逆不禁
名曰走哺有吐食者氣熱上冲食已暴吐有惡心者胸

中似喘不喘似嘔不嘔似噦不噦心中憒憒然無奈者
有嘔苦者邪在膽逆在胃膽液泄則口苦胃氣逆則嘔
苦有吐酸者吐出酸水如醋平時津液隨上升之氣鬱
而成積久則生熱從木化而作酸故內經訓以為熱有
吞酸者因鬱積之久不能自涌而出伏於肺胃之間咯
不得上嚥不得下肌表得風寒則內熱愈鬱而酸味刺
心必須溫暖解肌忌用寒藥故東垣又以為寒若吐清
水則為寒濕吐痰涎則為水飲嘔家雖嘔癰膿不可治
嘔膿盡自愈更有吐蚘者仲景以為胃中冷也
一欬嗽須分六氣五藏之殊而其要皆主於肺內經金匱

三时，直至饥甚，方与稀粥，从缓调理可也。

〇呕吐者。东垣云：皆属于胃。然亦有分别，如呕者，阳明也，阳明多血多气，故有声有物，气血俱病也；吐者，太阳也，太阳多血少气，故有物无声，乃血病也；干呕者，少阳也，少阳多气少血，故有声无物，乃气病也。究三者之源，皆因脾气虚弱，或因寒气客胃，加之饮食所伤而致也。又有因上焦伤风，开其腠理，经气失道，邪气内着，身背皆热，肘臂牵痛，其气不续，膈间厌闷，食入即先呕而后下，名曰漏气。有下焦实，大小便不通，气逆不续，呕逆不禁，名曰走哺；有吐食者，气热上冲，食已暴吐；有恶心者，胸中似喘不喘，似呕不呕，似哕不哕，心中愦愦然无奈者；有呕苦者，邪在胆，逆在胃，胆液泄则口苦，胃气逆则呕苦；有吐酸者，吐出酸水如醋，平时津液随上升之气郁而成积，久则生热，从木化而作酸，故《内经》训以为热；有吞酸者，因郁积之久不能自涌而出，伏于肺胃之间，咯不得上，咽不得下，肌表得风寒则内热愈郁，而酸味刺心，必须温暖解肌，忌用寒药。故东垣又以为寒，若吐清水则为寒湿，吐痰涎则为水饮。呕家虽呕痈脓，不可治，呕脓尽自愈。更有吐蛔者，仲景以为胃中冷也。

〇咳嗽。须分六气五藏之殊，而其要皆主于肺，《内经》《金匮》

言之詳矣後賢推衍其義各抒已見而鮮有會歸至喻氏嘉言始發内經秋傷於濕冬生欬嗽句有脫文之論乃正之曰夏傷於暑長夏傷於濕秋必痎瘧秋傷於燥冬爲咳嗽六氣配四時之理燦然明矣言六氣主病風火熱濕燥寒皆能乘肺皆足致咳其濕咳即分屬于風火熱燥寒五氣中也風乘肺咳汗出頭痛痰涎不利火乘肺咳喘急壅逆涕唾見血熱乘肺咳喘急面赤潮熱甚者熱盛於中四末反寒熱移於下便泄無度燥乘肺咳皮毛乾槁細瘡濕癢痰膠便閉寒乘肺咳惡寒無汗鼻塞身疼發熱燥煩至於濕痰内動爲咳又必因風因

火因熱因燥因寒所挾各不相同而乘肺則一也知此六氣之致咳則比類而推觸類而長正不獨咳嗽一端即萬病亦無不了然心目間矣

一呃逆即内經所謂噦也氣逆奔急上冲呃呃有聲故名呃逆其症非由一因有胃虛膈熱者有胃中虛寒者有腎氣虛損陰火上冲者有中氣不足脉虛數氣不相續而發呃者有陽明内實失下而發呃者有渴而飲水太過致水結胸而發呃者有傳經傷寒熱症誤用熱藥助起火邪痰火相傳而爲呃者劉宗厚云呃逆一症有虛有實有火有痰有水氣不可專作寒論内經治噦以草

言之详矣。后贤推衍其义，各抒己见，而鲜有会归。至喻氏嘉言始发《内经》“秋伤于湿，冬生咳嗽”。句有脱文之论，乃正之曰：夏伤于暑，长夏伤于湿，秋必痎疟，秋伤于燥，冬为咳嗽。六气配四时之理，灿然明矣。言六气主病，风、火、热、湿、燥、寒，皆能乘肺，皆足致咳，其湿咳即分属于风、火、热、燥、寒五气中也。风乘肺咳，汗出头痛，痰涎不利；火乘肺咳，喘急壅逆，涕唾见血；热乘肺咳，喘急面赤，潮热甚者，热盛于中，四末反寒，热移于下，便泄无度；燥乘肺咳，皮毛干槁，细疮湿痒，痰胶便闭；寒乘肺咳，恶寒无汗，鼻塞身疼，发热燥烦。至于湿痰内动为咳，又必因风、因火、因热、因燥、因寒所挟，各不相同，而乘肺则一也。知此六气之致咳，则比类而推，触类而长，正不独咳嗽一端，即万病亦无不了然心目间矣。

○呃逆。即《内经》所谓哕也。气逆奔急上冲，呃呃有声，故名呃逆。其症非由一因，有胃虚膈热者；有胃中虚寒者；有肾气虚损，阴火上冲者；有中气不足，脉虚数，气不相续而发呃者；有阳明内实，失下而发呃者；有渴而饮水太过，致水结胸而发呃者；有传经伤寒热症，误用热药，助起火邪，痰火相传而为呃者。刘宗厚云：呃逆一症，有虚，有实，有火，有痰，有水气，不可专作寒论。《内经》治哕，以草

刺鼻取嚏而已無息而疾迎引之立已大驚之亦可已
陳無擇又以噦爲欬逆東垣海藏以噦爲乾嘔皆謬也
乾嘔無物之吐也非噦也欬逆嗽之甚者也非呃逆也
許學士以噦爲呃逆叅之經旨的無可疑
一喘哮噯氣喘有虛實實者邪氣實也虛者正氣虛也實
喘者氣長而有餘脉來滑數有力虛喘者氣短而不續
脉來微弱無神此脉証之不同虛實之有明辨也哮者
喉中聲响如水鷄聲凡遇天氣欲作雨時便發甚至坐
卧不得飲食不通此肺竅中積有冷痰乘天陰寒氣從
背自鼻而入則肺脹作聲或塩水傷肺氣喘不休有延

至終身不愈者亦有子母相傳者必須量虛實而治之
若噯氣經無明文有謂腹脹噯氣者曰噫逆氣自下而
上者亦曰噫噫者飽食之息即噯氣也多因胃虛火鬱
留飲胸間或陰氣上逆擾陽陽不足以制化必作噯或
婦人性多鬱胸中氣緊連噯數十聲不盡者噯出氣心
頭畧寬不噯即緊治療之法虛則補之熱則清之寒則
溫之氣則順之無遺義矣
一太息善悲短氣人有憂思則心系急急則氣道約約則
不利故太息以伸出之善悲者由脾鬱不能顧子肺爲
脾子肺主悲其在天爲燥在地爲金在志爲憂在聲爲

刺鼻取嚏而已，无息而疾迎引之立已，大惊之亦可已。陈无择又以哕为咳逆。东垣、海藏以哕为干呕，皆谬也。干呕无物之吐也，非哕也；咳逆嗽之甚者也，非呃逆也。许学士以哕为呃逆，参之经旨，的无可疑。

〇喘哮、嗳气。喘有虚实，实者邪气实也，虚者正气虚也。实喘者，气长而有余，脉来滑数有力；虚喘者，气短而不续，脉来微弱无神。此脉证之不同，虚实之有明辨也。哮者，喉中声响如水鸡声，凡遇天气欲作雨时便发，甚至坐卧不得，饮食不通，此肺窍中积有冷痰，乘天阴，寒气从背自鼻而入，则肺胀作声，或盐水伤肺，气喘不休，有延至终身不愈者，亦有子母相传者，必须量虚实而治之。若嗳气，经无明文，有谓腹胀嗳气者曰噫，逆气自下而上者亦曰噫。噫者，饱食之息，即嗳气也。多因胃虚火郁，留饮胸间，或阴气上逆扰阳，阳不足以制化必作嗳；或妇人性多郁，胸中气紧，连嗳数十声不尽者，嗳出气，心头略宽，不嗳即紧。治疗之法，虚则补之，热则清之，寒则温之，气则顺之，无遗义矣。

〇太息、善悲、短气。人有忧思则心系急，急则气道约，约则不利，故太息，以伸出之。善悲者，由脾郁不能顾子，肺为脾子，肺主悲，其在天为燥，在地为金，在志为忧，在声为哭婦人臟燥喜悲善哭此其驗也短氣者言語無餘聲呼吸緊促是五藏皆有不足而大要多主於肺經云肺氣虚則肩背痛寒少氣不足以息故凡外而六淫五邪內而七情六欲皆足以耗氣短氣之人豈可不兢兢加謹乎

一瘧疾少陽症也少陽居半表半裏邪伏於此入與陰爭則寒出與陽爭則熱少陽之脉上頭角故偏頭痛其支者從耳後入耳中過小腸聽宫穴故耳聾又下胸中貫膈循脇裏故胸脇痛少陽爲甲木木病遷及於其所勝致脾胃不和作嘔胆味苦熱亦作苦故口苦淺則日作

深則間日在氣則早在血則晏仲景云瘧脉自弦弦數者多熱弦遲者多寒弦小緊者下之差弦遲者可温之弦緊者可發汗針灸也浮大者可吐之弦數者風發也以飲食消息止之只此七言汗吐下和温之法具備其他瘅瘧温瘧牡瘧瘧母四症要不外少陽求治耳靈素金匱之文具在惜無解人而會通其精義也其有熱多寒少心煩少睡者屬心名曰温瘧有寒多熱少腰疼足冷者屬腎名曰寒瘧有先寒而後大熱咳嗽者屬肺名曰瘅瘧有熱長寒短筋脉牽縮者屬肝名曰風瘧有寒熱相停嘔吐痰沫者屬脾名曰食瘧此五藏之瘧分始

哭，妇人脏燥，喜悲善哭，此其验也。短气者，言语无余声，呼吸紧促，是五脏皆有不足，而大要多主于肺。经云：肺气虚则肩背痛，寒，少气不足以息。故凡外而六淫五邪，内而七情六欲，皆足以耗气，短气之人岂可不兢兢加谨乎？

〇疟疾。少阳症也。少阳居半表半里，邪伏于此，入与阴争则寒，出与阳争则热。少阳之脉上头角，故偏头痛；其支者，从耳后入耳中，过小肠听宫穴，故耳聋；又下胸中贯膈，循胁里，故胸胁痛。少阳为甲木，木病迁及于其所胜，致脾胃不和作呕，胆味苦，热亦作苦，故口苦。浅则日作，深则间日，在气则早，在血则晏。仲景云：疟脉自弦。弦数者，多热；弦迟者，多寒；弦小紧者，下之差；弦迟者，可温之；弦紧者，可发汗针灸也；浮大者，可吐之；弦数者，风发也，以饮食消息止之。只此七言，汗、吐、下、和、温之法具备。其他瘅疟、温疟、牡疟、疟母四症，要不外少阳求治耳。《灵》《素》《金匮》之文具在，惜无解人而会通其精义也。其有热多寒少，心烦少睡者，属心，名曰温疟；有寒多热少，腰疼足冷者，属肾，名曰寒疟；有先寒而后大热，咳嗽者，属肺，名曰瘅疟；有热长寒短，筋脉牵缩者，属肝，名曰风疟；有寒热相停，呕吐痰沫者，属脾，名曰食疟。此五脏之疟，分始

巢氏病源後人謂其發明內經深信不疑而不知瘧邪不從臟發內經所無之理巢氏臆言之耳

一痢疾靈素謂之腸澼亦曰滯下多由感受風寒暑濕及飲食不節有傷脾胃宿積鬱結而成其症大便窘迫裏急後重至圊而不能便腹中疼痛所下或白或赤或赤白相雜或下鮮血或如豆汁如魚腦如屋漏水如塵腐色有下純黑者有下純紅者有大孔如竹筒直出者有飲食不下爲噤口痢有乍作乍止爲休息痢此爲感有輕重積有淺深症有順逆治分氣血丹溪謂白痢氣病由大腸來赤痢血病由小腸來赤白相兼氣血俱病通

考古今治痢者皆曰熱則淸之寒則溫之初起熱甚則下之有表症則汗之小便赤澁則分利之此五者舉世信用奉爲準繩不知五法之中可用者一忌用者四倪氏發明四忌之義謂一忌溫補痢之爲病由濕熱蘊積膠滯於腸胃之中初病即投溫補將邪氣補實腸胃之熱益熾內攻臟腑至於不可救療者比比然也一忌大下痢因邪熱膠滯腸胃而成與溝渠壅塞相似惟用藥磨刮疏通則愈若大下之譬如以淸水蕩壅塞之渠塞必不可去徒傷胃氣損元氣而已迨正傷邪盛飲食不進而成禁口鮮有不即於危亡者也一忌發汗痢有身

巢氏《病源》，后人谓其发明《内经》，深信不疑，而不知疟邪不从脏发，《内经》所无之理，巢氏臆言之耳。

○痢疾。《灵》《素》谓之肠澼，亦曰滞下。多由感受风寒暑湿，及饮食不节，有伤脾胃，宿积郁结而成其症。大便窘迫，里急后重，至圊而不能便，腹中疼痛，所下或白或赤，或赤白相杂，或下鲜血，或如豆汁、如鱼脑、如屋漏水、如尘腐色，有下纯黑者，有下纯红者，有大孔如竹筒直出者。有饮食不下为噤口痢，有乍作乍止为休息痢。此为感有轻重，积有浅深，症有顺逆，治分气血。丹溪谓：白痢气病由大肠来，赤痢血病由小肠来，赤白相兼气血俱病。通考古今治痢者，皆曰热则清之，寒则温之，初起热甚则下之，有表症则汗之，小便赤涩则分利之，此五者举世信用奉为准绳，不知五法之中可用者一，忌用者四。倪氏发明四忌之义，谓一忌温补。痢之为病，由湿热蕴积，胶滞于肠胃之中，初病即投温补，将邪气补实，肠胃之热益炽，内攻脏腑，至于不可救疗者比比然也。一忌大下。痢因邪热胶滞肠胃而成，与沟渠壅塞相似，惟用药磨刮疏通则愈，若大下之，譬如以清水荡壅塞之渠，塞必不可去，徒伤胃气，损元气而已，迨正伤邪盛，饮食不进而成禁口，鲜有不即于危亡者也。一忌发汗。痢有身發寒熱頭痛目眩者此非外感乃內熱熏蒸自內達外雖有表症實非表邪也若發汗則耗其正氣而邪氣得以肆行且風劑燥熱愈助熱邪表虛於外邪熾於內若此而生者幸而免爾一忌分利小便利小便治水瀉之良法也痢本因邪熱滯下津液枯澁而成復利其小水則津液愈枯澁塞愈盛遂至纏綿不已是則分利之過也學人知所忌則知所治矣灸家取穴乃引火化氣一法非若亂投熱藥以火救火至爛人腸胃而不顧也

一泄瀉卽古之所謂下利也丹溪云有濕有氣虛有痰火食積戴復菴云瀉水腹下痛者濕也飲食入胃輒瀉完

谷不化者氣虛也腹痛泄水腸鳴痛一陣瀉一陣者火也或瀉或不瀉或多或少者痰也腹痛甚而瀉瀉後痛減者食積也又濕多成五泄戴云飧泄者水穀不化而完出濕兼風也溏泄者漸下汚積粘垢濕兼熱也鶩泄者所下澄清冷小便清白濕兼寒也濡泄者體重軟弱泄下多水濕自甚也滑泄者久下不能禁固濕勝氣脫也又云飲食不化色黃者胃泄也腹脹滿泄注食卽嘔逆者脾泄也食已窘迫大便色白腸鳴切痛者大腸泄也溲而便膿血少腹痛小腸泄也裏急後重數至圊而不能便莖中痛者大瘕瀉也諸泄瀉小便不利者先分

发寒热，头痛目眩者，此非外感，乃内热熏蒸，自内达外，虽有表症，实非表邪也。若发汗则耗其正气而邪气得以肆行，且风剂燥热，愈助热邪，表虚于外，邪炽于内，若此而生者，幸而免尔。一忌分利小便。利小便治水泻之良法也，痢本因邪热滞下，津液枯涩而成，复利其小水，则津液愈枯涩，塞愈盛，遂至缠绵不已，是则分利之过也。学人知所忌则知所治矣，灸家取穴乃引火化气一法，非若乱投热药以火救火，至烂人肠胃而不顾也。

〇泄泻。即古之所谓下利也。丹溪云：有湿、有气虚、有痰火食积。戴复庵云：泻水腹下痛者，湿也；饮食入胃辄泻，完谷不化者，气虚也；腹痛泄水，肠鸣，痛一阵泻一阵者，火也；或泻或不泻，或多或少者，痰也；腹痛甚而泻，泻后痛减者，食积也。又湿多成五泄。戴云：飧泄者，水谷不化而完出，湿兼风也；溏泄者，渐下污积粘垢，湿兼热也；鹜泄者，所下澄清冷，小便清白，湿兼寒也；濡泄者，体重软弱，泄下多水，湿自甚也；滑泄者，久下不能禁固，湿胜气脱也。又云：饮食不化，色黄者，胃泄也；腹胀满，泄注，食即呕逆者，脾泄也；食已窘迫，大便色白，肠鸣切痛者，大肠泄也；溲而便脓血，少腹痛，小肠泄也；里急后重，数至圊而不能便，茎中痛者，大瘕泻也。诸泄泻小便不利者，先分

利之若食積痛瀉必當先推蕩其食老人虛泄當益其脾病後作瀉宜調其胃求其所因而治之又不得謂諸瀉利之必利小便也

一黄疸症由濕熱薰蒸而成名分五疸症各不同一曰黄汗汗出染衣色如柏汁一曰黄疸身目皆黄便黄無汗一曰穀疸因飲食傷脾而得一曰酒疸因酒後傷濕而得一曰女勞疸因色慾傷陰而得總之不出陰陽二症陽症多實多熱陰症多虛多寒羅謙甫辨之詳矣

一消渴有上中下之分大渴引飲隨飲隨渴病在肺名曰上消多飲善飢不爲肌肉病在脾名曰中消小便黄赤爲淋爲濁如膏如脂面黑目焦日漸消瘦病在腎名曰下消經曰二陽結謂之消又曰二陽之病發心脾其傳爲風消又心移寒於肺肺消者飲一溲二死不治心移熱於肺傳爲膈消勿泥丹溪五疸同治而不分辨也

一痰飲二者畧有不同飲由飲食停積其病全在脾胃痰則隨氣變化無處不有古人云痰生百病謂百病皆足以生痰非謂百病之由痰而生也故知痰之爲病不由一因有因外感而生者有因內傷而起者誠知外感者何氣迎其機而導之邪退則痰自平矣起於內傷者何病察所傷以調之氣化則痰亦化矣若見痰治痰而謂

利之；若食积痛泻，必当先推荡其食；老人虚泄，当益其脾；病后作泻，宜调其胃。求其所因而治之，又不得谓诸泻利之必利小便也。

〇黄疸症。由湿热熏蒸而成，名分五疸，症各不同。一曰黄汗，汗出染衣，色如柏汁；一曰黄疸，身目皆黄，便黄无汗；一曰谷疸，因饮食伤脾而得；一曰酒疸，因酒后伤湿而得；一曰女劳疸，因色欲伤阴而得。总之，不出阴阳二症，阳症多实多热，阴症多虚多寒。罗谦甫辨之详矣。

〇消渴。有上中下之分。大渴引饮，随饮随渴，病在肺，名曰上消；多饮善饥，不为肌肉，病在脾，名曰中消；小便黄赤，为淋为浊，如膏如脂，面黑目焦，日渐消瘦，病在肾，名曰下消。经曰：二阳结，谓之消。又曰：二阳之病发心脾，其传为风消，又心移寒于肺。肺消者，饮一溲二，死不治。心移热于肺，传为膈消。勿泥丹溪五疸同治而不分辨也。

〇痰饮。二者略有不同。饮由饮食停积，其病全在脾胃；痰则随气变化，无处不有。古人云：痰生百病。谓百病皆足以生痰，非谓百病之由痰而生也，故知痰之为病不由一因，有因外感而生者，有因内伤而起者。诚知外感者何气，迎其机而导之，邪退则痰自平矣；起于内伤者何病，察所伤以调之，气化则痰亦化矣。若见痰治痰，而谓

痰消病自愈者則吾未之聞也
一不寐者有邪實內擾而神不安有正虛真陰不足而神不守舍病雖有不同惟邪正二字皆足以該之帝曰人之多卧者何氣使然岐伯曰此人腸胃大皮膚濕而分肉不解焉衛氣晝行於陽夜行於陰陽氣盡則卧陰氣盡則寤衛氣留久於陰故卒然多卧
一怔忡者心胸築築振動惶惶惕惕無時得安者是也驚者心忽外有所感動卒然而驚懊憹者鬱悶之貌情不舒暢憒然無奈比之煩悶而甚也悸者心有所恐時怯怯如人將捕之心虛胆怯之所致也若恐懼則與悸相

似而健忘則又為心脾二經之不足矣夢魘者心腎不交精神散越宜滋養心腎自安

痰消病自愈者，则吾未之闻也。

〇不寐者，有邪实内扰而神不安，有正虚真阴不足而神不守舍。病虽有不同，惟邪正二字皆足以该之。帝曰：人之多卧者，何气使然？岐伯曰：此人肠胃大，皮肤湿[①]而分肉不解焉。卫气昼行于阳，夜行于阴，阳气尽则卧，阴气尽则寤，卫气留久于阴，故卒然多卧。

〇怔忡者，心胸筑筑振动，惶惶惕惕，无时得安者是也；惊者，心忽外有所感动，卒然而惊；懊憹者，郁闷之貌，情不舒畅，愦然无奈，比之烦闷而甚也；悸者，心有所恐，时怯怯如人将捕之，心虚胆怯之所致也。若恐惧则与悸相似，而健忘则又为心脾二经之不足矣。梦魇者，心肾不交，精神散越，宜滋养心肾自安。

①湿：《针灸甲乙经》卷十二第二作“涩”。

身部證治

胸滿　期門　至陽

胸背切痛　風門　期門　少府

胸脇支滿　俠溪

胸脇疼　膈俞　支溝　邱墟

胸膈痰壅　公孫

神灸經綸　卷三　胸滿　胸背切痛　胸脇支滿　胸脇疼　胸膈痰壅　脇痛　左脇積痛　兩脇脹滿　腹硬　三二

脇痛　奄奄欲絕此為奔豚急以熱湯浸兩手足頻頻易之

氣海　關元　期門

陰竅

左脇積痛

肝俞　此穴若同命門一並灸兩目昏暗者可使復明

兩脇脹滿

膽俞　意舍　陰陵泉

腹硬

身部证治

胸满：期门、至阳。

胸背切痛：风门、期门、少府。

胸胁支满：侠溪。

胸胁疼：膈俞、支沟、邱墟。

胸膈痰壅：公孙。

胁痛：奄奄欲绝，此为奔豚，急以热汤浸，两手足频频易之。气海、关元、期门、窍阴。

左胁积痛：肝俞。此穴若同命门一并灸，两目昏暗者可使复明。

两胁胀满：胆俞、意舍、阴陵泉。

腹硬：

期門

龜背

肩中俞　腎俞　膏肓

曲池　合谷

鷄胸

中府　膻中　靈道

足三里

腰背重痛

腰俞　大腸俞　膀胱俞

身柱　崑崙

灸腰痛不可俯仰令患人正立以竹杖拄地量至臍中用墨點記乃用量脊中即於點處隨年壯灸之灸訖藏竹杖勿令人知

背上冷痛

神道

腰挫閃痛起止艱難

脊中　腎俞　命門

中膂內俞　腰俞

腰膝痠痛

環跳　崑崙　陽陵泉

期门。

龟背：肩中俞、肾俞、膏肓、曲池、合谷。

鸡胸：中府、膻中、灵道、足三里。

腰背重痛：腰俞、大肠俞、膀胱俞、身柱、昆仑。灸腰痛不可俯仰。令患人正立，以竹杖拄地，量至脐中，用墨点记，乃用量脊中，即于点处随年壮灸之，灸讫藏竹杖，勿令人知。

背上冷痛：神道。

腰挫闪痛，起止艰难：脊中、肾俞、命门、中膂内俞、腰俞。

腰膝酸痛：环跳、昆仑、阳陵泉。

養老

筋骨攣痛

三陰交　合谷

百節痠疼

陽輔

背心紅腫痛

肩井　肺俞　風門

五樞

臍下冷痛

氣海　膀胱俞　曲泉

繞臍痛　大腸病也

水分　天樞　三陰交

足三里

上氣胸背滿痛

肺俞　肝俞　雲門

乳根　巨闕　期門

梁門　內門　尺澤

脇肋脹痛

膈俞　章門　陽陵泉

邱墟

养老。

筋骨挛痛：三阴交、合谷。

百节酸疼：阳辅。

背心红肿痛：肩井、肺俞、风门、五枢。

脐下冷痛：气海、膀胱俞、曲泉。

绕脐痛：大肠病也。水分、天枢、三阴交、足三里。

上气胸背满痛：肺俞、肝俞、云门、乳根、巨阙、期门、梁门、内关[1]、尺泽。

胁肋胀痛：膈俞、章门、阳陵泉、邱墟。

---

①关：原作“门”，据《类经图翼》卷十一改。

諸氣膈痛上氣不下
天突　亶中　中府
膈俞
虛勞
諸虛勞熱
氣海　關元　膏肓
足三里　內關治勞熱良
房勞
太谿
虛損

中極　大椎　肺俞
膈俞　胃俞　三焦俞
腎俞　中脘　天樞
氣海　足三里　三陰交
長強
崔氏四花六穴　凡男婦五勞七傷氣血虛損骨蒸潮熱咳嗽痰喘五心煩熱四肢困倦羸弱等症並治
第一次先取二穴令患人平身正立取一細繩約長三四尺者蠟之勿令伸縮乃以繩頭與男左女右足大拇指端比齊令其順脚心至後跟踏定却引繩向後

诸气膈痛，上气不下：天突、亶中、中府、膈俞。

虚劳

诸虚劳热：气海、关元、膏肓、足三里、内关治劳热良。

房劳：太溪。

虚损：中极、大椎、肺俞、膈俞、胃俞、三焦俞、肾俞、中脘、天枢、气海、足三里、三阴交、长强。

崔氏四花六穴：凡男妇五劳七伤，气血虚损，骨蒸潮热，咳嗽痰喘，五心烦热，四肢困倦，羸弱等症并治。

第一次先取二穴，令患人平身正立，取一细绳约长三四尺者，蜡之，勿令伸缩，乃以绳头与男左女右足大拇指端比齐，令其顺脚心至后跟踏定，却引绳向后，從足跟足肚貼肉直上至膝彎曲膕中大横紋截斷次令病者平身正坐解髮分頂中露頂路取所比蠟繩一頭齊鼻端按定引繩向上循頭路項背貼肉垂下至繩頭盡處以墨記之此非是灸穴别又取一小繩令患者合口將繩雙摺自鼻柱根按定左右分開比至兩口角如人字様截斷郎將此繩展直取中横加於前記脊中墨點之上其兩邊繩頭盡處以墨記之此第一次應灸二穴名曰患門

右法若婦人足小者難以爲則當取右臂自肩髃穴起以墨記之伸手引繩向下比至中指端截斷以代量足之法庶乎得宜

第二次取二穴令患人平身正坐稍縮臂膊取一蠟繩繞項後向前雙垂頭與鳩尾尖齊雙頭一齊絶斷却翻繩頭向後將此繩中摺處正按結喉上其繩頭下垂脊間處以墨記之此非灸穴又取一小繩令患人合口横量齊兩吻截斷還加於脊上墨點處横量如前法於兩頭盡處點墨記之此是第二次灸穴郎四花之左右兩穴也　前共四穴同時灸之初灸七壯或二七三七以至百壯爲妙俟灸瘡將瘥或火瘡發時又依後法灸二穴

从足跟、足肚贴肉直上，至膝弯曲腘中大横纹，截断。次令病者平身正坐，解发分顶中露顶路，取所比蜡绳，一头齐鼻端，按定引绳向上，循头路项背贴肉垂下至绳头尽处，以墨记之，此非是灸穴。别又取一小绳，令患者合口，将绳双折，自鼻柱根按定，左右分开，比至两口角，如人字样截断。即将此绳展直取中，横加于前记脊中墨点之上，其两边绳头尽处以墨记之，此第一次应灸二穴，名曰患门。

右法若妇人足小者，难以为则，当取右臂自肩髃穴起以墨记之，伸手引绳向下，比至中指端截断，以代量足之法，庶乎得宜。

第二次取二穴，令患人平身正坐，稍缩臂膊，取一蜡绳绕项后，向前双垂，头与鸠尾尖齐，双头一齐绝断，却翻绳头向后，将此绳中折处正按结喉上，其绳头下垂脊间处以墨记之，此非灸穴。又取一小绳，令患人合口横量，齐两吻截断，还加于脊上墨点处，横量如前法，于两头尽处点墨记之，此是第二次灸穴，即四花之左右两穴也。前共四穴，同时灸之，初灸七壮，或二七、三七以至百壮为妙。俟灸疮将瘥，或火疮发时，又依后法灸二穴。

第三次取二穴　以第二次量口吻短繩於第二次脊間墨點處對中直放務令上下相停於繩頭盡處以墨記之此是灸穴即四花之上下兩穴也

右共六穴宜擇午日火日灸之後百日內宜慎房勞思慮飲食適時寒暑得中將養調護若瘡愈後仍覺未瘥依前再灸無不愈者故云累灸至百壯但骨脊上兩穴不宜多灸凡一次只可三五壯多則恐人倦怠若灸此六穴亦宜灸足三里瀉火方妙

愚按前法灸脊旁四穴上二穴近五椎心俞下二穴近九椎肝俞崔不知穴名而但立取法葢欲人之易

曉耳然稽脊背穴法則太陽二行者當去脊中各開二寸方得正脉乃可獲效用者仍宜審之

一法取手掌中大指根稍前肉魚間近內側大紋半指許外與手陽明合谷相對按之極痠者是穴此同長強各灸七壯甚妙

傳尸痨

第一代蟲傷心宜灸心俞穴並上下如四花樣　第二代灸肺俞四穴如前　第三代灸肝俞四穴如前　第四代灸陰俞四穴如前　第五代灸腎俞四穴如前　第六代灸三焦俞四穴如前

第三次取二穴，以第二次量口吻短绳于第二次脊间墨点处对中直放，务令上下相停，于绳头尽处以墨记之，此是灸穴，即四花之上下两穴也。

右共六穴，宜择午日、火日。灸之后百日内，宜慎房劳思虑，饮食适时，寒暑得中，将养调护。若疮愈后仍觉未瘥，依前再灸，无不愈者，故云累灸至百壮。但骨脊上两穴不宜多灸。凡一次只可三五壮，多则恐人倦怠。若灸此六穴，亦宜灸足三里泻火方妙。

愚按：前法灸脊旁四穴，上二穴近五椎心俞，下二穴近九椎肝俞，崔不知穴名而但立取法，盖欲人之易晓耳。然稽脊背穴法，则太阳二行者，当去脊中各开二寸方得正脉，乃可获效，用者仍宜审之。

一法：取手掌中大指根稍前肉鱼间，近内侧大纹半指许，外与手阳明合谷相对，按之极酸者是穴，此同长强，各灸七壮甚妙。

传尸痨：第一代，虫伤心，宜灸心俞穴，并上下如四花样；第二代，灸肺俞四穴如前；第三代，灸肝俞四穴如前；第四代，灸阴俞[1]四穴如前；第五代，灸肾俞四穴如前；第六代，灸三焦俞四穴如前。

---

①阴俞：指厥阴俞穴。

此症五日輕五日重輕日其虫大醉方可灸又須誦
蓮經並普庵咒鎮之
一法灸腰眼穴　其法令病人平眠以筆於兩腰眼宛
宛中點二穴各灸七壯此穴諸書所無而居家必用
載之云其法累試累驗主治癆瘵已深之難治者于
癸亥日二更盡三更初令病人平眠灸三壯
一傳尸癆瘵以致滅門絕戶者有之此症因寒熱前作
血凝氣滯化而爲虫內食臟腑每致傳人百方難治
惟灸可攻其法於癸亥日二更後將交夜半乃六神
皆聚之時勿使人知令病者解去下衣舉手向上略

轉後些則腰間兩旁自有微陷可見是名鬼眼穴即
俗所謂腰眼也正身直立用墨點記然後上床合面
而卧用小艾炷灸七壯或九壯十一壯尤好其虫必
於吐瀉中而出燒燬遠棄之可免傳染此比四花等
穴尤易且效（穴在腎俞下三寸夾脊兩旁各一寸半以指按陷中）
一法凡取癆虫可於三椎骨上一穴並膏肓二穴各灸
七壯然後以飲食調理方下取虫等藥
骨蒸寒熱夜熱
百勞　膏肓　肺俞
魄戶　脾俞　腎俞

此症五日轻，五日重，轻日其虫大醉方可灸，又须诵莲经并普庵咒镇之。

一法：灸腰眼穴。其法令病人平眠，以笔于两腰眼宛宛中点二穴，各灸七壮。此穴诸书所无，而《居家必用》载之，云其法累试累验。主治痨瘵已深之难治者，于癸亥日二更尽三更初，令病人平眠灸三壮。

〇传尸痨瘵，以致灭门绝户者有之。此症因寒热前作，血凝气滞化而为虫，内食脏腑，每致传人，百方难治，惟灸可攻。其法于癸亥日二更后将交夜半，乃六神皆聚之时，勿使人知，令病者解去下衣，举手向上，略转后些，则腰间两旁自有微陷可见，是名鬼眼穴，即俗所谓腰眼也，正身直立，用墨点记，然后上床合面而卧，用小艾炷灸七壮或九壮，十一壮尤好。其虫必于吐泻中而出，烧毁远弃之，可免传染。此比四花等穴尤易且效。穴在肾俞下三寸，夹脊两旁，各一寸半以指按陷中。

一法：凡取痨虫，可于三椎骨上一穴并膏肓二穴，各灸七壮，然后以饮食调理，方下取虫等药。

骨蒸寒热夜热：百劳、膏肓、肺俞、魄户、脾俞、肾俞。

四花穴　間使　足三里
虛怯飲食不化
膈俞　脾俞　胃俞
中脘　梁門　內關
天根　足三里
汗癥
自汗
膏肓　大椎　復溜
盜汗
肺俞　復溜　譩譆瘧多汗亦灸

神灸經綸　卷三

多汗少力
大橫
疝冷　此腎與膀胱虛寒也多灸愈妙
脾俞　神闕　關元
氣海此穴亦治陽脫
血症
虛勞吐血
上脘　肺俞　脾俞
腎俞　大陵　外關
咯血

四花穴、间使、足三里。

虚怯饮食不化：膈俞、脾俞、胃俞、中脘、梁门、内关、天枢①、足三里。

汗症

自汗：膏肓、大椎、复溜。

盗汗：肺俞、复溜、噫嘻疟多汗亦灸。

多汗少力：大横。

疝冷：此肾与膀胱虚寒也，多灸愈妙。脾俞、神阙、关元、气海此穴亦治阳脱。

血症

虚劳吐血：上脘、肺俞、脾俞、肾俞、大陵、外关。

咯血：

①枢：原作“根”，据《传悟灵济录》卷下改。

風門

吐血

百勞　肺俞　心俞

膈俞　肝俞　脾俞

腎俞，脊骨　天樞

大淵　通里　間使

大陵　中脘　足三里

怒氣傷肝吐血

肺俞　肝俞　脾俞

腎俞　間使　足三里

神灸經綸　卷三　證

衄血

上星灸一壯即止一日七七壯少則不能斷根　囟會亦如上星

風門　膈俞　脊骨

百勞　合谷　湧泉

一法于項後髮際兩筋間宛中穴灸三壯蓋血自此入腦注鼻中故灸此立止即啞門穴

便血

中脘　氣海

上二穴灸脫血色白脈濡弱手足冷飲食少思強食即嘔凡大便下血諸治不效者但取脊骨中與臍相

风门。

吐血：百劳、肺俞、心俞、膈俞、肝俞、脾俞、肾俞、脊骨、天枢、太渊、通里、间使、大陵、中脘、足三里。

怒气伤肝吐血：肺俞、肝俞、脾俞、肾俞、间使、足三里。

衄血：上星灸一壮即止，一日七七壮，少则不能断根。囟会亦如上星、风门、膈俞、脊骨、百劳、合谷、涌泉。

一法：于项后发际两筋间宛中穴，灸三壮。盖血自此入脑，注鼻中，故灸此立止。即哑门穴。

便血：中脘、气海。

上二穴灸脱血色白，脉濡弱，手足冷，饮食少，思强食即呕。凡大便下血，诸治不效者，但取脊骨中与脐相

平須按脊骨高突之處覺痠疼者是穴方可于上灸之不疼者非也灸七壯即止如再發即再灸七壯永可除根

腸風

奇穴　其穴在脊之十四椎下傍各開一寸年深諸痔灸之最效

尿血

膈俞　脾俞　三焦俞

腎俞　列缺　章門

大敦

鼓脹

千般鼓脹要先知　切忌臍高突四圍

肚上青筋休用藥　陰囊無縫不堪醫

背平如板終難治　掌上無紋有限時

五穀不消十日死　肚光如鼓療延遲

痰多氣短皆無藥　十个當知九个危

任使神醫難措手　勸君臨症識權宜

鼓脹灸治

太白　水分　氣海

足三里　天樞　中封

平，须按脊骨高突之处，觉酸疼者是穴，方可于上灸之。不疼者，非也。灸七壮即止，如再发即再灸七壮，永可除根。

肠风：奇穴。其穴在脊之十四椎下旁各开一寸，年深诸痔，灸之最效。

尿血：膈俞、脾俞、三焦俞、肾俞、列缺、章门、大敦。

鼓胀

千般鼓胀要先知，切忌脐高突四围。

肚上青筋休用药，阴囊无缝不堪医。

背平如板终难治，掌上无纹有限时。

五谷不消十日死，肚光如鼓疗延迟。

痰多气短皆无药，十个当知九个危。

任使神医难措手，劝君临症识权宜。

鼓胀灸治：太白、水分、气海、足三里、天枢、中封。

又法先灸中脘七壯引胃中生發之氣上行陽道

水腫

中脘　水分　水溝

合谷　足三里　神闕

氣海　膈俞　三陰交

石門　中極　曲骨

內關　陰市　陰陵泉

中封　太衝　照海

公孫

虛腫

解谿　復溜　公孫

石水

然谷　章門

血鼓

膈俞　脾俞　腎俞

間使　足三里　復溜

行間

單鼓脹

肝俞　脾俞　三焦俞

水分　公孫　大敦

又法：先灸中脘七壮，引胃中生发之气上行阳道。

水肿：中脘、水分、水沟、合谷、足三里、神阙、气海、膈俞、三阴交、石门、中极、曲骨、内关、阴市、阴陵泉、中封、太冲、照海、公孙。

虚肿：解溪、复溜、公孙。

石水：然谷、章门。

血鼓：膈俞、脾俞、肾俞、间使、足三里、复溜、行间。

单鼓胀：肝俞、脾俞、三焦俞、水分、公孙、大敦。

腫滿難步
太衝 亦治虛勞浮腫　飛陽
脾虛腹脹
公孫　三里　內庭
腹中氣脹　此症飲食反多身形消瘦
脾俞　章門
積聚痞塊
久痞
中脘　章門　三焦俞
三陰交　內庭　幽門

上脘　脾俞　氣海
凡治痞者須治痞根無不獲效其法於十二椎下當脊中點墨爲記墨之兩旁各開三寸半以手揣摸自有動處即點墨灸之大約穴與臍平多灸左邊或左右俱灸此痞根也或患左灸右患右灸左亦效
結積留飲
通谷　上脘　中脘
積氣上奔急迫欲絶
期門　天樞　梁門
奔豚氣逆痛不可忍

肿满难步：太冲亦治虚劳浮肿、飞阳。

脾虚腹胀：公孙、三里、内庭。

腹中气胀：此症饮食反多，身形消瘦。脾俞、章门。

积聚痞块

久痞：中脘、章门、三焦俞、三阴交、内庭、幽门、上脘、脾俞、气海。

凡治痞者，须治痞根，无不获效。其法于十二椎下当脊中，点墨为记，墨之两旁各开三寸半，以手揣摸自有动处，即点墨灸之，大约穴与脐平，多灸左边，或左右俱灸，此痞根也。或患左灸右，患右灸左，亦效。

结积留饮：通谷、上脘、中脘。

积气上奔，急迫欲绝：期门、天枢、梁门。

奔豚气逆，痛不可忍：

關元
肺積　名息奔在右脇下
尺澤　章門　足三里
心積　名伏梁起臍上上至心下
後谿　神門　巨闕
足三里
肝積　名肥氣在左脇下
肝俞　章門　行間
脾積　名痞氣横在臍上二寸
脾俞　胃俞　腎俞

通谷　章門　足三里
腎積　名奔豚生臍下或上下無時
腎俞　關元瘕癖　中極臍下積聚疼痛
湧泉
氣塊
脾俞　胃俞　腎俞
梁門　天樞　氣海
長桑君針積塊癥瘕先於塊上針之甚者又於塊首
一針塊尾一針針訖灸之效
痞塊悶痛

关元。

肺积：名息奔，在右肋下。尺泽、章门、足三里。

心积：名伏梁，起脐上，上至心下。后溪、神门、巨阙、足三里。

肝积：名肥气，在左肋下。肝俞、章门、行间。

脾积：名痞气，横在脐上二寸。脾俞、胃俞、肾俞、通谷、章门、足三里。

肾积：名奔豚，生脐下，或上下无时。肾俞、关元瘕癖、中极脐下积聚疼痛、涌泉。

气块：脾俞、胃俞、肾俞、梁门、天枢、气海。长桑君针积块癥瘕，先于块上针之，甚者又于块首一针，块尾一针，针讫灸之，效。

痞块闷痛：

大陵　中脘　三陰交

食積血瘕　胃俞　氣海　行間

心腹痛脹

九腫心痛　巨闕　靈道　曲澤　間使　通谷穴在乳下二寸千金治心痛惡氣上脇痛急灸五十壯

鬼擊心痛欲絕　支溝　又急灸大拇指足甲男左女右三壯

肺心痛　卧若伏龜

太淵　尺澤　上脘

亶中胸痺痛　又治心痛灸虎口白肉際各七壯

脾心痛　痛如針刺

內關　大都　太白

足三里連承山　公孫

肝心痛　色蒼蒼如死狀終日不得休息

行間　太衝

腎心痛　悲懼相控

太谿　然谷

胃心痛

大陵、中脘、三阴交。

食积血瘕：胃俞、气海、行间。

心腹痛胀

九肿心痛：巨阙、灵道、曲泽、间使、通谷穴在乳下二寸，《千金》治心痛，恶气上胁痛急，灸五十壮。

鬼击心痛欲绝：支沟。又：急灸大拇指足甲，男左女右，三壮。

肺心痛：卧若伏龟。太渊、尺泽、上脘、亶中胸痹痛。又治心痛，灸虎口白肉际，各七壮。

脾心痛：痛如针刺。内关、大都、太白、足三里连承山、公孙。

肝心痛：色苍苍如死状，终日不得休息。行间、太冲。

肾心痛：悲惧相控。太溪、然谷。

胃心痛：

巨闕　大都　太白
足三里連承山
胃脘痛
膈俞　脾俞　胃俞
內關　陽輔　商邱
心脾脹痛
上脘　中脘　脾俞
胃俞　腎俞　隱白
足三里
腹中脹痛

膈俞　脾俞　胃俞
腎俞　大腸俞　中脘脾寒
水分　天樞　石門心下堅滿
內關　足三里　商邱脾虛
小腹脹痛
三焦俞　章門　三陰交
足三里　邱墟　太白
行間　氣海治臍下三十六疾小腹痛欲死者灸之即生
噎症
膈噎

巨阙、大都、太白、足三里连承山。

胃脘痛：膈俞、脾俞、胃俞、内关、阳辅、商丘。

心脾胀痛：上脘、中脘、脾俞、胃俞、肾俞、隐白、足三里。

腹中胀痛：膈俞、脾俞、胃俞、肾俞、大肠俞、中脘脾寒、水分、天枢、石门心下坚满、内关、足三里、商丘脾虚。

小腹胀痛：三焦俞、章门、三阴交、足三里、邱墟、太白、行间、气海治脐下三十六疾，小腹痛欲死者，灸之即生。

噎症

膈噎：

膻中奇經任脉穴　中脘奇經任脉穴　膏肓灸百壯足太陽經穴
內關手厥陰經穴　食倉即胃倉足太陽經穴　足三里足陽明穴
心俞足太陽經穴　膈俞足太陽經穴　脾俞足太陽經穴
天府手太陰經穴　乳根足陽明經穴

憂噎
心俞足太陽經穴

思噎
天府手太陰經穴　神門手少陰經穴　脾俞足太陽經穴

勞噎
膈俞足太陽經穴　勞宮手厥陰經穴

氣噎
膻中奇經任脉穴　天突奇經任脉穴　膈俞足太陽經穴
脾俞足太陽經穴　腎俞足太陽經穴　乳根足陽明經穴
關衝手少陽經穴　足三里足陽明穴　大鍾足少陰經穴
解谿足陽明經穴

食噎
乳根足陽明經穴

諸咳喘嘔噦氣逆

欬嗽
丹田　膻中　身柱

膻中奇经任脉穴、中脘奇经任脉穴、膏肓灸百壮，足太阳经穴、内关手厥阴经穴、食仓即胃仓，足太阳经穴、足三里足阳明穴、心俞足太阳经穴、膈俞足太阳经穴、脾俞足太阳经穴、天府手太阴经穴、乳根足阳明经穴。

忧噎：心俞足太阳经穴。

思噎：天府手太阴经穴、神门手少阴经穴、脾俞足太阳经穴。

劳噎：膈俞足太阳经穴、劳宫手厥阴经穴。

气噎：膻中奇经任脉穴、天突奇经任脉穴、膈俞足太阳经穴、脾俞足太阳经穴、肾俞足太阳经穴、乳根足阳明经穴、关冲手少阳经穴、足三里足阳明穴、大钟足少阴经穴、解溪足阳明经穴。

食噎：乳根足阳明经穴。

诸咳喘、呕哕、气逆

咳嗽：丹田、膻中、身柱。

列缺　天突　俞府
華蓋　乳根　風門
肺俞　至陽
寒嗽
肺俞　膏肓　靈臺
至陽　合谷　列缺
天突　三里
熱嗽
肺俞　亶中　尺澤
大谿

咳嗽紅痰
列缺　百勞　肺俞
中脘
諸喘氣急
天突　璇璣　華蓋
亶中　乳根　期門
氣海
欬逆
膏肓　解谿　陰竅
哮喘　五哮中惟水哮乳哮酒哮爲難治

列缺、天突、俞府、华盖、乳根、风门、肺俞、至阳。

寒嗽：肺俞、膏肓、灵台、至阳、合谷、列缺、天突、三里。

热嗽：肺俞、亶中、尺泽、太溪。

咳嗽红痰：列缺、百劳、肺俞、中脘。

诸喘气急：天突、璇玑、华盖、亶中、乳根、期门、气海。

咳逆：膏肓、解溪、窍阴。

哮喘：五哮中，惟水哮、乳哮、酒哮为难治。

璇璣　華蓋　俞府

膻中　大淵　足三里

肩井治冷風哮有孕勿灸　肩中俞治風哮

小兒鹽哮

法於男左女右手小指尖上用小艾炷灸七壯無不除根未除再灸

久嗽不愈

將本人乳下約離一指許有低陷之處與乳直對不偏者名直骨穴如婦人即按其乳頭直向下看其乳頭所到之處即是直骨穴位灸艾三炷艾炷如赤豆大男灸左女灸右不可差錯其嗽即愈如不愈其病再不可治

嘔吐不下食

膈俞　三焦俞　巨闕

嘔吐不思飲食

上脘　中脘

冷氣嘔逆

章門　大陵　尺澤

太衝　後谿吐食

反胃

氣海　下脘　脾俞

璇玑，华盖，俞府，膻中，太渊，足三里，肩井治冷风哮，有孕勿灸，肩中俞治风哮。

小儿盐哮：法于男左女右手小指尖上，用小艾炷灸七壮，无不除根，未除再灸。

久嗽不愈：将本人乳下约离一指许，有低陷之处，与乳直对不偏者，名直骨穴。如妇人，即按其乳头，直向下看，其乳头所到之处即是直骨穴位。灸艾三炷，艾炷如赤豆大，男灸左，女灸右，不可差错，其嗽即愈；如不愈，其病再不可治。

呕吐不下食：膈俞、三焦俞、巨阙。

呕吐不思饮食：上脘、中脘。

冷气呕逆：章门、大陵、尺泽、太冲、后溪吐食。

反胃：气海、下脘、脾俞、

鬲俞　中脘　三里

胃俞　上脘　膻中

乳根　水分　天樞

大陵　日月嘔吐吞酸　意舍嘔吐吞酸

噦逆

腋下穴千金翼治噦噫膈中氣閉塞灸腋下聚毛宛宛中附肋處五十壯良效

中府　風門　肩井

承漿　膻中　中脘

期門　氣海　足三里

三陰交　乳根三壯火到肌即定共不定者不可救也

乾嘔

胆俞　至陰　間使

霍亂逆冷

巨闕　中脘　建里

水分　承山　三陰交逆冷

照海　大都

霍亂轉筋

湧泉灸三七壯如不應灸足踵聚筋上白肉際七壯立愈　又法灸足外踝骨尖上七壯

夾脊穴　千金云令病者合面卧伸兩手着身以繩橫牽兩肘尖當脊間繩下兩旁相去各一寸半所灸百壯

膈俞、中脘、三里、胃俞、上脘、膻中、乳根、水分、天枢、大陵、日月呕吐吞酸、意舍呕吐吞酸。

哕逆：腋下穴《千金翼》治哕噫膈中气闭塞，灸腋下聚毛宛宛中附肋处，五十壮，良效，中府，风门，肩井，承浆，膻中，中脘，期门，气海，足三里，三阴交，乳根三壮，火到肌即定，其不定者，不可救也。

干呕：胆俞、至阴、间使。

霍乱逆冷：巨阙、中脘、建里、水分、承山、三阴交逆冷、照海、大都。

霍乱转筋：涌泉灸三七壮。如不应，灸足踵聚筋上白肉际七壮，立愈。又法：灸足外踝骨尖上，七壮。夹脊穴。《千金》云：令病者合面卧，伸两手着身，以绳横牵两肘尖，当脊间绳下两旁相去各一寸半所。灸百壮。

霍亂吐瀉
中脘　天樞　氣海
凡霍亂將死者用鹽填臍中灸七壯立愈又法灸肘尖骨罅中七壯
乾霍亂　即俗所謂絞腸痧也急用鹽湯探吐并以細白乾鹽填滿臍中以艾灸二七壯效
噯氣
中脘
善太息
中封　商邱　公孫
善悲

心俞　大陵　大敦
玉英　膻中
氣短
大椎　肺俞　肝俞不語
內關　足三里　太衝
尺澤不語　天突　肩井
氣海陽脫
瘧
瘧疾
大椎　三椎　譩譆多汗

霍乱吐泻：中脘、天枢、气海。

凡霍乱将死者，用盐填脐中，灸七壮立愈。又法：灸肘尖骨罅中七壮。

干霍乱：即俗所谓绞肠痧也，急用盐汤探吐，并以细白干盐填满脐中，以艾灸二七壮，效。

嗳气：中脘。

善太息：中封、商丘、公孙。

善悲：心俞、大陵、大敦、玉英、膻中。

气短：大椎、肺俞、肝俞不语、内关、足三里、太冲、尺泽不语、天突、肩井、气海阳脱。

疟

疟疾：大椎、三椎、噫嘻多汗、

章門　環跳　承山
飛陽　崑崙　公孫
合谷
寒瘧
太溪　至陰　間使
久瘧
後溪　間使　百勞
中脘　脾俞　胃俞
少府　內關　足三里
曲池　陷谷溫瘧　然谷

大陵
痰瘧痃癖
膈俞
痢
久痢
中脘　脾俞　天樞
三焦俞　大腸俞　足三里
三陰交
裏急後重
下脘　天樞　照海

章门、环跳、承山、飞阳、昆仑、公孙、合谷。

寒疟：太溪、至阴、间使。

久疟：后溪、间使、百劳、中脘、脾俞、胃俞、少府、内关、足三里、曲池、陷谷温疟、然谷、大陵。

痰疟痃癖：膈俞。

痢

久痢：中脘、脾俞、天枢、三焦俞、大肠俞、足三里、三阴交。

里急后重：下脘、天枢、照海。

赤白痢
長強　命門
泄瀉
久瀉滑脫下陷
百會　脾俞　腎俞
虛寒久瀉
關元　中極　天樞腹痛手足冷
三陰交腹滿　中脘
梁門　氣海手足厥冷
大瀉氣脫

氣海　天樞　水分水穀不分
脾泄色黑
脾俞
胃泄色黄
胃俞
大腸泄色白
大腸俞
小腸泄色赤
小腸俞
大瘕泄

赤白痢：长强、命门。

泄泻

久泻滑脱下陷：百会、脾俞、肾俞。

虚寒久泻：关元、中极、天枢腹痛手足冷、三阴交腹满、中脘、梁门、气海手足厥冷。

大泻气脱：气海、天枢、水分水谷不分。

脾泄色黑：脾俞。

胃泄色黄：胃俞。

大肠泄色白：大肠俞。

小肠泄色赤：小肠俞。

大瘕泄：

天樞　水分各三七壯

腎泄　夜半後及寅卯之間泄者

命門　天樞　氣海

關元

水漬入胃　名曰溢飲渴而飲水水下又泄泄又大渴

大椎穴在一椎之上

腸鳴

神闕　陷谷　承滿

老人虛人泄瀉

神闕　關元　脾俞

大腸俞

黃疸

公孫　至陽　脾俞

胃俞

酒疸目黃面發赤班

膽俞

女勞疸

腎俞

消渴

承漿　大谿　支正

天枢、水分各三七壮。

肾泄：夜半后及寅卯之间泄者。命门、天枢、气海、关元。

水渍入胃：名曰溢饮，渴而饮水，水下又泄，泄又大渴。大椎穴在一椎之上。

肠鸣：神阙、陷谷、承满。

老人虚人泄泻：神阙、关元、脾俞、大肠俞。

黄疸：公孙、至阳、脾俞、胃俞。

酒疸目黄，面发赤斑：胆俞。

女劳疸：肾俞。

消渴：承浆、太溪、支正、

陽池　照海　腎俞

小腸俞　手足小指穴即手足小指尖頭

痰症

痰飲吐水

巨闕

痰火

百會　膏肓發狂

陰症冷痰

氣海　三陰交

痰眩

中脘

傷酒嘔吐痰眩

率谷

顛狂癇痓驚悸不寐

顛狂

百會　人中　天窗狂邪鬼語

身柱　神道　心俞

筋縮　骨骶　章門

天樞　少衝女灸此　勞宮

內關　神門　陽溪

阳池、照海、肾俞、小肠俞、手足小指穴即手足小指尖头。

痰症

痰饮吐水：巨阙。

痰火：百会、膏肓发狂。

阴症冷痰：气海、三阴交。

痰眩：中脘。

伤酒呕吐痰眩：率谷。

颠狂、痫、痓、惊悸、不寐

颠狂：百会、人中、天窗狂邪鬼语、身柱、神道、心俞、筋缩、骨骶、章门、天枢、少冲女灸此、劳宫、内关、神门、阳溪、

足三里　下巨虛　豐隆
衝陽男灸此　太衝　厲兌
前谷　後谿　燕口在口吻兩邊赤白肉際
足大指橫紋穴卒顛病灸兩脚大指聚毛中七壯

顛癇
神庭　身柱　靈道
金門　承命穴在內踝後上行三寸動脉中主治狂邪驚癇灸三十壯
申脉陽蹻穴晝發灸此　照海陰蹻穴夜發灸此
凡灸二蹻穴必先用藥下之否則痰壅殺人又云風
癇可灸驚熱不可灸

風癇
百會　上星　身柱
心俞　筋縮　章門
神門　天井　陽溪灸此不必灸合谷
合谷灸此不必灸陽溪　足三里　太衝

狂言不避水火
間使　百會

暴瘂不能言　速灸臍下四寸并小便陰毛際骨陷中各
灸七壯重者二七壯并手足中指頭盡處各灸三壯神
效男灸左女灸右

足三里、下巨虚、丰隆、冲阳男灸此、太冲、厉兑、前谷、后溪、燕口在口吻两边赤白肉际、足大指横纹穴卒颠病，灸两脚大指聚毛中七壮。

颠痫：神庭，身柱，灵道，金门，承命穴在内踝后，上行三寸动脉中，主治狂邪惊痫，灸三十壮，申脉阳跷穴，昼发灸此，照海阴跷穴，夜发灸此。

凡灸二跷穴，必先用药下之，否则痰壅杀人。又云风痫可灸，惊热不可灸。

风痫：百会、上星、身柱、心俞、筋缩、章门、神门、天井、阳溪灸此不必灸合谷、合谷灸此不必灸阳溪、足三里、太冲。

狂言不避水火：间使、百会。

暴哑不能言：速灸脐下四寸，并小便阴毛际骨陷中，各灸七壮，重者二七壮，并手足中指头尽处各灸三壮，神效。男灸左，女灸右。

五痓脊強
身柱　大椎　陶道
瘈瘲
靈道　少府
怔忡健忘不寐
內關　液門　膏肓
解溪　神門
好卧
厲兌
驚悸

膽俞　解溪
驚恐見鬼
陽谿
懊憹心悸
通里
心虛膽寒
少衝
痴呆
神門　心俞
夢魘鬼擊

五痓脊强：身柱、大椎、陶道。

瘈疭：灵道、少府。

怔忡健忘不寐：内关、液门、膏肓、解溪、神门。

好卧：厉兑。

惊悸：胆俞、解溪。

惊恐见鬼：阳溪。

懊恼心悸：通里。

心虚胆寒：少冲。

痴呆：神门、心俞。

梦魇鬼击：

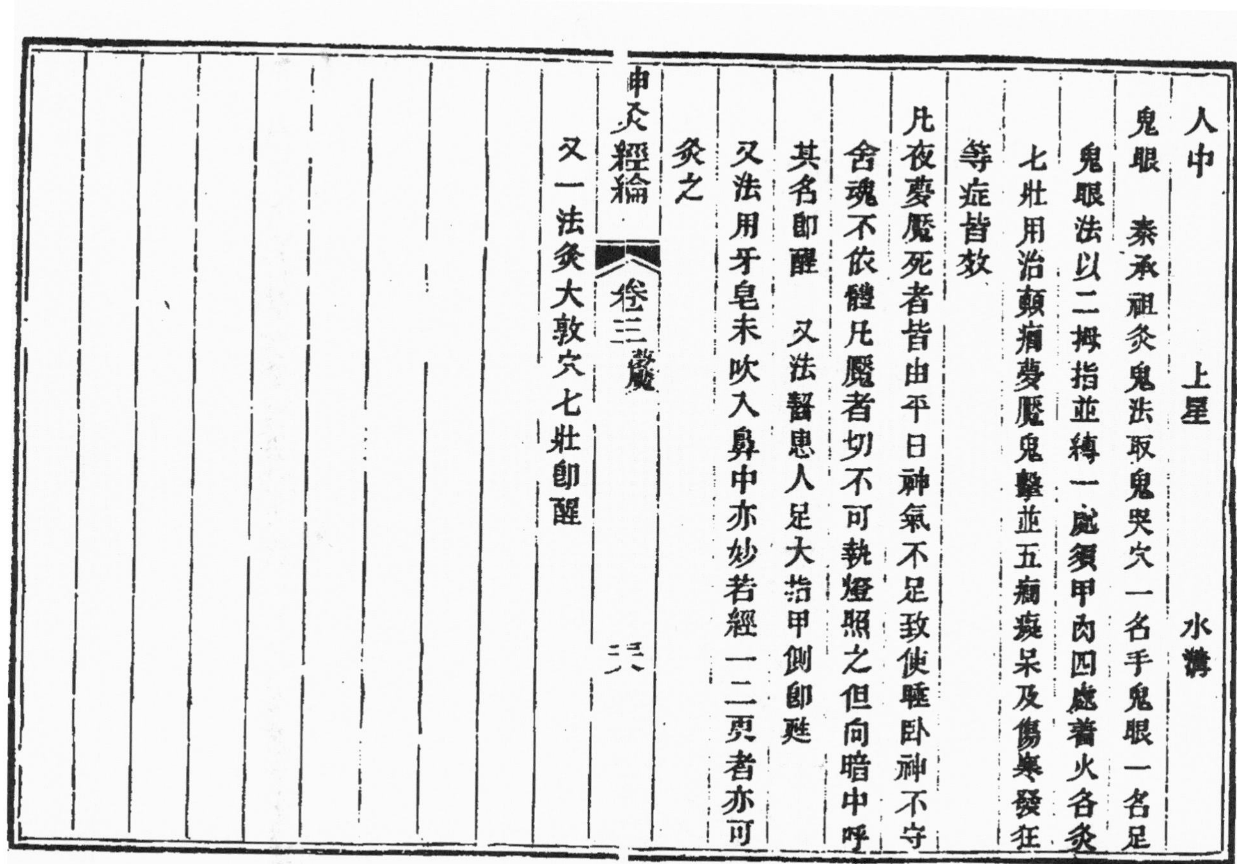
人中　上星　水溝

鬼眼　秦承祖灸鬼法取鬼哭穴一名手鬼眼一名足鬼眼法以二拇指並縛一處須甲肉四處着火各灸七壯用治顛癇夢魘鬼擊並五癎癡呆及傷寒發狂等症皆效

凡夜夢魘死者皆由平日神氣不足致使睡卧神不守舍魂不依體凡魘者切不可執燈照之但向暗中呼其名卽醒　又法齧患人足大指甲側卽甦

又法用牙皂末吹入鼻中亦妙若經一二更者亦可灸之

又一法灸大敦穴七壯卽醒

神灸經綸　卷三　魘　三六

人中、上星、水沟、鬼眼。

秦承祖灸鬼法：取鬼哭穴，一名手鬼眼，一名足鬼眼。法以二拇指并缚一处，须甲肉四处着火，各灸七壮。用治颠痫、梦魇、鬼击，并五痫、痴呆及伤寒发狂等症，皆效。

凡夜梦魇死者，皆由平日神气不足，致使睡卧神不守舍，魂不依体。凡魇者，切不可执灯照之，但向暗中呼其名即醒。

又法：啮患人足大指甲侧即苏。

又法：用牙皂末吹入鼻中亦妙，若经一二更者，亦可灸之。

又一法：灸大敦穴七壮即醒。

神灸經綸卷之四

古歙吳亦鼎硯丞編輯

手足證畧

手足爲諸陽之本陽之氣主動以應天經曰天有十日人有手十指以應之天有十二行人有足十指莖垂以應之又曰足受血而能步掌受血而能握指受血而能攝故凡人之日用動作無不藉力於手足血氣盛者則健舉輕便血氣衰者則委頓沉重其中於病也或傷于風或傷於寒或傷于濕所傷之因有不同而手足上下之病亦有異經云風爲百病之長其變無常濕留關節令人四肢不仁風

邪從陽而親上濕邪從陰而親下惟陰寒之氣挾風濕而來因人之虛隙以乘之上下中外無定處故寒氣積而不瀉則溫氣去血凝濇脉不通手足爲之攣痛經所謂冬氣滿在四肢是也又肺心有邪其氣留於兩肘肝有邪其氣留於兩股脾有邪其氣留于兩髀腎有邪其氣留於兩膝此五藏有邪留爲手足之病而其要皆統于脾盖脾主四肢脾脉太過爲病在外則令人四肢不舉脾藏在體爲肉形不足則四肢不用此可以驗脾之虛實而知手足致病之大畧也

一臂痛人皆謂風寒襲臂而然不知邪之所湊其氣必虛

《神灸经纶》卷之四

古歙吴亦鼎砚丞编辑

手足证略

手足为诸阳之本，阳之气主动，以应天。经曰：天有十日，人有手十指以应之；天有十二行，人有足十指、茎、垂以应之。又曰：足受血而能步，掌受血而能握，指受血而能摄，故凡人之日用动作，无不藉力于手足。血气盛者则健举轻便，血气衰者则委顿沉重。其中于病也，或伤于风，或伤于寒，或伤于湿，所伤之因有不同，而手足上下之病亦有异。经云：风为百病之长，其变无常。湿留关节，令人四肢不仁，风邪从阳而亲上，湿邪从阴而亲下，惟阴寒之气挟风湿而来，因人之虚隙以乘之，上下中外无定处，故寒气积而不泻，则温气去，血凝涩，脉不通，手足为之挛痛，经所谓冬气满在四肢是也。又肺心有邪，其气留于两肘；肝有邪，其气留于两股；脾有邪，其气留于两髀；肾有邪，其气留于两膝。此五脏有邪，留为手足之病，而其要皆统于脾，盖脾主四肢，脾脉太过为病，在外则令人四肢不举，脾藏在体为肉，形不足则四肢不用，此可以验脾之虚实，而知手足致病之大略也。

○臂痛。人皆谓风寒袭臂而然，不知邪之所凑，其气必虚，宜分别經絡而治之先令病者以兩手伸直其臂貼身垂下大指居前小指居後其臂臑之前廉痛者屬陽明經後廉痛者屬太陽經外廉痛者屬少陽經內廉痛者屬厥陰經內前廉痛者屬太陰經內後廉痛者屬少陰經視其何經受病按經取穴以行灸法庶無南轅北轍之誤若手腫痛或指掌連臂膊痛謂之手氣或臂痛不舉或癰毒仆傷皆是氣血凝滯臂連肩背痠痛兩手軟痺由痰飲流入四肢又有血不榮筋而致臂痛者當養其血痛自止也又血燥筋攣遇寒則劇此肝氣虛弱風寒客于經絡故也若手足拘攣麻木又爲脾肺氣虧濕邪不化以致此耳

一痺之爲言閉也經云風寒濕三氣雜至合而爲痺其風氣勝者爲行痺寒氣勝者爲痛痺濕氣勝者爲着痺其有筋脉肌皮骨五痺之目以明春夏四季秋冬五氣之所感受各主一臟也非三氣之外又別有此五症也所謂行痺者痛無定處俗名鬼箭風又名流火古云歷節風又曰白虎歷節風晝則靜夜則動其痛徹骨如虎嚙之狀風痺痛有定處或四肢拘攣關節疼痛名曰痛風着痺者麻木不仁素問云營氣虛則不仁衛氣虛則不用營衛俱虛則不仁且不用靈樞曰衛氣不行則爲麻

宜分别经络而治之。先令病者以两手伸直，其臂贴身垂下，大指居前，小指居后。其臂臑之前廉痛者，属阳明经；后廉痛者，属太阳经；外廉痛者，属少阳经；内廉痛者，属厥阴经；内前廉痛者，属太阴经；内后廉痛者，属少阴经。视其何经受病，按经取穴，以行灸法，庶无南辕北辙之误。若手肿痛，或指掌连臂膊痛，谓之手气，或臂痛不举，或痈毒仆伤，皆是气血凝滞。臂连肩背酸痛，两手软痹，由痰饮流入四肢。又有血不荣筋而致臂痛者，当养其血，痛自止也。又血燥筋挛遇寒则剧，此肝气虚弱，风寒客于经络故也。若手足拘挛麻木，又为脾肺气亏，湿邪不化以致此耳。

○痹之为言，闭也。经云：风、寒、湿三气杂至，合而为痹，其风气胜者为行痹，寒气胜者为痛痹，湿气胜者为着痹。其有筋、脉、肌、皮、骨五痹之目，以明春夏四季秋冬五气之所感受，各主一脏也，非三气之外又别有此五症也。所谓行痹者，痛无定处，俗名鬼箭风，又名流火，古云历节风，又曰白虎历节风，昼则静，夜则动，其痛彻骨，如虎啮之状；风痹，痛有定处，或四肢拘挛，关节疼痛，名曰痛风；着痹者，麻木不仁。《素问》云：营气虚则不仁，卫气虚则不用，营卫俱虚则不仁且不用。《灵枢》曰：卫气不行则为麻木東垣宗之以麻痺之症必補衛氣而行之景岳云治痺之法祇峻補其陰宣通脉絡不宜過用風燥之劑亦內經之旨也又風痺流行上中下三部乘人臟腑之虛與血氣相搏聚於關節而作痛若腿脚生瘡渾身搔癢是其人本血虛因風濕傷脾脾主肌肉肌肉腠理爲邪壅閉不得宣達而作癢此二者專主風濕而言然又有冷痺熱痺痰痺血痺胸痺胞痺腸痺周痺當詳症脉分別治之要不外劉李二氏所論一以攻邪爲主邪去則正氣自安一以補正爲要正復則邪氣自却當攻當補在執經者善行其權也

一腿叉風憎寒發熱或筋攣腫痛當陰股拘間足厥陰之脉上膕內廉循股陰入毛中人有鬱怒肝氣積而不行下注于腿叉而作痛或風寒內犯肝腎陽氣留止亦有此症人多以爲濕熱下流是知其一而不知其二也

一鶴膝風兩膝腫大䯒腿枯細象如鶴膝之形俗謂之鼓槌風總不過風寒濕三氣之爲病然腫病必有邪滯枯細者必因血虛初起可用葱熨消法久宜養氣滋血爲主再視其外症何如兼治之可也

一足發熱多屬陰虛如腎水虧耗脛膝痠軟而足熱肝血不足筋脉隱痛而足熱脾陽下陷腹脹腿痠而足熱虛

木。东垣宗之，以麻痹之症必补卫气而行之。景岳云：治痹之法，只峻补其阴，宣通脉络，不宜过用风燥之剂，亦《内经》之旨也。又风痹流行上中下三部，乘人脏腑之虚，与血气相搏，聚于关节而作痛。若腿脚生疮，浑身瘙痒，是其人本血虚，因风湿伤脾，脾主肌肉，肌肉腠理为邪壅闭，不得宣达而作痒。此二者专主风湿而言。然又有冷痹、热痹、痰痹、血痹、胸痹、胞痹、肠痹、周痹，当详症脉，分别治之，要不外刘、李二氏所论，一以攻邪为主，邪去则正气自安；一以补正为要，正复则邪气自却。当攻当补，在执经者善行其权也。

○腿叉风。憎寒发热，或筋挛肿痛，当阴股拘间。足厥阴之脉，上腘内廉，循股阴，入毛中。人有郁怒，肝气积而不行，下注于腿叉而作痛，或风寒内犯肝肾，阳气留止，亦有此症。人多以为湿热下流，是知其一，而不知其二也。

○鹤膝风。两膝肿大，䯒腿枯细，象如鹤膝之形，俗谓之鼓槌风。总不过风、寒、湿三气之为病，然肿病必有邪滞，枯细者必因血虚。初起可用葱熨消法，久宜养气滋血为主，再视其外症何如，兼治之可也。

○足发热。多属阴虚，如肾水亏耗，胫膝酸软而足热；肝血不足，筋脉隐痛而足热；脾阳下陷，腹胀腿酸而足热。虚劳之人每有此症，然亦有湿热下注，壅遏营卫常行之道，两不相下，其气蒸腾而发热，是又不可视为阴虚而一例治之也。

〇脚气之疾。东垣谓实水湿之所为也。初觉即灸患处二三十壮，以导引湿气外出，遂不至成大患。按古无是名称，自晋苏敬始。其顽麻肿痛者，即经所谓痹厥也；痿软不收者，即经所谓痿厥也；其冲心者，即经所谓厥逆也。自东垣发寒湿、湿热之论，后学泥之遂成南北二派，不知人在气交之中，正变邪感，何地不然？非南人不患北病，北人不患南病也。在善治者察明经络所起，复审六气中何气当之。如病者头痛目眩，项强，腰脊、身体经络、外踝之后、循京骨至小指外皆痛，太阳经症也；如翕翕寒热，呻欠，口鼻干，腹胀，髀膝膑中循胻外臁下足跗，入中指内间皆痛，阳明经症也；如口苦，上喘，胁痛，面垢，体无光泽，头目痛，缺盆并腋下如马刀肿，自汗振寒，发热，胸中胁肋、髀膝外至胻绝骨外踝及诸节指皆痛，少阳经症也；如腹满，夹咽连舌系急，胸膈痞满，循胻骨，下股膝内前廉、内踝，过核骨后，连足大指之端内侧皆痛，太阴经症也；如腰脊痛，小指之下连足心，循内踝入跟中，上腨内，出腘中内廉股肉皆痛，上冲胸咽，饥不能食，面黑小便淋閉欬唾不已善恐心惕惕如人將捕之小腹不仁者難治此少陰經症也如腰脇偏疼從足大指連足趺上廉上膕至內廉循股環陰抵小腹夾臍諸處脹痛兩脚攣急嗌乾嘔逆洞泄厥陰經症也以上六經各隨其氣所勝者而調之庶無有悞

一痿症又名軟風手足痿軟而無力百節緩縱而不收經分五臟之熱名病其所屬皮脈筋肉骨五痿是也肺熱葉焦則皮毛虛弱急薄着則生痿躄心氣熱則下脉厥而上上則下脉虛虛則生脉痿肝氣熱則胆泄口苦筋膜乾筋膜乾則筋急而攣發爲筋痿脾氣熱則乾而渴

肌肉不仁發爲肉痿腎氣熱則腰脊不舉骨枯而髓減發爲骨痿此五痿者經從臟氣所要者各舉其一以爲例會而通之則五勞五志六淫盡得成五臟之熱以爲痿也丹溪會合經旨謂瀉南方則肺金清而東方不實何脾傷之有補北方則心火降而西方不虛何肺熱之有誠爲治痿之大法又諸痿之病未有不因陽明虛而得者治痿獨取陽明確有真見外此無餘義矣

一轉筋病仲景謂其臂脚直脉上下行微弦足太陽之下血氣皆少則善轉筋踵下痛又云諸筋者皆屬於節又云肝血虛筋無所養轉結而痛此與傷寒異也夫傷寒

黑，小便淋闭，咳唾不已，善恐，心惕惕如人将捕之，小腹不仁者，难治，此少阴经症也；如腰胁偏疼，从足大指连足跗上廉，上腘至内廉，循股环阴抵小腹，夹脐诸处胀痛，两脚挛急，嗌干，呕逆，洞泄，厥阴经症也。以上六经，各随其气所胜者而调之，庶无有误。

〇痿症。又名软风，手足痿软而无力，百节缓纵而不收，经分五脏之热名病，其所属皮、脉、筋、肉、骨五痿是也。肺热叶焦则皮毛虚弱，急薄着则生痿躄；心气热，则下脉厥而上，上则下脉虚，虚则生脉痿；肝气热则胆泄口苦、筋膜干，筋膜干则筋急而挛，发为筋痿；脾气热则干而渴，肌肉不仁，发为肉痿；肾气热则腰脊不举，骨枯而髓减，发为骨痿。此五痿者，经从脏气所要者，各举其一以为例，会而通之，则五劳、五志、六淫，尽得成五脏之热以为痿也。丹溪会合经旨，谓泻南方则肺金清而东方不实，何脾伤之有？补北方则心火降而西方不虚，何肺热之有？诚为治痿之大法。又诸痿之病，未有不因阳明虚而得者，治痿独取阳明，确有真见，外此无余义矣。

〇转筋病。仲景谓其臂脚直，脉上下行微弦。足太阳之下，血气皆少，则善转筋踵下痛。又云：诸筋者，皆属于节。又云：肝血虚，筋无所养，转结而痛，此与伤寒异也。夫伤寒霍乱者其本在於陽明胃經也陰陽反戾清濁相干上下相離營衛不能相維故轉筋攣痛經絡乱行暴熱吐瀉中焦衛氣所主也有從標而得之者有從本而得之者有從標本而得之者六經之變治各不同察其脉色知犯何經隨經標本各施其治則撥乱反正之功可收效於須臾之頃也

神灸經綸　卷四　手足證略　六

霍乱者，其本在于阳明胃经也，阴阳反戾，清浊相干，上下相离，营卫不能相维，故转筋挛痛，经络乱行，暴热吐泻，中焦卫气所主也。有从标而得之者，有从本而得之者，有从标本而得之者，六经之变治各不同，察其脉色，知犯何经，随经标本，各施其治，则拨乱反正之功可收效于须臾之顷也。

手足證治
肩臂冷痛　凡人肩臂冷痛者每遇風寒肩上多冷或日
須熱手撫摩夜須多被擁蓋庶可支持此以陽氣不
足氣血衰弱而然若不預爲之治恐中風不遂等症
由此而成也須灸肩髃二穴方免此患葢肩係兩手
之安否環跳係兩足之安否此不可不灸輕者七壯
風寒甚者十四壯或分二三次報之但不可過多恐
臂細也若灸環跳則四五十壯無害
又法灸膏肓　肩井
臂痛不舉

肩井　肩髃　曲池
淵液　曲澤臂肘掣痛　後溪項強肘痛
大淵手腕痛　陽谷手膊痛
手臂紅腫
液門　中渚
受濕手足拘攣
曲池　尺澤　腕骨
外關　中渚　五虎在手食指無名指背間本
節前骨尖上各一穴握拳取之主治手指拘攣
臂腕五指疼痛

手足证治

肩臂冷痛：凡人肩臂冷痛者，每遇风寒肩上多冷，或日须热手抚摩，夜须多被拥盖，庶可支持。此以阳气不足，气血衰弱而然，若不预为之治，恐中风不遂等症由此而成也。须灸肩髃二穴，方免此患，盖肩系两手之安否，环跳系两足之安否，此不可不灸。轻者七壮，风寒甚者十四壮，或分二三次报之，但不可过多，恐臂细也。若灸环跳，则四五十壮无害。

又法：灸膏肓、肩井。

臂痛不举：肩井、肩髃、曲池、渊液、曲泽臂肘掣痛、后溪项强肘痛、太渊手腕痛、阳谷手膊痛。

手臂红肿：液门、中渚。

受湿手足拘挛：曲池，尺泽，腕骨，外关，中渚，五虎在手食指、无名指背间本节前骨尖上各一穴，握拳取之。主治手指拘挛。

臂腕五指疼痛：

腕骨　支正
四肢麻戰蜷攣
中渚
五痺
曲池　外關　合谷
中渚　膏肓　肩井
肩髃
上中下三部痺痛
足三里
冷痺
陽陵泉
足痺不仁
腰俞　懸鍾濕痺趾疼同治
手背癰毒
中渚
渾身搔癢麻痺
風市　懸鍾
腿乂風
腎俞　環跳　陽陵泉
懸鍾　昆崙

腕骨、支正。

四肢麻战蜷挛：中渚。

五痹：曲池、外关、合谷、中渚、膏肓、肩井、肩髃。

上中下三部痹痛：足三里。

冷痹：阳陵泉。

足痹不仁：腰俞、悬钟湿痹趾疼同治。

手背痈毒：中渚。

浑身搔痒麻痹：风市、悬钟。

腿叉风：肾俞、环跳、阳陵泉、悬钟、昆仑。

膝風腫痛
足三里　陽陵泉　陰陵泉
太衝　崑崙
足發熱
湧泉　然谷
膝脛冷痛
曲泉　厲兌
膝臏腫痛
厲兌　此穴合隱白治夢魔
脚氣　忽覺有蟲自足心行至腰中卽暈絶久方甦醒此
眞脚氣也初覺卽宜灸
足三里　懸鍾　絶谷
風市　肩井　陽陵泉
陽輔　崑崙　照海
太衝
白虎歷節風
風市　此穴在膝上七寸外側兩筋間　又法令正身
平立直隨兩手着腿當中指頭盡處陷中是穴灸三五壯
玉龍兼陰市能治脚膝乏力
兩足轉筋

膝风肿痛：足三里、阳陵泉、阴陵泉、太冲、昆仑。

足发热：涌泉、然谷。

膝胫冷痛：曲泉、厉兑。

膝膑肿痛：厉兑。此穴合隐白治梦魇。

脚气：忽觉有虫自足心行至腰中即晕绝，久方苏醒，此真脚气也，初觉即宜灸。足三里、悬钟、绝谷、风市、肩井、阳陵泉、阳辅、昆仑、照海、太冲。

白虎历节风：风市。此穴在膝上七寸外侧两筋间。

又法：令正身平立直，随两手着腿当中指头尽处陷中是穴。灸三五壮。《玉龙》：兼阴市能治脚膝乏力。

两足转筋：

陽陵泉　承山　邱墟
三陰交　照海
脚踝內筋急灸內踝四十壯外筋急灸外踝四十壯
腿膝冷痺鶴膝風
陽陵泉　環跳　風市
濕痛兩腿瘡癢
血海
寒濕筋攣疼痛
環跳　風市
痿症
湧泉　陰谷　陽輔
足內廉腫痛
肩井　三陰交　大敦
足腕腫痛
解谿　邱墟
寒濕脚瘡
取足跗上三寸許足腕正中陷處是穴灸七壯神效此
穴當即是解谿穴　照海
手足逆冷
大都

阳陵泉、承山、丘墟、三阴交、照海、脚踝内筋急灸内踝四十壮，外筋急灸外踝四十壮。

腿膝冷痹鹤膝风：阳陵泉、环跳、风市。

湿痛两腿疮痒：血海。

寒湿筋挛疼痛：环跳、风市。

痿症：涌泉、阴谷、阳辅。

足内廉肿痛：肩井、三阴交、大敦。

足腕肿痛：解溪、丘墟。

寒湿脚疮：取足跗上三寸许，足腕正中陷处是穴。灸七壮，神效。此穴当即是解溪穴。照海

手足逆冷：大都。

仆傷肘背痛
肩井　陽池
足腨腫不得履地
崑崙
神灸經綸　卷四　十二

仆伤肘背痛：肩井、阳池。

足腨肿，不得履地：昆仑。

二陰症畧

夫二陰者所以通水道傳糟粕爲地道之要會也經曰濁陰出下竅下竅者下焦之竅也凡人飲食入胃其精氣先輸脾歸肺上行春夏之令以滋養周身乃淸氣爲天者也升已而下輸膀胱行秋冬之令爲傳化糟粕轉味而出乃濁陰爲地者也人能順四時之氣起居有時以避寒暑飲食有節及不暴喜怒以順神志常欲四時均平而無偏勝則安不然外感六氣之淫內動五志之火則大小便不通或不禁遺精濁淫諸淋痔疝之症作矣分列各條于後

一夢遺精滑丹溪分爲二症謂夢與鬼交爲夢遺不因夢感而自遺者爲精滑其實總爲一遺精也戴氏云遺精得之有四有用心過度心不攝腎以致失精者有因思色欲不遂致精失位輸瀉而出者有色欲太過滑泄不禁者有年壯氣盛久無色欲精氣滿洩者其所由不同其狀亦不一也考古治夢遺方屬鬱滯者居大半是又不專主於固澀也如果腎虛精滑宜治以補澀若屬鬱滯宜治以通利如濕熱內蘊當從脾胃酌治如慾火大熾思想無窮當從心治醫家大法總不外此數者審而用之可也

二阴症略

夫二阴者，所以通水道，传糟粕，为地道之要会也。经曰：浊阴出下窍。下窍者，下焦之窍也。凡人饮食入胃，其精气先输脾归肺上，行春夏之令，以滋养周身，乃清气为天者也；升已而下输膀胱，行秋冬之令，为传化糟粕，转味而出，乃浊阴为地者也。人能顺四时之气，起居有时，以避寒暑，饮食有节及不暴喜怒以顺神志常欲，四时均平而无偏胜则安，不然，外感六气之淫，内动五志之火，则大小便不通，或不禁，遗精浊淫，诸淋痔疝之症作矣，分列各条于后。

〇梦遗精滑。丹溪分为二症，谓梦与鬼交为梦遗，不因梦感而自遗者为精滑。其实总为一遗精也。戴氏云：遗精得之有四：有用心过度，心不摄肾，以致失精者；有因思色欲不遂，致精失位，输泻而出者；有色欲太过，滑泄不禁者；有年壮气盛，久无色欲，精气满泄者。其所由不同，其状亦不一也。考古治梦遗方，属郁滞者居大半，是又不专主于固涩也。如果肾虚精滑，宜治以补涩；若属郁滞，宜治以通利；如湿热内蕴，当从脾胃酌治；如欲火大炽，思想无穷，当从心治。医家大法，总不外此数者，审而用之可也。

一白濁之症經所謂思想無窮入房太甚發爲白淫又脾移熱於腎出白二者皆隨溲而下也又有濕痰流注者有胃中濁氣下流滲入膀胱者丹溪謂赤濁者爲心虛有熱由思慮而得之白濁者爲腎虛有寒因嗜慾而得之又曰赤屬血因小腸屬火故也白屬氣由大腸屬金故也靈樞謂中氣不足溲便爲之變必先補中氣使升舉之而後分其臟腑氣血赤白虛實以治方得經旨

一精冷無子何以明之有禀受先天北方寒水之氣腎臍常冷而不溫雖當壯盛之年亦隨肝陽鼓動而施泄然氣體本寒如春行冬令萬物不得遂其生此不可以法

治有勞傷少陰之臟眞陽失守寒氣留止所藏之精故無冲和生化之氣可用矣法以散寒助煖則陽施陰化自得其平易曰男女搆精萬物化生男女者乾坤之道也乾以中爻之坤而成坎坤以中爻之乾而成離坎爲水離爲火水中得火而既濟之象成焉若火獨炎上水獨潤下水火不交則爲未濟何生化之有靈樞曰兩神相搏合而成形常先身生是謂精精冷者腎氣虛寒也

一淋症大綱有二一曰濕脾受積濕之氣小便黄赤甚則淋一曰熱風火鬱於上而熱其病淋是也分而言之有石淋小便下如沙石有勞淋勞倦卽發有血淋心主血

〇白浊之症。经所谓：思想无穷，入房太甚，发为白淫。又脾移热于肾，出白。二者皆随溲而下也。又有湿痰流注者，有胃中浊气下流渗入膀胱者。丹溪谓：赤浊者，为心虚有热，由思虑而得之；白浊者，为肾虚有寒，因嗜欲而得之。又曰：赤属血，因小肠属火故也；白属气，由大肠属金故也。《灵枢》谓：中气不足，溲便为之变。必先补中气，使升举之，而后分其脏腑、气血、赤白、虚实以治，方得经旨。

〇精冷无子。何以明之？有禀受先天北方寒水之气，肾脐常冷而不温，虽当壮盛之年，亦随肝阳鼓动而施泄。然气体本寒，如春行冬令，万物不得遂其生，此不可以法治。有劳伤少阴之脏，真阳失守，寒气留止，所藏之精故无冲和生化之气可用矣，法以散寒助暖，则阳施阴化，自得其平。《易》曰：男女构精，万物化生。男女者，乾坤之道也，乾以中爻之坤而成坎，坤以中爻之乾而成离，坎为水，离为火，水中得火而既济之象成焉。若火独炎上，水独润下，水火不交则为未济，何生化之有？《灵枢》曰：两神相搏，合而成形，常先身生，是谓精。精冷者，肾气虚寒也。

〇淋症。大纲有二，一曰湿脾，受积湿之气，小便黄赤，甚则淋；一曰热，风火郁于上而热，其病淋是也。分而言之，有石淋，小便下如沙石；有劳淋，劳倦即发；有血淋，心主血氣通小腸熱甚則搏於血脉血得熱則流行入胞中與溲俱下有膏淋肥液若脂膏又名肉淋有氣淋胞内氣脹小腹滿出少善數尿有餘瀝有冷淋冷氣客於下焦邪正交爭滿于胞内水道不宣先寒戰然後便數成淋學者能識其大綱悉其條目淋之爲病無遁情矣又有胞痺者經云小腹膀胱按之内痛若沃以湯澁於小便上爲清涕此因風寒濕邪氣客於胞中則氣不能化出故胞滿而水道不通症似淋而非淋也

一二便之病皆由於氣邪氣實則秘塞不通正氣虚則遺泄不攝如大便秘者有風秘冷秘氣秘熱秘有老人津液乾燥及婦人分産亡血或發汗利小便病後氣血未復皆能作秘潔古云藏府之秘不可一槩治療仲景云脉有陽結陰結者其脉浮數而能食不大便者陽結也脉沉遲而不能食身体重大便反硬陰結也東垣云陽結者散之陰結者熱之如腹中積痛亦陰結也故灸法爲宜小便不通者東垣云皆邪熱爲病分在血在氣而治之如渴而不利者熱在上焦肺分不渴而小便不通者熱在下焦血分内經云無陽則陰無以生無陰則陽無以化又云膀胱者州都之官津液藏焉氣化則能出矣丹溪用吐法以提其氣氣升則水自降亦取其氣化

气，通小肠，热甚则搏于血脉，血得热则流行入胞中，与溲俱下；有膏淋，肥液若脂膏，又名肉淋；有气淋，胞内气胀，小腹满，出少善数，尿有余沥；有冷淋，冷气客于下焦，邪正交争，满于胞内，水道不宣，先寒战，然后便数成淋。学者能识其大纲，悉其条目，淋之为病无遁情矣。又有胞痹者，经云：小腹膀胱，按之内痛，若沃以汤，涩于小便，上为清涕。此因风寒湿邪气客于胞中则气不能化出，故胞满而水道不通，症似淋而非淋也。

○二便之病皆由于气，邪气实则秘塞不通，正气虚则遗泄不摄。如大便秘者，有风秘、冷秘、气秘、热秘，有老人津液干燥及妇人分产亡血或发汗利小便病后气血未复，皆能作秘。洁古云：脏腑之秘，不可一概治疗。仲景云：脉有阳结、阴结者，其脉浮数而能食，不大便者，阳结也；脉沉迟而不能食，身体重，大便反硬，阴结也。东垣云：阳结者散之，阴结者热之。如腹中积痛，亦阴结也，故灸法为宜。小便不通者，东垣云皆邪热为病，分在血、在气而治之。如渴而不利者，热在上焦肺分，不渴而小便不通者，热在下焦血分。《内经》云：无阳则阴无以生，无阴则阳无以化。又云：膀胱者，州都之官，津液藏焉，气化则能出矣。丹溪用吐法以提其气，气升则水自降，亦取其气化而已又三焦者決瀆之官水液出焉灸家治小便不利但取三焦穴不取膀胱也遺尿者心腎氣虛陽氣衰冷致令膀胱失傳送之度溺出不自覺也經云膀胱不約爲遺溺又謂督脉生病肝所生病皆遺溺以二經循陰器繫廷孔病則營衛不至氣血勞劣莫能約束水道之竅故遺失不禁也若遺溺偏墜乃肝腎之病也尿血精出又兼心肺之症總之二便爲病多由脾胃不能轉輸寒熱虛實臟腑相干各有所因宜考諸明論而細爲分辨也

一疝病睾丸脹痛及少腹足厥陰經之病也經云任脉爲

病男子內結七疝女子帶下瘕聚又督脉生病從少腹上冲心而痛不得前後爲衝疝又曰脾傳之腎病名曰疝瘕又三陽爲病發寒熱其傳爲㿗疝又邪客于足厥陰之絡令人卒疝暴痛靈樞曰足陽明之筋痛爲㿉疝腹筋急足太陰之筋病陰器紐痛下引臍兩脇痛足厥陰之筋病陰器不用此靈素言疝各從諸經脉所生張仲景言皆由寒邪得之後人更立七疝之名曰寒水筋血氣狐㿗是也分言病狀各立方主治可謂詳且盡矣然此統言兩丸俱病又有偏一者不可不明夫人有兩腎其左腎屬水水爲血屬統納左之血者肝木之職故

而已。又三焦者，决渎之官，水液出焉。灸家治小便不利，但取三焦穴不取膀胱也。遗尿者，心肾气虚，阳气衰冷，致令膀胱失传送之度，溺出不自觉也。经云：膀胱不约为遗溺。又谓：督脉生病，肝所生病皆遗溺，以二经循阴器，系廷孔，病则营卫不至，气血劳劣，莫能约束水道之窍，故遗失不禁也。若遗溺偏坠，乃肝肾之病也，尿血精出，又兼心肺之症。总之，二便为病，多由脾胃不能转输，寒热虚实，脏腑相干，各有所因，宜考诸明论而细为分辨也。

○疝病。睾丸胀痛及少腹，足厥阴经之病也。经云：任脉为病，男子内结七疝，女子带下瘕聚。又督脉生病，从少腹上冲心而痛，不得前后，为冲疝。又曰：脾传之肾，病名曰疝瘕。又三阳为病，发寒热，其传为癞疝。又邪客于足厥阴之络，令人卒疝暴痛。《灵枢》曰：足阳明之筋痛，为㿗疝腹筋急；足太阴之筋病，阴器纽痛，下引脐，两胁痛；足厥阴之筋病，阴器不用。此《灵》《素》言疝各从诸经脉所生。张仲景言皆由寒邪得之，后人更立七疝之名，曰寒、水、筋、血、气、狐、癞是也。分言病状，各立方主治，可谓详且尽矣。然此统言两丸俱病，又有偏一者，不可不明。夫人有两肾，其左肾属水，水为血属，统纳左之血者，肝木之职，故诸寒收引则血泣，所以寒血从而归肝，下注于左丸；其右肾属火，火为气属，统纳右之气者，肺金之职，故诸气愤郁则湿聚，所以湿气从而归肺，下注于右丸。且睾丸所络之筋，非尽由厥阴，而太阴、阳明之筋亦入络也。常见人偏患于左者则痛多肿少，偏于右者则痛少肿多，此其验也。

〇前阴痛。经云：太阴司天，湿气下临，肾气上从，阴痿气衰而不举。阴痿者，皆耗散过度，伤于肝筋所致。经谓：足厥阴之经，其病伤于内则阴痿不起是也。又云：足厥阴之筋伤于热则纵挺不收，伤于寒则阴缩入，治在行水清阴气是也。茎中痛者，是厥阴经气滞，或寒湿凝聚，或湿热下注，或血虚胀痛，或气虚隐痛，当视其所以而观其所由，若病淋作痛又当别论。

〇痔漏。多由酒色过度，湿热充乎脏腑，溢于经络，下坠谷道之左右，冲突为痔，久不瘥，变为漏也。《内经》所谓因而饱食，经[1]脉横解，肠澼为痔。又谓少阴之复为痔。又督脉生病癃痔。巢氏有五痔之论，谓肛边生鼠，突出在外，时时出脓血，牡痔也；肛边肿，生疮而出血者，牝痔也；肛边生疮，痒而复痛出血者，脉痔也；肛边肿核痛，发寒热而血出者，肠痔也；因便而清血随出者，血痔也。又有酒痔，

[1]经：《素问·生气通天论》作“筋”字。

肛邊生瘡亦有血出有氣痔大便难而血出肛亦出外艮久不收諸痔皆由氣血勞損久成痔漏至若潰出黄水則又爲濕熱矣更宜於東垣方論求之　秘傳痔漏隔礬灸法皂礬一斤用新瓦一片兩頭用泥作一壩先以香油刷瓦上焙乾却以皂礬置瓦上煅枯爲末穿山甲一錢入紫罐内煅存性爲末木鱉子亦如前法煅過取末二錢五分乳香没藥各一錢五分另研右藥和匀冷水調量大小作餅子貼瘡上用艾炷灸三四壯灸畢就用熏洗藥先熏後洗日六三五日後如前法再灸以瘥爲度　熏洗方皂礬如前製過約手規二把知母末

一兩貝母末一兩葱七莖先用水煎葱三四沸傾入瓶内再入煎藥令患者坐瓶口上熏之待水温傾一半洗患處留一半俟再灸復熱熏洗以瘥爲度

●一脱肛症久利産婦小兒老人多有此疾産婦用力過度久利氣血下陷小兒氣血未充老人氣血已衰故肛易出不得約束禁固也肛門爲大腸之候肺與大腸相爲表裏肺臟蘊熱則閉氣虚則脱當審其因以治之

肛边生疮，亦有血出；有气痔，大便难而血出，肛亦出外，良久不收。诸痔皆由气血劳损，久成痔漏。至若溃出黄水则又为湿热矣，更宜于东垣方论求之。秘传痔漏隔矾灸法：皂矾一斤，用新瓦一片，两头用泥作一坝，先以香油刷瓦上，焙干，却以皂矾置瓦上，煅枯为末。穿山甲一钱入紫罐内，煅存性，为末。木鳖子亦如前法煅过，取末二钱五分，乳香、没药各一钱五分，另研右药和匀，冷水调，量大小作饼子贴疮上，用艾炷灸三四壮。灸毕，就用熏洗药，先熏后洗，日六。三五日后，如前法再灸，以瘥为度。熏洗方：皂矾如前制过，约手规二把，知母末一两，贝母末一两，葱七茎，先用水煎葱三四沸，倾入瓶内，再入煎药。令患者坐瓶口上熏之，待水温，倾一半洗患处，留一半俟再灸，复热熏洗，以瘥为度。

〇脱肛症。久利、产妇、小儿、老人多有此疾。产妇用力过度，久利气血下陷，小儿气血未充，老人气血已衰，故肛易出，不得约束禁固也。肛门为大肠之候，肺与大肠相为表里，肺脏蕴热则闭，气虚则脱，当审其因以治之。

二陰症治

夢遺精滑鬼交

春秋冬三時可灸

膏肓 腎俞灸隨年壯 命門遺精不禁五壯立效

白環俞 中極 三陰交

中封 然谷 三里

關元 氣海 大赫

精宮 丹田

失精膝腫冷痛

曲泉

白濁

脾俞 小腸俞 氣海

章門 關元 中極

精冷無子

腎俞

淋痛

列缺 中封 膈俞

肝俞 脾俞 腎俞

氣海 石門血淋 間使能攝心包之血

三陰交勞淋 復溜血淋 湧泉血淋

二阴症治

梦遗精滑鬼交：春秋冬三时可灸。膏肓，肾俞灸随年壮，命门遗精不禁，五壮立效，白环俞，中极，三阴交，中封，然谷，三里，关元，气海，大赫，精宫，丹田。

失精膝肿冷痛：曲泉。

白浊：脾俞、小肠俞、气海、章门、关元、中极。

精冷无子：肾俞。

淋痛：列缺、中封、膈俞、肝俞、脾俞、肾俞、气海、石门血淋、间使能摄心包之血、三阴交劳淋、复溜血淋、涌泉血淋。

尿血精出
列缺
遺尿偏墜
少府
小便不通利
三焦俞　小腸俞　三陰交
中極兼腹痛　中封　太衝
至陰
大小便不通
大腸俞　膀胱俞

大便秘結腹中積痛
章門　巨闕　太白
支溝　照海　大都
神闕即臍中用包豆爲餅填入臍中灸三五壯
小便失禁
氣海兼小兒遺尿　關元　陰陵泉
大敦　行間
大腸下氣
百會
胞痹　小腹膀胱按之內痛若沃以湯澁於小便上爲清

尿血精出：列缺。

遗尿偏坠：少府。

少便不通利：三焦俞、小肠俞、三阴交、中极兼腹痛、中封、太冲、至阴。

大小便不通：大肠俞、膀胱俞。

大便秘结，腹中积痛：章门，巨阙，太白，支沟，照海，大都，神阙即脐中，用包豆为饼，填入脐中，灸三五壮。

小便失禁：气海兼小儿遗尿、关元、阴陵泉、大敦、行间。

大肠下气：百会。

胞痹：小[1]腹膀胱按之内痛，若沃以汤，涩于小便，上为清

①小：《素问·痹论》作“少”。

涕脉宜大而實忌虛小而濇

三陰交

疝氣

大敦　肩井癩疝　章門

氣海　歸來　衝門

關元主癩疝偏大灸百壯　帶脉　會陰

三陰交肝脾　大溪寒疝　太衝

隱白脾疝　承漿　築賓

湧泉　然谷　水道

陷谷　曲泉癀疝

足大指爪甲穴　並足合兩拇指爪甲以一艾炷灸兩爪端方角上七壯治癩疝陰腫大效

手小指端　治癩疝灸七壯左灸右右灸左

足大指本節間　治癩卵疝氣灸三壯

足大指內側去端一寸白肉際灸隨年壯甚驗若雙癩灸兩處

陰腫欲潰　灸足大拇指本節橫紋中五壯一云隨年壯

闌門　在陰莖根兩旁各開三寸灸二七壯治木腎偏墜　一法於關元旁相去各三寸青脉上灸七壯

一法令病人合口以草橫量兩口角爲一摺照此再

涕，脉宜大而实，忌虚小而涩。三阴交

疝气：大敦，肩井癞疝，章门，气海，归来，冲门，关元主癞疝偏大，灸百壮，带脉，会阴，三阴交肝脾，太溪寒疝，太冲，隐白脾疝，承浆，筑宾，涌泉，然谷，水道，陷谷，曲泉癞疝。

足大指爪甲穴：并足合两拇指爪甲，以一艾炷灸两爪端方角上七壮。治癞疝阴肿大效。

手小指端：治癞疝，灸七壮，左灸右，右灸左。

足大指本节间：治癞卵疝气，灸三壮。

足大指内侧去端一寸白肉际，灸随年壮，甚验。若双癞，灸两处。

阴肿欲溃：灸足大拇指本节横纹中五壮。一云随年壮。

阑门：在阴茎根两旁各开三寸，灸二七壮。治木肾偏坠。

一法：于关元旁相去各三寸，青脉上灸七壮。

一法：令病人合口，以草横量两口角为一折，照此再加二摺共爲三摺屈成三角如△樣以上角安臍中心兩角安臍下兩旁當兩角處是穴左患灸右右患灸左左右俱患卽兩穴俱灸艾炷如麥粒十四壯或三七壯卽安

陰痿

命門　腎俞　氣海

然谷　陽谷

陰挺

曲泉　太衝　然谷

照海

陰縮

中封

莖中痛

列缺　行間　陰陵泉

痔漏

命門　腎俞　長強五痔便血最效灸隨年壯

三陰痔血　承山久痔　陽谷

太白

凡痔疾腫大熱甚者先以槐柳枝煎湯乘熱熏洗過後用壯盛男子篦下頭垢捏成小餅約厚一分置痔上又

加二折，共为三折，屈成三角如“△”样，以上角安脐中心，两角安脐下两旁，当两角处是穴。左患灸右，右患灸左，左右俱患即两穴俱灸，艾炷如麦粒，十四壮或三七壮即安。

阴痿：命门、肾俞、气海、然谷、阳谷。

阴挺：曲泉、太冲、然谷、照海。

阴缩：中封。

茎中痛：列缺、行间、阴陵泉。

痔漏：命门，肾俞，长强五痔便血最效，灸随年壮，三阴痔血，承山久痔，阳谷，太白。

凡痔疾肿大热甚者，先以槐柳枝煎汤，乘热熏洗，过后用壮盛男子篦下头垢捏成小饼，约厚一分，置痔上，又切独蒜片厚如钱者，置垢上，用艾灸二七壮或三七壮，无不消散。

又法：单用生姜切薄片放痔痛处，用艾炷于姜上灸三壮，黄水即出自消散矣。若有二三个者，依前逐个灸之，神效。

脱肛：百会三壮。此属督脉，居巅顶，为阳脉之都纲，统一身之阳气。凡脱肛皆因阳气下陷，经云：下者举之，故当借火力以提之，则脾气可升而门户固矣，小儿亦然。胃俞　长强

又有洞泻寒中脱肛者，灸水分百壮，内服温补药自愈。

少腹外肾痛：丘墟。

婦人證畧

婦人之病與男子同惟調經種子胎前產後與男子異其同者已具見于各條其異者自當別爲表著易曰一陰一陽之謂道乾道成男坤道成女男秉乾道之陽其性剛而明女秉坤道之陰其性柔而晦故其生病也大半由于七情鬱結中氣不能舒暢氣不舒則血遂不能循行無滯氣血交病因致月事失常崩帶癥瘕之病作衝任之脉有傷生化之機日薄是故苗而不秀秀而不實甚至終身不孕者有之而且積憂生熱積熱生痰延及虛勞者有之沈謐云婦人女子之病常浮于男子什九

其喜怒哀樂發而中節者寡欲診問而識所因蓋亦難矣經曰怒則氣上喜則氣緩悲則氣消恐則氣下寒則氣收熱則氣泄驚則氣亂勞則氣耗思則氣結九氣不同百病皆生于氣女子善怯氣病爲多氣病而血未有不病者今特取婦科之要者數則詳述于後

一月經不調血結經閉岐伯曰女子二七腎氣盛齒更髮長而天癸至任脉通太衝脉盛月事以時下月者以三旬一見以象月盈則虧也經常也行有常期而不失其候也內經曰飲食入胃遊溢精氣上輸于脾脾氣散精上歸于肺通調水道下輸膀胱水精四布五經並行東

妇人证略

妇人之病与男子同，惟调经种子，胎前产后与男子异，其同者已具见于各条，其异者自当别为表著。《易》曰：一阴一阳之谓道，乾道成男，坤道成女。男秉乾道之阳，其性刚而明；女秉坤道之阴，其性柔而晦。故其生病也，大半由于七情郁结，中气不能舒畅，气不舒则血遂不能循行无滞，气血交病，因致月事失常，崩带癥瘕之病作。冲任之脉有伤，生化之机日薄，是故苗而不秀，秀而不实，甚至终身不孕者有之。而且积忧生热，积热生痰，延及虚劳者有之。沈谧云：妇人女子之病，常浮于男子什九。其喜怒哀乐，发而中节者寡，欲诊问而识所因，盖亦难矣。经曰：怒则气上，喜则气缓，悲则气消，恐则气下，寒则气收，热则气泄，惊则气乱，劳则气耗，思则气结。九气不同，百病皆生于气。女子善怯[1]，气病为多，气病，而血未有不病者，今特取妇科之要者数则，详述于后。

〇月经不调、血结经闭。岐伯曰：女子二七肾气盛，齿更发长而天癸至，任脉通，太冲脉盛，月事以时下。月者，以三旬一见，以象月盈则亏也；经，常也，行有常期，而不失其候也。《内经》曰：饮食入胃，游溢精气，上输于脾，脾气散精，上归于肺，通调水道，下输膀胱，水精四布，五经并行。东

①怯：惊恐，恐惧。

垣先生所謂脾爲生化之源心統諸經之血誠哉是言也竊謂心脾和平則經候如常苟或七情內傷六淫外侵飲食失節起居失宜脾胃虛損心火妄動則月經不調矣如經行頭暈肝傷風動也經乃欲行腹中絞痛者血澁也夫經水陰血也屬衝任二脉上爲乳汁下爲月水內經云二陽之病發心脾有不得隱曲故女子不月其傳爲風消又曰月事不來者胞脉閉也薛立齋云女子不月有因脾虛而不能生血者有因脾鬱傷而血耗損者有因胃火而血消爍者有因脾胃損而血少者有因勞傷心而血少者有因怒傷肝而血少者有因腎水

神灸經綸 卷四 婦人證治

不能生肝而血少者有因肺氣虛不能行血而閉者治宜察脉辨症各隨其所因而調之經所謂損其肺者益其氣損其心者調其營衛損其脾者調其飲食適其寒溫損其肝者緩其中損其腎者益其精是也

一婦人血崩證狀非一所感亦异經曰陰虛陽搏謂之崩又云陽絡傷則血外溢陰絡傷則血內溢產寶分陰崩陽崩受熱而赤謂之陽崩受冷而白謂之陰崩薛氏云有因脾胃虛損不能攝血歸源或因肝經有火血得熱而下行或因肝經有風血得風而妄行或因怒動肝火血熱而沸騰或因脾經鬱結血傷而不歸經或因悲哀

垣先生所谓脾为生化之源，心统诸经之血，诚哉是言也！窃谓心脾和平则经候如常，苟或七情内伤，六淫外侵，饮食失节，起居失宜，脾胃虚损，心火妄动，则月经不调矣。如经行头晕，肝伤风动也。经乃欲行，腹中绞痛者，血涩也。夫经水，阴血也，属冲任二脉，上为乳汁，下为月水。《内经》云：二阳之病发心脾，有不得隐曲。故女子不月，其传为风消。又曰：月事不来者，胞脉闭也。薛立斋云：女子不月，有因脾虚而不能生血者，有因脾郁伤而血耗损者，有因胃火而血消烁者，有因脾胃损而血少者，有因劳伤心而血少者，有因怒伤肝而血少者，有因肾水不能生肝而血少者，有因肺气虚不能行血而闭者，治宜察脉辨症，各随其所因而调之。经所谓损其肺者益其气，损其心者调其营卫，损其脾者调其饮食、适其寒温，损其肝者缓其中，损其肾者益其精是也。

〇妇人血崩。证状非一，所感亦异。经曰：阴虚阳搏，谓之崩。又云：阳络伤则血外溢，阴络伤则血内溢。《产宝》分阴崩、阳崩，受热而赤谓之阳崩，受冷而白谓之阴崩。薛氏云：有因脾胃虚损不能摄血归源；或因肝经有火，血得热而下行；或因肝经有风，血得风而妄行；或因怒动肝火，血热而沸腾；或因脾经郁结，血伤而不归经；或因悲哀

太過胞絡傷而下崩治療之法當各隨其經之所病東
垣丹溪諸先生云凡下血證須用四君子以收功斯言
厥有旨哉
一淋帶赤白經曰任脉爲病男子內結七疝女子帶下瘕
聚又曰脾傳之腎名曰疝瘕小腸寃結而痛出白一名
曰蠱所以爲帶下寃結也產寶帶下三十六疾乃十二
癥九痛七害五傷三固謂之三十六病也陳自明云婦
人帶下其名有五因經行產後風邪入胞門傳于藏府
而致之肝病色如青泥心病色如紅津肺病形如白涕
脾病形如爛瓜腎病黑如衃血人有帶脉橫于腰間病

生于此故名爲帶然亦不全拘于帶脉徐用誠先生云
白屬氣赤屬血東垣先生云血崩久則亡陽故白滑之
物下流亦有濕痰流注下焦或腎肝陰淫之濕勝或驚
恐而木乘土位濁液下流或思慕爲筋痿症之所受不
同而治亦各異也崔氏四花穴治赤白帶如神撮要取
中極白環俞各灸十五壯腎俞灸隨年壯海藏謂帶病
太陰主之灸章門穴麦粒大各三壯神效
一婦人癥瘕多屬血病癥者堅也堅則難破瘕者假也假
物成形古人有五積六聚七癥八瘕之名內外所感不
同治法亦當以類相從蠱者虫病也血病也雖內外所

太过，胞络伤而下崩。治疗之法，当各随其经之所病。东垣、丹溪诸先生云：凡下血证，须用四君子以收功。斯言厥有旨哉。

○淋带赤白。经曰：任脉为病，男子内结七疝，女子带下瘕聚。又曰：脾传之肾，名曰疝瘕，小肠冤结[①]而痛，出白，一名曰蛊，所以为带下冤结也。《产宝》带下三十六疾，乃十二癥、九痛、七害、五伤、三固，谓之三十六病也。陈自明云：妇人带下，其名有五，因经行产后，风邪人胞门，传于脏腑而致之。肝病色如青泥，心病色如红津，肺病形如白涕，脾病形如烂瓜，肾病黑如衃血。人有带脉横于腰间，病生于此，故名为带。然亦不全拘于带脉。徐用诚先生云：白属气，赤属血。东垣先生云：血崩久则亡阳，故白滑之物下流，亦有湿痰流注下焦，或肾肝阴淫之湿胜，或惊恐而木乘土位，浊液下流，或思慕为筋痿。症之所受不同，而治亦各异也。崔氏四花穴治赤白带如神，《撮要》取中极、白环俞各灸十五壮，肾俞灸随年壮。海藏谓：带病太阴主之，灸章门穴，麦粒大，各三壮，神效。

○妇人癥瘕。多属血病。癥者，坚也，坚则难破；瘕者，假也，假物成形。古人有五积、六聚、七癥、八瘕之名，内外所感不同，治法亦当以类相从。蛊者，虫病也、血病也，虽内外所

①小肠冤结：《素问·玉机真脏论》作“小腹冤热”。

感其積于腹中與藏氣搏結乃成龍蛇魚鱉等物自有活性故名曰蠱非鼓脹無物空空之謂也當須識此經云氣主噓之血主濡之若血不流積凝而爲瘕也瘕者中雖硬而忽聚忽散多因六淫七情飲食起居動傷臟腑而成當與痃癖諸症同治慎勿妄傷元氣

一婦人不孕多因七情所傷致使血衰氣盛經水不調或前或後或多或少或色淡如水或紫如血塊或崩漏帶下或肚腹疼痛或子宮虛冷皆不能受孕經云衝爲血海任主胞胎二經受病其在女子爲不孕故凡女子之孕育以血爲主血不能自生而又以氣爲主欲求種子

之法亦惟以培補命門顧惜陽氣清心寡欲使氣血充和不求子而得子乃天地自然之道也

一婦人屢墮胎者必以氣脉虧損而然而虧損之由有稟質之素弱者有年力之衰殘者有憂怒勞苦而困其精力者有色欲不慎而盜損其生氣者此外如跌撲飲食之類皆能傷其氣脉氣脉有傷而胎可無恙者非先天最完固者不能而常人則未之有也且懷胎十月經養各有所主一月形如露珠乃太極動而生陽天一生水謂之胚足厥陰肝脉主之經水即閉飲食稍異二月如桃花瓣乃太極靜而生陰地二生火謂之脈足少陽膽

感，其积于腹中与藏气搏结，乃成龙蛇鱼鳖等物，自有活性，故名曰蛊，非鼓胀无物空空之谓也，当须识此。经云：气主嘘之，血主濡之。若血不流，积凝而为瘕也。瘕者，中虽硬，而忽聚忽散，多因六淫七情，饮食起居，动伤脏腑而成，当与痃癖诸症同治，慎勿妄伤元气。

〇妇人不孕。多因七情所伤，致使血衰气盛，经水不调，或前或后，或多或少，或色淡如水，或紫如血块，或崩漏带下，或肚腹疼痛，或子宫虚冷，皆不能受孕。经云：冲为血海，任主胞胎，二经受病，其在女子为不孕。故凡女子之孕育，以血为主，血不能自生，而又以气为主，欲求种子之法，亦惟以培补命门，顾惜阳气，清心寡欲，使气血充和，不求子而得子，乃天地自然之道也。

〇妇人屡堕胎者，必以气脉亏损而然，而亏损之由，有禀质之素弱者，有年力之衰残者，有忧怒劳苦而困其精力者，有色欲不慎而盗损其生气者。此外如跌扑、饮食之类，皆能伤其气脉，气脉有伤而胎可无恙者，非先天最完固者不能，而常人则未之有也。且怀胎十月，经养各有所主，一月形如露珠，乃太极动而生阳，天一生水，谓之胚，足厥阴肝脉主之，经水即闭，饮食稍异；二月如桃花瓣，乃太极静而生阴，地二生火，谓之脤，足少阳胆脉主之若吐逆思食名曰惡阻有孕明矣或偏嗜一物一臟之虛如愛酸物乃肝經只能養胎而虛也三月如清涕先成鼻與雌雄二器乃分男女手厥陰心胞相火所主胎最易動四月始受水精以成血脉形象手足順成手少陽三焦脉所主五月始受火精筋骨四肢已具毛髮始生足太陰脾脉所主六月始受金精以成筋耳目皆成足陽明胃脉所主七月始受木精以成骨遊其魂能動左手手太陰肺脉所主八月始受土精以成皮膚九竅皆成遊其魄能動右手手陽明大腸脉所主九月始受石精百節畢備三轉其身足少陰腎脉所主十月神氣備足乃足太陽膀胱脉所主惟手少陰太陽無所主者專主之官無爲而已凡墮胎多在三五七月必當審察所由而預防之

一胎漏有母氣壯盛蔭胎有餘而血之溢者此不必治有父氣薄弱胎有不能全受而血之漏者此胎陽本虧而生子必萎小當助其胎不必治其漏他如怒動肝火脾虛不能攝血或血熱氣滯或脾腎兼虛三焦氣血俱虛或勞倦傷而動血或偶因傷觸動血或衝任氣虛不能約制血滑易動者病各有所主也

一婦人轉脬由脬爲熱所逼或忍小便俱令水氣迫于脬

脉主之，若吐逆思食，名曰恶阻，有孕明矣，或偏嗜一物，一脏之虚，如爱酸物，乃肝经只能养胎而虚也；三月如清涕，先成鼻与雌雄二器，乃分男女，手厥阴心胞相火所主，胎最易动；四月始受水精以成血脉，形象手足顺成，手少阳三焦脉所主；五月始受火精，筋骨四肢已具，毛发始生，足太阴脾脉所主；六月始受金精以成筋，耳目皆成，足阳明胃脉所主；七月始受木精以成骨，游其魂能动左手，手太阴肺脉所主；八月始受土精以成皮肤，九窍皆成，游其魄能动右手，手阳明大肠脉所主；九月始受石精，百节毕备，三转其身，足少阴肾脉所主；十月神气备足，乃足太阳膀胱脉所主，惟手少阴、太阳无所主者，专主之官无为而已。凡堕胎，多在三、五、七月，必当审察所由而预防之。

〇胎漏。有母气壮盛，荫胎有余而血之溢者，此不必治；有父气薄弱，胎有不能全受而血之漏者，此胎阳本亏，而生子必萎小，当助其胎，不必治其漏。他如怒动肝火，脾虚不能摄血，或血热气滞，或脾肾兼虚，三焦气血俱虚，或劳倦伤而动血，或偶因伤触动血，或冲任气虚不能约制，血滑易动者，病各有所主也。

〇妇人转脬。由脬为热所逼，或忍小便俱令水气迫于脬，屈辟不得充張外水應入不得入內溲應出不得出內外壅滯脹滿不通故爲脬轉其狀少陰急痛不得小便甚者至死不可治妊娠轉胞者因胎長逼迫于胞胞爲所逼而側令人數溲胞卽膀胱也轉胞與子淋不同小便頻數點滴而痛爲子淋頻數出少而不痛爲轉胞間有微痛終與淋異

一產難橫生以兒方轉身產母用力逼之太早故致兒身未順而先露手臂但令母安然仰卧穩婆以手徐推兒臂下体令其正直復以中指摸其肩弗使臍帶攀繫卽生一法令產母仰卧以小針刺兒手脚心三五次用塩

擦之手脚卽縮上轉身而生

一產後諸症多屬于虛然亦有不虛者有全實者不可因丹溪之論執一不化陳自明云產後惡露不止因傷經血或內有冷氣而藏府不調故也薛立齋云有肝氣熱而不能主血者有肝虛不能藏血者有脾虛不攝血胃氣下陷不能統血脾經鬱熱而血不歸源怒動肝火而血妄行肝經風邪而血沸騰又有氣血俱虛者治勿拘泥又如產後昏暈古人多云惡露乘虛上攻不知此症有二一曰氣脫因產時去血過多眼閉口開手冷六脉微細是也一曰血暈本由氣血所致然亦有血壅痰盛

屈辟不得充张，外水应入不得入，内溲应出不得出，内外壅滞，胀满不通，故为脬转。其状少阴急痛，不得小便，甚者至死不可治。妊娠转胞者，因胎长逼迫于胞，胞为所逼而侧，令人数溲。胞即膀胱也，转胞与子淋不同，小便频数，点滴而痛为子淋，频数出少而不痛为转胞，间有微痛，终与淋异。

〇产难横生。以儿方转身，产母用力逼之太早，故致儿身未顺而先露手臂，但令母安然仰卧，稳婆以手徐推儿臂下体，令其正直，复以中指摸其肩，弗使脐带攀系即生。一法：令产母仰卧，以小针刺儿手脚心三五次，用盐擦之，手脚即缩上，转身而生。

〇产后诸症。多属于虚，然亦有不虚者，有全实者，不可因丹溪之论，执一不化。陈自明云：产后恶露不止，因伤经血，或内有冷气而脏腑不调故也。薛立斋云：有肝气热而不能主血者，有肝虚不能藏血者，有脾虚不摄血，胃气下陷不能统血，脾经郁热而血不归源，怒动肝火而血妄行，肝经风邪而血沸腾，又有气血俱虚者，治勿拘泥。又如产后昏晕，古人多云恶露乘虚上攻，不知此症有二：一曰气脱，因产时去血过多，眼闭，口开，手冷，六脉微细是也；一曰血晕，本由气血所致，然亦有血壅痰盛，形氣脉氣皆有餘胸腹脹痛上衝此血逆症也若胞衣不下亦有二端一因氣血虛弱不能傳送而別無痛脹但助其氣血卽下一因血入胞中脹大而不能下以致心腹脹痛喘急急宜用藥散血消脹胎衣自下又法以本婦頭髮攪入喉中使之作嘔則氣升血散胞軟亦自落矣

一婦人乳疾乳汁乃衝任氣血所化故下則爲經上則爲乳若産後無乳由于氣血之不足或肥胖婦人痰氣壅盛乳滯不行乳腫者因兒吮乳爲口氣所吹致令乳汁不通壅結腫痛不急治之多成癰腫謂之吹乳或因無

兒飮乳或兒弱飮少餘乳蓄結作脹或婦人血氣方盛乳房作脹以致腫痛憎寒壯熱不吮通之必致成癰乳癰一症屬胆胃二府熱毒氣血壅滯故初起腫痛發於肌表或發寒熱或憎寒頭痛煩渴引冷至數日之間膿成潰竅稠膿湧出膿盡則愈若氣血虛弱久不收歛則难治

一婦人陰挺是因胞絡傷損或因分娩過勞或因鬱熱下墜或因氣虛下脫陰中突出如菌如芝或挺出數寸痒痛牽引腰腹大都房室過度淫慾不遂多致此症治以升補固陰爲主又婦人夜夢顛倒與鬼交通由于藏府

形气脉气皆有余，胸腹胀痛上冲，此血逆症也。若胞衣不下亦有二端：一因气血虚弱，不能传送，而别无痛胀，但助其气血即下；一因血入胞中，胀大而不能下，以致心腹胀痛喘急，急宜用药散血消胀，胎衣自下。又法：以本妇头发，搅入喉中，使之作呕，则气升血散，胞软亦自落矣。

〇妇人乳疾。乳汁乃冲任气血所化，故下则为经，上则为乳。若产后无乳，由于气血之不足，或肥胖妇人痰气壅盛，乳滞不行。乳肿者，因儿吮乳，为口气所吹，致令乳汁不通，壅结肿痛，不急治之多成痈肿，谓之吹乳；或因无儿饮乳，或儿弱饮少，余乳蓄结作胀；或妇人血气方盛，乳房作胀以致肿痛，憎寒壮热，不吮通之，必致成痈。乳痈一症，属胆、胃二腑热毒，气血壅滞，故初起肿痛，发于肌表，或发寒热，或憎寒头痛，烦渴引冷，至数日之间，脓成溃窍，稠脓涌出，脓尽则愈。若气血虚弱，久不收敛则难治。

〇妇人阴挺。是因胞络伤损，或因分娩过劳，或因郁热下坠，或因气虚下脱，阴中突出如菌、如芝，或挺出数寸，痒痛牵引腰腹。大都房室过度，淫欲不遂，多致此症，治以升补固阴为主。又妇人夜梦颠倒，与鬼交通，由于脏腑空虛陽神不守故鬼氣得以乘之其狀不欲見人如有晤對時獨言笑或時悲泣是也又婦人遺尿乃心腎之氣傳送失度之所爲也故有小便澁而流者有失禁而出不自知者有産理不順致傷膀胱遺尿無時又有胞寒藏冷而遺尿不禁治宜審察勿損真陰此皆婦人之病之大畧也

空虚，阳神不守，故鬼气得以乘之，其状不欲见人，如有晤对，时独言笑，或时悲泣是也。又妇人遗尿，乃心肾之气传送失度之所为也，故有小便涩而流者，有失禁而出不自知者，有产理不顺致伤膀胱，遗尿无时，又有胞寒脏冷而遗尿不禁。治宜审察，勿损真阴，此皆妇人之病之大略也。

婦科證治

血結月事不調

氣海　中極　照海

經閉

腰俞　照海

血崩不止

膈俞　肝俞　腎俞

命門　氣海　中極下元虛冷白濁

間使　血海　復溜

行間　陰谷　通里

淋帶赤白

腎俞　血海　帶脈

中封　三陰交　中極白帶

氣海　腎俞　命門

神闕　身交在少腹下橫紋中　交儀在內踝上五寸

營池四穴在內踝前後兩邊池上脉　漏陰在內踝下五分微動脉上

癥瘕

胃俞　脾俞　氣海

天樞　行間　三焦俞

腎俞　子宮　子戶

妇科证治

血结月事不调：气海、中极、照海。

经闭：腰俞、照海。

血崩不止：膈俞、肝俞、肾俞、命门、气海、中极下元虚冷白浊、间使、血海、复溜、行间、阴谷、通里。

淋带赤白：肾俞、血海、带脉、中封、三阴交、中极白带、气海、肾俞、命门、神阙、身交在少腹下横纹中、交仪在内踝上五寸、营池四穴在内踝前后两边池上脉、漏阴在内踝下五分微动脉上。

癥瘕：胃俞、脾俞、气海、天枢、行间、三焦俞、肾俞、子宫、子户、

中極　會陰　復溜
不孕
三陰交　血海　氣海
命門　腎俞　中極
關元　陰廉　然谷
照海　胞門在關元左邊二寸子藏門塞不受精妊娠不成
氣門在關元旁三寸
一法灸神闕先以淨乾鹽填臍中灸七壯後去鹽換川
椒二十一粒上以薑片蓋定又灸十四壯灸畢即用
膏貼之艾炷須如指大長五六分許

胎屢墮
命門　腎俞　中極
交信　然谷
産難横生
三陰交　合谷
一治横逆難産危在頃刻符藥不靈者灸至陰穴三壯
炷如小麥下火立産其效如神穴在右脚小指爪甲外側尖上
産後惡露不止
中極
産後無乳

中极、会阴、复溜。

不孕：三阴交，血海，气海，命门，肾俞，中极，关元，阴廉，然谷，照海，胞门在关元左边二寸，子藏门塞不受精，妊娠不成，气门在关元旁三寸。

一法：灸神阙。先以净干盐填脐中，灸七壮，后去盐换川椒二十一粒，上以姜片盖定，又灸十四壮，灸毕即用膏贴之，艾炷须如指大，长五六分许。

胎屡堕：命门、肾俞、中极、交信、然谷。

产难横生：三阴交、合谷。治横逆难产，危在顷刻，符药不灵者，灸至阴穴三壮，炷如小麦，下火立产，其效如神。穴在右脚小指爪甲外侧尖上。

产后恶露不止：中极。

产后无乳：

前谷

胎漏下血

氣門 穴在關元旁三寸灸各百壯

轉胞腰痛

十七椎穴 灸五十壯

欲絕産

臍下二寸三分灸三壯或至七七壯即終身絕孕

欲取胎

肩井 合谷 三陰交

産後血暈

、支溝

乳癰膺腫

乳根

乳腫

少澤 臨泣

行經頭暈少腹痛

內庭

婦人蠱病

公孫氣蠱 太溪水蠱 行間血蠱

內庭食蠱

前谷。

胎漏下血：气门。穴在关元旁三寸，灸各百壮。

转胞腰痛：十七椎穴。灸五十壮。

欲绝产：脐下二寸三分，灸三壮或至七七壮，即终身绝孕。

欲取胎：肩井、合谷、三阴交。

产后血晕：支沟。

乳痈膺肿：乳根。

乳肿：少泽、临泣。

行经头晕少腹痛：内庭。

妇人蛊病：公孙气蛊、太溪水蛊、行间血蛊、内庭食蛊。

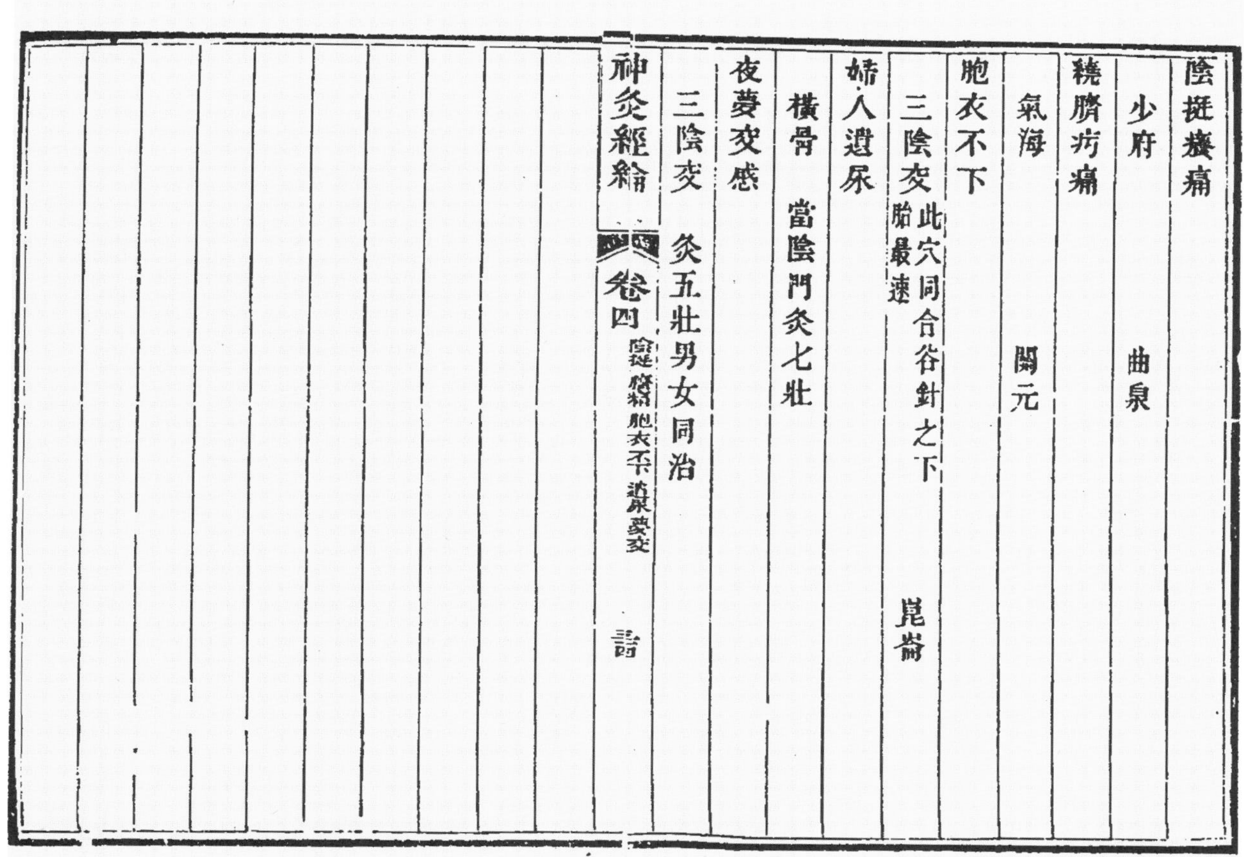

阴挺痒痛：少府、曲泉。

绕脐疠痛：气海、关元。

胞衣不下：三阴交此穴同合谷针之，下胎最速，昆仑。

妇人遗尿：横骨。当阴门灸七壮。

夜梦交感：三阴交。灸五壮，男女同治。

小兒證略

病之最難治者莫如小兒小兒口不能言古人謂之啞科凡一切疾痛疴癢莫由達之醫人醫者以意消息其表裏虛實則誠有難然者也然最易治者亦莫如小兒小兒藏府雖脆弱固易受病却是一片天真之氣全無七情六欲其中病也必先見于形色觀色之晦明即可知其寒熱又必發于聲音審其聲之宏細即可知其虛實又水鏡訣有三關脉辨色以驗五藏醫者心誠求之果能得其虛實取效甚速此又治之易易也錢仲陽小兒脉訣云弦急氣不和沉緩爲傷食促急是虛驚風浮冷

沉細消息得其端脉亂者不治又全幼心鑑有按眉端法介賓以強弱緩急四脉驗小兒病最爲得要思其難以圖其易則難者不難視爲易不識其難則易者不易常見世俗時醫執守數方以爲的將小兒之病以作射的之矢其中我力也不中尔命也嗟乎何其輕嘗淺試忍心夭折一至于此吳中葉氏有諷切之言謂近時俗醫所用藥餌不分氣血陰陽初則疏散繼爲清解未從消導盡此不效别無方法托言服藥已疲且緩藥數日待其自愈倘有變症希企掩飾而已更有病家延集多醫以爲合謀商酌必然穩妥不知築室道旁雜無成見

小儿证略

病之最难治者，莫如小儿。小儿口不能言，古人谓之哑科，凡一切疾痛疴痒，莫由达之医人，医者以意消息，其表里虚实，则诚有难然者也。然最易治者，亦莫如小儿，小儿脏腑虽脆弱，固易受病，却是一片天真之气，全无七情六欲，其中病也，必先见于形色，观色之晦明，即可知其寒热。又必发于声音，审其声之宏细，即可知其虚实。又《水镜诀》有三关脉辨色以验五脏，医者心诚求之，果能得其虚实，取效甚速，此又治之易易也。钱仲阳《小儿脉诀》云：弦急气不和，沉缓为伤食，促急是虚惊风，浮冷沉细，消息得其端，脉乱者不治。又《全幼心鉴》有按眉端法，介宾以强弱缓急四脉验小儿病，最为得要。思其难以图其易，则难者不难，视为易不识其难，则易者不易。常见世俗时医，执守数方以为的，将小儿之病以作射的之矢，其中我力也，不中尔命也。嗟乎！何其轻尝浅试，忍心夭折，一至于此。吴中叶氏有讽切之言，谓近时俗医，所用药饵不分气血阴阳，初则疏散，继为清解，未从消导，尽此不效，别无方法，托言服药已疲，且缓药数日，待其自愈，倘有变症，希企掩饰而已。更有病家延集多医，以为合谋商酌，必然稳妥，不知筑室道旁，杂无成见，

內有稍通道者主立一方衆醫傳視僉曰正合吾意或
加一味或減一味虛應在事之情追藥不中病羣相推
諉或僥倖成功各誇已能並不識在經在絡湯藥亂投
即病家亦不知誰咎誰功妄加毀譽此等風氣開自庸
醫富室而醫事幾爲若輩壞矣予亦有醫願數則附錄
于後以明醫道實爲軀命所關絲毫不可率畧而小兒
尤必加謹焉
一驚風有急慢二症急驚之候壯熱痰壅竄視反張搐搦
顫動牙關緊急口中氣熱頰赤唇紅飲冷便結脉浮洪
數此肝邪有餘而風生熱熱生痰痰熱客于心膈間則

風火相搏故其形症急暴陽症也實症也當先治其標
後治其本慢驚之候多由吐瀉因致氣微神緩昏睡露
睛痰鳴氣促驚跳搐搦或乍發乍靜或身凉身熱或肢
體逆冷或眉唇青赤面色淡白但其脉遲緩或見細數
此脾肺氣虛肝邪無制因而傳脾生風故其形氣病氣
俱不足陰症也虛症也當專顧脾胃以救元氣若慢脾
之症由慢驚之後吐瀉損脾面赤額汗舌短頭低眼合
不開睡中搖頭吐舌頻嘔腥臭噤口咬牙床手足微搐
或身冷或身溫或四肢冷脉沉微此病傳已極總歸虛
處惟脾所受若逐風無風可逐療驚無驚可療于此不

内有稍通道者，主立一方，众医传视，佥曰正合吾意，或加一味，或减一味，虚应在事之情，追药不中病，群相推诿；或侥幸成功，各夸已能，并不识在经在络，汤药乱投，即病家亦不知谁咎谁功，妄加毁誉。此等风气开自庸医富室，而医事几为若辈坏矣。予亦有医愿数则，附录于后，以明医道，实为躯命所关，丝毫不可率略，而小儿尤必加谨焉。

〇惊风。有急、慢二症。急惊之候，壮热痰壅，窜视反张，搐搦颤动，牙关紧急，口中气热，颊赤唇红，饮冷便结，脉浮洪数；此肝邪有余而风生热，热生痰，痰热客于心膈间则风火相搏，故其形症急暴，阳症也，实症也，当先治其标，后治其本。慢惊之候，多由吐泻因致气微神缓，昏睡露睛，痰鸣气促，惊跳搐搦，或乍发乍静，或身凉身热，或肢体逆冷，或眉唇青赤，面色淡白，但其脉迟缓，或见细数；此脾肺气虚，肝邪无制，因而传脾生风，故其形气病气俱不足，阴症也，虚症也，当专顾脾胃，以救元气。若慢脾之症由慢惊之后吐泻损脾，面赤额汗，舌短头低，眼合不开，睡中摇头吐舌，频呕腥臭，噤口，咬牙床，手足微搐，或身冷，或身温，或四肢冷，脉沉微，此病传已极，总归虚处，惟脾所受，若逐风，无风可逐，疗惊，无惊可疗，于此不審其因泛用祛風化痰之劑則促其危矣又撮口臍風由胎中受熱或初生不慎風寒遂致聚唇撮口眼閉口噤啼聲如鴉或聲不能出或舌上如粟或口吐白沫或痰鳴氣喘甚者舌強面青腹脹青筋吊腸牽痛七日內病者百無一生百日內病甚者亦多不治若因風動入臍或冷氣傳于脾絡以致前症者口內有小泡急掐破去其毒水以艾灸臍中亦有得生者治法多端無如灸法神妙

一龜背者因小兒初生客風吹脊入于骨髓小兒元氣未充腠理不密易爲風邪所乘或痰飲蘊結風熱交攻亦

致此症鷄胸者由肺熱脹滿攻于胸膈或乳母多食五辛熱物及兒食宿乳而成錢仲陽云肺主氣實則悶亂壅迫于胸間乃成鷄胸之症

一小兒羸瘦肚大多屬疳症如手足極細項小骨高尻削體痿腹大臍突號哭胸陷是爲丁奚如虛熱往來頭骨分開翻食吐虫煩渴嘔噦是爲哺露又腦後項邊有如彈丸按之轉動軟而不痛其內有虫不速針出則內食藏府肢體癰疽便利膿血壯熱羸瘦頭露骨高是爲無辜疳若見白膜遮睛或瀉血而瘦此爲肝疳又名筋疳亦名風疳錢仲陽云小兒諸疳皆因脾胃虧損內亡津

审其因，泛用祛风化痰之剂，则促其危矣。又撮口脐风，由胎中受热，或初生不慎风寒，遂致聚唇撮口，眼闭口噤，啼声如鸦，或声不能出，或舌上如粟，或口吐白沫，或痰鸣气喘，甚者舌强面青，腹胀青筋，吊肠牵痛，七日内病者百无一生，百日内病甚者亦多不治。若因风动入脐，或冷气传于脾络以致前症者，口内有小泡，急掐破，去其毒水，以艾灸脐中，亦有得生者。治法多端，无如灸法神妙。

〇龟背者，因小儿初生客风吹脊入于骨髓，小儿元气未充，腠理不密，易为风邪所乘；或痰饮蕴结，风热交攻亦致此症。鸡胸者，由肺热胀满，攻于胸膈，或乳母多食五辛热物，及儿食宿乳而成。钱仲阳云：肺主气，实则闷乱，壅迫于胸间乃成鸡胸之症。

〇小儿羸瘦肚大，多属疳症。如手足极细，项小骨高，尻削体痿，腹大脐突，号哭胸陷，是为丁奚；如虚热往来，头骨分开，翻食吐虫，烦渴呕哕，是为哺露；又脑后项边有如弹丸，按之转动，软而不痛，其内有虫，不速针出则内食脏腑，肢体痈疽，便利脓血，壮热羸瘦，头露骨高，是为无辜疳。若见白膜遮睛，或泻血而瘦，此为肝疳，又名筋疳，亦名风疳。钱仲阳云：小儿诸疳皆因脾胃亏损，内亡津液虛火妄動或乳母六淫七情飲食起居失宜致兒爲患又因食積腹大多緣脾胃陽氣不足虛寒作脹東垣云寒脹多熱脹少若脾胃不虛則運化以時何致腹膨脹大此崇本之論非一家言也

一泄瀉霍亂由于六淫外侵調護失常乳食不節有冷有熱有食積三者之不同也冷者脾胃虛寒水穀不化小便白而大便青或如糟粕手足厥冷或兼外感風寒內傷生冷身體乍涼乍熱面黑氣喘者不治熱者脾胃有濕大便黃而小便赤口乾煩渴四肢溫煖亦有兼暑受熱而作吐瀉者若唇深紅內熱大甚不退者不治食積

者因傷食過度脾胃積滯腹脹發熱吐如酸醋氣瀉如敗卵臭此其候也總之吐瀉不止臟氣日衰多成慢驚之症可不慎乎若霍亂與吐瀉又稍有不同霍亂之來暴而疾吐瀉之症徐而緩或以寒涼傷胃或犯時氣陰濕或因飲食失宜皆能致之醫者當此緊要關頭不可無定見

一小兒夜啼有脾寒有心熱如夜屬陰陰勝則脾藏之寒愈威脾爲至陰喜溫而惡寒寒則腹中作痛故曲腰而啼其候面青白手腹俱冷不思乳食是爲脾寒亦曰胎寒若見燈愈啼者心熱也心屬火見燈則煩熱內生兩

液，虚火妄动，或乳母六淫七情、饮食起居失宜，致儿为患。又因食积腹大，多缘脾胃阳气不足，虚寒作胀。东垣云：寒胀多，热胀少，若脾胃不虚则运化以时，何致腹膨胀大？此崇本之论，非一家言也。

〇泄泻、霍乱。由于六淫外侵，调护失常，乳食不节，有冷、有热、有食积三者之不同也。冷者，脾胃虚寒，水谷不化，小便白而大便青或如糟粕，手足厥冷，或兼外感风寒，内伤生冷，身体乍凉乍热，面黑气喘者，不治；热者，脾胃有湿，大便黄而小便赤，口干烦渴，四肢温暖，亦有兼暑受热而作吐泻者，若唇深红，内热大甚不退者，不治；食积者，因伤食过度，脾胃积滞，腹胀发热，吐如酸醋，气泻如败卵臭，此其候也。总之，吐泻不止，脏气日衰，多成慢惊之症，可不慎乎？若霍乱与吐泻又稍有不同，霍乱之来暴而疾，吐泻之症徐而缓，或以寒凉伤胃，或犯时气阴湿，或因饮食失宜，皆能致之。医者当此紧要关头，不可无定见。

〇小儿夜啼。有脾寒，有心热。如夜属阴，阴胜则脾脏之寒愈威，脾为至阴，喜温而恶寒，寒则腹中作痛，故曲腰而啼，其候面青白，手腹俱冷，不思乳食，是为脾寒，亦曰胎寒；若见灯愈啼者，心热也，心属火，见灯则烦热内生，两

陽相搏故仰身而啼其候面赤手腹俱煖口中氣熱是也究其所自多由心氣之不足或觸犯禁忌狀若鬼祟者亦有之

一小兒心脾有熱舌下有形如小舌者名曰重舌舌腫硬不柔和者名木舌若舌下有紫脈牽絆不語啼哭名絆舌用布針刺脈上數針即愈

一小兒語遲錢氏云心之聲爲言小兒數歲不語由姙母卒有驚動邪乘兒心致心氣不足故不能言也有稟父腎氣不足者有乳母五火遺熱閉塞氣道者有病後津液内亡會厭乾涸者亦有脾胃虚弱清氣不升而言遲

者宜隨經用治

一小兒口轉屎氣經云受穀者濁受氣者清清者注陰濁者注陽清者上出于肺濁者下出于胃清濁相干命曰亂氣故宜上者反下宜下者反上此不獨小兒爲然凡肺胃傷冷陰陽淆亂者多致此病小兒臟腑脆弱宜温而不宜寒若乳母喜食寒凉寒氣流入乳中小兒吮食不得下化並胃中積濁轉逆而作屎氣非若胃熱口臭之冲人鼻也

一陰腫疝氣多由寒邪所鬱陰囊偏墜腫痛不可忍或小腹痛引腰脊攣曲身不能直卒然腫痛或坐地多時或

阳相搏，故仰身而啼，其候面赤，手腹俱暖，口中气热是也。究其所自，多由心气之不足，或触犯禁忌，状若鬼祟者亦有之。

〇小儿心脾有热，舌下有形如小舌者，名曰重舌；舌肿硬不柔和者，名木舌；若舌下有紫脉，牵绊不语，啼哭，名绊舌。用布针刺脉上数针即愈。

〇小儿语迟。钱氏云：心之声为言。小儿数岁不语，由妊母卒有惊动，邪乘儿心，致心气不足，故不能言也。有禀父肾气不足者，有乳母五火遗热，闭塞气道者，有病后津液内亡、会厌干涸者，亦有脾胃虚弱、清气不升而言迟者，宜随经用治。

〇小儿口转屎气。经云：受谷者浊，受气者清，清者注阴，浊者注阳，清者上出[①]于肺，浊者下出[②]于胃，清浊相干，命曰乱气。故宜上者反下，宜下者反上，此不独小儿为然。凡肺胃伤冷，阴阳淆乱者，多致此病。小儿脏腑脆弱，宜温而不宜寒，若乳母喜食寒凉，寒气流入乳中，小儿吮食，不得下化，并胃中积浊转逆而作屎气，非若胃热口臭之冲人鼻也。

〇阴肿疝气。多由寒邪所郁，阴囊偏坠肿痛不可忍，或小腹痛引腰脊挛曲，身不能直，卒然肿痛，或坐地多时，或

---

①出：《灵枢·阴阳清浊》作“注”字。
②出：《灵枢·阴阳清浊》作“走”字。

邪氣外襲亦有爲虫蟻吹者皆得以致此
一癲癇病錢仲陽云小兒發癇因血氣未充神氣未實或
爲風邪所傷或爲驚怪所觸亦有娠妊七情驚怖所致
如面赤目瞪吐舌嚙唇心煩氣短其聲如羊者曰心癇
面青唇青兩目上竄手足牽掣反折其聲如犬者曰肝
癇面黑目振吐涎沫形体如尸其聲如猪者曰腎癇面
如枯骨目白反視驚跳反折搖頭吐沫其聲如鷄者曰
肺癇面色痿黄目直腹滿自利四肢不收其聲如牛者
曰脾癇凡有此症先宜看耳後高骨間先有青脉紋抓
破出血可免其患此皆元氣不足之症也又有驚癇心

神恍惚或語言鬼神喜笑不休有風癇怵惕怔忡痰涎
泄瀉有食癇脾土虛弱飲食停滯夜多漩溺若眼直目
牵口噤涎流肚膨筋搐背項反張腰脊強勁形如死狀
終日不醒則爲痓矣
一痞氣在腸胃之外膈膜之間非可以消伐推蕩而去摠
由飲食不節脾胃傳化不及則胃絡所出之道漸有留
滯日以益大因成痞矣或感寒發熱熱後胃氣未清不
自知戒口腹則食以邪留最易成痞治此者不識從胃
氣推求則痞未消而元氣已憊矣
瘈者筋脉拘急瘲者筋脉張縱也素問云心脉急甚者

邪气外袭，亦有为虫蚁吹者，皆得以致此。

〇癫痫病。钱仲阳云：小儿发痫，因血气未充，神气未实，或为风邪所伤，或为惊怪所触，亦有娠妊七情惊怖所致。如面赤目瞪，吐舌啮唇，心烦气短，其声如羊者，曰心痫；面青唇青，两目上窜，手足挛掣反折，其声如犬者，曰肝痫；面黑目振，吐涎沫，形体如尸，其声如猪者，曰肾痫；面如枯骨，目白反视，惊跳反折，摇头吐沫，其声如鸡者，曰肺痫；面色痿黄，目直，腹满自利，四肢不收，其声如牛者，曰脾痫。凡有此症，先宜看耳后高骨间，先有青脉纹抓破出血，可免其患，此皆元气不足之症也。又有惊痫，心神恍惚，或语言鬼神，喜笑不休；有风痫，怵惕怔忡，痰涎，泄泻；有食痫，脾土虚弱，饮食停滞，夜多漩溺。若眼直目牵，口噤涎流，肚膨筋搐，背项反张，腰脊强劲，形如死状，终日不醒则为痓矣。

〇痞气。在肠胃之外，膈膜之间，非可以消伐推荡而去，总由饮食不节，脾胃传化不及，则胃络所出之道渐有留滞，日以益大，因成痞矣。或感寒发热，热后胃气未清，不自知戒口腹，则食以邪留，最易成痞。治此者，不识从胃气推求，则痞未消而元气已惫矣。

瘈者，筋脉拘急；瘲者，筋脉张纵也。《素问》[1]云：心脉急甚者

①素问：引文出自《灵枢·邪气脏腑病形》。

瘈瘲脾脉急甚者亦爲瘈瘲靈樞云心脉滿大癇瘈筋攣肝脉小急亦癇瘈筋攣有風熱有虛寒經云肝主筋而藏血血虧陽火熾盛筋無所養多致此病營分因寒傷筋爲拘急小兒吐瀉後脾胃虧損與夫陽氣脫陷者亦多患之人有忽得痴呆者失志之病也憂思過甚志不能轉移心神因之失守心胞之絡氣結痰凝故冥頑不靈又有夢魘鬼擊者由于心志不交心藏神腎藏志人寐納氣于腎腎有所恐則精却却則上焦閉閉則肝之魂肺之魄化變百出而爲邪魘鬼擊氣不得升呼不得出甚則一夜數發虛人小兒多有之靈樞淫邪發夢篇可參攷焉

神灸經綸

一癲狂風癇五痓瘈瘲各有不同難經曰重陰者顛重陽者狂狂爲痰火實甚顛爲心血不足脉經曰陰附陽則狂陽附陰則顛顛者或狂或愚或歌或笑或悲或泣如醉如痴言語有頭無尾穢潔不知積年累月不愈俗呼心風此志願高大而不遂所欲者多有之狂者病發之時猖狂剛暴如傷寒陽明大實發狂駡詈不避親疏甚者登高而歌棄衣而走踰垣上屋非力所能或與人語所未常見之事如有邪依附者是也風癇者由熱甚而風燥發則昏不知人眩仆倒地不省高下甚而瘈瘲抽

瘈疭。脾脉急甚者，亦为瘈疭。《灵枢》①云：心脉满大，痫瘈筋挛，肝脉小急，亦痫瘈筋挛，有风热，有虚寒。经云：肝主筋而藏血，血亏阳火炽盛，筋无所养，多致此病。营分因寒伤筋为拘急，小儿吐泻后，脾胃亏损，与夫阳气脱陷者，亦多患之。人有忽得痴呆者，失志之病也，忧思过甚，志不能转移，心神因之失守，心胞之络气结痰凝，故冥顽不灵。又有梦魇鬼击者，由于心志不交，心藏神，肾藏志，人寐纳气于肾，肾有所恐则精却，却则上焦闭，闭则肝之魂、肺之魄化变百出，而为邪魇鬼击，气不得升，呼不得出，甚则一夜数发，虚人小儿多有之。《灵枢·淫邪发梦》篇可参考焉。

○癫狂、风痫、五痉、瘈疭各有不同。《难经》曰：重阴者颠，重阳者狂，狂为痰火实甚，颠为心血不足。《脉经》曰：阴附阳则狂，阳附阴则颠。颠者，或狂，或愚，或歌，或笑，或悲，或泣，如醉如痴，言语有头无尾，秽洁不知，积年累月不愈，俗呼心风，此志愿高大而不遂，所欲者多有之。狂者，病发之时，猖狂刚暴，如伤寒阳明大实，发狂骂詈，不避亲疏，甚者登高而歌，弃衣而走，逾垣上屋，非力所能，或与人语所未常见之事，如有邪依附者是也。风痫者，由热甚而风燥，发则昏不知人，眩仆倒地，不省高下，甚而瘈疭抽

①灵枢：引文出自《素问·大奇论》。

掣目上視或口目喎邪或口作六畜之聲時發時止與痓病相似然痓病身強直反張如弓不如癇之身輭也夫痓者卽後人誤爲痙病也仲景云身熱足寒頸項強急惡寒時頭熱面赤目赤獨頭動搖卒口噤背反張者是也太陽病發熱無汗反惡寒者名曰剛痓太陽病發熱汗出名曰柔痓所謂剛痓者爲中風發熱重感于寒而得之所謂柔痓者爲太陽發熱重感于濕而得之後人方論乃以無汗爲表實有汗爲表虛不思濕勝者自多汗出治者誤爲表虛而行溫補能不重增大筋之熱歟

一雀盲晝視通明夜視罔見因稟陽氣衰弱遇夜陰盛則陽愈衰故不能見物也

一口噤不吮乳因初生試口不淨惡穢入腹則令腹滿氣短不能吮乳或爲風寒所侵眼閉口噤啼聲漸小或不能出聲或口吐白沫或唇緊撮口或吼氣喘急喉痰潮响甚者舌強面青腹脹青筋吊腸牽痛百日內病甚者多不治

一小兒脫肛瀉血巢氏云實熱則大便閉結虛寒則肛門脫出多因吐瀉脾氣虛肺無所養故大腸之氣虛脫而下陷又脾胃有傷營衛虛弱諸經之血行失常道故下

掣，目上视，或口目㖞邪，或口作六畜之声，时发时止，与痓病相似，然痓病身强直反张如弓，不如痫之身软也。夫痓者，即后人误为痙病也。仲景云：身热足寒，颈项强急，恶寒，时头热，面赤，目赤，独头动摇，卒口噤，背反张者是也。太阳病，发热无汗，反恶寒者，名曰刚痓；太阳病，发热汗出，名曰柔痓。所谓刚痓者，为中风发热，重感于寒而得之；所谓柔痓者，为太阳发热，重感于湿而得之。后人方论乃以无汗为表实，有汗为表虚，不思湿胜者自多汗出，治者误为表虚而行温补，能不重增大筋之热欤？

〇雀盲。昼视通明，夜视罔见，因禀阳气衰弱，遇夜阴盛则阳愈衰，故不能见物也。

〇口噤不吮乳。因初生试口不净，恶秽入腹，则令腹满气短不能吮乳，或为风寒所侵，眼闭口噤，啼声渐小，或不能出声，或口吐白沫，或唇紧撮口，或吼气喘急，喉痰潮响，甚者，舌强面青，腹胀青筋，吊肠牵痛。百日内，病甚者多不治。

〇小儿脱肛泻血。巢氏云：实热则大便闭结，虚寒则肛门脱出。多因吐泻脾气虚，肺无所养，故大肠之气虚脱而下陷。又脾胃有伤，营卫虚弱，诸经之血行失常道，故下爲瀉血若臟腑撮痛亦主于脾胃經云痛者陰也又曰痛者寒氣多也雖謂多由積滯然脾胃不虛則運化以時何有積滯若胃氣無傷而腹中和煖則必無留滯作痛是痛者多由乎虛寒也

为泻血。若脏腑撮痛，亦主于脾胃。经云：痛者，阴也。又曰：痛者，寒气多也。虽谓多由积滞，然脾胃不虚则运化以时，何有积滞？若胃气无伤而腹中和暖，则必无留滞作痛。是痛者，多由乎虚寒也。

小兒證治
急慢驚風
百會　水溝　合谷
大敦　行間　囟會
上星　率谷　尺澤慢驚
間使　太衝　印堂灸三壯炷如小麥
撮口臍風
然谷
一法以艾小炷隔蒜灸臍中俟口中覺有艾氣卽效
凡臍風症必有青筋一道自下上行至腹而生兩岔卽

灸青筋之頭三壯若見兩岔卽灸兩處筋頭各三壯十
治五六否則上行攻心不救
慢脾風
脾俞
龜背
肺俞
雞胸
乳根
羸瘦骨立
百勞　胃俞　腰俞

小儿证治

急慢惊风：百会，水沟，合谷，大敦，行间、囟会、上星、率谷、尺泽慢惊、间使、太冲、印堂灸三壮，炷如小麦。

撮口脐风：然谷。一法：以艾小炷隔蒜灸脐中，俟口中觉有艾气即效。凡脐风症，必有青筋一道自下上行至腹而生两岔，即灸青筋之头三壮。若见两岔即灸两处筋头各三壮，十治五六，否则上行攻心不救。

慢脾风：脾俞。

龟背：肺俞。

鸡胸：乳根。

羸瘦骨立：百劳、胃俞、腰俞。

長強

食積肚大　脾俞　胃俞　腎俞

泄瀉　胃俞　水分　天樞

神闕腹痛乳利甚妙

霍亂

水分轉筋　外踝尖上三壯

夜啼心氣不足

中衝

瘄眼

合谷

重舌

行間

氣弱數歲不語

心俞

口中轉屎氣　因母食寒凉所致

中脘　灸九壯大人十四壯

陰腫

崑崙

长强。

食积肚大：脾俞、胃俞、肾俞。

泄泻：胃俞、水分、天枢、神阙腹痛乳利甚妙。

霍乱：水分转筋，外踝尖上三壮。

夜啼心气不足：中冲。

瘄眼：合谷。

重舌：行间。

气弱数岁不语：心俞。

口中转屎气：因母食寒凉所致。中脘，灸九壮，大人十四壮。

阴肿：昆仑。

疝氣　會陰　大敦
五癇　先怖恐啼叫乃發
前頂灸頂上旋毛中炷如麥大三壯及耳後青絡脉　長強
囟會　巨闕　章門
天井　內關　少衝
風癇　先出手指如數物狀乃發也
灸髮際宛宛中三壯　神庭治吐舌角弓反張
猪癇　病如尸厥口吐青沫作猪聲
巨闕　灸三壯　百會

神門
羊癇　目瞪舌吐作羊聲
百會　神庭　心俞
肝俞　天井　神門
太衝
馬癇　張口搖頭身反折作馬鳴
百會　心俞　命門
神門　僕參　太衝
照海
牛癇　善驚反折手掣手搖

疝气：会阴、大敦。

五痫：先怖恐啼叫乃发。前顶灸顶上旋毛中，炷如麦大，三壮，及耳后青络脉，长强，囟会，巨阙，章门，天井，内关，少冲。

风痫：先出手指如数物状乃发也。灸发际宛宛中三壮。神庭治吐舌，角弓反张。

猪痫：病如尸厥，口吐青沫作猪声。巨阙，灸三壮，百会，神门。

羊痫：目瞪舌吐，作羊声。百会、神庭、心俞、肝俞、天井、神门、太冲。

马痫：张口摇头，身反折，作马鸣。百会、心俞、命门、神门、仆参、太冲、照海。

牛痫：善惊反折，手掣手摇。

大杼　鳩尾尖下五分灸三壯不可多

雞癇　張手前仆提住即醒

申脉

驚癇如狂　灸炷如小麥大三壯

金門　僕參　崑崙

神門　解谿

痞氣

中脘　章門　臍後脊中七壯

雀目　夜不見物

灸手大指甲後一寸內廉橫紋頭白肉際各一炷如小麥大

口噤不吮乳　初生七日內得此症是客風中臍循流至心脾二經遂使舌強唇撮

承漿穴在唇稜下宛宛中　頰車穴在耳下曲頰骨後　以上二穴各灸七壯

唇緊

灸虎口男左女右七壯又兼承漿三壯

吼氣

灸無名指頭二壯

脫肛瀉血臟腑撮痛不可忍

灸百會二壯

大杼，鸠尾尖下五分，灸三壮，不可多。

鸡痫：张手前仆，提住即醒。申脉。

惊痫如狂：灸炷如小麦大，三壮。金门、仆参、昆仑、神门、解溪

痞气：中脘、章门，脐后脊中七壮

雀目：夜不见物。灸手大指甲后一寸内廉横纹头白肉际，各一炷，如小麦大。

口噤不吮乳：初生七日内得此症，是客风中脐，循流至心脾二经，遂使舌强唇撮。承浆穴在唇稜下宛宛中，颊车穴在耳下曲颊骨后，以上二穴各灸七壮。

唇紧：灸虎口，男左女右，七壮，又兼承浆三壮。

吼气：灸无名指头二壮。

脱肛泻血，脏腑撮痛不可忍：灸百会二壮。

外科證畧

夫人之有生死主于氣血榮枯人之有疾病由于氣血之失其常度故癰疽之發或由氣熱傷血或由血熱傷氣總之經絡阻隔血氣凝結然亦有陰症陽症表裏虛實之不同經云五藏菀熱癰發六府又云六府不和留結爲癰又云諸痛痒瘡皆屬于心肺乘肝則爲癰腎移寒于肝癰腫少氣脾移寒于肝癰腫筋攣此皆藏府之變又不專主于熱專屬于外也集驗云癰疽之名雖有二十餘症而其要有二陰陽而已發於陽者爲癰爲熱爲實發于陰者爲疽爲冷爲虛故陽發則皮薄色赤腫高

多有椒眼數十而痛陰發則皮厚色淡腫硬如牛頸之皮而不痛又有陽中之陰似熱而非熱雖腫而實虛若赤而不燥欲痛而無膿既浮而復消外盛而肉腐陰中之陽似冷而非冷不腫而實赤微而燥有膿而痛外雖不盛而內實煩悶陽中之陰其人多肥肉緊而內虛陰中之陽其人多瘦肉緩而內實而又有陽變而爲陰者草醫凉劑之過也陰變而爲陽者大方熱藥之驟也然陽變陰者其症多猶可返于陽故多生陰症變陽者其症少不能復爲陰矣故多死然間有生者此醫偶合于法百中得一耳薛立齋云癰疽有五善七惡飲食如常

外科证略

夫人之有生死，主于气血荣枯；人之有疾病，由于气血之失其常度。故痈疽之发，或由气热伤血，或由血热伤气，总之经络阻隔，血气凝结。然亦有阴症、阳症、表里、虚实之不同。经云：五脏菀热，痈发六腑。又云：六腑不和，留结为痈。又云：诸痛痒疮，皆属于心。肺乘肝则为痈，肾移寒于肝，痈肿少气，脾移寒于肝，痈肿筋挛，此皆脏腑之变，又不专主于热，专属于外也。《集验》云：痈疽之名虽有二十余症，而其要有二：阴阳而已。发于阳者为痈，为热，为实；发于阴者为疽，为冷，为虚。故阳发则皮薄色赤肿高，多有椒眼数十而痛；阴发则皮厚色淡肿硬，如牛颈之皮而不痛。又有阳中之阴，似热而非热，虽肿而实虚，若赤而不燥，欲痛而无脓，既浮而复消，外盛而肉腐；阴中之阳，似冷而非冷，不肿而实，赤微而燥，有脓而痛，外虽不盛而内实烦闷。阳中之阴，其人多肥，肉紧而内虚；阴中之阳，其人多瘦，肉缓而内实。而又有阳变而为阴者，草医凉剂之过也；阴变而为阳者，大方热药之骤也。然阳变阴者，其症多，犹可返于阳，故多生阴症；变阳者，其症少，不能复为阴矣，故多死。然间有生者，此医偶合于法，百中得一耳。薛立斋云：痈疽有五善、七恶。饮食如常，動息自安一善也便利調匀或微見乾澁二善也膿潰腫消水漿不臭内外相應三善也神彩精明語聲清亮肌肉好惡分明四善也體氣和平病藥相應五善也七惡者煩燥時嗽腹痛渴甚眼角向鼻瀉利無度小便如淋一惡也氣息綿綿脉病相反膿血既泄焮腫尤甚膿色臭敗痛不可近二惡也目視不正黑暗緊小白暗青赤瞳子上視睛明肉陷三惡也喘粗短氣恍惚嗜卧面青唇黑便污未潰肉黑而陷四惡也肩背不便四肢沉重已潰青黑筋腐骨黑五惡也不能下食服藥而嘔食不知味發痰嘔吐氣噎痞塞身冷自汗耳聾驚悸語言

顛倒六惡也聲嘶色敗唇鼻青赤面目四肢浮腫七惡也症見五善病在腑者輕症見七惡病在臟者危凡五善之中見一二善症瘡可治也七惡之内忽見一二惡症宜深懼之太抵虚中見惡症者不可救實症無惡候者自愈臨症之時最宜詳細明察須分經絡部分血氣多少腧穴遠近有宜内治者有宜外治者元戎云自外而入者不宜灸自内而出者宜灸外入者托之而不内内出者接之而令外故經云陷者灸之灸乃從治之意凡瘡瘍初起七日以前即用灸法大能破結化堅引毒外出移深就淺功效勝于藥力惟頭爲諸陽所聚艾炷

动息自安，一善也；便利调匀，或微见干涩，二善也；脓溃肿消，水浆不臭，内外相应，三善也；神彩精明，语声清亮，肌肉好恶分明，四善也；体气和平，病药相应，五善也。七恶者，烦躁时嗽，腹痛渴甚，眼角向鼻，泻利无度，小便如淋，一恶也；气息绵绵，脉病相反，脓血既泄，焮肿尤甚，脓色臭败，痛不可近，二恶也；目视不正，黑暗紧小，白暗青赤，瞳子上视，睛明肉陷，三恶也；喘粗短气，恍惚嗜卧，面青唇黑，便污未溃，肉黑而陷，四恶也；肩背不便，四肢沉重，已溃青黑，筋腐骨黑，五恶也；不能下食，服药而呕，食不知味，发痰呕吐，气噎痞塞，身冷自汗，耳聋惊悸，语言颠倒，六恶也；声嘶色败，唇鼻青赤，面目四肢浮肿，七恶也。症见五善，病在腑者，轻；症见七恶，病在脏者，危。凡五善之中，见一二善症，疮可治也；七恶之内，忽见一二恶症，宜深惧之。太抵虚中见恶症者不可救，实症无恶候者自愈。临症之时最宜详细明察，须分经络部分，血气多少，腧穴远近，有宜内治者，有宜外治者。元戎云：自外而入者不宜灸，自内而出者宜灸。外入者托之而不内，内出者接之而令外，故经云陷者灸之，灸乃从治之意。凡疮疡初起，七日以前即用灸法，大能破结化坚，引毒外出，移深就浅，功效胜于药力。惟头为诸阳所聚，艾炷宜小而少若少陽分野尤不可灸灸之多致不救亦有因灸而死者蓋虛甚孤陽將絕其脉必浮數而大且鼓精神必短而昏無以抵當火氣宜其危也又精要云腦爲諸陽之會頸項近咽喉腎俞爲致命之所俱不可灼艾苟不知宜忌一概混施非徒無益而反害之瘍醫雖屬外科然其觀色脉辨陰陽晰經絡分虛實未有不精乎內而能明乎外者也

宜小而少，若少阳分野，尤不可灸，灸之多致不救。亦有因灸而死者，盖虚甚孤阳将绝，其脉必浮数而大且鼓，精神必短而昏，无以抵当火气，宜其危也。又《精要》云：脑为诸阳之会，颈项近咽喉，肾俞为致命之所，俱不可灼艾。苟不知宜忌，一概混施，非徒无益而反害之。疡医虽属外科，然其观色脉，辨阴阳，晰经络，分虚实，未有不精乎内而能明乎外者也。

外科證治

一切瘡毒大痛或不痛或麻木如痛者灸至不痛不痛者灸至痛其毒隨火而散此從治之法也有回生之功法用大蒜頭去皮切三文錢厚安瘡上用艾炷於蒜上灸之三壯換蒜復灸未成者卽消已成者亦殺其大勢不能為害如瘡大用蒜搗爛攤患處將艾鋪上燒之蒜敗再換如不痛不起發不作膿或陰毒尤宜多灸而仍不痛不起發不作膿者不治此氣血大虛之候也

發背

心俞　委陽一曰在尻臀下一寸六分大腿上有縫

騎竹馬灸法　主治一切癰疽惡瘡發背婦人乳癰

法用薄篾一條以男左女右手臂腕中自尺澤穴橫紋量起至中指端盡處截斷為則却用竹扛一條令病者脫去上衣正身騎定使兩人前後扛起令病人脚不著地仍令二人扶之勿使傴僂搖動却將前所量篾從竹扛坐處尾骶骨下着扛量起貼脊直上至篾盡處用墨點記此非灸穴更用薄篾量手中指同身寸二寸平於脊中墨點處各開一寸是穴灸五七壯一曰疽發於左則灸右發右則灸左甚則左右皆灸蓋此二穴乃心脈所過之處凡癰疽皆心火留滯

外科证治

一切疮毒大痛或不痛，或麻木。如痛者灸至不痛，不痛者灸至痛，其毒随火而散，此从治之法也，有回生之功。法用大蒜头去皮，切三文钱厚安疮上，用艾炷于蒜上灸之三壮，换蒜复灸。未成者即消，已成者亦杀其大势，不能为害。如疮大，用蒜捣烂摊患处，将艾铺上烧之，蒜败再换，如不痛、不起发、不作脓或阴毒尤宜多灸，而仍不痛、不起发、不作脓者，不治。此气血大虚之候也。

发背：心俞，委阳一曰在尻臀下一寸六分，大腿上有缝。

骑竹马灸法：主治一切痈疽恶疮发背，妇人乳痈。

法用薄篾一条，以男左女右手臂腕中自尺泽穴横纹量起，至中指端尽处截断为则，却用竹扛一条，令病者脱去上衣，正身骑定，使两人前后扛起，令病人脚不着地，仍令二人扶之，勿使伛偻摇动，却将前所量篾从竹扛坐处尾骶骨下着扛量起，贴脊直上至篾尽处，用墨点记，此非灸穴。更用薄篾量手中指同身寸二寸，平于脊中墨点处各开一寸是穴。灸五七壮。一曰疽发于左则灸右，发右则灸左，甚则左右皆灸，盖此二穴乃心脉所过之处，凡痈疽皆心火留滞之毒，灸此则心火流通而毒散矣，起死回生之功，屡试屡效。左右搭手兼灸会阳。

脑顶后疽：一名天疽，俗名对口。男左女右，脚中指下俯面第三纹正中，用蕲艾灸七壮。

乳痈疽岩、乳气、乳毒、侵囊近膻中者是：肩髃，灵道，温溜小人七壮，大人二七壮，足三里，条口乳痈，下巨虚各二七壮。

肺痈：膻中、肺俞、支沟、大陵、肾俞、合谷、太渊。

项上偏枕：风门灸二七壮。

玉枕发：生脑后发际中，肿起引鼻闭塞。风府穴在项后入发际一寸，灸三七壮。

项疽：生于项中当脊，不能回顾。天宗在肩胛骨下有陷处，灸七壮。

疔疮：用大蒜烂捣成膏，涂疔四围，留疮顶，以艾炷灸之，以爆为度。如不爆，难愈，宜多灸至百余壮，无不愈者。

鼻疔　生于鼻內痛引腦門不能運氣牙閉不開鼻大如瓶色黑者不治
腕骨穴在掌末側陷中灸七壯炷如菉豆大

黑疔　生耳中赤腫連腮
後溪穴在手小指外側本節後捏拳横紋盡處灸七壯

頬疔　生面頬骨尖高處發時寒戰咬牙口不能開
外關

注節疔　生指節縫中腫痛連肘臂
合骨

合疔　一名虎口發有小黑泡起大指節尾中
內關　間使

鬢疽
伏兔

唇疽
犢鼻

牙疽
外踝尖上灸三壯炷如菉豆大

瘰疽　生耳下半寸形如鷄子膿長流經年不瘥
天井穴在肘外一寸灸三七壯

透腦疽　生當鼻上如鷄子堅硬按痛連心
中都

鼻疔：生于鼻内，痛引脑门，不有运气。牙闭不开，鼻大如瓶，色黑者不治　腕骨穴在掌末侧陷中，灸七壮，炷如绿豆大

黑疔：生耳中赤肿连腮。后溪穴在手小指外侧本节后，捏拳横纹尽处，灸七壮。

颊疔：生面颊骨尖高处，发时寒战咬牙，口不能开。外关。

注节疔：生指节缝中，肿痛连肘臂。合骨。

合疔：一名虎口，发有小黑泡，起大指节尾中。内关、间使。

鬓疽：伏兔。

唇疽：犊鼻。

牙疽：外踝尖上灸三壮，炷如绿豆大。

瘰疽：生耳下半寸，形如鸡子，脓长流，经年不瘥。天井穴在肘外一寸，灸三七壮。

透脑疽：生当鼻上如鸡子，坚硬按痛连心。中都。

對口疽　生項後

神門

虎口疽　生承漿內

後頂

發疽　生當背脊外兩旁堅赤而腫近膏肓穴

心俞

背疽症不一有背氣發　蓮子發　荷葉發　脊發

當觀其色赤腫痛易治又須得月令生身則吉

春黃夏黑不治如得月令急以騎竹馬法灸之須服

乳香托裏散

菉豆粉　一兩　乳香　五錢研細　甘草浸湯調下二錢專托毒

氣不使入心再用

國老膏

大粉草　五兩　剉細用長流水浸一宿慢火磁器內濃煎去

滓再煎如飴糖每服一二匙用無灰酒調下候利爲

度良久焮腫漸漸消去視其漸消第三日便安矣但

灸瘡焮發異常內如蟲行形狀流出清水四五日方

定仍服

五香連翹飲

沉香　木香　丁香　乳香　另研　連翹　升麻　射干

对口疽：生项后。神门。

虎口疽：生承浆内。后顶。

发疽：生当背脊外两旁，坚赤而肿，近膏肓穴。心俞。

背疽症不一，有背气发、莲子发、荷叶发、脊发，当观其色赤肿痛易治，又须得月令生身则吉。春黄夏黑不治，如得月令，急以骑竹马法灸之，须服乳香托里散：绿豆粉一两，乳香五钱研细，甘草浸汤调下二钱，专托毒气，不使入心。再用国老膏。大粉草五两，锉细，用长流水浸一宿，慢火磁器内浓煎去滓，再煎如饴糖，每服一二匙，用无灰酒调下，候利为度。良久焮肿渐渐消去，视其渐消第三日便安矣。但灸疮焮发异常，内如虫行形状，流出清水，四五日方定。仍服五香连翘饮：沉香、木香、丁香、乳香另研、连翘、升麻、射干、

木通 生黄芪 大黄略炒 粉草 獨活五錢 麝香二分
桑寄生一錢五分 共十四味除麝香一味餘皆入銀器內
煎好再下麝香和勻溫服能疏散鬱毒之氣
救膜護心丸
白礬一兩生研 黄蠟五錢溶化入礬和勻急手丸如梧子大每服十丸或米飲或酒下未破皆效
此表裏內外相須調治大可活人功效匪淺
腎疽 生十四椎兩旁
合陽
附骨疽 生脚外魚肚上一云環跳穴痛恐生附骨疽也
大陵 懸鐘 崑崙

兌疽 生臂上兌肉端
神門
穿骨疽 生手掌後三寸兩筋間大如鷄子堅如石按痛至骨
神門
樂疽 生臂內堅如鵞子按之痛徹骨時惡寒
腋門
髎疽 發于肩腋相連腫
會宗
魚肚疽一名蛇頭疔 發于手中指中節令人寒戰咬牙
合谷

木通、生黄芪、大黄略炒、粉草、独活五钱、麝香二分、桑寄生一钱五分、共十四味，除麝香一味，余皆入银器内煎好，再下麝香和匀，温服。能疏散郁毒之气。

救膜护心丸：白矾一两，生研，黄蜡五钱，溶化入矾和匀，急手丸如梧子大，每服十丸，或米饮或酒下，未破皆效。此表里内外相须调治，大可活人，功效匪浅。

肾疽：生十四椎两旁。合阳。

附骨疽：生脚外鱼肚上。一云：环跳穴痛，恐生附骨疽也。大陵、悬钟、昆仑。

兑疽：生臂上兑肉端。神门。

穿骨疽：生手掌后三寸两筋间，大如鸡子，坚如石。按痛至骨。神门。

乐疽：生臂内，坚如鹅子，按之痛彻骨，时恶寒。腋门。

髎疽：发于肩腋，相连肿。会宗。

鱼肚疽一名蛇头疔：发于手中指中节，令人寒战咬牙。合谷。

心疽　當心兩乳之中先熱後寒赤腫引背痛
陰谷
咬骨疽　生于裏股無形作痛盖毒氣在骨中所發
陰包 在膝上四寸兩筋中灸三七壯
痃疽　生陰器之右連陰子腫者痛引兩脇
蠡溝
坐馬疽　生陰前後中間在右名下馬癰在左名上馬癰
在內尖頭者名鸛口疽
用前隔蒜灸法宜先服護心散以防火氣入內
淵疽　發于肋下一竅有聲如嬰兒泣用膏藥或紙貼之

則不能出聲
陽陵泉
腿骨疽　發於大腿之側痛甚徹骨皮膚不腫不赤
絶骨
陰疽　在內股其形長濶二寸許下易治上難治其色微
赤痛甚曲膝不能屈伸
商邱
腹疽　生于臍下横而微腫痛甚牽引脊背
箕門
穿踝疽　生內踝骨中發腫內外痛甚不能行動

心疽：当心两乳之中，先热后寒，赤肿引背痛。阴谷。

咬骨疽：生于里股，无形作痛。盖毒气在骨中所发。阴包在膝上四寸两筋中，灸三七壮。

痃疽：生阴器之右，连阴子肿者，痛引两胁。蠡沟。

坐马疽：生阴前后中间，在右名下马痈，在左名上马痈，在内尖头者名鹳口疽。用前隔蒜灸法，宜先服护心散，以防火气入内。

渊疽：发于肋下一窍，有声如婴儿泣，用膏药或纸贴之则不能出声。阳陵泉。

腿骨疽：发于大腿之侧，痛甚彻骨，皮肤不肿不赤。绝骨。

阴疽：在内股，其形长阔二寸许，下易治，上难治，其色微赤，痛甚曲膝不能屈伸。商丘。

腹疽：生于脐下，横而微肿，痛甚牵引脊背。箕门。

穿踝疽：生内踝骨中，发肿内外，痛甚不能行动。

隱白

魚口疽　發于少腹之下腿根之上摺紋縫中一名便毒又名血疝

隱白

喉癰　生咽喉之下赤腫連喉痛甚不能飲食

少衝

臑癰　生臂上連肩青腫長而堅者

少海

肘癰　生肘尖上不能舒伸令人肩背痛

間使

石榴癰　發于臂上各經俱有先腫後皮翻開無法可治

惟用菊花湯洗淨又用菊花燒灰同輕粉和勻敷之

天井

胸癰　生兩乳中上二寸其症頭痛心虛體倦其色赤腫

郄門

脇癰　發于右脇下長五寸許濶三寸微腫寒戰小腹痛

衝門

氣癰　生胸間乳上三寸赤腫痛甚

靈道

赫癰　生臍旁大如瓜凸出如瘿瘤

陰谷　築賓

隐白。

鱼口疽：发于少腹之下，腿根之上折纹缝中。一名便毒，又名血疝。隐白。

喉痈：生咽喉之下，赤肿连喉，痛甚不能饮食。少冲。

臑痈：生臂上连肩，青肿长而坚者。少海。

肘痈：生肘尖上，不能舒伸，令人肩背痛。间使。

石榴痈：发于臂上，各经俱有，先肿后皮翻开，无法可治，惟用菊花汤洗净，又用菊花烧灰同轻粉和匀敷之。天井。

胸痈：生两乳中上二寸，其症头痛、心虚、体倦，其色赤肿。郄门。

胁痈：发于右胁下，长五寸许，阔三寸，微肿，寒战，小腹痛。冲门。

气痈：生胸间乳上三寸，赤肿痛甚。灵道。

赫痈：生脐旁，大如瓜，凸出如瘿瘤。阴谷、筑宾。

胃癰　生于左者名胃口疽生于右者名胃口癰

曲池　内關

腎癰　自腎俞穴起

會陽

幽癰　生臍下五寸大如鵞子令人寒戰咬牙痛連兩脇

築賓

褌襠癰　生于陰器之底近肛邊陰子腫赤痛連腰背

三陰交

手背癰

中渚

瘰癧

間使灸五壯左灸右右灸左　外關灸三壯結核同治　天井灸五壯

内服養營湯其癧自消惟一二个不消者用癩蝦蟆一个剥去皮盖瘰癧上用艾灸七壯立消

蜂窠癧　自左邊起竅皆出膿

肩髃　曲池　此二穴乃治癧之秘法也

天池　天井　三間

錐銳癧　自右邊生起

肩髃　曲池　天井

盤蛇癧　延頸生者

胃痈：生于左者名胃口疽，生于右者名胃口痈。曲池、内关。

肾痈：自肾俞穴起。会阳。

幽痈：生脐下五寸，大如鹅子，令人寒战咬牙，痛连两胁。筑宾。

裤裆痈：生于阴器之底，近肛边，阴子肿赤，痛连腰背。三阴交。

手背痈：中渚

瘰疬：间使灸五壮，左灸右，右灸左，外关灸三壮，结核同治，天井灸五壮。

内服养营汤，其疬自消，惟一二个不消者，用癞虾蟆一个，剥去皮，盖瘰疬上，用艾灸七壮，立消。

蜂窠疬：自左边起，窍皆出脓。肩髃、曲池，此二穴乃治疬之秘法也。天池、天井、三间。

锥锐疬：自右边生起。肩髃、曲池、天井。

盘蛇疬：延颈生者。

肩尖即肩髃、肘尖即曲池、人迎、肩外俞、天井，骑竹马灸三七壮。

瓜藤疬：胸前生者。肘尖、少海，骑竹马灸。

马刀疬：腋下生者。渊腋，支沟，外关，足临泣头腋俱治，间使治生耳后入发际，微肿，硬如石，引头痛。灸二七壮。

凡瘰疬出于颊下及颊车边者，当于手足阳明经取穴治之，然肩颙、曲池二穴亦妙。合谷，足三里。以上感毒深者，灸后再二三报之。

隔蒜灸法：用独蒜片从后发核上灸起，至初发母核而止，多灸自效。

瘿瘤：男左灸十八壮，右十七壮；女右十八壮，左十七壮。天突治一切瘿瘤，初起者甚妙，通天，云门，臂臑，曲池治血、肉、筋、气、石耳后五瘿，中封治气瘿兼灸膻中七壮，大椎头瘿，风池，气舍，臑会，天府，冲阳。

身面赘疣：当疣上灸三壮即消，亦有止灸一壮，以水滴之自去。

瘾疹：

曲池　陽谿　天井
瘡疥　風門　間使　合谷
大陵　胸前瘡疥
侵腦　在目銳眥穴中髮下一寸其症寒戰發熱雙目痛
支正
風眉　生兩眉間長如生瓜皮赤腫引兩目侵眉痛難忍
陽谷
馬口瘡　生于鼻下腫痛大如馬刀
郄門

魚腮　生耳下腮中發時連牙痛
四瀆
龍泉毒　生人中內
百會
肩風　生肩上青腫甚者痛連兩脇
肩貞
流注　生起于缺盆穴氣復合于天樞穴
梁邱
氣痞　生腹皮裏膜外狀如覆杯
章門

曲池、阳溪、天井。

疮疥：风门、间使、合谷、大陵胸前疮疥。

侵脑：在目锐眦穴中发下一寸，其症寒战发热，双目痛。支正。

风眉：生两眉间，长如生爪皮，赤肿引两目侵眉，痛难忍。阳谷。

马口疮：生于鼻下，肿痛大如马刀。郄门。

鱼腮：生耳下腮中，发时连牙痛。四渎。

龙泉毒：生人中内。百会。

肩风：生肩上，青肿甚者，痛连两胁。肩贞。

流注：生起于缺盆穴，气复合于天枢穴。梁邱。

气痞：生腹皮里膜外，状如覆杯。章门。

鶴膝風　發於膝內股腫疼甚者見青筋引足心痛此症係二陰不足

三陰交　膝眼穴在膝下兩旁陷中

腋氣

凡腋氣先用快刀剃去腋毛乃用好定粉水調搽患處六七日後看腋下有一點黑者必有孔如針大或如簪脚即氣竅也用艾炷如米大灸三四壯永不再發

毒瘡久不收口

凡患癰疽潰後久不收口膿水不臭亦無歹肉者此因消敗大過以致血氣虛寒不榮肌肉治失其宜便為終

身之患須內服十全大補湯等藥外用大附子以溫水泡透切作二三分厚置漏孔上以艾灸之或以附子為末用唾和作餅灸之亦可隔二三日再報之不三五次自然肌肉長滿而宿患平矣

黃蠟灸法

先以濕麵隨癰疽腫根作圈高寸餘實貼皮上如井口形勿令滲漏圈外圍布數重防火氣烘膚圈內鋪蠟屑三四分厚次以銅漏杓盛桑木炭火懸蠟上烘之令蠟化至滾再添蠟屑隨添以井滿為度皮不痛者毒淺灸至知痛為度皮痛者毒深灸至不知痛為度去火杓即

鹤膝风：发于膝内，股肿疼甚者，见青筋引足心痛，此症系二阴不足。三阴交，膝眼穴在膝下两旁陷中。

腋气：凡腋气，先用快刀剃去腋毛，乃用好定粉水调搽患处，六七日后，看腋下有一点黑者，必有孔如针大，或如簪脚，即气窍也。用艾炷如米大，灸三四壮，永不再发。

毒疮久不收口：凡患痈疽，溃后久不收口，脓水不臭，亦无歹肉者。此因消败大过，以致血气虚寒，不荣肌肉，治失其宜，便为终身之患。须内服十全大补汤等药，外用大附子以温水泡透，切作二三分厚，置漏孔上以艾灸之。或以附子为末，用唾和作饼灸之亦可。隔二三日再报之，不三五次，自然肌肉长满而宿患平矣。

黄蜡灸法：先以湿面随痈疽肿根作圈，高寸余，实贴皮上如井口形，勿令渗漏圈外，围布数重，防火气烘肤，圈内铺蜡屑三四分厚，次以铜漏杓盛桑木炭火悬蜡上烘之，令蜡化至滚，再添蜡屑，随添以井满为度。皮不痛者毒浅，灸至知痛为度；皮痛者毒深，灸至不知痛为度。去火杓即噴冷水少許于蠟上俟冷起蠟蠟底之色青黑此毒出之徵也如漫腫無頭者亦以濕紙試之於先乾處灸之初起者一二次即消已成者二三次即潰不斂四圍頑硬者即于瘡口上灸之蠟從孔入愈深愈妙其頑腐瘀膿盡化收斂甚速

豆豉餅灸法

癰疽發背已潰未潰用江西淡豆豉為末量瘡大小黃酒合作餅厚三分置患處灸之餅乾再易一餅如已有瘡孔勿覆孔上四布豉餅列艾其上灸之使微熱勿令肉破如熱痛急易之日灸三度令瘡孔出汗即瘥

蠐螬灸法

痔瘻惡瘡諸藥不驗者取蠐螬剪去兩頭安瘡口上以艾灸之七壯一易不過七枚無不效者

神燈照法

方用 硃砂 雄黃 血竭 沒藥各二錢 麝香四分

共為細末每用三分紅綿紙裹藥搓撚長七寸麻油浸透用火點着離瘡半寸許自外而內周圍徐徐照之火頭向上藥氣入內毒氣隨火解散自不致內侵臟腑初用三根漸加至四五根候瘡勢漸消時仍照之但照後即用敷藥圍敷瘡根比瘡暈大二三分為率瘡口用萬

喷冷水少许于蜡上，俟冷起蜡，蜡底之色青黑，此毒出之征也。如漫肿无头者，亦以湿纸试之，于先干处灸之。初起者一二次即消，已成者二三次即溃，不敛四围顽硬者即于疮口上灸之，蜡从孔入愈深愈妙，其顽腐瘀脓尽化，收敛甚速。

豆豉饼灸法：痈疽发背已溃未溃。用江西淡豆豉为末，量疮大小黄酒合作饼，厚三分，置患处灸之，饼干再易一饼。如已有疮孔，勿覆孔上，四布豉饼，列艾其上灸之，使微热，勿令肉破。如热痛急易之，日灸三度，令疮孔出汗即瘥。

蛴螬灸法：痔瘘恶疮，诸药不验者，取蛴螬剪去两头，安疮口上，以艾灸之七壮。一易不过七枚，无不效者。

神灯照法：方用朱砂、雄黄、血竭、没药各二钱、麝香四分，共为细末，每用三分，红绵纸裹药搓捻长七寸，麻油浸透，用火点着，离疮半寸许，自外而内，周围徐徐照之，火头向上，药气入内，毒气随火解散，自不致内侵脏腑。初用三根，渐加至四五根，候疮势渐消时，仍照之，但照后即用敷药围敷疮根，比疮晕大二三分为率。疮口用万應膏貼之如乾及有膿用豬蹄湯潤洗之如已潰大膿瀉時不必用此照法惟初起七日前後卽起發法能使未成者自消已成者自潰不起發者卽起發不腐者卽腐實有奇驗

桑柴火烘法

凡癰疽初起腫痛重若負石堅而不潰者用新桑樹根劈成條或桑木枝長九寸劈如指粗一頭燃着吹滅用火向患處烘片時火盡再換每次烘三四枝每日烘二三次以知熱腫潰肉腐爲度此古法也但桑柴火力甚猛宜干未潰之先可以生發陽氣速潰速腐若已潰之後或瘡口寒或天氣寒或肌肉生遲者亦須烘之使肌肉常煖法以桑木燒作紅炭以漏杓盛之懸患上自四圍烘至瘡口或高或低總以瘡知熱爲度每日烘後再換敷貼之藥蓋肌肉遇煖則生潰後烘法亦瘍科所不可缺也

应膏贴之，如干及有脓，用猪蹄汤润洗之。如已溃大脓泻时，不必用此照法，惟初起七日前后即起发，法能使未成者自消，已成者自溃，不起发者即起发，不腐者即腐，实有奇验。

桑柴火烘法：凡痈疽初起，肿痛重若负石，坚而不溃者，用新桑树根劈成条，或桑木枝长九寸劈如指粗，一头燃着吹灭，用火向患处烘片时，火尽再换，每次烘三四枝，每日烘二三次，以知热肿溃肉腐为度，此古法也。但桑柴火力甚猛宜干，未溃之先可以生发阳气，速溃速腐，若已溃之后，或疮口寒，或天气寒，或肌肉生迟者，亦须烘之使肌肉常暖。法以桑木烧作红炭，以漏杓盛之，悬患上，自四围烘至疮口，或高或低，总以疮知热为度。每日烘后，再换敷贴之药，盖肌肉遇暖则生，溃后烘法亦疡科所不可缺也。

硯承醫願

人之有生稟受五氣養以五味徵為五色發為五聲五者相得氣血和平五者一失疾疢乃生由外之內感於六氣由內之外敗於七情補偏救弊醫擅其名醫者意也以意消息貴得精詳在經在絡明辨陰陽診視真確始可立方勿期倖中淺試輕嘗兢兢業業謹誌弗忘順逆偶失過責誰當緬古名醫洞見五臟剖腹湔腸極形無尚多出神奇理明義暢非謂萬病盡可生全膏肓骨髓視之瞭然慨夫晚近風氣寖薄冬不潛陽雷電間作未春先榮未秋先落根淺幹柔花嬌實剝其在於人質鮮古樸朝夕營營聲色

利貸仁厚少存神氣蕭索殀折匪天本根先斲我心鑒此游藝醫林會以儒理出以佛心參形合數援古證今七方十劑運用時欽究慚淺學是用規箴

本願五則

一拙性耽閒散且有希夷先生之癖時或懶于酬應故不敢懸壺以完吾璞

一診病必詳問病因參以色脈務得其表裏虛實不敢少存率畧

一立方不拘大小奇偶必法古而不滯于古務期當理中病

砚承医愿

人之有生，禀受五气，养以五味，徵为五色，发为五声。五者相得，气血和平，五者一失，疾疢乃生。由外之内，感于六气，由内之外，败于七情。补偏救弊，医擅其名。医者意也，以意消息，贵得精详，在经在络，明辨阴阳，诊视真确，始可立方。勿期幸中，浅试轻尝，兢兢业业，谨志弗忘，顺逆偶失，过责谁当，缅古名医，洞见五脏，剖腹湔肠，极形无尚，多出神奇，理明义畅，非谓万病，尽可生全，膏肓骨髓，视之瞭然。慨夫晚近，风气寖薄，冬不潜阳，雷电间作，未春先荣，未秋先落，根浅干柔，花娇实剥。其在于人，质鲜古朴，朝夕营营，声色利贷，仁厚少存，神气萧索，夭折匪天，本根先斫，我心鉴此，游艺医林，会以儒理，出以佛心，参形合数，援古证今，七方十剂，运用时钦，究惭浅学，是用规箴。

本愿五则

〇拙性耽闲散，且有希夷先生之癖，时或懒于酬应，故不敢悬壶以完吾璞。

〇诊病必详问病因，参以色脉，务得其表里虚实，不敢少存率略。

〇立方不拘大小，奇偶必法古而不滞于古，务期当理中病。

一用藥不取隱僻奇異之品用引不過借以引經不學時習多選新奇希貴之物以標異邀名作難文過

一病有萬變治亦有萬變非具聖明之質不能盡徹其微予或心有疑似即使就正明哲不敢苟且誤人

不治五則

一貪欲無度怪僻反常者不治

一有挾自任輕醫試藥者不治

一病家亂雜疑忌多端者不治

一家人怨詈與病人違忤者不治

一不守醫戒陽奉陰違者不治

凡此五者皆由人作苟自知所病不治亦治明者鑒之

〇用药不取隐僻奇异之品，用引不过借以引经，不学时习，多选新奇希贵之物，以标异邀名，作难文过。

〇病有万变，治亦有万变，非具圣明之质，不能尽彻其微，予或心有疑似，即使就正明哲，不敢苟且误人。

不治五则

〇贪欲无度，怪僻反常者不治。

〇有挟自任，轻医试药者不治。

〇病家乱杂，疑忌多端者不治。

〇家人怨詈，与病人违忤者不治。

〇不守医戒，阳奉阴违者不治。

凡此五者，皆由人作，苟自知所病不治亦治，明者鉴之。

太乙离火感应神针

清·虚白子 传　七宝生 校　卞雅莉　陈杞然 校订

清光绪刻本

《太乙离火感应神针》不分卷，题清代虚白子传，七宝生校。约成书于清道光十六年（1836）。书由前后两部分组成，前为脏腑经穴及经穴图，后则为《太乙离火感应神针》主要内容。前后两部分笔迹、版式完全不同，似是两书合并装订而成。在太乙神针用法中，“神针用例”“秘方”有一定价值，其他内容与太乙神针类著作大同小异而各有增减。今以清光绪刻本为底本影印刊出。

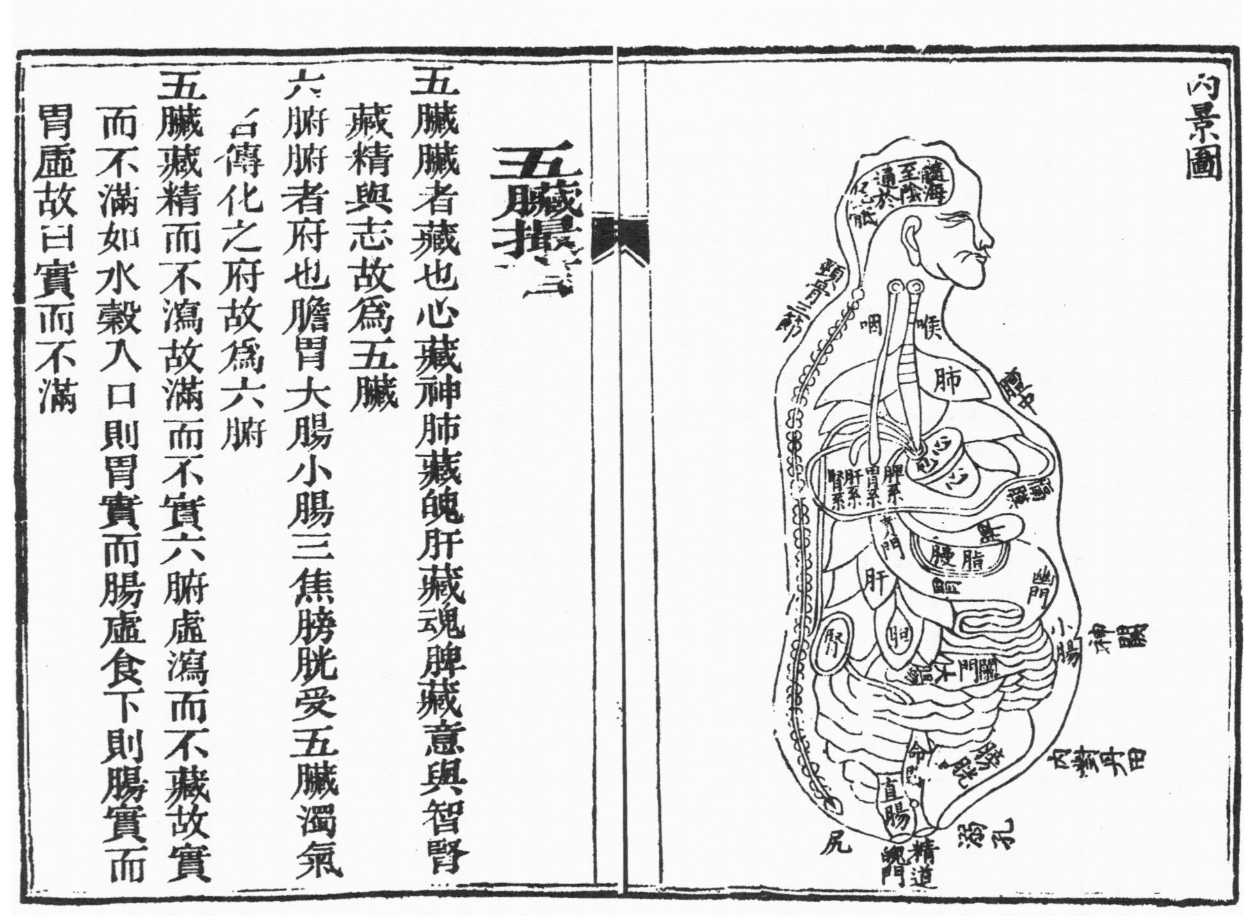

五臟撮言

五臟臟者藏也心藏神肺藏魄肝藏魂脾藏意與智腎藏精與志故為五臟

六腑腑者府也膽胃大腸小腸三焦膀胱受五臟濁氣名傳化之府故為六腑

五臟藏精而不瀉故滿而不實六腑虛瀉而不藏故實而不滿如水穀入口則胃實而腸虛食下則腸實而胃虛故曰實而不滿

内景图（图见上）

五脏撮言

五脏：脏者，藏也。心藏神，肺藏魄，肝藏魂，脾藏意与智，肾藏精与志，故为五脏。

六腑：腑者，府也。胆、胃、大肠、小肠、三焦、膀胱，受五脏浊气，名传化之府，故为六腑。

五脏藏精而不泻，故满而不实；六腑虚泻而不藏，故实而不满。如水谷入口，则胃实而肠虚；食下，则肠实而胃虚，故曰实而不满。

肺重三斤三兩六葉兩耳四垂如盖附脊骨第三椎中有二十四孔行列分布諸臟之濁氣爲五臟華盖云

心重十二兩上智七孔三毛中智五孔二毛下智三孔一毛形而未敷蓮花居下髙上附脊第五椎

心包絡在心下橫膜之上竪膜之下與橫膜相粘而黄脂腰裹者心也外有細筋膜如絲與心相連者心包

三焦者水穀之道路氣之所終始上焦在心下胃上其治在膻中直兩乳間陷中者中焦在胃中脘當臍上四寸其治在臍旁下焦當膀胱上臍其治在臍下一寸

肝重二斤四兩左三葉右四葉其治在左其臟在右脇右腎之前並胃附脊第九椎

膽在肝之短葉間重三兩三銖包精汁三合

膈膜前齊鳩尾後齊十一椎周圍着脊以遮隔濁氣不使上薫心肺也

脾重二斤三兩廣三寸長五寸掩平太倉附脊十一椎

胃重二斤十四兩大一尺五寸徑五寸灣曲屈伸長二尺六寸

肺重三斤三两，六叶两耳，四垂如盖，附脊骨第三椎中，有二十四孔行列分布诸脏之浊气，为五脏华盖云。

心重十二两，上智七孔三毛，中智五孔二毛，下智三孔一毛，形而未敷莲花，居下鬲上，附脊第五椎。

心包络在心下，横膜之上，竖膜之下。与横膜相粘而黄脂腰裹者，心也。外有细筋膜如丝与心相连者，心包也。

三焦者，水谷之道路，气之所终始。上焦在心下胃上，其治在膻中，直两乳间陷中者。中焦在胃中脘当脐上四寸，其治在脐旁。下焦当膀胱上脐，其治在脐下一寸。

肝重二斤四两，左三叶右四叶，其治在左，其脏在右胁，右肾之前，并胃附脊第九椎。

胆在肝之短叶间，重三两三铢，包精汁三合。

膈膜前齐鸠尾，后齐十一椎，周围着脊以遮隔浊气，不使上熏心肺也。

脾重二斤三两，广三寸，长五寸，掩平太仓，附脊十一椎。

胃重二斤十四两，大一尺五寸，径五寸，弯曲屈伸，长二尺六寸。

小腸重二斤十四兩長三丈一尺左回叠積十六曲小腸上口卽胃之下口在臍上二寸復下一寸水分穴爲小腸下口至是而泌别清濁水液入膀胱滓穢入大腸

大腸重二斤十二兩長三丈一尺廣四寸徑一寸右回叠十六曲當臍中心大腸上口卽小腸下口也

腎有兩枚重一斤一兩狀如石卵色黄紫當腎下兩旁入脊膂附脊十四椎前與臍平

膀胱重九兩二銖廣九寸居腎下之前大腸之側膀胱上際卽小腸下口水液由是滲入焉

三

脊骨二十一節取穴之法以平肩爲大椎卽百勞穴也

臟腑十二經穴本末歌

手肺少商中府先大腸商陽迎香連足胃頭維同厲兑脾部隱白大包傳手心極泉少衝記小腸少澤聽宫宣膀胱睛明至陰數腎經湧泉俞府邊心包天池中衝位三焦關衝耳門聯膽家童子竅陰穴厥肝大敦期門然十二經穴有本末學者時時記心前

小肠重二斤十四两，长三丈一尺，左回叠积十六曲。小肠上口即胃之下口，在脐上二寸；复下一寸水分穴，为小肠下口，至是而泌别清浊，水液入膀胱，滓秽入大肠。

大肠重二斤十二两，长三丈一尺，广四寸，径一寸，右回叠十六曲，当脐中心，大肠上口即小肠下口也。

肾有两枚，重一斤一两，状如石卵，色黄紫。当肾下两旁入脊膂，附脊十四椎前，与脐平。

膀胱重九两二铢，广九寸，居肾下之前，大肠之侧。膀胱上际即小肠下口，水液由是渗入焉。

脊骨二十一节，取穴之法，以平肩为大椎，即百劳穴也。

脏腑十二经穴本末歌

手肺少商中府先，大肠商阳迎香连。足胃头维同历兑，脾部隐白大包传。

手心极泉少冲记，小肠少泽听宫宣。膀胱睛明至阴数，肾经涌泉俞府边。

心包天池中冲位，三焦关冲耳门联。胆家童子窍阴穴，厥肝大敦期门然。

十二经穴有本末，学者时时记心前。

手足三陰三陽經絡配天干地支五行總說

子 足少陽膽 甲
丑 足厥陰肝 乙 木 應春 主仁
未 手太陽小腸 丙
午 手少陰心 丁 火 應夏 主禮
辰 足陽明胃 戊
巳 足太陰脾 己 土 應四季各旺十八日 主信

四

卯 手陽明大腸 庚
寅 手太陰肺 辛 金 應秋 主義
申 足太陽膀胱 壬
酉 足少陰腎 癸 水 應冬 主智
亥 手少陽三焦 寄藏壬水主氣爲衛乃陽氣之父
戌 手厥陰心包 寄藏癸水主血爲榮乃陰血之母

手足三阴三阳经络配天干地支五行总说

子	足少阳胆	甲	木	应春	主仁
丑	足厥阴肝	乙			
未	手太阳小肠	丙	火	应夏	主礼
午	手少阴心	丁			
辰	足阳明胃	戊	土	应四季各旺十八日	主信
巳	足太阴脾	己			
卯	手阳明大肠	庚	金	应秋	主义
寅	手太阴肺	辛			
申	足太阳膀胱	壬	水	应冬	主智
酉	足少阴肾	癸			
亥	手少阳三焦	寄藏壬水，主气为卫，乃阳气之父			
戌	手厥阴心包	寄藏癸水，主血为荣，乃阴血之母			

十二經納天干歌

甲胆乙肝丙小腸丁心戊胃己脾鄉庚屬大腸辛屬肺壬屬膀胱癸腎藏三焦亦向壬中寄包絡同歸入癸方

十二經納地支歌

肺寅大卯胃辰宮脾巳心午小未中申胱酉腎心包戌亥焦子胆丑肝通 大大腸小小腸

五

內具陰陽 五臟爲陰 六腑爲陽

外具陰陽 筋骨爲陰 皮膚爲陽

三陰之經 先吸後呼

三陽之經 先呼後吸

一曰水 二曰火 三曰木 四曰金

五曰土 此五行之生序見書經洪範

水曰潤下○火曰炎上○木曰曲直

十二经纳天干歌

甲胆乙肝丙小肠，丁心戊胃己脾乡。庚属大肠辛属肺，壬属膀胱癸肾藏。三焦亦向壬中寄，包络同归入癸方。

十二经纳地支歌

肺寅大卯胃辰宫，脾巳心午小未中。申胱酉肾心包戌，亥焦子胆丑肝通。大，大肠；小，小肠。

内具阴阳	五脏为阴
	六腑为阳
外具阴阳	筋骨为阴
	皮肤为阳
三阴之经	先吸后呼
三阳之经	先呼后吸

一曰水，二曰火，三曰木，四曰金，五曰土。此五行之生序见《书经·洪范》。

○水曰润下　○火曰炎上　○木曰曲直

金曰从革此以性言　土爰稼穑此以德言

○润下作咸　○炎上作苦　○曲直作酸

○从革作辛　○稼穑作甘此以五味言

本草分经药性，阳中有阴，阴内有阳。咸、苦、酸、辛、甘，五味由此中分出。

补、和、攻、散、寒、热，六字疗病。

治病望字宜审的当。

正气清，目有神，吉，为阳。

邪气浊，目无神，凶，为阴。

凡看人急症，宜分辨清浊吉凶可知。

脉辨虚实

有力热与实，无力寒与虚。

五脏嗜欲生出六合

喜居西方	属肺

怒居東方屬肝
哀主下
樂主上屬脾
愛居北方屬腎
惡居南方屬心
五臟受病綱領虛實察其大概
心病屬火多汗脉洪
肝病屬木多淚脉絃
腎病屬水多唾脉沉
肺病屬金多涕脉濇
脾病屬土多涎脉緩
八脉
浮表病 沉裡病 遲寒病 數熱病
細諸虛 大諸實 短素稟虛 長素稟盛

怒居东方	属肝
哀主下	属脾
乐主上	
爱居北方	属肾
恶居南方	属心

五脏受病，纲领虚实，察其大概

心病属火，多汗脉洪。

肝病属木，多泪脉弦。

肾病属水，多唾脉沉。

肺病属金，多涕脉涩。

脾病属土，多涎脉缓。

八脉

浮表病　沉里病　迟寒病　数热病

细诸虚　大诸实　短素禀虚　长素禀盛

一曰浮輕手着于皮膚之上而卽見爲表病也
一曰沉重手按于肌肉之下而始見爲裡病也
浮沉二脉以手之輕重得之
一曰遲一息脉來二三至或一息一至爲寒病也
一曰數一息脉來五六至或一息七八至爲熱病也

遲數二脉以息之至數辨之
一曰細脉狀細小如線主諸虚之病也
一曰大脉狀粗大如指主諸實之病也
細大二脉以形象之濶窄分之
一曰短脉來短縮上不及于寸下不及于尺爲素禀之衰也
一曰長脉來迢長上至魚際下至尺澤爲素禀之盛也
長短二脉以部位之過與不及驗之

一曰浮，轻手着于皮肤之上而即见，为表病也。

一曰沉，重手按于肌肉之下而始见，为里病也。

浮沉二脉以手之轻重得之。

一曰迟，一息脉二三至或一息一至，为寒病也。

一曰数，一息脉来五六至或一息七八至，为热病也。

迟数二脉以息之至数辨之。

一曰细，脉状细小如线，主诸虚之病也。

一曰大，脉状粗大如指，主诸实之病也。

细大二脉以形象之阔窄分之。

一曰短，脉来短缩，上不及于寸，下不及于尺，为素禀之衰也。

一曰长，脉来迢长，上至鱼际，下至尺泽，为素禀之盛也。

长短二脉以部位之过与不及验之。

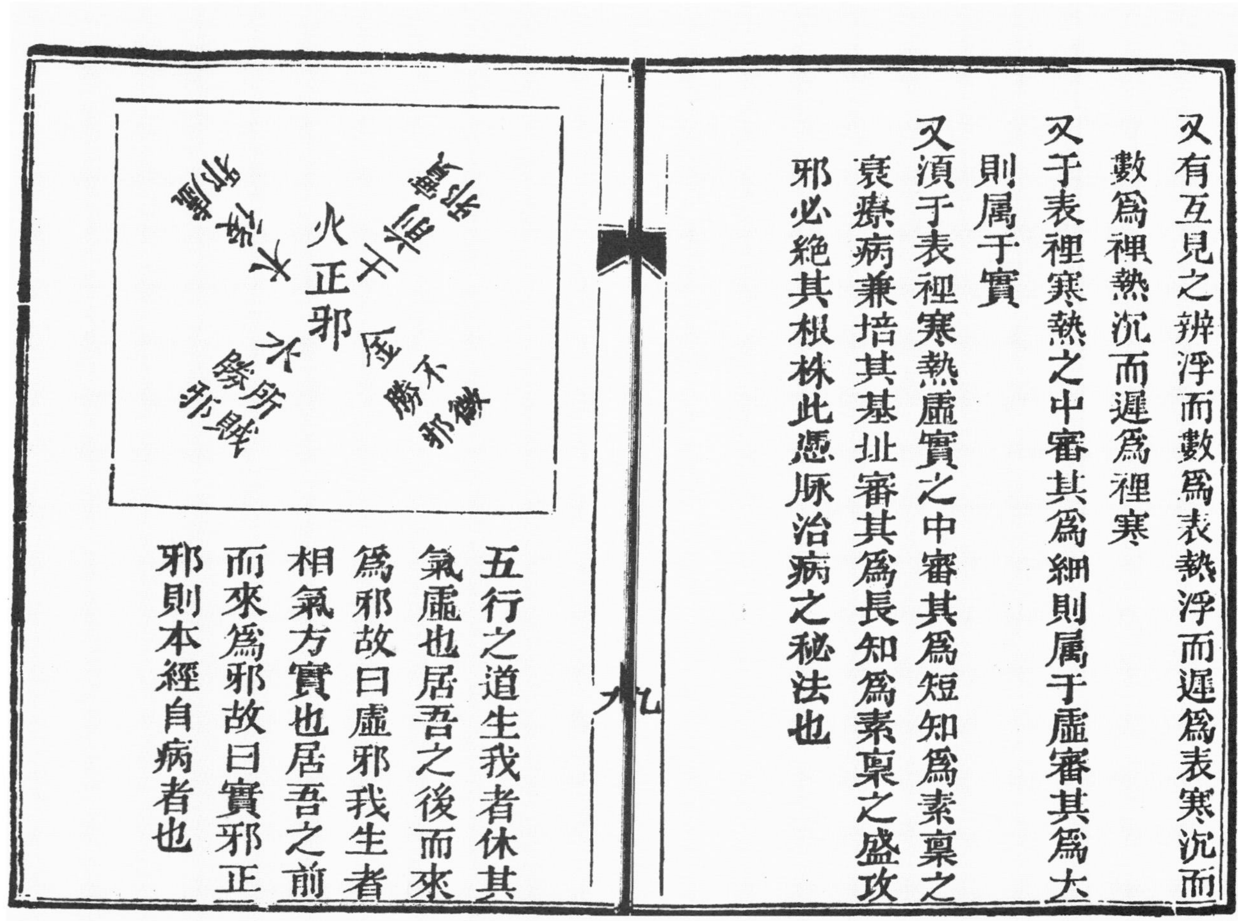

又有互見之辨浮而數爲表熱浮而遲爲表寒沉而數爲裡熱沉而遲爲裡寒

又于表裡寒熱之中審其爲細則屬于虛審其爲大則屬于實

又須于表裡寒熱虛實之中審其爲短知爲素稟之衰療病兼培其基址審其爲長知爲素稟之盛攻邪必絶其根株此憑脉治病之秘法也

五行之道生我者休其氣虛也居吾之後而來爲邪故曰虛邪我生者相氣方實也居吾之前而來爲邪故曰實邪正邪則本經自病者也

又有互见之辨。浮而数为表热，浮而迟为表寒。沉而数为里热，沉而迟为里寒。

又于表里寒热之中，审其为细则属于虚，审其为大则属于实。

又须于表里寒热虚实之中，审其为短，知为素禀之衰，疗病兼培其基址；审其为长，知为素禀之盛，攻邪必绝其根株。此凭脉治病之秘法也。

（五行之道图，图见上）

五行之道，生我者，休其气虚也。居吾之后而来为邪，故曰：虚邪我生者，相气方实也。居吾之前而来为邪，故曰：实邪正邪，则本经自病者也。

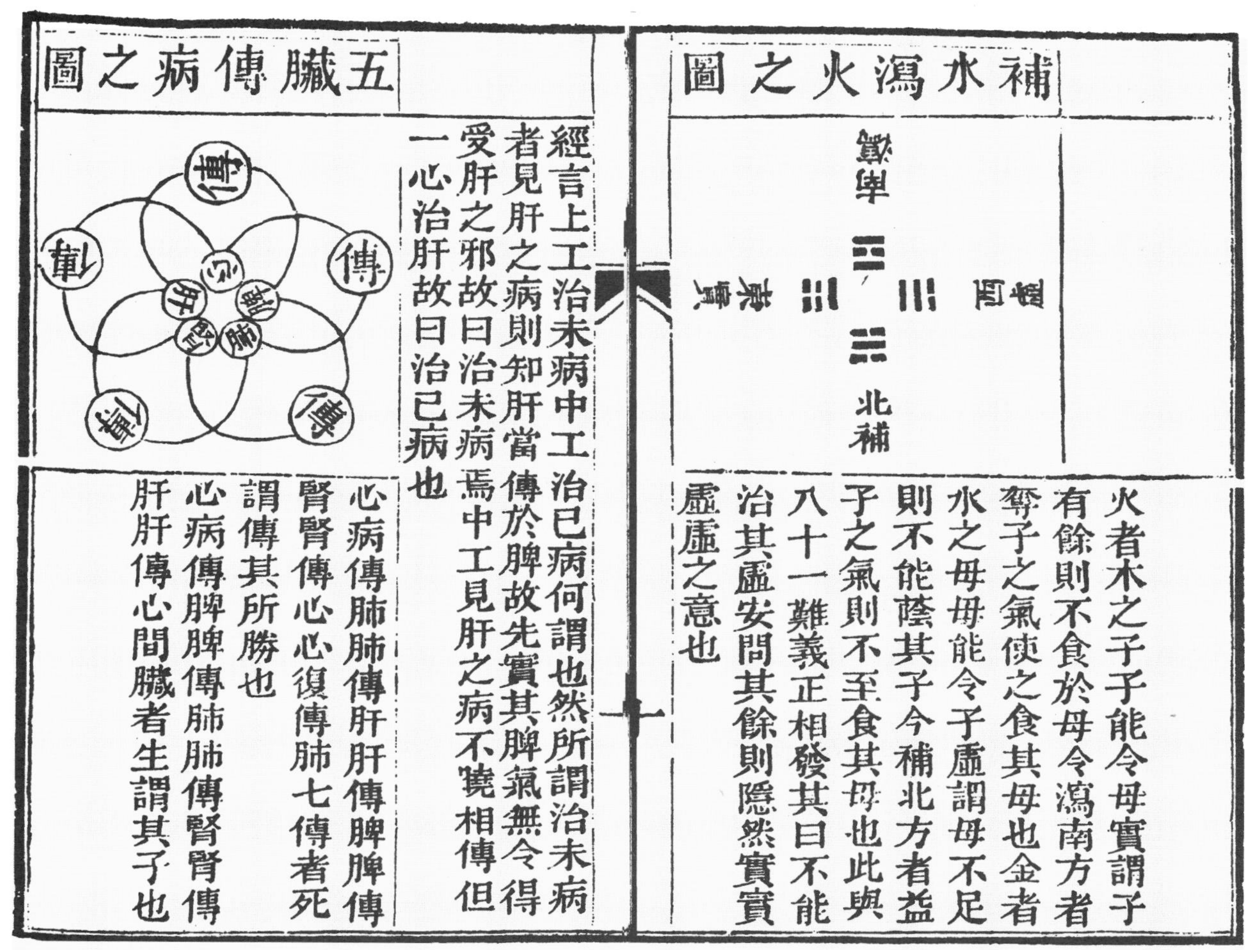

補水瀉火之圖

火者木之子子能令母實謂子有餘則不食於母令瀉南方者奪子之氣使之食其母也金者水之母母能令子虛謂母不足則不能蔭其子今補北方者益子之氣則不至食其母也此與八十一難義正相發其曰不能治其虛安問其餘則隱然實實虛虛之意也

五臟傳病之圖

經言上工治未病中工治已病何謂也然所謂治未病者見肝之病則知肝當傳於脾故先實其脾氣無令得受肝之邪故曰治未病焉中工見肝之病不曉相傳但一心治肝故曰治已病也

心病傳肺肺傳肝肝傳脾脾傳腎腎傳心心復傳肺七傳者死謂傳其所勝也

心病傳脾脾傳肺肺傳腎腎傳肝肝傳心間臟者生謂其子也

补水泻火之图（图见上）

火者，木之子，子能令母实，谓子有余则不食于母。令泻南方者，夺子之气，使之食其母也。金者，水之母，母能令子虚，谓母不足则不能荫其子。今补北方者，益子之气则不至食其母也。此与八十一难义正相发。其曰不能治其虚，安问其余？则隐然实实虚虚之意也。

经言：上工治未病，中工治已病，何谓也？然所谓治未病者，见肝之病，则知肝当传于脾，故先实其脾气，无令得受肝之邪，故曰治未病焉。中工见肝之病，不晓相传，但一心治肝，故曰治已病也。

五脏传病之图（图见上）

心病传肺，肺传肝，肝传脾，脾传肾，肾传心，心复传肺，七传者死，谓传其所胜也。

心病传脾，脾传肺，肺传肾，肾传肝，肝传心，间脏者生，谓其子也。

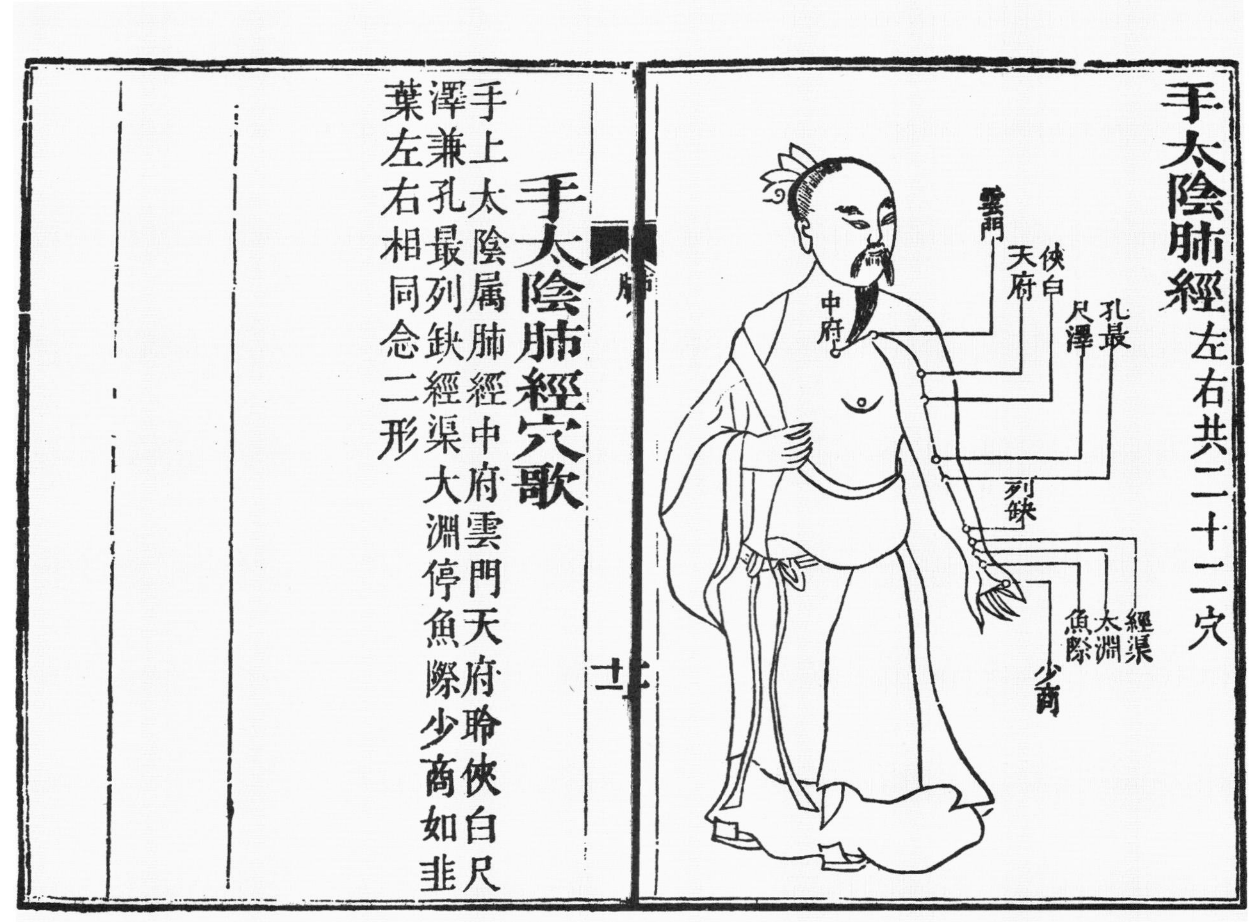

手太阴肺经左右共二十二穴

（图见上）

手太阴肺经穴歌

手上太阴属肺经，中府云门天府聆。

侠白尺泽兼孔最，列缺经渠大渊停。

鱼际少商如韭叶，左右相同念二形。

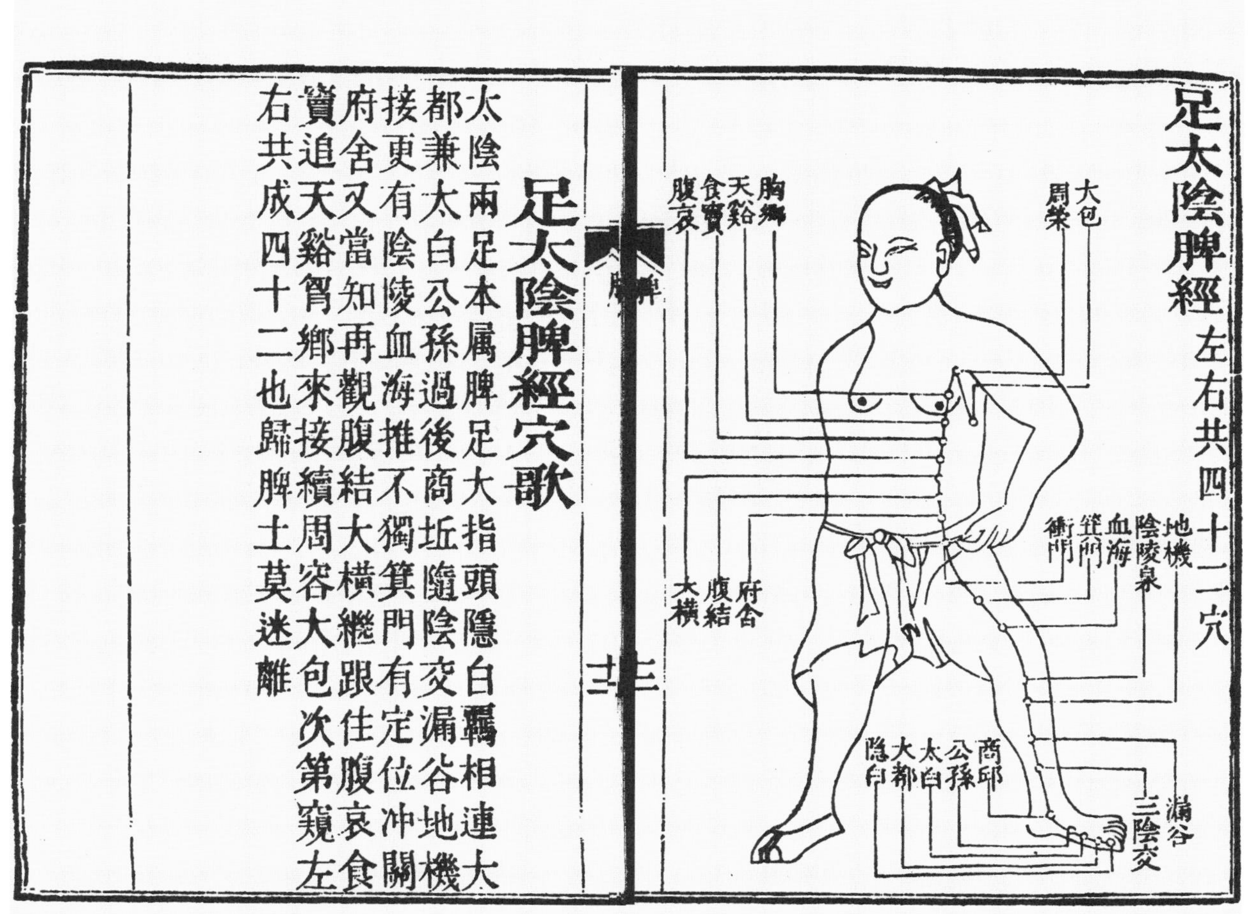
足太陰脾經穴歌

太陰兩足本屬脾足大指頭隱白羈相連大
都兼太白公孫過後商坵隨陰交漏谷地機
接更有陰陵血海推不獨箕門有定位冲關
府舍又當知再觀腹結大横繼跟住腹哀食
寶追天谿胷鄉來接續周容大包次第窺左
右共成四十二也歸脾土莫迷離

足太陰脾經左右共四十二穴

足太阴脾经左右共四十二穴

（图见上）

足太阴脾经穴歌

太阴两足本属脾，足大指头隐白羁。

相连大都兼太白，公孙过后商丘随。

阴交漏谷地机接，更有阴陵血海推。

不独箕门有定位，冲关府舍又当知。

再观腹结大横继，跟在腹哀食窦追。

天溪胸乡来接续，周容大包次第窥。

左右共成四十二，也归脾土莫迷离。

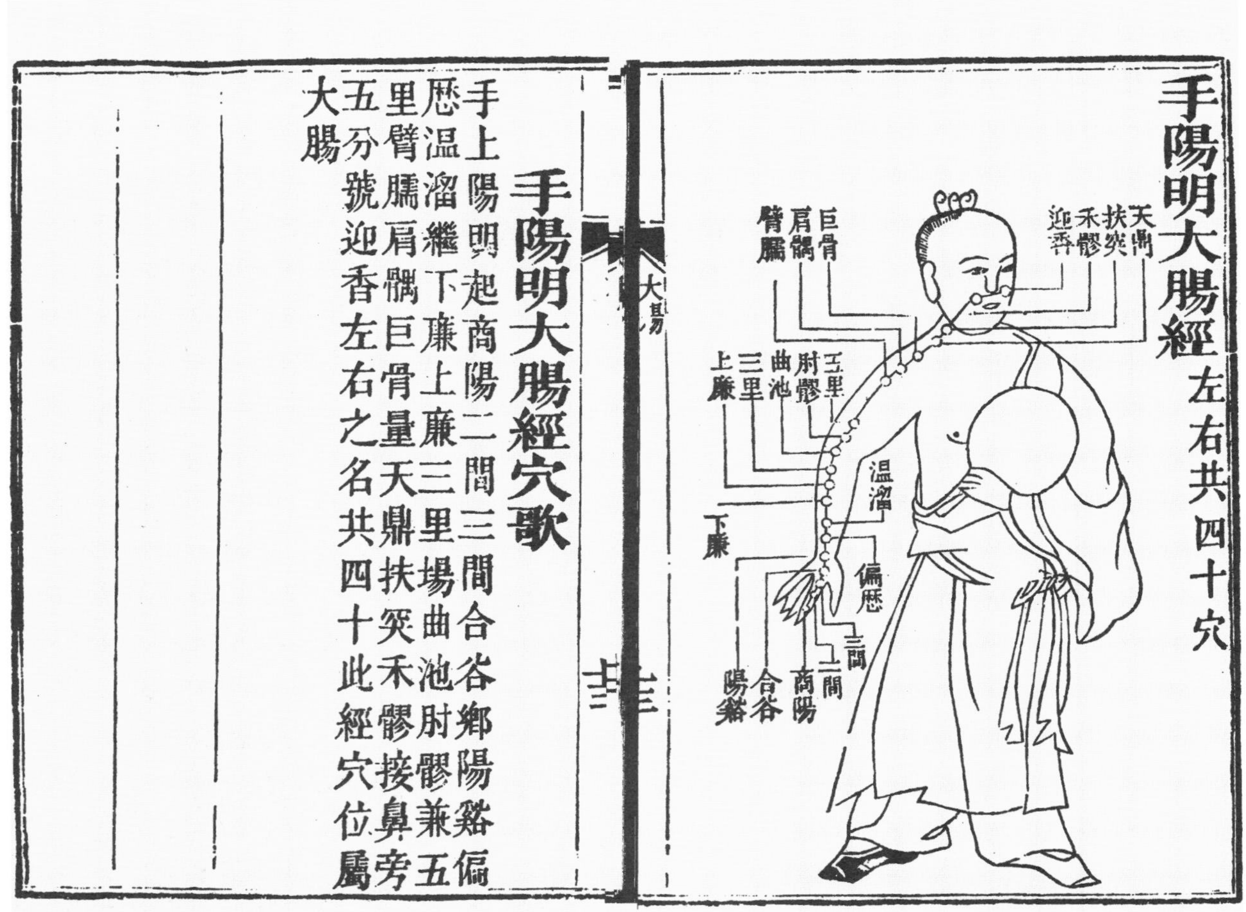
手陽明大腸經穴歌

手上陽明起商陽二間三間合谷鄉陽谿偏歷溫溜繼下廉上廉三里場曲池肘髎兼五里臂臑肩髃巨骨量天鼎扶突禾髎接鼻旁五分號迎香左右之名共四十此經穴位屬大腸

手阳明大肠经左右共四十穴

（图见上）

手阳明大肠经穴歌

手上阳明起商阳，二间三间合谷乡。

阳溪偏历温溜继，下廉上廉三里场。

曲池肘髎兼五里，臂臑肩髃巨骨量。

天鼎扶突禾髎接，鼻旁五分号迎香。

左右之名共四十，此经穴位属大肠。

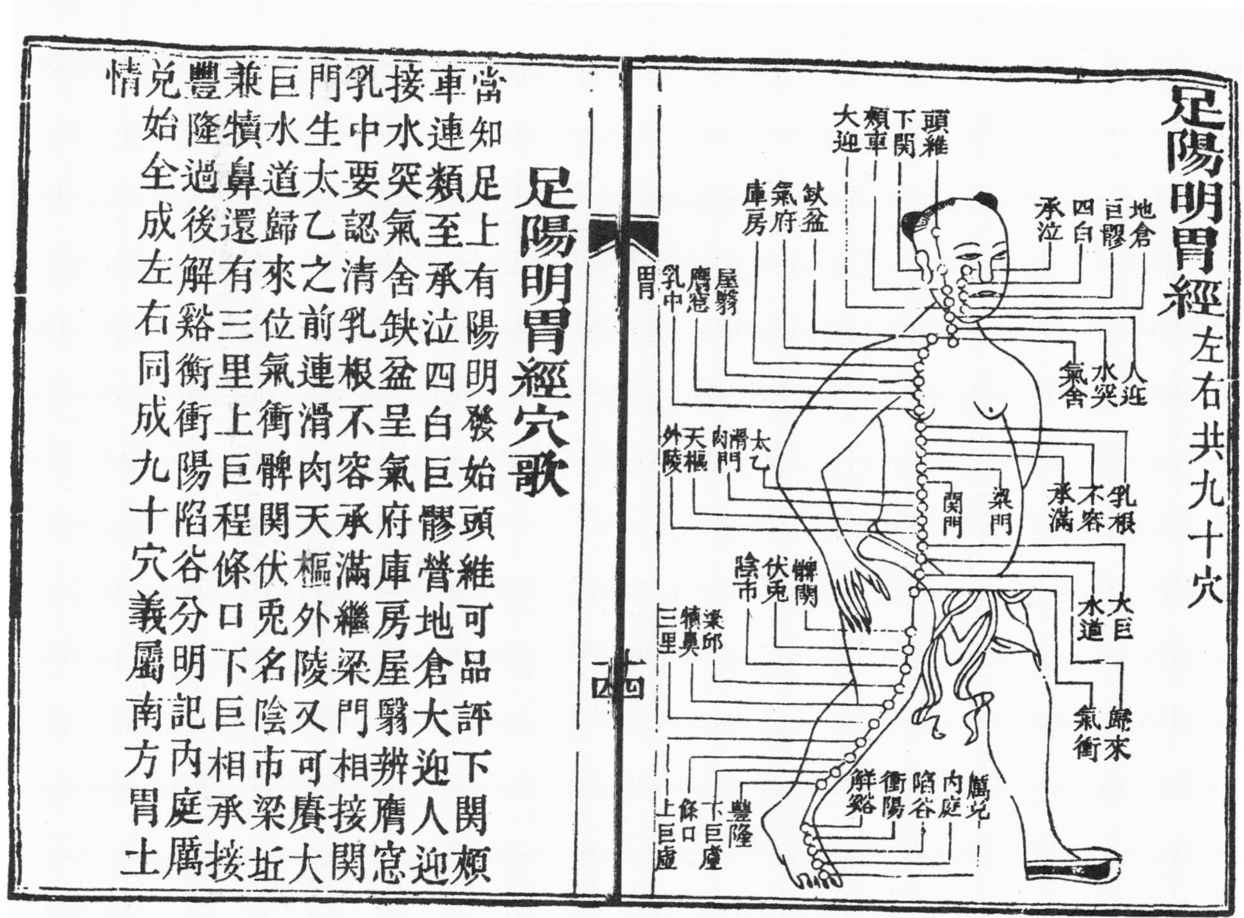
足陽明胃經穴歌

當知足上有陽明發始頭維可品評下關頰
車連類至承泣四白巨髎營地倉大迎人迎
接水突氣舍鈌盆呈氣府庫房屋翳辨膺窓
乳中要認清乳根不容承滿繼梁門相接關
門生太乙之前連滑肉天樞外陵又可賡大
巨水道歸來位氣衝髀關伏兎名陰市梁坵
兼犢鼻還有三里上巨程條口下巨相承接
豐隆過後解谿衡衝陽陷谷分明記內庭厲
兌始全成左右同成九十穴義屬南方胃土
情

足阳明胃经左右共九十穴

（图见上）

足阳明胃经穴歌

当知足上有阳明，发始头维可品评。下关颊车连类至，承泣四白巨髎营。

地仓大迎人迎接，水突气舍缺盆呈。气府库房屋翳辨，膺窗乳中要认清。

乳根不容承满继，梁门相接关门生。太乙之前连滑肉，天枢外陵又可赓。

大巨水道归来位，气冲髀关伏兔名。阴市梁丘兼犊鼻，还有三里上巨程。

条口下巨相承接，丰隆过后解溪衡。冲阳陷谷分明记，内庭历兑始全成。

左右同成九十穴，义属南方胃土情。

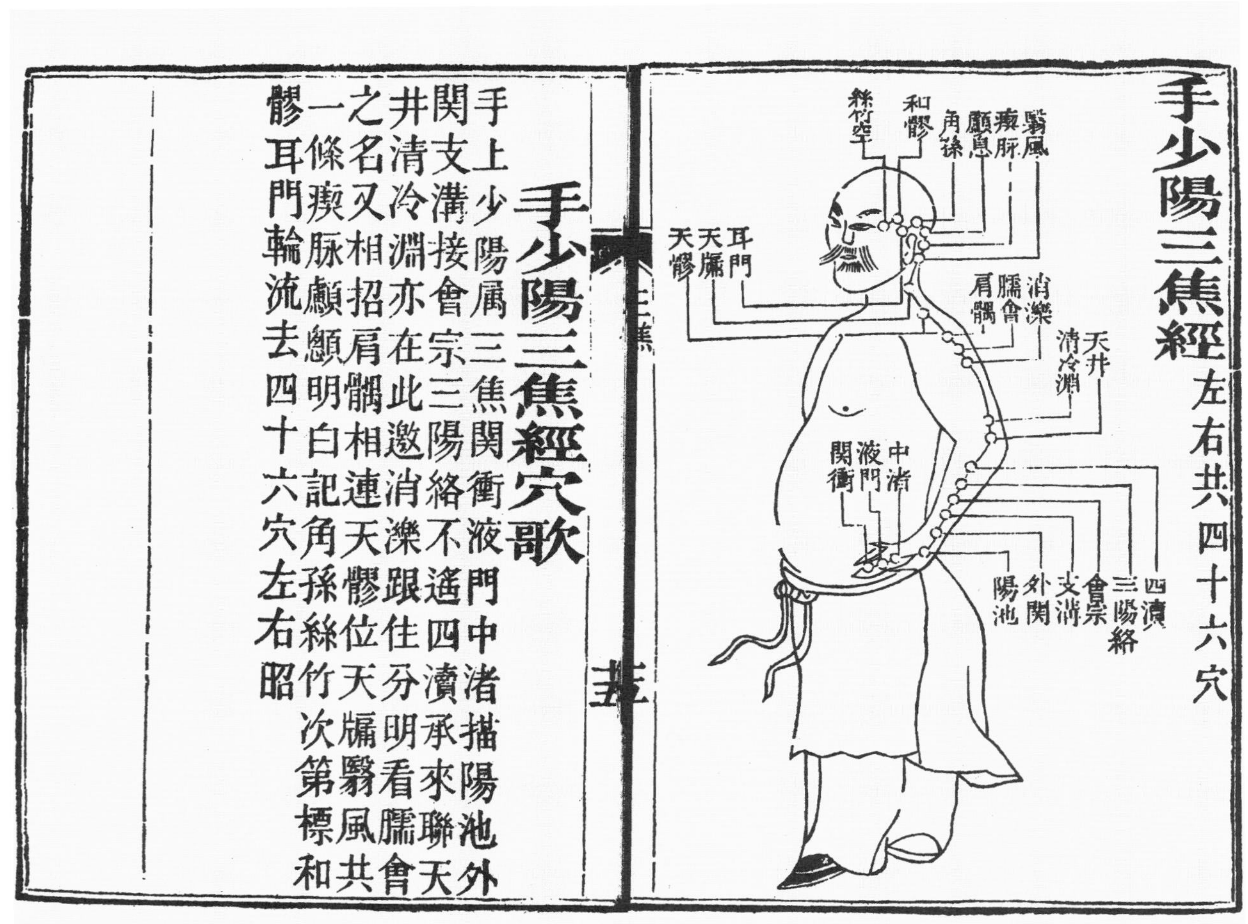

手少陽三焦經穴歌

手上少陽屬三焦關衝液門中渚描陽池外
關支溝接會宗三陽絡不遥四瀆承來聯天
井清冷淵亦在此邀消濼跟住分明看臑會
之名又相招肩髎相連天髎位天牖翳風共
一條瘈脉顱顖明白記角孫絲竹次第標和
髎耳門輸流去四十六穴左右昭

手少阳三焦经左右共四十六穴

（图见上）

手少阳三焦经穴歌

手上少阳属三焦，关冲液门中渚描。

阳池外关支沟接，会宗三阳络不遥。

四渎承来联天井，清冷渊亦在此邀。

消泺跟住分明看，臑会之名又相招。

肩髎相连天髎位，天牖翳风共一条。

瘈脉颅囟明白记，角孙丝竹次第标。

和髎耳门输流去，四十六穴左右昭。

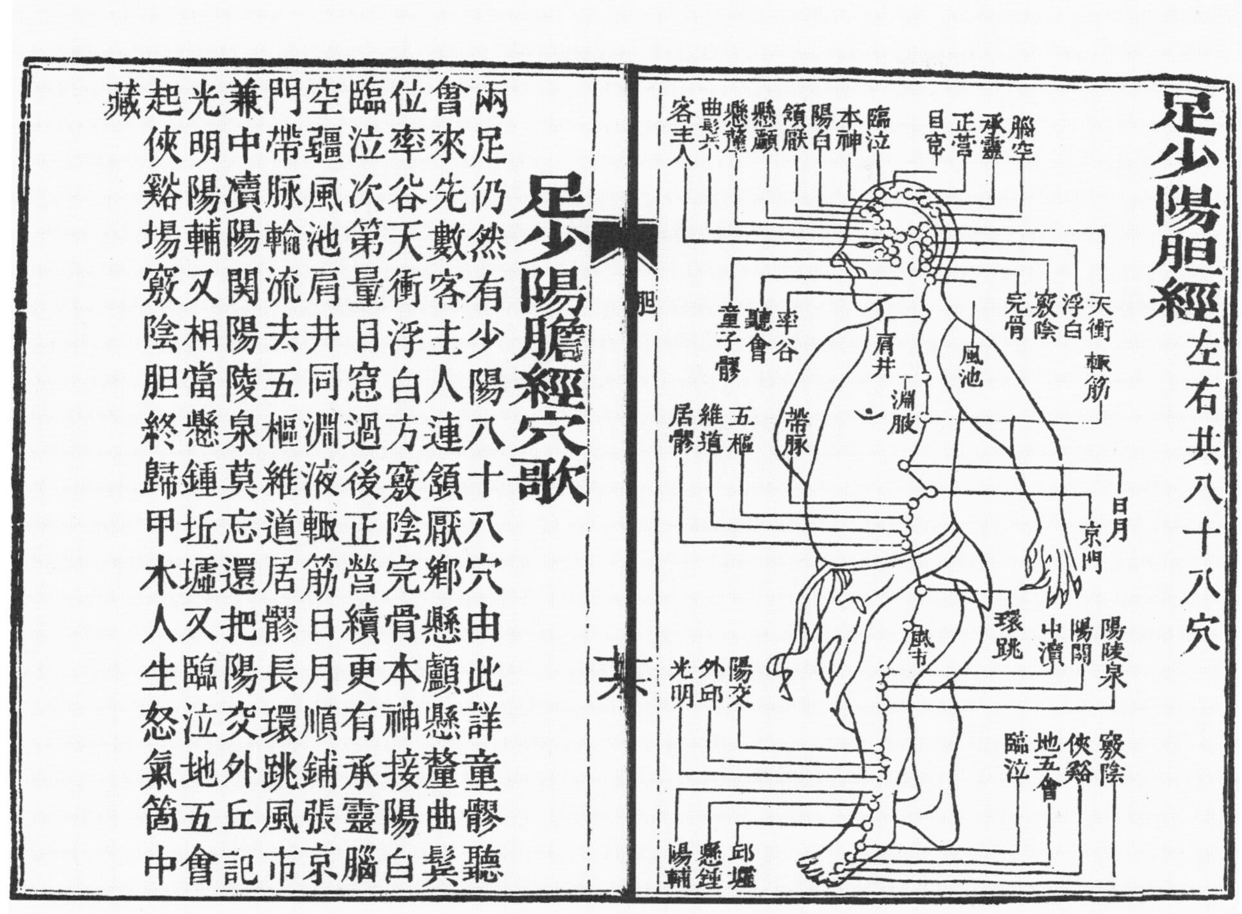

足少阳胆经左右共八十八穴

（图见上）

足少阳胆经穴歌

两足仍然有少阳，八十八穴由此详。童髎听会来先数，客主人连颔厌乡。

悬颅悬厘曲鬓位，率谷天冲浮白方。窍阴完骨本神接，阳白临泣次第量。

目窗过后正营续，更有承灵脑空疆。风池肩井同渊液，辄筋日月顺铺张。

京门带脉轮流去，五枢维道居髎长。环跳风市兼中渎，阳关阳陵泉莫忘。

还把阳交外丘记，光明阳辅又相当。悬钟丘墟又临泣，地五会起侠溪场。

窍阴胆终归甲木，人生怒气个中藏。

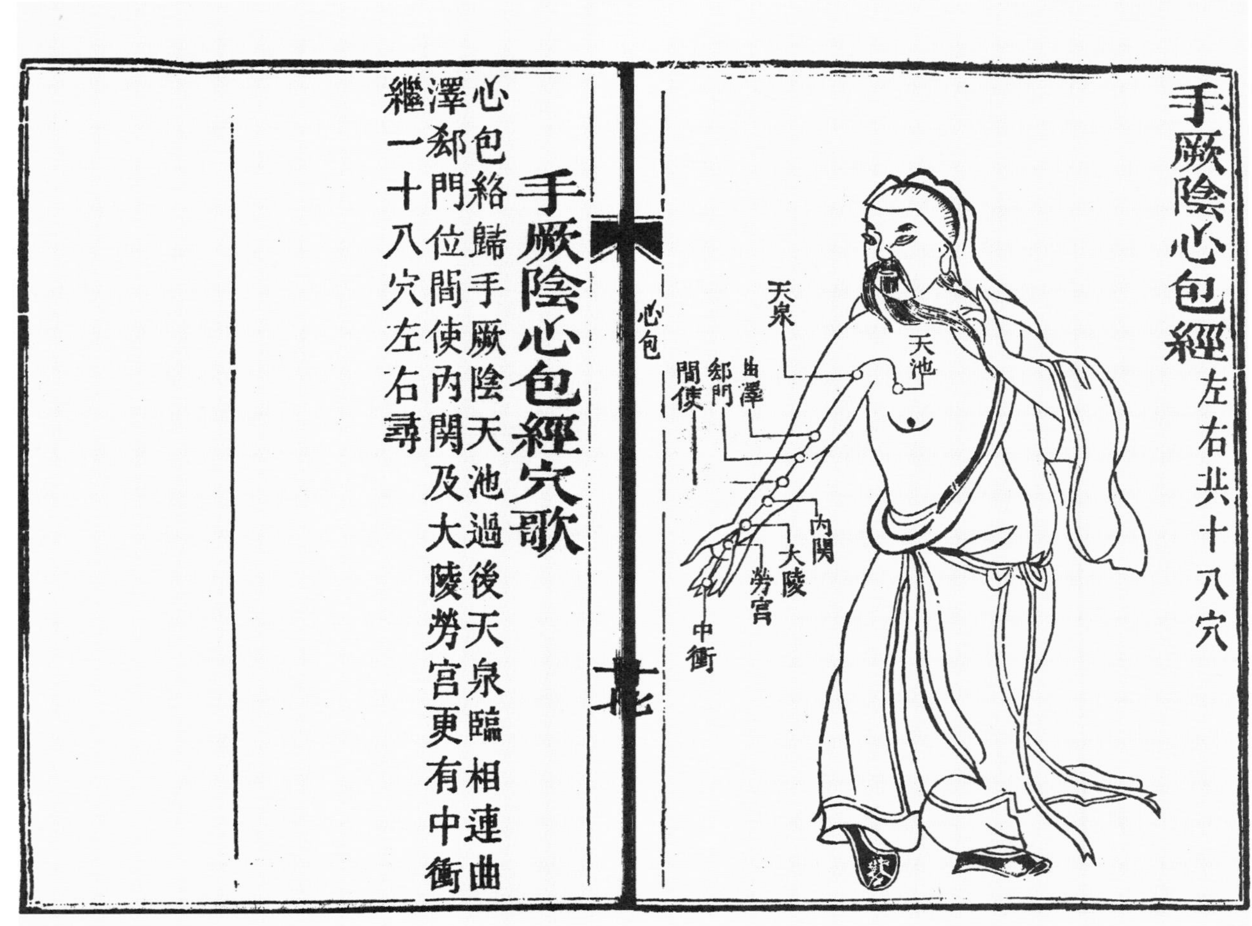

手厥阴心包经左右共十八穴

（图见上）

手厥阴心包经穴歌

心包络归手厥阴，天池过后天泉临。

相连曲泽郄门位，间使内关及大陵。

劳宫更有中冲继，一十八穴左右寻。

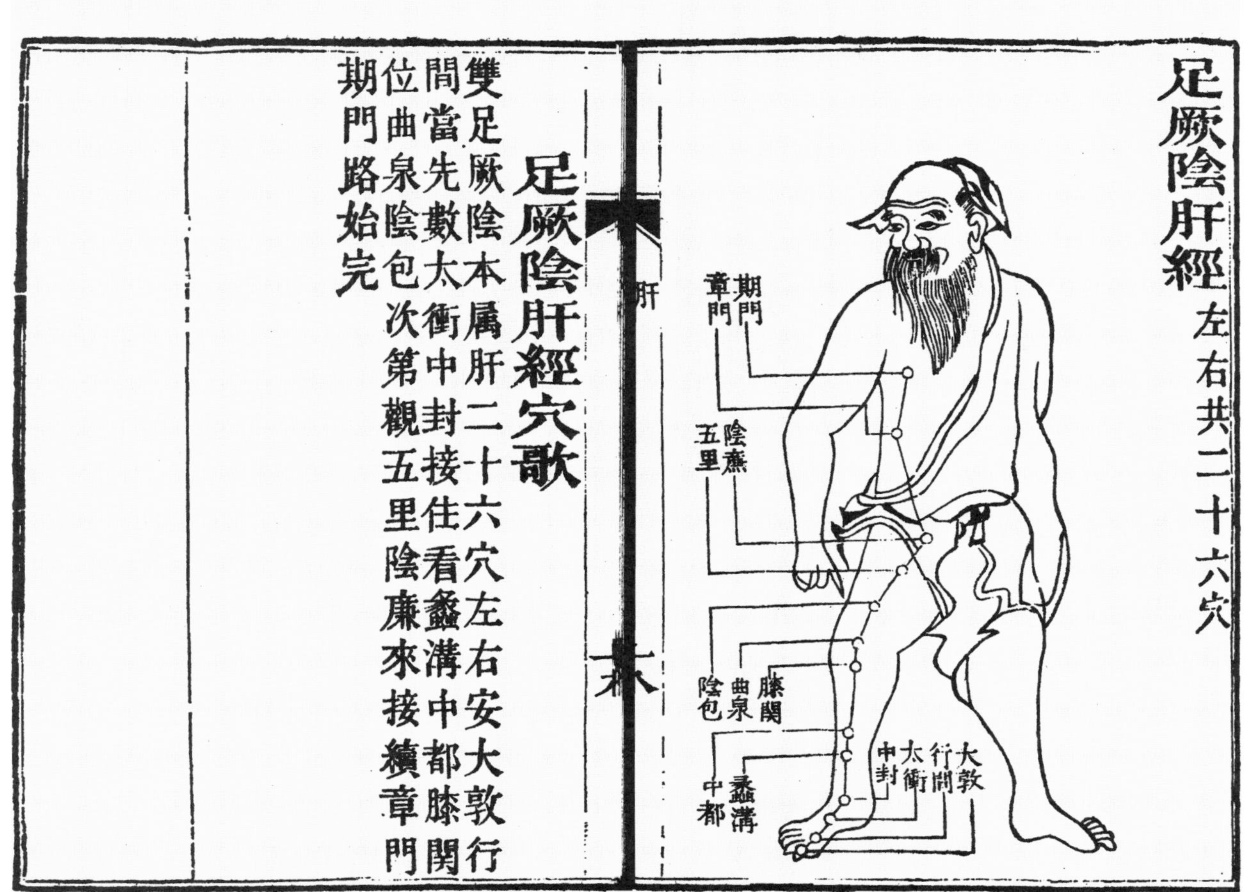

足厥阴肝经左右共二十六穴

（图见上）

足厥阴肝经穴歌

双足厥阴本属肝，二十六穴左右安。

大敦行间当先数，太冲中封接住看。

蠡沟中都膝关位，曲泉阴包次第观。

五里阴廉来接续，章门期门路始完。

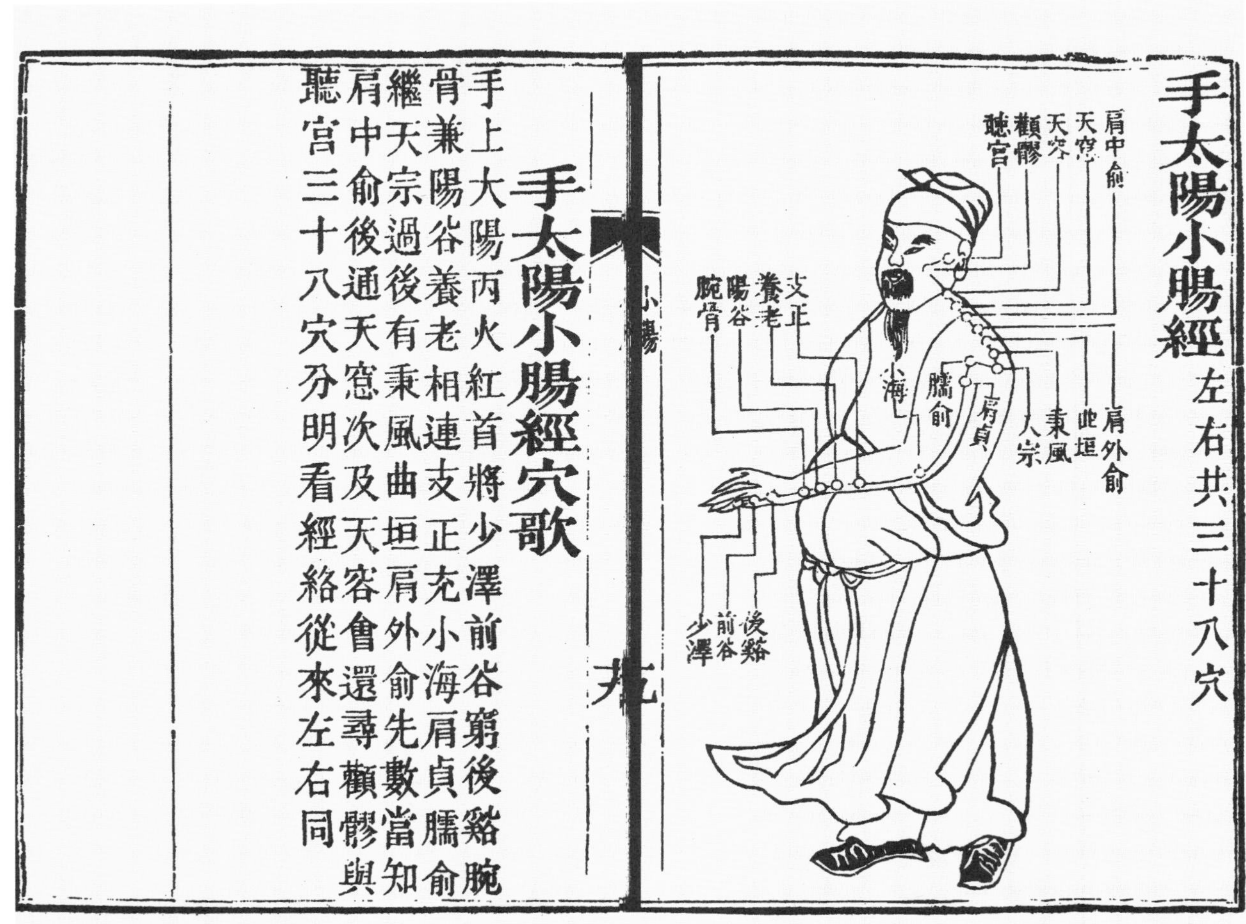

手太阳小肠经左右共三十八穴

（图见上）

手太阳小肠经穴歌

手上太阳丙火红，首将少泽前谷窍。

后溪腕骨兼阳谷，养老相连支正充。

小海肩贞臑俞继，天宗过后有秉风。

曲垣肩外俞先数，当知肩中俞后通。

天窗次及天容会，还等颧髎与听宫。

三十八穴分明看，经络从来左右同。

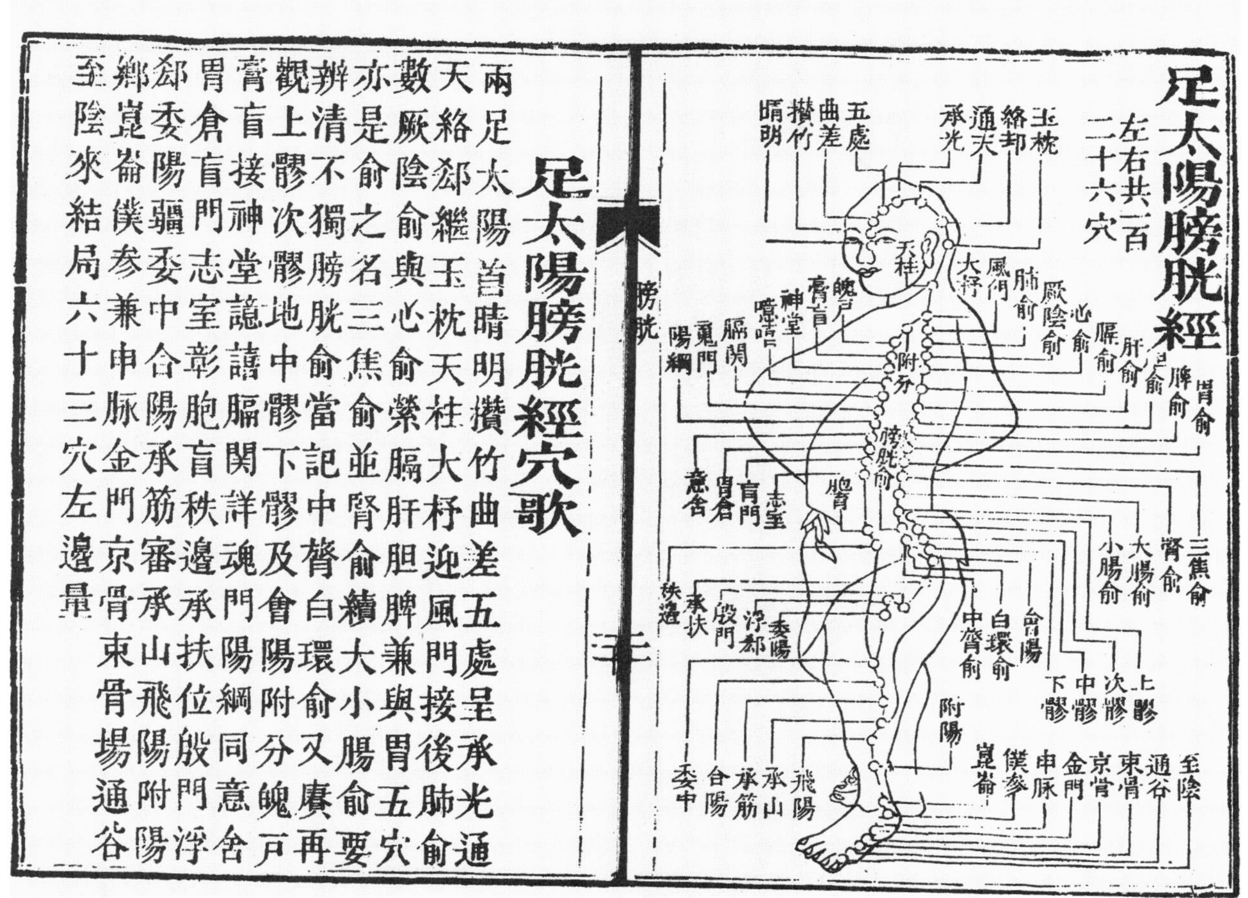

足太陽膀胱經穴歌

兩足太陽首睛明攢竹曲差五處呈承光通
天絡郄繼玉枕天柱大杼迎風門接後肺俞
數厥陰俞與心俞縈膈肝胆脾兼與胃五穴
亦是俞之名三焦俞並膂俞續大小腸俞要
辨清不獨膀胱俞當記中膂白環俞又賡再
觀上髎次髎地中髎下髎及會陽附分魄戶
膏肓接神堂譩譆膈関詳魂門陽綱同意舍
胃倉肓門志室彰胞肓秩邊承扶位殷門浮
郄委陽疆委中合陽承筋審承山飛陽附陽
鄉崑崙僕参兼申脉金門京骨束骨場通谷
至陰來結局六十三穴左邊量

足太阳膀胱经左右共一百二十六穴

（图见上）

足太阳膀胱经穴歌

两足太阳首睛明，攒竹曲差五处呈。承光通天络郄继，玉枕天柱大杼迎。

风门接后肺俞数，厥阴俞与心俞萦。膈肝胆脾兼与胃，五穴亦是俞之名。

三焦俞并肾俞续，大小肠俞要辨清。不独膀胱俞当记，中膂白环俞又赓。

再观上髎次髎地，中髎下髎及会阳。附分魄户膏肓接，神堂噫嘻膈关详。

魂门阳纲同意舍，胃仓肓门志室彰。胞肓秩边承扶位，殷门浮郄委阳疆。

委中合阳承筋审，承山飞阳附阳乡。昆仑仆参兼申脉，金门京骨束骨场。

通谷至阴来结局，六十三穴左边量。

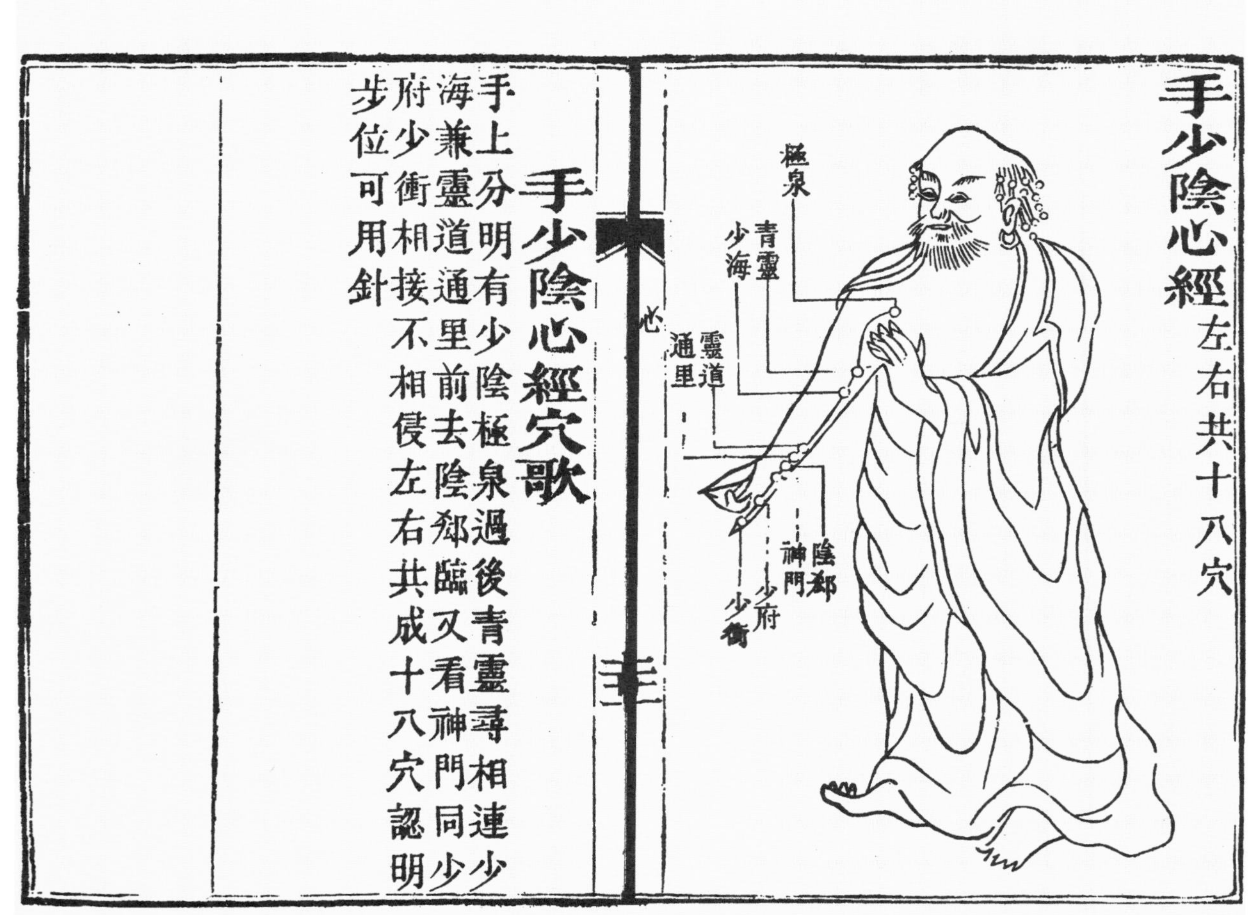
手少陰心經左右共十八穴

手少陰心經穴歌

手上分明有少陰極泉過後青靈尋相連少海兼靈道通里前去陰郄臨又看神門同少府少衝相接不相侵左右共成十八穴認明步位可用針

手少阴心经左右共十八穴

（图见上）

手少阴心经穴歌

手上分明有少阴，极泉过后青灵寻。

相连少海兼灵道，通里前去阴郄临。

又看神门同少府，少冲相接不相侵。

左右共成十八穴，认明步位可用针。

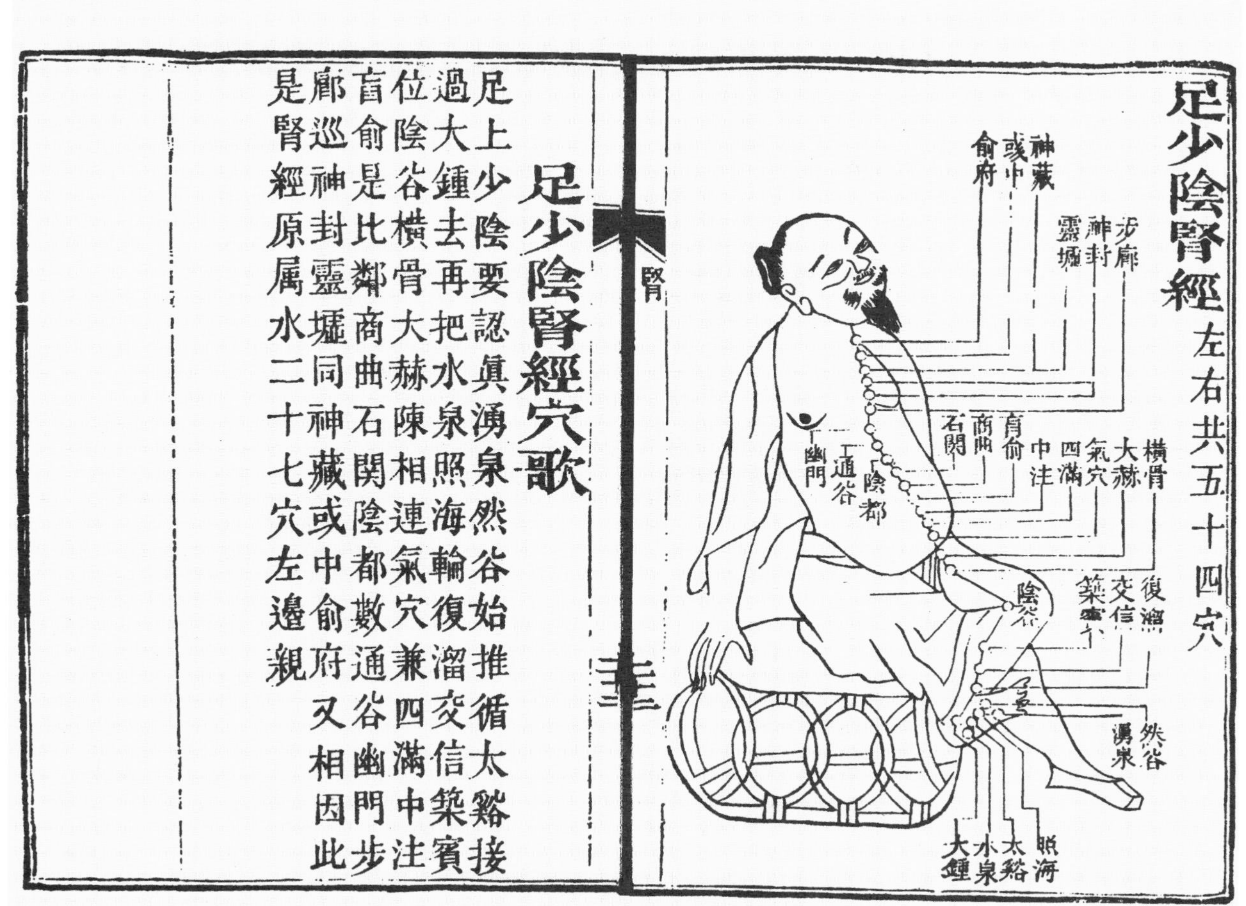

足少阴肾经左右共五十四穴

（图见上）

足少阴肾经穴歌

足上少阴要认真，涌泉然谷始推循。

太溪接过大钟去，再把水泉照海轮。

复溜交信筑宾位，阴谷横骨大赫陈。

相连气穴兼四满，中注肓俞是比邻。

商曲石关阴都数，通谷幽门步廊巡。

神封灵墟同神藏。或中俞府又相因。

此是肾经原属水，二十七穴左边亲。

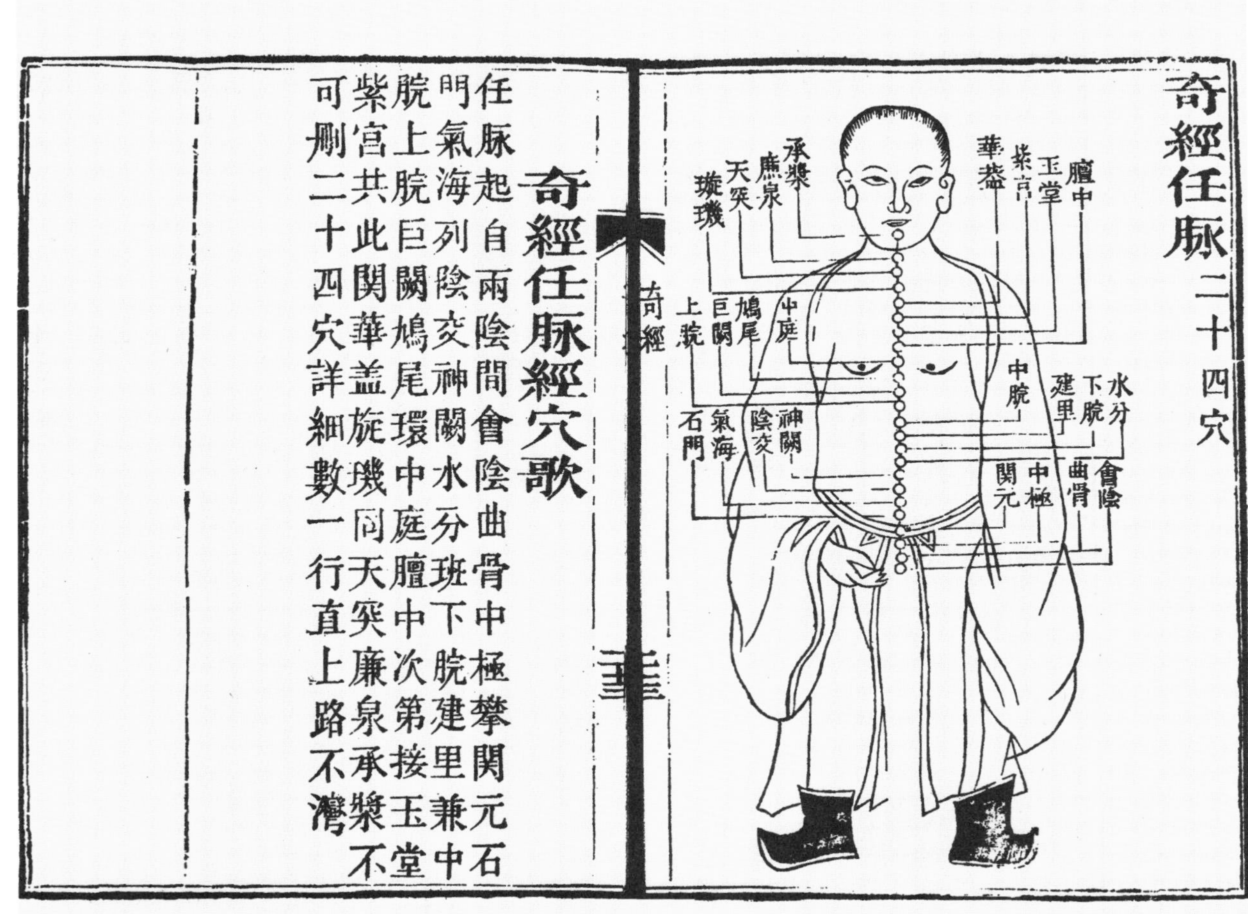

奇经任脉二十四穴

（图见上）

奇经任脉经穴歌

任脉起自两阴间，会阴曲骨中极攀。

关元石门气海列，阴交神阙水分班。

下脘建里兼中脘，上脘巨阙鸠尾环。

中庭膻中次第接，玉堂紫宫共此关。

华盖璇玑同天突，廉泉承浆不可删。

二十四穴详细数，一行直上路不弯。

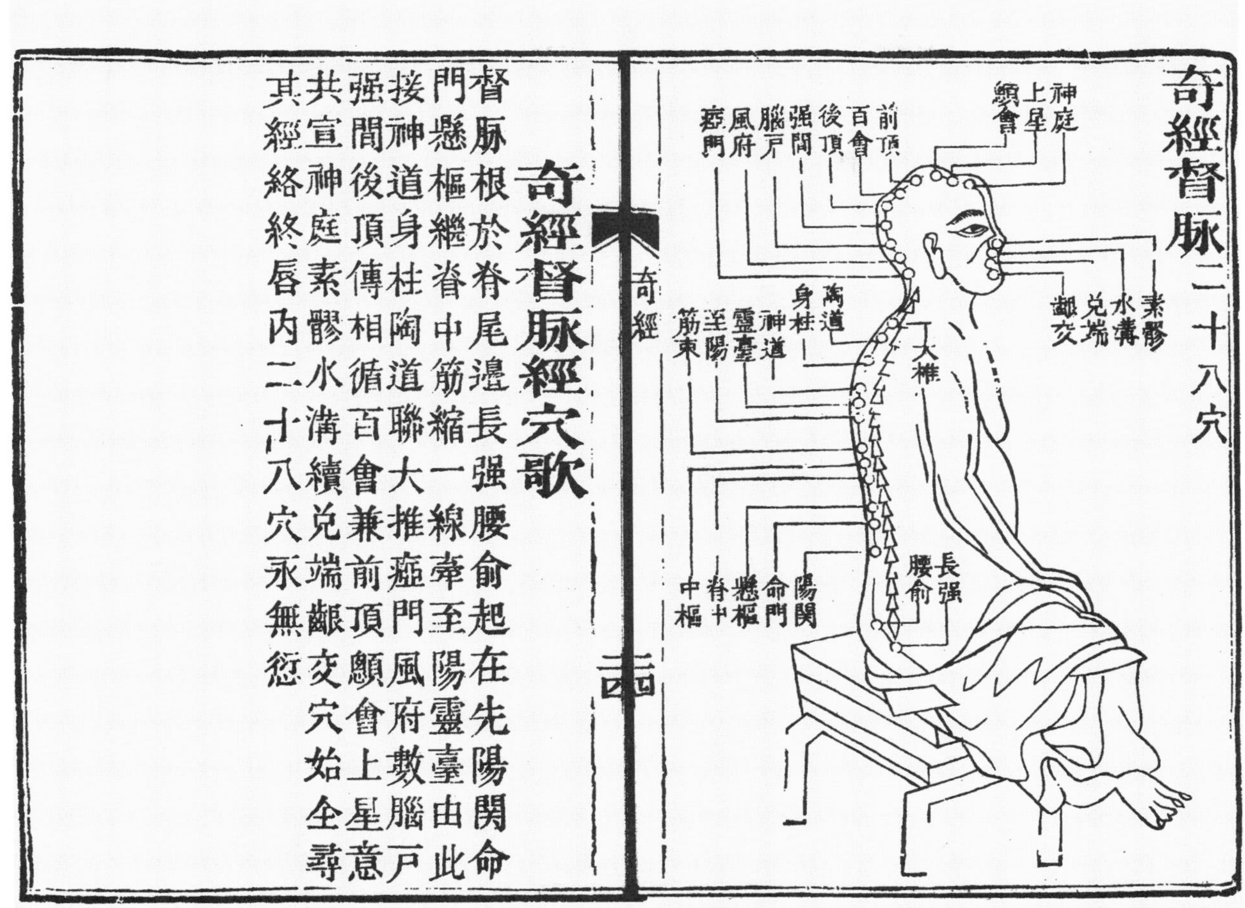

奇經督脉經穴歌

督脉根於脊尾邊長强腰俞起在先陽關命門懸樞繼脊中筋縮一線牽至陽靈臺由此接神道身柱陶道聯大椎瘂門風府數腦戶强間後頂傳相循百會兼前頂顖會上星意共宣神庭素髎水溝續兑端齦交穴始全尋其經絡終唇內二十八穴永無愆

奇经督脉二十八穴

（图见上）

奇经督脉经穴歌

督脉根于脊尾边，长强腰俞起在先。

阳关命门悬枢继，脊中筋缩一线牵。

至阳灵台由此接，神道身柱陶道联。

大椎哑门风府数，脑户强间后顶传。

相循百会兼前顶，囟会上星意共宣。

神庭素髎水沟续，兑端龈交穴始全。

寻其经络终唇内，二十八穴永无愆。

太乙離火感應神鍼序
上古有鍼灸而無湯劑中古湯劑開而
鍼灸之法幾失傳近世之所鍼灸云者於
古法豪無合處用药既偏審穴不的是
安能望其起人於生死間耶此太乙離火
感應神鍼治用精當功効奇速自宋仁
宗康定二年刊石於漢陰叢山之壁云

序　一

是神授古方補瀉兼行迎隨合度雖至
危急鍼無不救備載歷朝治病之驗後
列守令職官姓氏百餘乃尒時奉勑摩
崖以濟世者也惟方後告誡諄諄凡受药
者須精誠信奉臨症時須持呪淨心自
能鍼到病除感應神速萬一此方為庸
鄙之夫拾得或以之戲侮弄人或藉此圖

太乙离火感应神针序

上古有针灸而无汤剂，中古汤剂开而针灸之法几失传。近世之所针灸云者，于古法毫无合处。用药既偏，审穴不的，是安能望其起人于生死间耶？此《太乙离火感应神针》治用精当，功效奇速。自宋仁宗康定二年刊石于汉阴丛山之壁，云是神授古方，补泻兼行，迎随合度。虽至危急，针无不救。备载历朝治病之验，后列守令职官姓氏百余，乃尔时奉敕摩崖以济世者也。惟方后告诫谆谆，凡受药者，须精诚信奉，临症时须持咒净心，自能针到病除，感应神速。万一此方为庸鄙之夫拾得，或以戏侮弄人，或藉此图

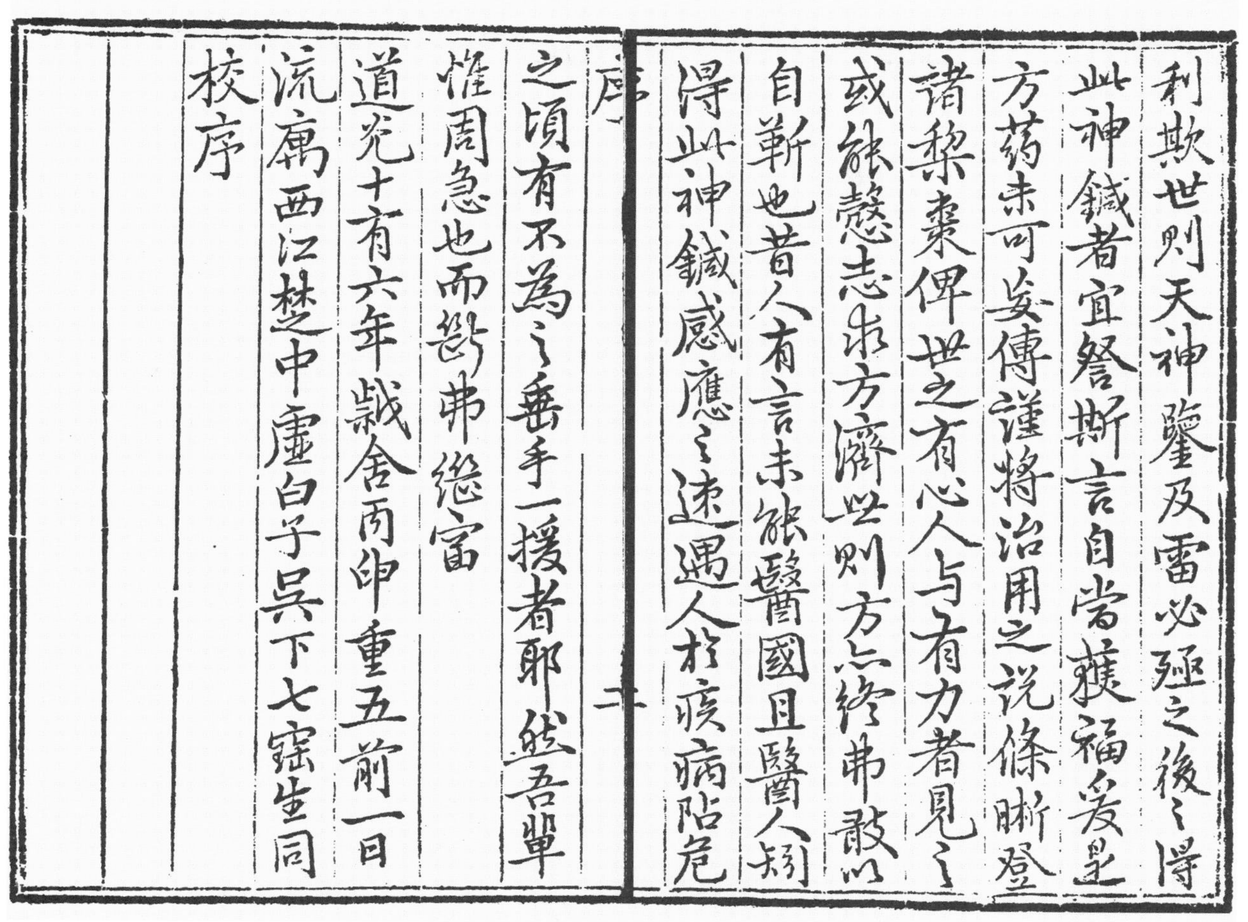

利欺世，则天神鉴及，雷必殛之。后之得此神针者，宜誓斯言，自当获福，爰是方药未可妄传。谨将治用之说条晰，登诸梨枣，俾世之有心人与有力者见之，或能悫志求方济世，则方亦终弗散以自靳也。昔人有言：未能医国且医人。矧得此神针，感应之速，遇人于疾病阽危之顷，有不为之垂手一援者耶？然吾辈惟周急也，而断弗继富。

道光十有六年岁舍丙申重五前一日

流寓西江楚中虚白子吴下七宝生同校序

神鍼用例
一用鍼先須審病詢明是何症候取何穴道以
筆圈出次將猩紅淨布疊作七層按於穴
上依次鍼之
一用鍼先鍊手法宜清水洗手取鍼於白燭上
燒透對準病穴隔布按之由輕而重使葯
氣漸透腠理直入病奥自覺絪緼和暢功
效甚速若嫌太熱則畧為提起熱定仍
復重按每穴七鍼患重則倍之
一用鍼宜知禁忌每日人神所在之處須
謹避之雖有急症不得不從權按治總
屬非法 人神禁日另列於後
一用鍼以天氣晴和為上鍼後切勿露風一
以静卧片時使氣機轉運周遍然後起

神针用例

〇用针先须审病。询明是何症候，取何穴道，以笔圈出。次将猩红净布叠作七层，按于穴上，依次针之。

〇用针先练手法。宜清水洗手，取针于白烛上烧透，对准病穴，隔布按之，由轻而重，使药气渐透腠理，直入病奥，自觉絪缊和畅，功效甚速。若嫌太热，则略为提起，热定仍复重按。每穴七针，患重则倍之。

〇用针宜知禁忌。每日人神所在之处，须谨避之。虽有急症，不得不从权按治，总属非法。人神禁日另列于后。

〇用针以天气晴和为上。针后切勿露风，一以静卧片时，使气机转运周遍。然后起

而温飲醇酒數杯隨量得微醺為度
一用鍼時口味不須忌而飲食宜有節心
神不能禁而房事斷勿犯
一石刻原本凡用鍼時需默念神咒曰天火
地火人火三昧真火針天天霧開針地地瘴裂針人人
各得長生百病消除萬災滅吾奉太上云云 按凡
為符咒文理大率誕妄畧無義理而號有

二十

奇驗云者吾未之信也此不過為用鍼之士
敬束其心使之專壹於事而已 治葯宜精
按穴宜的咒則吾輩弗屑也存此姑全其說
一此鍼實為神授奇方功效之速難以歷數
原所以濟世救人者也若授諸非人恐因利致
害緣是方不便載識者諒之

而温饮醇酒数杯，随量，得微醺为度。

〇用针时口味不须忌，而饮食宜有节；心神不能禁，而房事断勿犯。

〇石刻原本凡用针时，需默念神咒曰：天火地火人火。三昧真火针天，天雾开针地，地瘴裂针人，人各得长生。百病消除万灾灭，吾奉太上云云。按凡为符咒，文理大率诞妄略义理，而号有奇验云者，吾未之信也。此不过为用针之士敬束其心，使之专一于事而已。治药宜精，按穴宜的，咒则吾辈弗屑也。存此姑全其说。

〇此针实为神授奇方，功效之速，难以历数，原所以济世救人者也。若授诸非人，恐因利致害。缘是方不便载，识者谅之。

補刊太乙離火神鍼秘方楚中虛白子傳加桑寄生川貝母盔沉香各一錢共二十味少氷片

蘄艾絨叁兩產於蘄州陳久者良　硫黃弍錢　麝香五分　氷片五分

乳香　没藥　丁香　松香　桂枝　杜仲

枳殻　皂角　細辛　白芷　獨活　川芎

雄黃　穿山甲　以上拾四味各用壹錢

右藥秤準各研為末和勻預將火紙裁定將藥末鋪於紙上約厚分許層紙層藥捲如大指粗筒圓捍令極堅外以桑皮紙厚糊六七層再加以雞蛋清通刷一層陰乾密收勿令洩氣

按此方向稱秘授凡沈寒積冷風溼痰氣以及一切麻木痺症無不立奏奇效惟陰虛火旺暨平素有溼熱之人則稍不相宜穴道雖有刊本而方法不傳終為缺典　羅君柱丞曾得是方欲公諸世擬補刊穴道之前余聞此言極為欽佩力慫成之但願得是方者廣行方便救人疾苦勿為射利起見庶不負　羅君好善之心也　光緒壬辰孟秋南昌方内散人謹識于省垣客寓

补刊太乙离火神针秘方楚中虚白子传。加桑寄生、川贝母、盔沉香各一钱，共二十味，少冰片。

蕲艾绒三两。产于蕲州，陈久者良　硫磺二钱　麝香五分　冰片五分

乳香　没药　丁香　松香　桂枝　杜仲　枳壳　皂角　细辛　白芷　独活　川芎　雄黄　穿山甲

以上拾四味，各用壹钱

右药秤准，各研为末和匀。预将火纸裁定，将药末铺于纸上，约厚分许，层纸层药卷如大指粗、筒圆，捍令极坚，外以桑皮纸厚糊六七层，再加鸡蛋清通刷一层，阴干，密收，勿令泄气。

按：此方向称秘授。凡沉寒积冷，风湿痰气，以及一切麻木痹症，无不立奏奇效。惟阴虚火旺暨平素有湿热之人，则稍不相宜。穴道虽有刊本，而方法不传，终为缺典。罗君柱丞曾得是方，欲公诸世，拟补刊穴道。之前余闻此言，极为钦佩，力怂成之。但愿得是方者广行方便，救人疾苦，勿为射利起见，庶不负罗君好善之心也。

光绪壬辰孟秋南昌方内散人谨识于省垣客寓

太乙離火感應神鍼治例

三十二穴部位

百會穴 由鼻梁直入髮際五寸旋毛中陷可容指處

凡中風頭風瘋癲角弓反張忘前失後氣绝脱肛目淚耳聾及小兒急慢驚風夜啼不乳一切頭面肩項外襍等症宜按定鍼此

上星穴 由鼻梁直入髮際一寸可容一豆處

凡腦冷鼻塞腦漏汗閉目睛疼脹等症鍼此

神庭穴 由鼻梁直入髮際五分

凡頭疼目眩涕淚不止風癇諸閉豬頭羊癲之類及中寒中暑者鍼此

臨池穴 由兩目中直上髮際五分陷中處

凡目痛内障赤白翳飛絲作腫傷風流淚及腰脇下疼者鍼此

太乙离火感应神针治例

三十二穴部位

百会穴 由鼻梁直入发际五寸旋毛中陷可容指处。

凡中风、头风疯癫、角弓反张、忘前失后、气绝脱肛、目泪耳聋，及小儿急慢惊风、夜啼不乳，一切头面肩项外杂等症宜按定针此。

上星穴 由鼻梁直入发际一寸可容一豆处。

凡脑冷、鼻塞、脑漏、汗闭、目睛疼胀等症针此。

神庭穴 由鼻梁直入发际五分。

凡头疼目眩、涕泪不止、风痫诸闭、猪头羊癫之类，及中寒中暑者针此。

临池穴 由两目中直上发际五分陷中处。

凡目痛内障、赤白翳、飞丝作肿、伤风流泪，及腰胁下疼者针此。

客主人穴　由兩耳前骨上宛中開口即空處
凡兩頷顴顋暴疼暴腫口眼歪斜牙關緊
閉失音不語等症鍼此　左右二穴
天突穴　結喉下二寸陷中低首得之
凡喉風喉痺氣噎痰壅咯血哮喘纏綿有
聲及咽喉暴症鍼此
肩髃穴　左右肩端兩骨間
凡手臂痠疼不能提物頭項木強風熱瘾疹
偏風不遂指節麻木不仁者鍼此　左右二穴
上脘穴　臍上五寸
凡心腹疼痛驚悸痰結伏梁氣蠱状如覆
盆瘿癇風瘙咳喘等症鍼此
期門穴　左右兩乳下骨端第二肋間
凡傷寒結胸咳逆吐膿肚腹膨脹霍亂吐

客主人穴　由两耳前骨上宛中间开口即空处。

凡两额颧腮暴疼暴肿、口眼歪斜、牙关紧闭、失音不语等症针此。左右二穴。

天突穴　结喉下二寸陷中低首得之。

凡喉风、喉痹、气噎痰壅、咯血、哮喘、缠绵有声，及咽喉暴症针此。

肩髃穴　左右肩端两骨间。

凡手臂酸疼不能提物、头项木强、风热瘾疹、偏风不遂、指节麻木不仁者针此。左右二穴。

上脘穴　脐上五寸。

凡心腹疼痛、惊悸、痰结、伏梁、气蛊状如覆盆、瘿痫风搔、咳喘等症针此。

期门穴　左右两乳下骨端第二肋间。

凡伤寒结胸、咳逆吐脓、肚腹膨胀、霍乱吐

瀉各種氣疼及婦人熱入血室産後失調
等症鍼此 左右二穴
中脘穴 臍上四寸
凡翻胃吐食心口脹悶狀若伏梁傷寒飲水
過多腹膨氣喘及寒癖氣痞瘧痢痰
暈等症鍼此
下脘穴 臍上三寸
凡肚腹堅硬痃癖氣塊小便赤澁身體羸
瘦飲食不化者鍼此
天樞穴 臍兩旁各開二寸
凡夾臍隱痛上冲心腹赤白痢疾飲食不化泄
瀉及氣滯成塊狀如覆盆男子一切血損
婦人經水不調等症鍼此 左右二穴
氣海穴 臍下一寸五分

泻、各种气疼，及妇人热入血室、产后失调等症针此。左右二穴。

中脘穴 脐上四寸。

凡翻胃吐食，心口胀闷，状若伏梁，伤寒饮水过多，腹膨气喘，及寒癖气痞，疟痢痰晕等症针此。

下脘穴 脐上三寸。

凡肚腹坚硬、痃癖气块、小便赤涩、身体羸瘦、饮食不化者针此。

天枢穴 脐两旁各开二寸。

凡夹脐隐痛，上冲心腹、赤白痢疾、饮食不化、泄泻，及气滞成块、状如覆盆，男子一切血损、妇人经水不调等症针此。左右二穴。

气海穴 脐下一寸五分。

凡男子陽事久憊女子月信愆期一切氣疼或游行臟腹或冷結攻心或凝滯若痞山嵐瘴癘或疝或墜及婦人惡露不止產後諸病鍼此

關玄穴 臍下三寸

凡男子遺精白濁臍下冷痛小便閉澀女子赤白帶下月事參差等症鍼此

四

中極穴 臍下四寸

凡五淋七疝小便赤澀遺瀝失精奔豚搶心婦人經水不調赤白帶下常作小產不受胎孕等症鍼此

曲池穴 臂上屈手按胷肘彎橫紋尖盡處

凡偏風不遂兩手拘攣捉物不得臂軟無力脇內寒冷作痠或指節麻木屈伸不仁

凡男子阳事久惫、女子月信愆期、一切气疼，或游行脏腹，或冷结攻心，或凝滞若痞、山岚瘴疠，或疝或坠，及妇人恶露不止，产后诸病针此。

关玄穴 脐下三寸。

凡男子遗精白浊、脐下冷痛、小便闭涩、女子赤白带下，月事参差等症针此。

中极穴 脐下四寸。

凡五淋七疝、小便赤涩、遗沥失精、奔豚抢心，妇人经水不调、赤白带下、常作小产、不受胎孕等症针此。

曲池穴 臂上屈手，按胸肘弯横纹尖尽处。

凡偏风不遂、两手拘挛、捉物不得、臂软无力、胁内寒冷作酸，或指节麻木、屈伸不仁，

内及傷寒餘熱弗盡者鍼此 左右二穴
手三里穴 曲池下二寸銳肉端
凡手臂不仁拘攣牽制偏正頭風頷頰紅
腫齒痛瘰串等症鍼此 左右二穴
以上頭面身體兩手正面諸穴治病準此
風池穴 腦後兩耳根陷中按之引動耳内
凡耳聾虛鳴脫頷口禁顋頰疼腫及一切
耳病牙痛鍼此 左右二穴
大椎穴 頸下第一節歆骨下第二節上間
凡五勞七傷遍身發熱咳嗆無痰氣弱身
瘦及諸般瘧疾鍼此
身柱穴 由大椎骨下第三節骨下間
凡脊膂強痛欬逆嘔吐不止癔瘕寒熱往
來勞瘧等症鍼此

内及伤寒余热弗尽者针此。左右二穴。

手三里穴 曲池下二寸锐肉端。

凡手臂不仁、拘挛牵制、偏正头风、颔颊红肿、齿痛、瘰串等症针此。左右二穴。

以上头面、身体、两手正面诸穴治病准此。

风池穴 脑后两耳根陷中，按之引动耳内。

凡耳聋、虚鸣、脱颔、口禁、腮颊疼肿，及一切耳病、牙痛针此。左右二穴。

大椎穴 颈下第一节歆骨下第二节上间。

凡五劳七伤、遍身发热、咳呛无痰、气弱身瘦，及诸般疟疾针此。

身柱穴 由大椎骨下第三节骨下间。

凡脊膂强痛、咳逆呕吐不止、癔瘕寒热、往来劳疟等症针此。

肺俞穴 三椎骨下左右兩旁各開二寸
凡傳尸骨蒸肺痿吐血咳嗽胷鬲氣喘
煩勞等症鍼此 左右二穴
膏肓穴 四椎骨節下兩旁各開三寸五分
凡五勞七傷諸虛百損肺痿咯血咳嗽多
痰四肢乏力寒熱不時精神恍惚暈
眩若驚等症鍼此 左右二穴

六

此膏肓穴為百病之關人身最重無不主之
脾俞穴 十一椎骨下兩旁各開二寸
凡諸般黃疸四肢不收痺痛膈疼痢洩久
患翻胃吐食氣噎痰凝及積瘧老瘧往
來寒熱等症鍼此 左右二穴
命門穴 十四椎脊骨中間
凡腰腹引痛頭疼如裂裏急後重瘛瘲

肺俞穴三 椎骨下左右两旁各开二寸。

凡传尸骨蒸、肺痿吐血咳嗽、胸膈气喘、烦劳等症针此。左右二穴。

膏肓穴 四椎骨节下两旁各开三寸五分。

凡五劳七伤、诸虚百损、肺痿咯血、咳嗽多痰、四肢乏力、寒热不时、精神恍惚、晕眩若惊等症针此。左右二穴。

此膏肓为百病之关，人身最重无不主之。

脾俞穴 十一椎骨下两旁各开二寸。

凡诸般黄疸、四肢不收、痹痛膈疼、痢泄久患、翻胃吐食、气噎痰凝，及积痞老疟、往来寒热等症针此。左右二穴。

命门穴 十四椎脊骨中间。

凡腰腹引痛、头疼如裂、里急后重、瘛疭、

精神潰散等症鍼此

腎俞穴 十四椎骨下兩旁各開二寸

凡腰疼如折便血出精陰痛身熱耳聾目盲筋絡受寒手足拘攣牽動等症鍼此 左右兩穴

會陽穴 尾尻骨兩旁各開二寸

凡五痔腸癖兩腎堅痛泄瀉久痢陰汗溼癢脫肛等症鍼此 左右兩穴

環跳穴 在髀樞中側卧屈上足伸下足取之 大腿曰股股上曰髀 楗骨之下大腿之上兩骨合縫處曰髀樞 此環跳穴凡下部諸病皆主之

凡中風中痰半身不遂腰胯強直股痛引肋不能轉側一切風痺風痛寒溼等症鍼此 左右兩穴

足三里穴 膝下三寸外廉以手掌按膝頭中指尖到處外旁也

精神溃散等症针此。

肾俞穴 十四椎骨下两旁各开二寸。

凡腰疼如折，便血出精，阴痛、身热、耳聋目盲、筋络受寒、手足拘挛牵动等症针此。左右两穴。

会阳穴 尾尻骨两旁各开两寸。

凡五痔肠癖、两肾坚痛、泄泻久痢、阴汗湿痒、脱肛等症针此。左右两穴。

环跳穴 在髀枢中，侧卧屈上足、伸下足取之。大腿曰股，股上曰髀。楗骨之下、大腿之上两骨合缝处曰髀枢。此环跳穴，凡下部诸病皆主之。

凡中风、中痰、半身不遂、腰胯强直、股痛引肋、不能转侧、一切风痹、风痛寒湿等症针此。左右两穴。

足三里穴 膝下三寸外廉，以手掌按膝头，中指尖到处外旁也。

凡五勞七傷翻胃氣噎腸鳴腹痛橫痃脫肛痞癖膨脹胸膈蓄血咳嗆稠痰兩足軟痿麻木失屐 并治一切時行瘧痢霍亂吐瀉頭目昏眩發狂譫語無端哭笑及三焦不通喉風口禁諸症鍼此 左右二穴

風市穴 端立垂手於股間中指尖到處

凡兩腿麻木左癱右瘓難於步履一切筋寒疼痛脚氣浮腫叉指溼爛等症鍼此 左右二穴

八

內庭穴 足大指內次指本節歧骨陷處

凡十般水腫四肢厥逆咽喉疼閉嘴歪齒齲及久瘧不食寒熱如潮惡聞人聲足根虛疼等症鍼此 左右二穴

行間穴 足大指与次指歧骨縫間動脈處

凡心痛腹脹氣促煩懣欬逆吐血及手足浮

凡五劳七伤、翻胃、气噎、肠鸣腹痛、横痃、脱肛、痞癖膨胀、胸膈蓄血、咳呛稠痰、两足软痿、麻木失屐，并治一切时行疟痢、霍乱吐泻、头目昏眩、发狂呓语、无端哭笑，及三焦不通、喉风口禁诸症针此。左右二穴。

风市穴 端立垂手于股间中指尖到处。

凡两腿麻木，左瘫右痪、难于步履，一切筋寒疼痛、脚气浮肿、叉指湿烂等症针此。左右二穴。

内庭穴 足大指内、次指本节歧骨陷处。

凡十般水肿、四肢厥逆、咽喉疼闭、嘴歪齿龋，及久疟不食、寒热如潮、恶闻人声、足根虚疼等症针此。左右二穴。

行间穴 足大指与次指歧骨缝间动脉处。

凡心痛腹胀、气促烦懑、咳逆吐血，及手足浮

腫四肢厥冷溺有餘瀝沙痳白濁等症鍼此左右二穴

大敦穴足大指端去爪甲韭葉寬許有毛處

凡小腸疝氣小便頻數陽收入腹腎子偏墜臍下堅脹尸厥垂絶脚氣腫爛失履并婦人血崩胎產失調等症鍼此

湧泉穴足底中心

九

凡神昏目眩喉風口禁九種心氣厥痛咳嗽多痰風癇搐逆腰脚痠疼足不履地及婦女月事失期胎產諸病小兒驚風并指尖足跟虛痛等症鍼此

以上腦脊腰胯兩足背面諸穴治病準此

右傳鈔舊本向來文理蕪雜此特校證精詳悉經治驗者也

肿、四肢厥冷、溺有余沥、沙淋白浊等症针此。左右二穴。

大敦穴 足大指端去爪甲韭叶宽许有毛处。

凡小肠疝气、小便频数、阳收入腹、肾子偏坠、脐下坚胀、尸厥垂绝、脚气肿烂失履，并妇人血崩、胎产失调等症针此。

涌泉穴 足底中心。

凡神昏目眩、喉风口禁、九种心气厥痛、咳嗽多痰、风痫搐逆、腰脚酸疼，足不履地，及妇女月事失期、胎产诸病，小儿惊风，并指尖足跟虚痛等症针此。

以上脑、脊、腰、胯、两足、背面诸穴，治病准此。

右传抄旧本向来文理芜杂，此特校证精详，悉经治验者也。

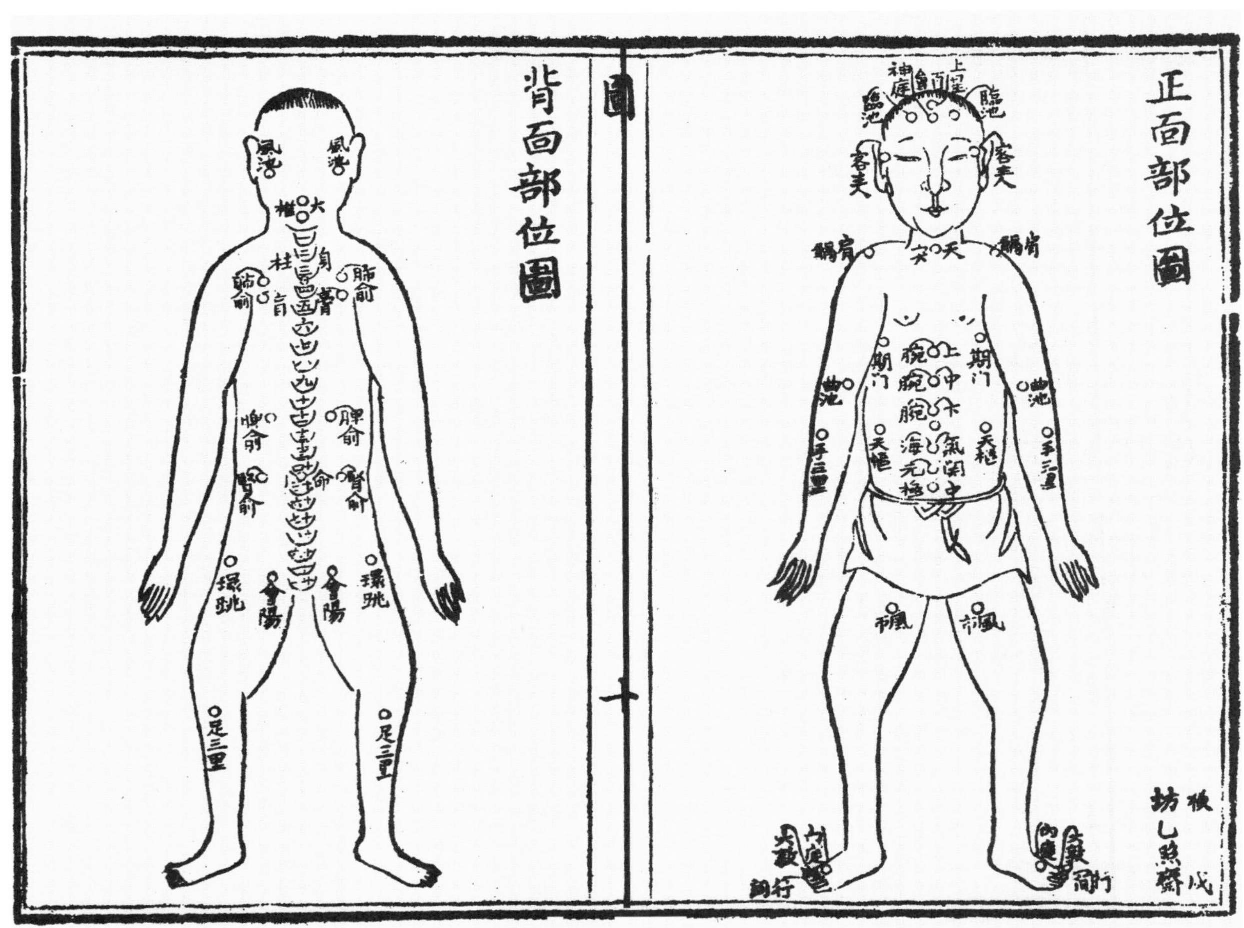

正面部位图（图见上）

背面部位图（图见上）

人神守宮日忌
一日　足大指　二日　外踝　三日　股內
四日　腰跨　五日　口　六日　兩手
七日　內踝　八日　胷脘　九日　尻
十日　肩背　十一　鼻梁　十二　髮際
十三　牙齒　十四　胃脘　十五　通身
十六　胷　十七　氣衝　十八　股內
十九　兩足　二十　內踝　二十一　手小指
二十二　外踝　二十三　肝　兩足　二十四　手陽明
二十五　足陽明　二十六　胷　二十七　兩膝
二十八　陰　二十九　膝脛　三十　兩足趺
以上人神逐日所在不宜鍼灸切須謹
避　或有急症不得不從權以治按
處亦當少偏然總屬非法也

人神守宫日忌

一日，足大指	二日，外踝	三日，股内	四日，腰跨	五日，口
六日，两手	七日，内踝	八日，胸腕	九日，尻	十日，肩背
十一，鼻梁	十二，发际	十三，牙齿	十四，胃脘	十五，通身
十六，胸	十七，气冲	十八，股内	十九，两足	二十，内踝
二十一，手小指	二十二，外踝	二十三，肝、两足	二十四，手阳明	二十五，足阳明
二十六，胸	二十七，两膝	二十八，阴	二十九，膝胫	三十，两足趺

以上人神逐日所在，不宜针灸，切须谨避。或有急症，不得不从权以治，按处亦当少偏，然总属非法也。

量寸定穴法

凡言寸者用本人中指屈轉視兩頭折紋盡處即一寸也以草心比定為準

按穴治病猶射之的至如癰疽發背對口疔瘡結痰成核瘰癧為串一切無名腫毒及磕跌損傷凝滯瘀血風寒骨節疼痛勞乏周身酸楚或發難於俄頃或積疚于歲月亦不必刻舟求劍必尋是穴而方試吾鍼但須就所患處隨時按治總以用此鍼者重輕有法溫煖適宜為主惟症之痛者鍼至不痛其不痛者必得鍼至知痛使藥氣溫和漸入膝

量寸定穴法

凡言寸者，用本人中指屈转，视两头折纹尽处即一寸也。以草心比定为准。

按穴治病犹射之的，至如痈疽发背，对口疔疮，结痰成核，瘰疬为串，一切无名肿毒，及磕跌损伤，凝滞瘀血，风寒骨节疼痛，劳乏周深酸楚，或发难于俄顷，或积疚于岁月，亦不必刻舟求剑，必寻是穴而方试。吾针但须就所患处，随时按治，总以用此针者，重轻有法，温暖适宜为主。惟症之痛者，针至不痛；其不痛者，必得针至知痛。使药气温和渐入膝

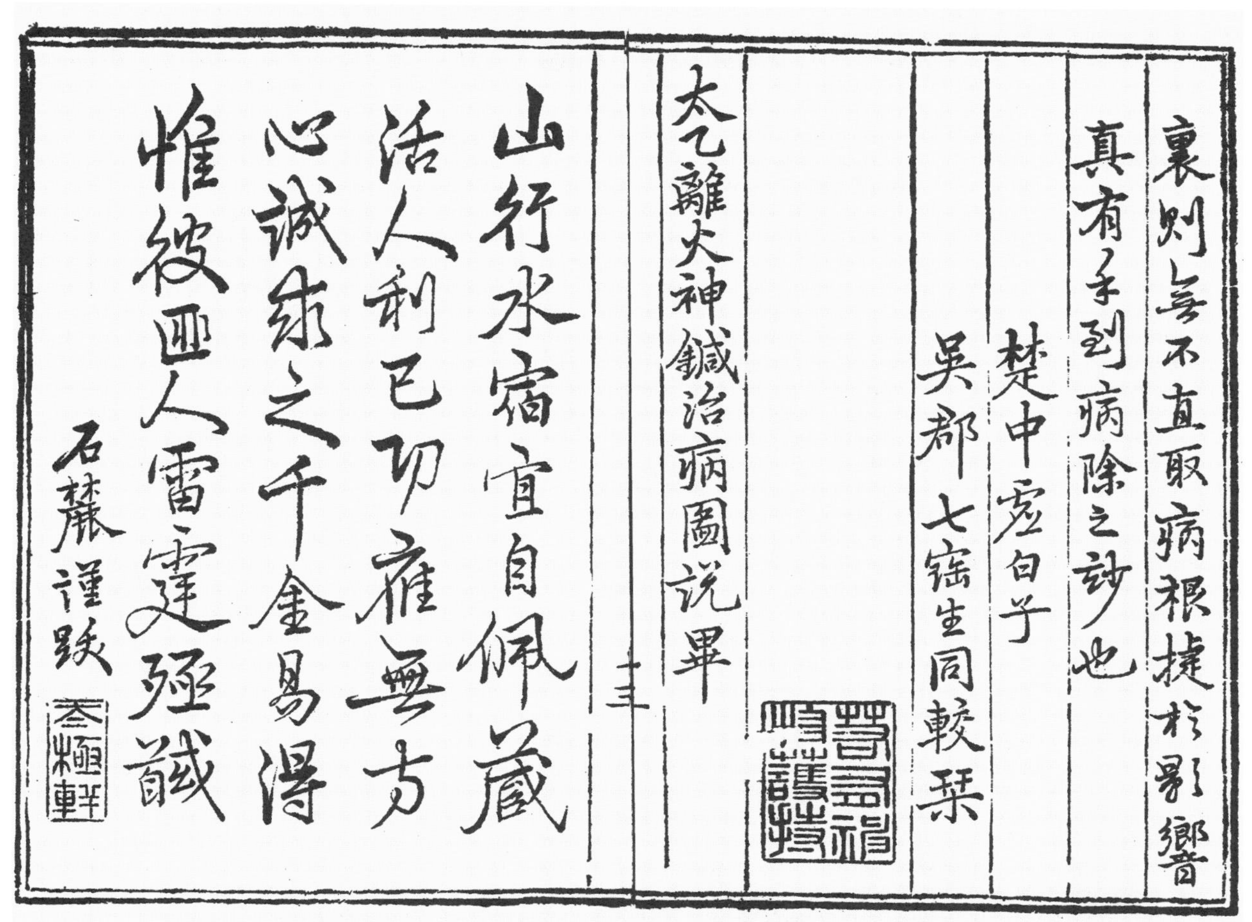
裏則無不直取病根捷於影響
真有手到病除之妙也
楚中虛白子
吴郡七寳生同較栞
太乙離火神鍼治病圖説畢
山行水宿宜自佩藏
活人利己功應無方
心誠求之千金易得
惟彼匪人雷霆殛鹹
石麓謹跋

理，则无不直取病根，捷于影响，真有手到病除之妙也。

楚中虚白子

吴郡七宝生同校刊

太乙离火神针治病图说毕

山行水宿，宜自佩藏。

活人利己，功应无方。

心诚求之，千金易得。

惟彼匪人，雷霆殛馘。

石麓谨跋

图书在版编目（CIP）数据

中国针灸大成. 灸法卷. 采艾编翼 ; 神灸经纶 ; 太乙离火感应神针 / 石学敏总主编 ; 王旭东, 陈丽云, 梁尚华执行主编. — 长沙 : 湖南科学技术出版社, 2020.12

ISBN 978-7-5710-0811-6

Ⅰ. ①中… Ⅱ. ①石… ②王… ③陈… ④梁… Ⅲ. ①《针灸大成》②艾灸③针灸疗法—中国—清代 Ⅳ. ①R245②R245.81

中国版本图书馆 CIP 数据核字(2020)第 205117 号

中国针灸大成 灸法卷

CAIAI BIANYI SHENJIU JINGLUN TAIYI LIHUO GANYING SHENZHEN

采艾编翼 神灸经纶 太乙离火感应神针

总 主 编：石学敏

执行主编：王旭东 陈丽云 梁尚华

责任编辑：李 忠 王跃军 姜 岚

出版发行：湖南科学技术出版社

社 址：长沙市湘雅路 276 号

网 址：http://www.hnstp.com

湖南科学技术出版社天猫旗舰店网址：

http://hnkjcbs.tmall.com

邮购联系：本社销售部 0731-84375808

印 刷：长沙超峰印刷有限公司

（印装质量问题请直接与本厂联系）

厂 址：宁乡县金洲新区泉洲北路 100 号

邮 编：410600

版 次：2020 年 12 月第 1 版

印 次：2020 年 12 月第 1 次印刷

开 本：889mm×1194mm 1/16

印 张：32

字 数：761 千字

书 号：ISBN 978-7-5710-0811-6

定 价：320.00 元